在宅医療の理念・必要性（過去・現在・未来）	I
ケースで見る在宅医療	II
さあ訪問診療（往診）へ	III
在宅医療のアプローチ	IV
病態別・疾患別の在宅医療	V
注意すべき病態の急変とその対応	VI
在宅医療と診療報酬	VII
在宅医療と介護保険制度	VIII
在宅医療に取り組んでいる事例の成果と課題	IX
索引	

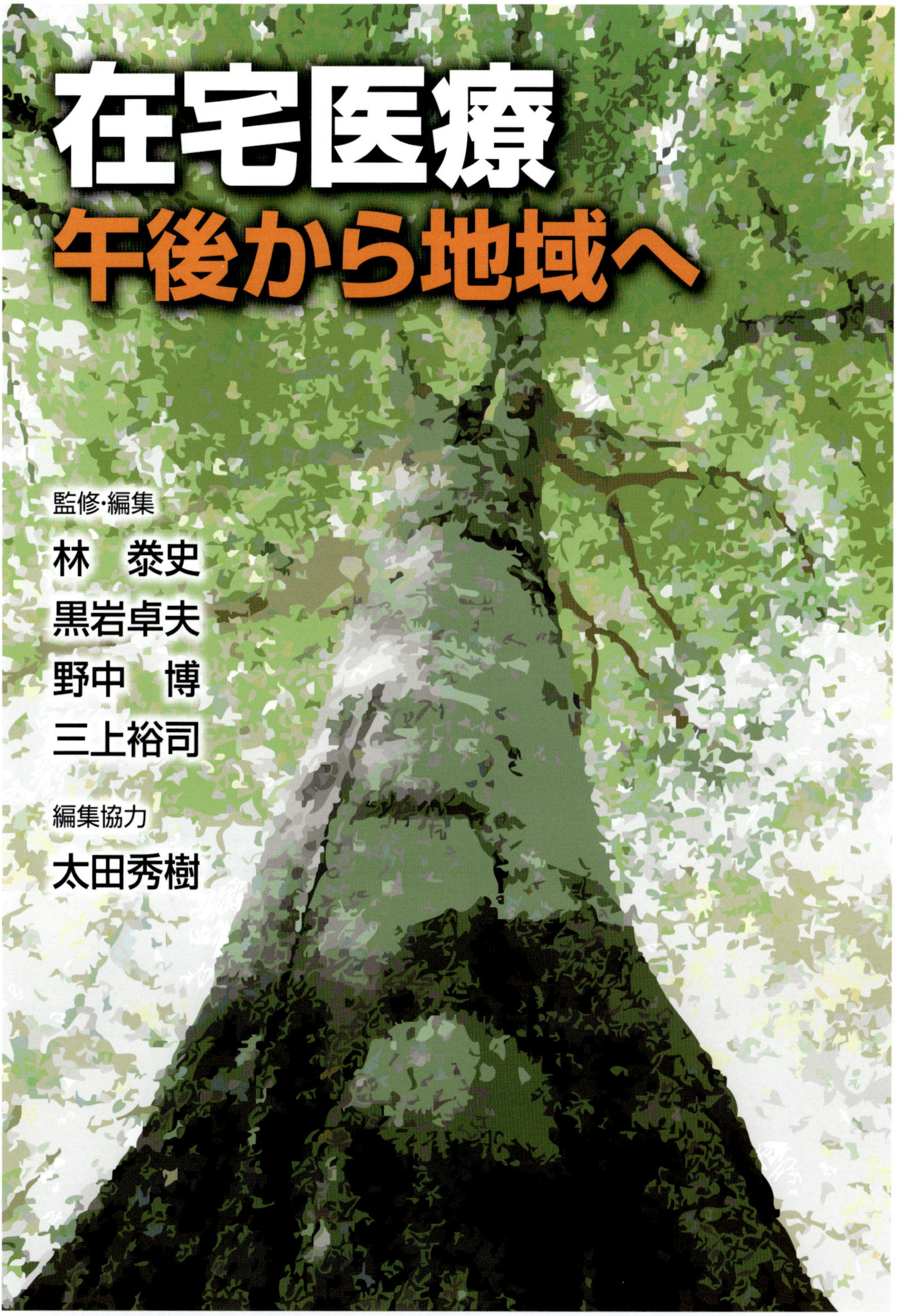

在宅医療
午後から地域へ

監修・編集
林　泰史
黒岩卓夫
野中　博
三上裕司

編集協力
太田秀樹

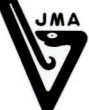
日本医師会　発行／医学書院　発売

1. ある在宅患者の一日
A Day of Home Care Patient

黒岩卓夫 *Takuo Kuroiwa*

　坂西シゲノさんは明治44(1911)年生まれの96歳．夫は日中戦争で戦死したが長男と長女，2人の子がいる．20年来，娘（浪子さん）の家に3人で暮らしている．ADLの低下は膝と腰との不自由からきている．変形性膝関節症だが，膝にまだ水がたまり痛みもとれない．それに血圧も高めで，心筋障害があり，うっ血性心不全症状を呈する．メンタルは物忘れ程度で日常生活に全く問題はなく，いつもニコニコ笑顔がすてきだ．娘夫妻の愛情ですっかり安心して暮らしているからだろう．

　訪問診療は隔週，デイサービスは週3回で，ショートステイを2カ月に1回ぐらいとっている．要介護度は3であり，身体障害者手帳は2級である．現在の内服薬はルプラック®(8 mg) 1錠，ラシックス®(20 mg) 1錠，シグマート®2錠で血圧は落ちついており，降圧薬はしばらく中止している．

07:00　戸外は晩秋で朝夕はめっきり寒くなっている．シゲノさんは朝7時ごろ目を覚ます．睡眠薬も使わず夜はよく眠れる．夜間トイレに起きるのも1回か2回で，ベッドサイドにあるポータブルトイレを自分1人で使うことができる．

　「ばあちゃん，起きたかい．今日は"湯"に行く日だんが，もう起きたほうがいいぜ」と娘さんが引き戸を半開きにのぞきながら声をかけた．シゲノさんは"湯"に行くのを楽しみにしているので忘れたことはない．

　朝日が部屋に射し込むころ，ゆっくりとベッドから起きる．朝のお勤めであるトイレ，洗面に取りかかる．これがけっこう大仕事だ．このところ部屋に置いてあるトイレまでの伝い歩きも厳しくなっている．それでも朝だけはと何とか実行している．トイレを済ませても右肩の痛みや動きが悪いので，リハビリパンツやズボンをうまく上げることができず，娘さんに手伝ってもらうことが多くなった．そして洗面，歯磨き．これは何とか自分でできた．やっとさっぱりして，また懸命にベッドに戻る．

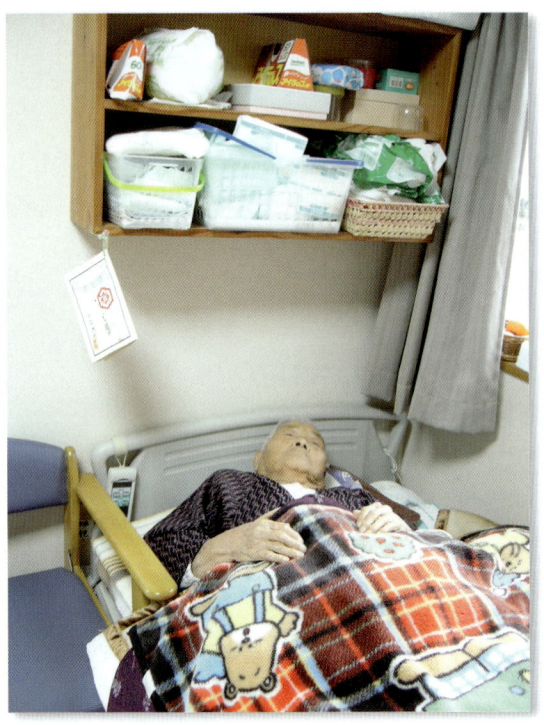

　"湯"というのはデイサービス（正式名は『通所介護 地蔵の湯』）のこと．築200年の村の庄屋宅を増改築して利用しており，入浴は温泉になっている．良好な泉質でデイサービスに入るや硫黄の匂いがツーンと鼻をつき，まさに日本の温泉宿に入った気分になれる．このあたりの土地では温泉のことを単に"湯"という習慣がある．

　また最近，この庄屋宅の内鎮守である"お稲荷様"を再建し，神様をお招きして，「萌気園稲荷乙社」という小さいが風格のあるお宮を敷地内に祀った．これもデイサービスに訪れるお年寄りから評判よく，ほんのりとした安心感を醸し出している．シゲノさんもその恩恵を受けている1人だ．

07:30　「ばあちゃんまんまだぜ，今日はとうちゃん(夫)がいねえすけ，おれも一緒にたべるんだが」と言って，浪子さんがシゲノさんの部屋のこたつの上に食事を運んできた．サンドイッチと温かな牛乳にシゲノさんは顔をほころばせた．朝はパンのこともあるし米飯のこともあり，すべて浪子さんまかせになっている．

　食べ終わってからトイレを済ませた．シゲノさんは普段リハビリパンツをはいている．ちょっとした動作などで汚してしまうからだ．この着脱も洋式トイレ時にゆっくりやるとなんとか自分でできた．デイサービスにいつも持参する物(リハビリパンツ，パットに上下の下着1枚ずつ)はすでに娘さんが昨夕に取り備えてある．

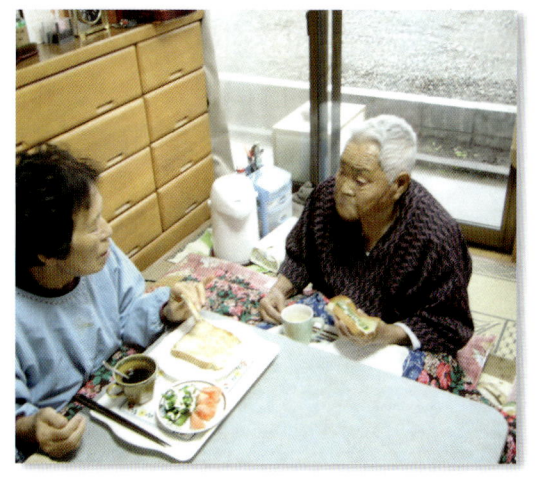

08:50　9時前のいつもの時間に地蔵の湯のスタッフ，若い女性の「おはようございます」の声が玄関に飛び込んできた．浪子さんが大声で「はあい」と応えた．実はシゲノさんは玄関から出るのではなく，自分の部屋の窓から直接出ることになっている．スタッフの持ってきた車いすが窓口に横付けになり，家族に見送られて乗り込む．送り出すと娘さんもほっとして，これから自分の一日が始まる．

　車は近くの利用者を乗せ，"湯"に着くのは9時30分ごろになる．メンバーも大体決まっており，すぐおしゃべりが始まる．デイサービスでの今日のプログラムやお昼のメニューが話題になることもあるが，むしろ自分の家族や近所で起こった"事件"のこと，世間話に花が咲く．

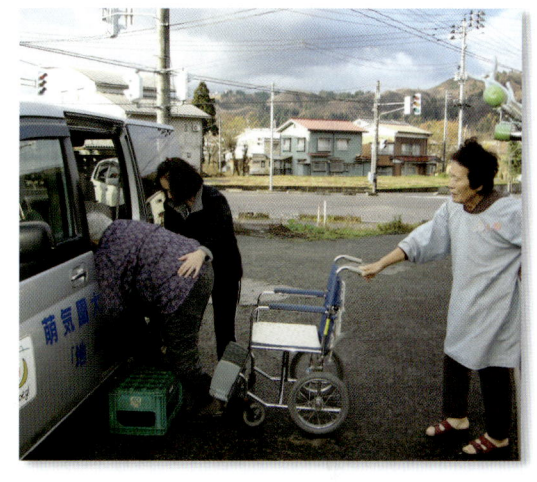

　まず，バイタルチェック，朝茶，そして順番に従って入浴になる．温泉でいい気持ちになり，入浴後はゆったりとして水分をとりながら同じテーブルの仲間とおしゃべりしているうちにお昼になる．

12:00　お昼が楽しみだ．しかしシゲノさんはその日のメニューを気にしたことはない．何が出されてもおいしいと思う．その日は大根菜を軽く塩味で炒めたもので，混ぜご飯になっていた．大根の葉特有の匂いがほんのりと漂い，口に入れれば，若いころのようにきちんとは嚙めないが，それでも大根菜の歯触りが心地よかった．

　シゲノさんは大戦前から苦難の生活を強いられていた．大戦ではなく日中戦争中に待ちわびた夫は戦死し，2人の子を残して帰ってこなかった．毎日汗と涙の百姓仕事や育児に必死だったころは食事も貧しかった．当時のことを思い出すと今の自分は幸せなんだと，ふと思う．

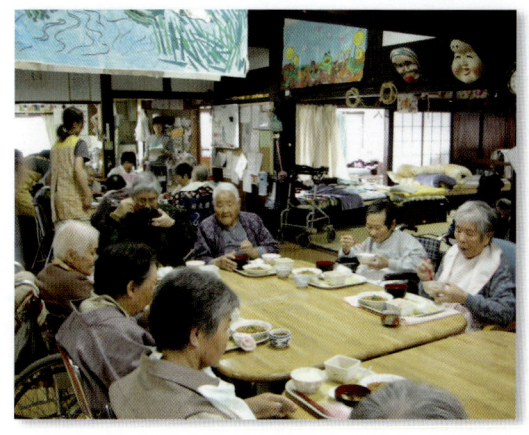

　食事が終わるとソファにて過ごす．昼寝はせずに午後のレクリエーションの時間まで手作業をしたり，顔なじみの利用者と話をしながらゆったりとしている．

13:00～16:00

　今日のレクリエーションは風船バレーだったが，その前に車いすに腰かけたまま進行係の号令で体操をした．両手を頭に上げただけで，身体を巡る血が増えるような気がして気持ちよかった．

　風船バレーの後，1つ歌を歌った．若いころは仕事に追われて地元のかあちゃん衆と歌や踊りに興じる余裕はなかった．しかし唱歌ならいくつか歌えた．その日は"赤とんぼ"を大声で歌った．そしてまた思った．昔は青い空を下から見上げると，空が黒くなるほどトンボが群をなしていたものだ．今はその1匹すら目に入ることは少ない．

　レクリエーションが終わるとかれこれ3時のお茶の時間になる．お茶を飲みながら今日一日で面白かったことなどを話し合っているうちに帰宅の時間になった．シゲノさんは車に乗るときスタッフに頼んでお稲荷さんを拝みに行った．雪囲いを兼ねた簡単な建物の中に，小振りだが総欅の細工を施したお宮が納まっている．紐を引っ張れば小さな鐘が鳴った．賽銭箱も置いてあったが，お金は全く持ち合わせていなかったのでお賽銭を投げることはできなかった．家に帰ったのは4時ごろだった．

　浪子さんととうちゃんが出迎えてくれた．デイサービスは楽しかったが，それなりに疲れも覚えた．夕食はデイサービスに行った日のほうが家にいる日よりも食が進んだ．

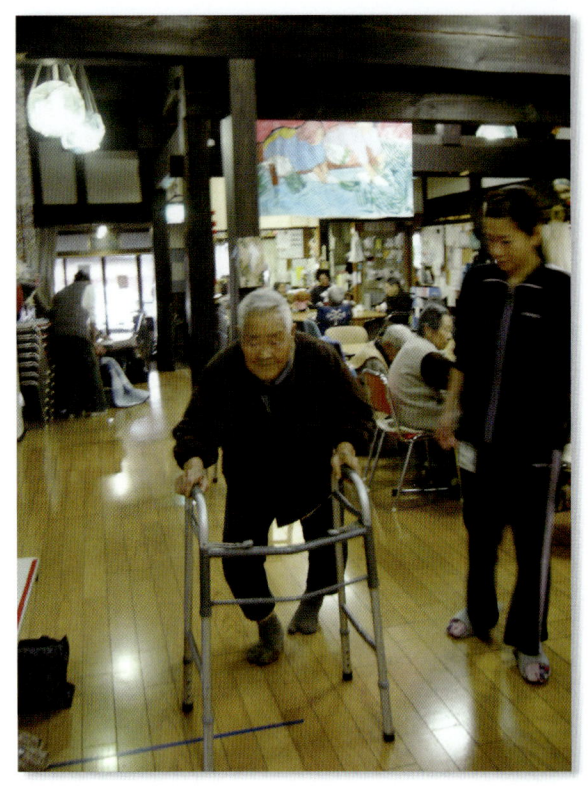

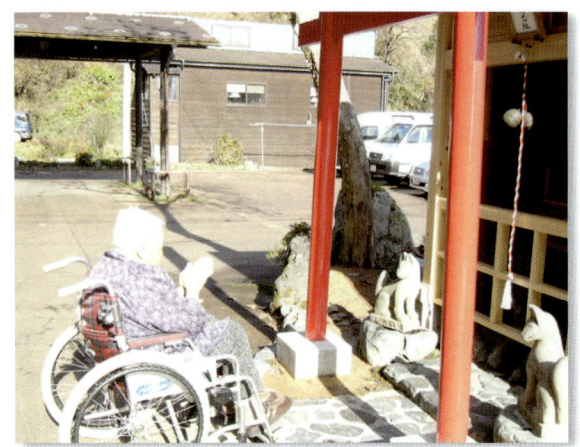

20:00　シゲノさんはいつも8時前には深々と布団にもぐり込んで，静かに枕に頭をのせて目を閉じる．いつも今日一日は幸せだったなと思う．何で幸せだったかはわからないが，一日を生きてまた明日があると思えることがきっと幸せなのだと思いながら眠りについた．

　このようにシゲノさんは週3回(火・木・土)はデイサービスに出かけた．入浴はこれで間に合っていたから家では入らない．

14:30 月曜日の今日は訪問診療の日だった．隔週だからその日は大体わかっていた．その日の朝も起きるとき娘に「ばあちゃん，今日は先生の来る日だすけ，そのつもりでな」と言われた．しかしそのため特に準備することもなかった．予定の30分ぐらい前にはトイレを済ませておくことだった．

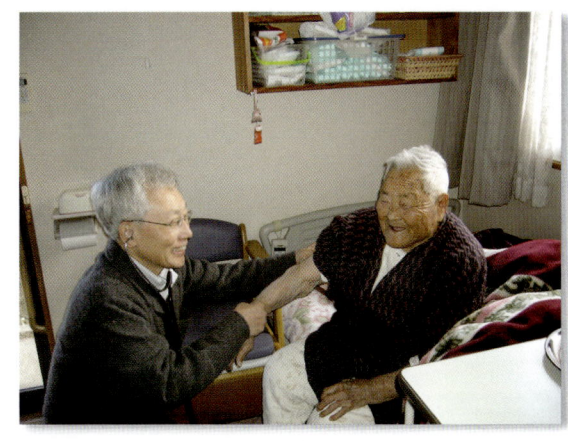

「ばあちゃん，うまいさつまいもが採れたすけ，お前も好きだんが，先生来たときに一緒に食べての」と朝のうちから告げられた．浪子さんは往診のときいつもお茶を用意して待っていてくれた．

2時半ごろ，元気のよい「こんにちは，おじゃまします，もえぎえんでーす」と看護師さんの声を背中にすぐ私がノックして部屋に入った．シゲノさんはいつもベッドに横座りしながらニコニコして迎えてくれる．私はすぐベッドとポータブルトイレに直角に仕切られた場所に座ってまず血圧を測る．今日は152/80 mmHg，少し高めだ．足首を触ってむくみがあるかを確かめる．そして胸部の聴診をしてから病状を尋ねる．話をしながらテーブルへ移動して記録する．看護師は骨粗鬆症の注射を1本左の上腕へ打つ．膝は両方とも水がたまって腫れている．以前は往診のたびに関節の水をとってアルツ®という，膝にとっては機械油に相当する薬を注入した．しかし最近ではやらない．なんとか我慢できるからだ．シゲ

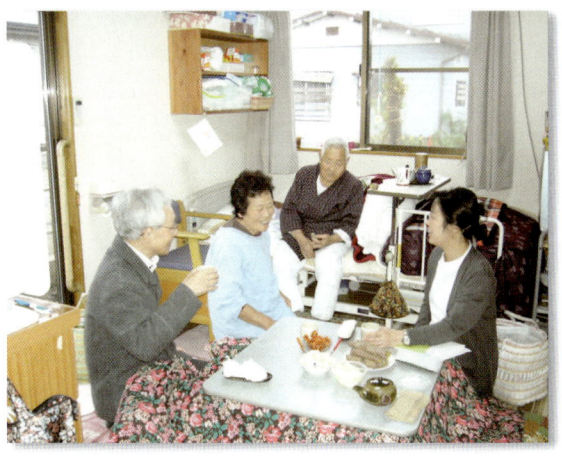

ノさんの全身の関節はみなゴツゴツしていて，力仕事に耐えてきた過去を物語っていた．

娘さんはタイミングよくお茶を入れ，用意しておいたまだ温かいさつまいもをお皿に盛ってテーブルに置いた．それにカブの漬物も添えて．

さつまいもはおいしかった．シゲノさんも嬉しそうに小振りの1本を上手に皮をむいて口に入れた．歯は入れ歯だったが，さつまいもを食べるには気にならなかった．「おいしかった」「ごちそうさま」「お大事に」の挨拶を残してシゲノさん宅を後にした．

シゲノさんの生活の一日は，介護サービスで違ってくるのは当然だった．週のうち3日はデイサービスへ．4日は自分の家にいる．そして2カ月に1回ぐらい3〜4日のショートステイを利用する．ショートステイはほとんどがレスパイトサービスであったが，シゲノさんは嫌な顔もせず出かけた．利用するショートステイは決まっていたのでスタッフは顔なじみで，気分転換も含めて決して嫌とは思っていなかった．

では週4日の自宅での生活が本当の自分の家庭生活といえるだろうか．その実像は往診時を通して伺われるものであるが，自分の部屋で寝たり起きたり，家族との交流，時々訪れる娘の友人たちへの仲間入りなどであった．ではシゲノさんの日常とは何か．

すでにデイサービスなどを利用することによって，日常の生活が実態としても観念としても大きく変わっており，双方が有機的に結合した，シゲノさんの新たな日常を作っていることを見落としてはならないと思う．

要するに日常がサービスを取りこむことによって大きく変容していることを見落としてはならない．

2. ある在宅医の一日
A Day of Home Care Doctor

上村 伯人 *Norihito Kamimura*

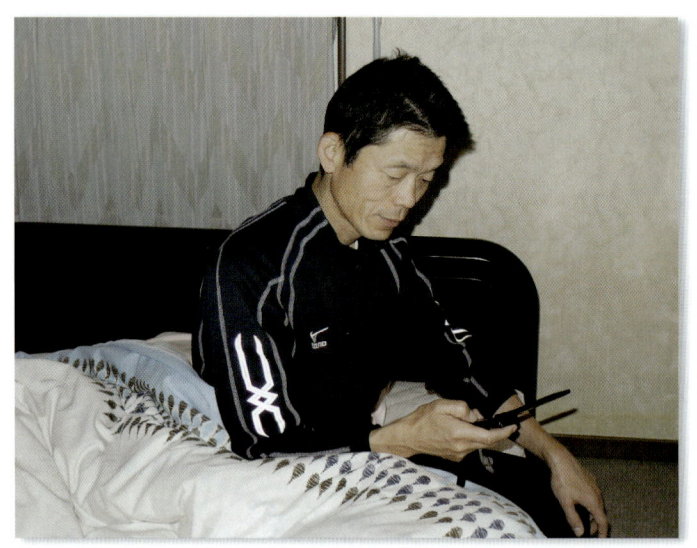

06:30 村上医師はいつもどおり携帯電話のアラームで目覚めた．

昨晩も特に夜中の往診や診察依頼はなかった．

13年前に前院長の父が倒れたため引き継いだばかりのころは夜中の往診や診察依頼がたびたびあったが，最近は住民の方もコンビニ受診を控えてくれているし，在宅患者さんの訪問看護利用が高まり，訪問看護師さんがゲートキーパーになってくれているので電話相談のみで済むことが多い．夜間の診察・往診は少なくなったが，村上医院は在宅療養支援診療所の届出をしてあり，24時間携帯電話には出られるようにしてある．

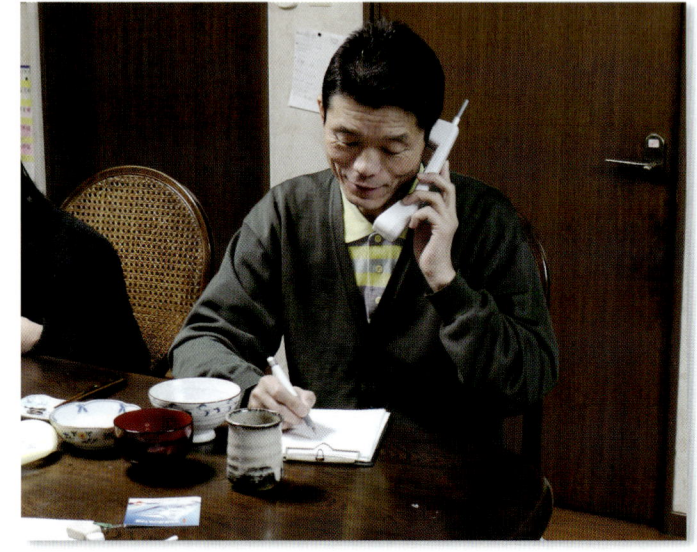

07:00 本日の予定を確認した後朝食を食べ始めたら自宅の電話が鳴った．父の代から20年以上通院している82歳の星さんからだった．

「夜中から寒気がして今朝熱を測ったら38.5℃もあったんです．孫の学校でインフルエンザが流行っているのでインフルエンザかもしれないので……」と往診依頼だった．今日は外来診療の前に胃カメラ検査の予定である．発熱以外の症状もなく経口摂取もできているようなので，十分な水分摂取を指示して午後からの往診の約束をした．

07:30〜08:00

中断した朝食の続きをとった後，自宅と廊下でつながっている診療所の玄関の鍵を開けた．その後コーヒーを飲みながら昨日急遽介護サービスと訪問看護の利用が始まった富永さんの主治医意見書と訪問看護指示書を書き，診療室へ向かった．

待合室にはすでに4名の患者さんが待っていた．早出の事務員佐藤さんがカルテ出しと初診患者の問診票を渡しており，看護師の桜井さんが胃カメラの準備を始めていた．

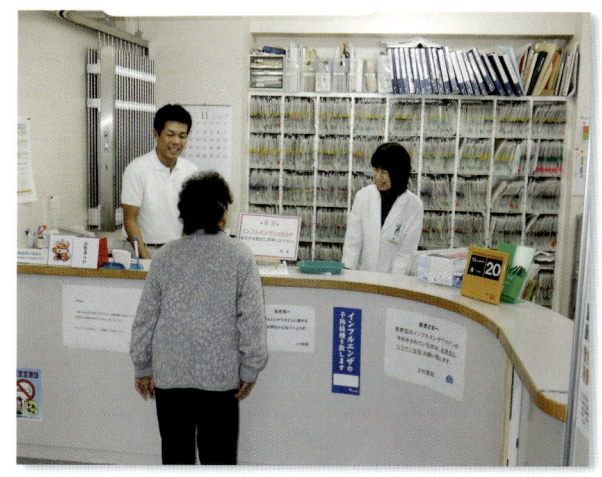

08:30

診療所スタッフの朝礼で本日の予定確認と，併設している居宅介護支援室のケアマネジャーの新保君から昨日の富永さんの報告を聞いた．デイサービス利用時の注意事項を話した後，予約が入っていた2名の胃カメラ検査を行った．胃の集団検診からの要精検者であったが特に病変はなかった．

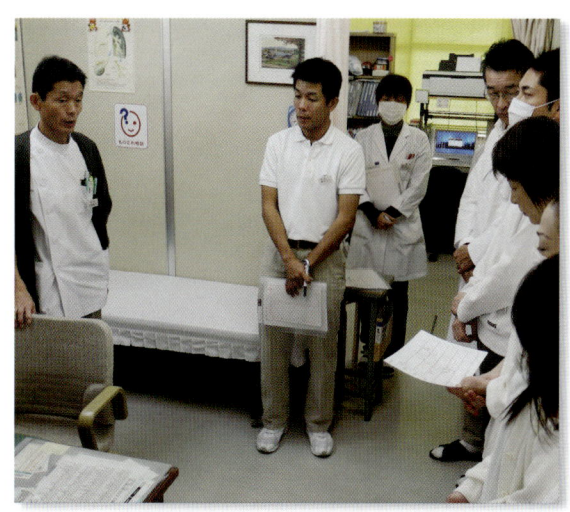
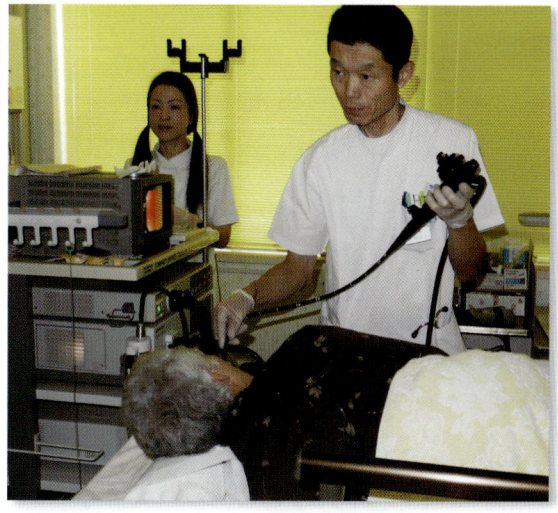

09:10〜12:30

嘱託医をしている養護老人ホームから発熱と咳が出ている入所者の相談電話があり，受診を指示した後，すでに20名ほどのカルテが出ている外来患者さんの診療を始めた．

外来終了後に面会の予約が入っていた社会福祉協議会の居宅介護支援事業所のケアマネジャーの大平さんと面談．近々県立病院を退院するケースの訪問診療の依頼だった．在宅酸素療法を検討しており，退院時カンファレンスが必要と考えられたので日程調整を頼んで連絡をもらうようにした．

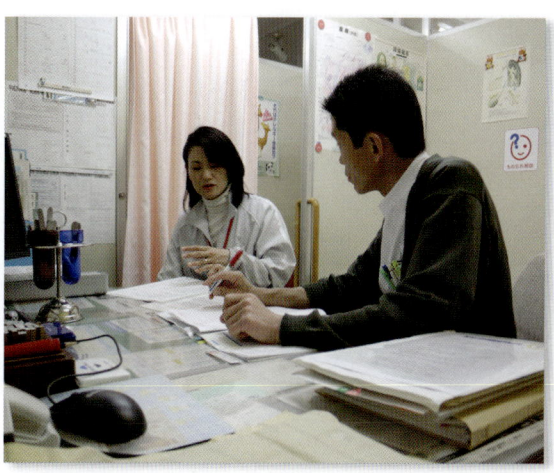

13:40 昼食の後，医師会の事務局と連絡をとり，来週から「地域医療研修」にくる研修医の研修プログラムの打ち合わせをしてから午後の往診に出かけた．雪国の在宅医には四輪駆動の往診車は欠かせないし，簡単に薬を取りにこられない患家もあるので，ある程度の薬は持っていくようにしている．まず，朝に往診依頼のあった星さん宅に往診に行き，話を聞き診察すると，インフルエンザ様の所見はなく，尿路感染様の症状があったため，採血と抗菌薬の点滴をした．在宅での点滴にはハンガーラックと針金ハンガーが便利だ．抗菌薬を処方し，家族に夕方もらいにくるよう指示した．

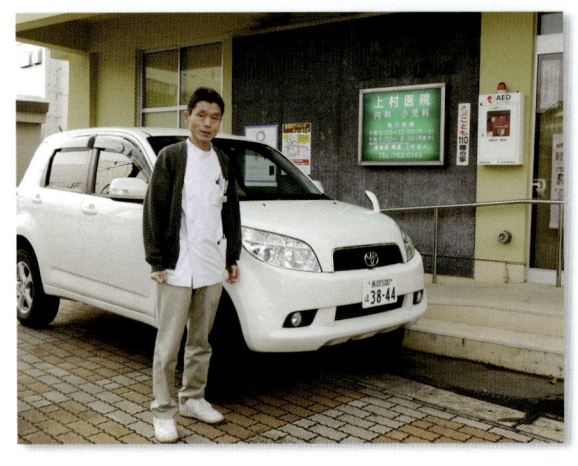

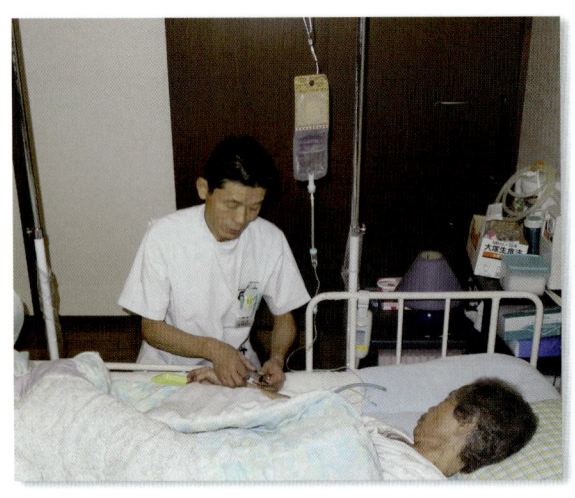

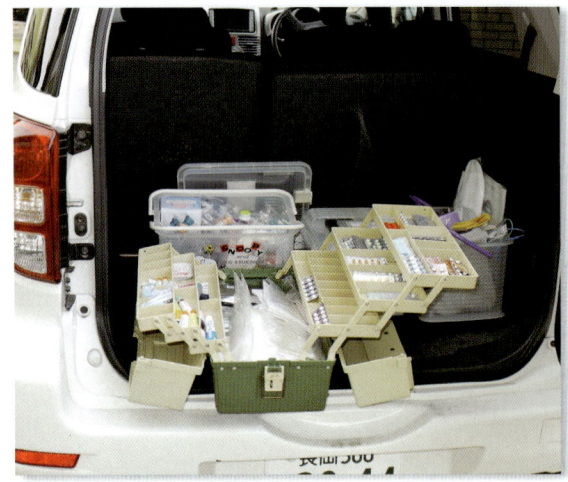

14:30 次に，嘱託医契約をしている高齢者専用賃貸住宅(9室)を訪問し，9名の診察をした．ここは1階がデイサービス事業所の2階にあり，常勤看護師もいるため病状把握ができており診察もスムーズにできてありがたい．

インフルエンザのワクチン接種も含め1時間半ほどで終えると，他に2件の予定訪問診療の方を訪問した．いずれも症状は安定しており，今月も特に変化なく，月1回の訪問診療で「寝たきり老人訪問診療料」の算定をしている．当院の訪問診療患者さんは60名ほどいるが，在宅人工呼吸療法などを施行し，月2回の訪問診療を必要とし，「在宅医療総合管理料」を算定しているのは4名にすぎない．

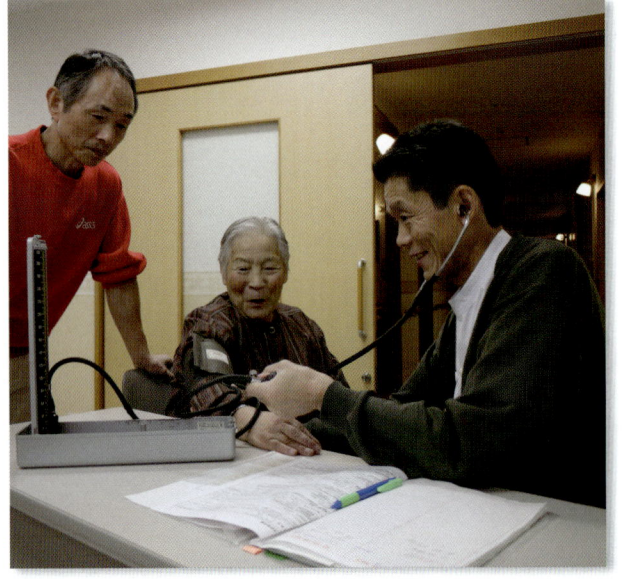

16:30〜17:00

　診療所に帰ってくるとさっそく同行した看護師がケアマネジャーへの申し送りを書きFAXしたり（居宅療養管理指導），採血をしてきた患者さんの血算などの結果をチェックする．

　星さんのCRPは5.4 mg/dlだったので，このまま在宅で様子をみることにして家族にその旨連絡した．

　休む間もなく夕方診療が始まる．勤め帰りの糖尿病患者さん，インフルエンザワクチンの接種にきた家族連れなどで待合室はごったがえしている．

　診療の合い間にも，訪問看護ステーションの看護師から，本日訪問したケースの変化についての報告電話が入り，指示を出した．

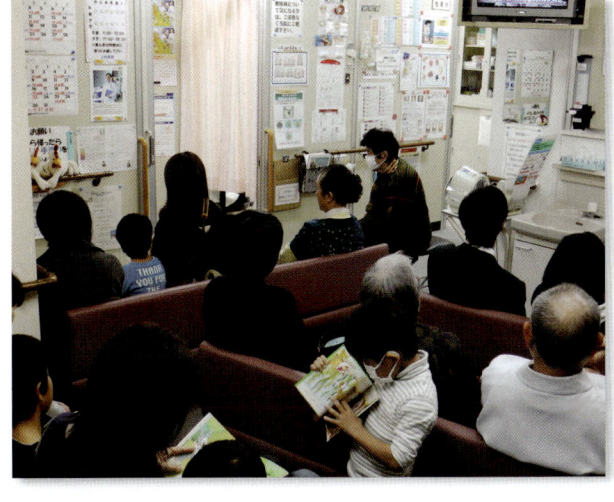

19:00

　ようやく夕方の外来が終了した．週に2〜3回は夜も会議や研修会があり，出かけることが多いが，今晩は出かけないで済むので少し運動の時間もとれるし，ゆっくり食事ができる．

　なんといっても在宅医は体力が必要だ．村上医師はスポーツドクターで肥満・糖尿病の運動指導に力を入れており，診療所にランニングマシーンもあるので，そこで30分ほどのジョギングと筋トレ・ストレッチをしてから入浴と夕食になった．

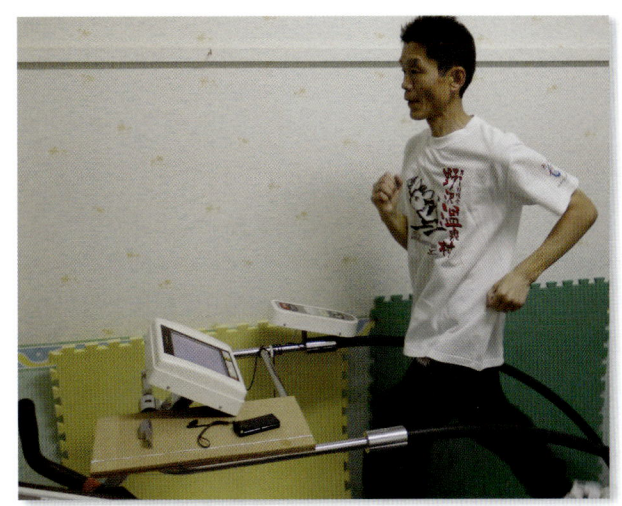

21:30

　今夜はいくつかたまった書類書きができそうだ．

　身障者手帳申請診断書が1通，病院受診を勧めた方の紹介状2通，主治医意見書を2通書いた後，明後日の介護認定審査会の資料に目を通していたら23時半を過ぎてしまった．

　明日の予定を確認して眠ることにした．

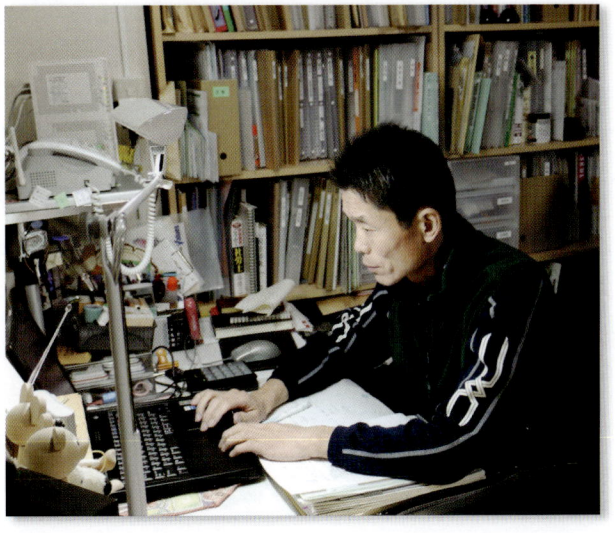

3. あるグループ訪問チームの一日
A Day of Group Visiting Team

川越 正平 *Shohei Kawagoe*
髙谷 陽子 *Yoko Takaya*

09:00 朝のミーティング

診療所にて医師・看護師・医療ソーシャルワーカー(以下,MSW)・事務員ら全職員でミーティング.昨晩のオンコール担当者から夜間の電話相談や臨時出動状況の報告を受ける.病状が不安定な患者については,毎朝,診療所看護師がミーティング前に昨日から今朝までの様子を電話聴取している.それらの報告や検査データなどと併せて本日以降の治療やケア内容について毎朝検討する.また,連携している訪問看護ステーションとの定期連絡も行っている.以上の内容を踏まえて,本日の訪問診療・訪問看護のスケジュール確認,臨時往診の決定を行う.

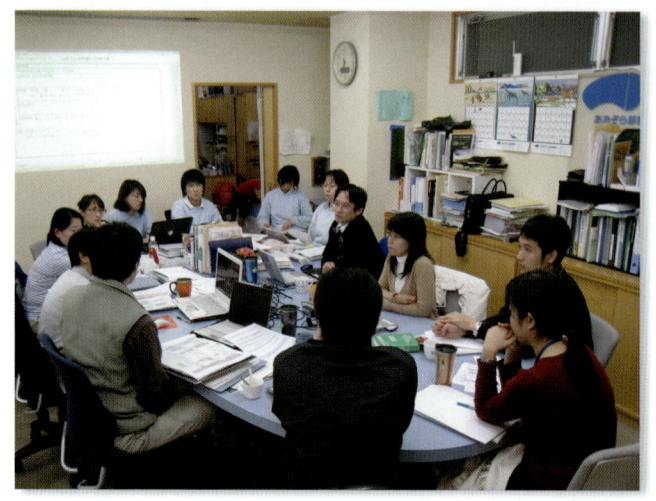

09:30 訪問診療へ出発

ドライバー(あるいは事務員やMSW)が運転する車に,看護師と医師が乗り込み,おおよそ5〜15分で患者宅に到着.出発前に,看護師と医師が当日訪問診療で行う処置について確認する(たとえばAさんは気管カニューレ交換,Bさんは尿道カテーテル交換,Cさんは患者宅でサービス担当者会議開催など).

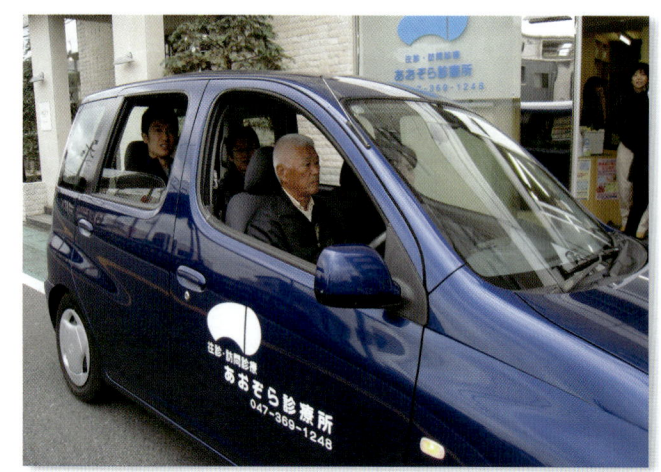

訪問診療における多職種協働

　当院の訪問診療には診療所看護師が必ず同行する.医師の診療の補助をするだけではなく,看護師の視点で必要な治療やケアがないかを見極める重要な任務を担っている.

　ドライバーを兼ね同行するMSWは患者宅を直接訪問することによって,よりよい福祉・介護サービスを吟味・提供することが可能となる.

　また事務員が同行した場合には,患者や家族に近い視点から医療者が気づきにくい問題点を抽出してくれることもある.在宅医療の場合,事務員は会計や診療日についての希望など,事務連絡を電話で対応することが多いが,訪問診療の場で顔が見える関係になっておくことが,在宅療養する患者や家族の安心感につながると考えている.

09:45　訪問診療の実際

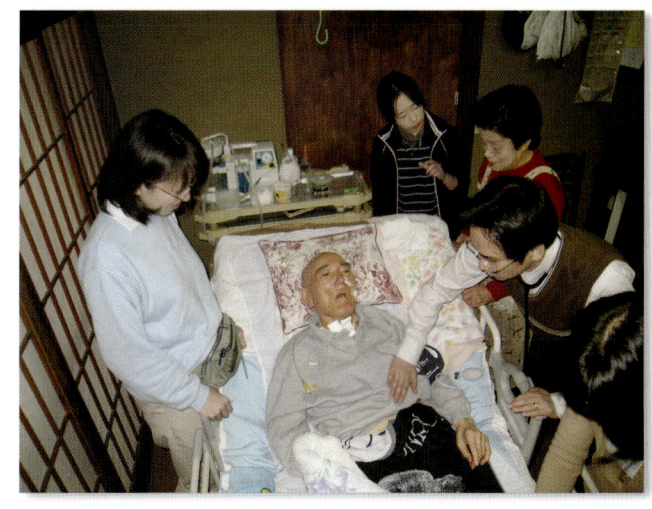

　患者は79歳男性．原病はパーキンソン病関連疾患で，十数年の経過でADL低下を認め，現在ベッド上で寝たきりの状態．約1年前に誤嚥性肺炎を発症したのを機に気管切開・経鼻栄養となり，経口摂取は不能となった．酸素投与は必要ないが，自力での痰排出ができないため，主介護者である77歳の妻が，気管カニューレから1日に何度も吸痰を行っている．

　バイタルチェックと身体診察を行う．SpO_2は92%と低下しており，聴診では左呼吸音が減弱していたので，吸痰を行ったところ，SpO_2は95%まで回復した．予定どおり，2週に1回の気管カニューレの交換を行ったところ，使用していたカニューレ内部には緑色痰が多量に付着していた．定期薬とネブライザー液を記載した処方箋を妻に渡した．

　患者本人は声が出ないため，ジェスチャーと口唇で「声が出るようになりたい」と訴える．

　「おしゃべりできるカニューレへの変更も検討してみましたが，これくらい痰が出ていると息が苦しくなる可能性があるので，今のところ変更するのは難しいでしょう．現在リハビリの先生がきてくれてお話しする練習をしているので，おしゃべりする力や痰を出す力がもう少し出てきたらやってみましょう」とお伝えした．「わかっていただけますか？」と質問すると手指でOKサインをしてくれた．

　次回の訪問診療では，月1回の経鼻胃管チューブの交換を行う予定であることを本人と妻に伝え，退出した．

11:00　訪問診療でのサービス担当者会議

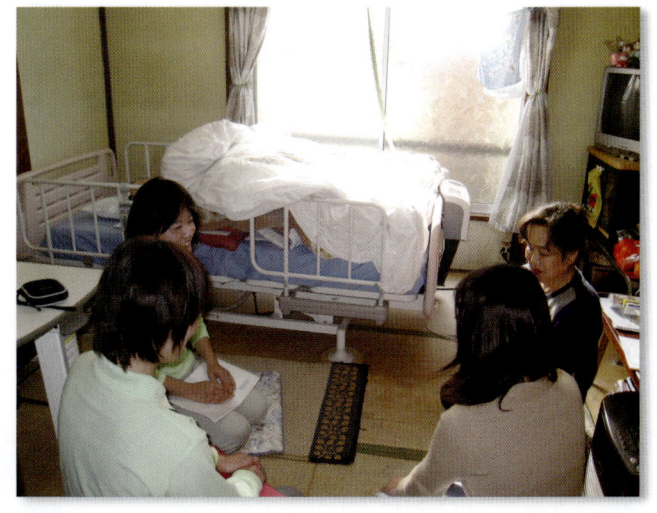

　患者は90歳女性．加齢に伴う認知症があり，体力的にも衰えが目立つようになってきた．このたび要介護認定の更新で要介護度が3から4に変更となったことを受け，訪問診療の時間に合わせて患者宅でサービス担当者会議を開催することになった．

　病状については医師から説明，現在のサービス利用状況を確認した（月2回の訪問診療，週1回1時間の訪問看護での入浴介助，介護ベッドと車いすのレンタル）．訪問看護師からは，上肢の筋力低下が進んでおり，自宅の浴槽での入浴介助が難しくなっていると報告があった．そこで訪問入浴のサービスに変更することを医師とケアマネジャーから提案し，ご家族に了解いただいた．訪問看護師からはこれから週1回30分の訪問看護を継続することを提案したところ，ご家族からもそのようにお願いしたいと希望があった．

　今後，誤嚥性肺炎などを発症するリスクも高まっていることをご家族に伝えたところ，「できるだけうちで過ごさせてあげたいので，肺炎になった場合にも病院ではなく，往診でできる範囲で対応していただきたいと思っています」とのことであった．

14:00　居住系施設への訪問診療

以前は特別養護老人ホーム，認知症高齢者のグループホーム（以下，GH），有料老人ホームや高齢者専用賃貸住宅などの施設で暮らす入居者は，容態が急変したり終末期になると，救急車で病院に搬送されることが多かった．近年このような施設での看取りの重要性への認識が高まり，2008年度に国は自宅でも医療施設でもない施設を"居住系施設"として位置付け，そこに入居する人に対する訪問診療などを行う際の診療報酬を定めた．GHは認知症者が入居する居住系施設であるが，長く暮らす間には歩行ができなくなり，寝たきりになるなど，重介護状態に陥る入居者も増加していく．

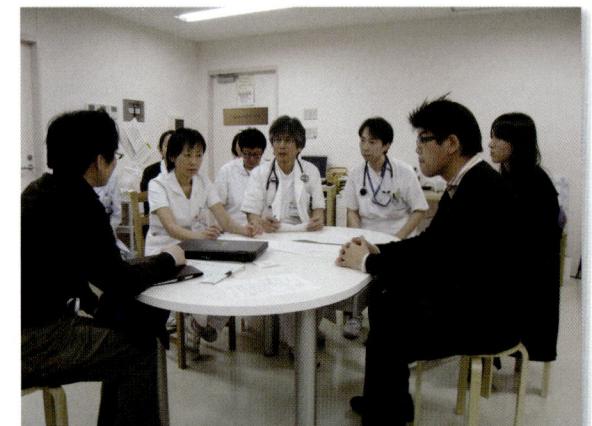

当院ではGHへ定期訪問診療を行っているが，訪問診療だけでは不十分であり，看取りを踏まえた介護を行っていくためには定期的な訪問看護のかかわりが必須である．

1カ所のGHは診療所看護師が定期の訪問看護を行っており，別のGHは市内の訪問看護ステーションが医療連携体制加算に基づき看護を提供している．特に終末期では24時間にわたる訪問看護との連携が必要不可欠であり，定期的に訪問看護がかかわることでケア水準を高く保つことが成功の鍵となる．

16:00　病院での退院時共同指導

訪問診療導入の際，生命にかかわる病態や複雑な病態を抱えている場合，また重介護状態である場合など，必要に応じて退院前に病院を訪問し退院時共同指導を実施することが望ましい．その主な目的は，①患者本人の病状理解や療養についての希望を確認する，②これまでの診療情報を正確に共有し，それを踏まえ今後の治療方針を確認する，③医療やケアの内容を吟味し，必要に応じて在宅で継続可能な形にアレンジする，④病院・診療所の役割分担について確認する，ことなどが挙げられる．

患者にとっては退院後に日々の診療を担当する在宅医と顔を合わせるだけでも安心につながるだろうし，病院の医師やMSWと顔を合わせて病診連携を深めることは，病院・在宅側双方にとって重要な意義がある．

17:00　訪問看護ステーションとの合同カンファレンス

当院と5名以上の患者について連携している，市内6つの訪問看護ステーションとは，月に一度合同カンファレンスを開催している．いずれも24時間の緊急訪問に取り組むステーションで，連携しているすべての患者について1〜2時間の時間を費やして情報共有や意見交換を行い，顔の見える関係作りを目指している．連携上のさらなる工夫として，院内にそれぞれの訪問看護ステーションを担当する常勤看護師を配置して，情報共有の窓口を担ってもらっている．1週間に一度定期連絡を行い，それぞ

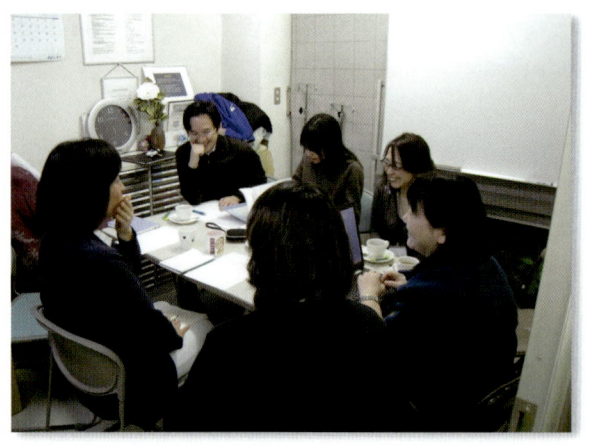

れが訪問診療や訪問看護で得た情報を共有している．急性増悪や合併症併発時には連日のように連絡を取り合うことによって，より信頼関係を深めるべく努力している．

4. 連携システム図
Network's Schema of Home Medical Care

林　泰史　Yasufumi Hayashi

1. まず，午後から往診，様々な職種に出会い，情報共有を

　健康であっても病気に罹っていても，私達は日常性を大きく変えることなく過ごしたいものである．病気の際に一定の時間帯だけ医療機関にかかる，ある月日だけ医療機関に入院して治療を受ける，といった非日常性を少なくしたいとの願いが在宅医療に求められている．

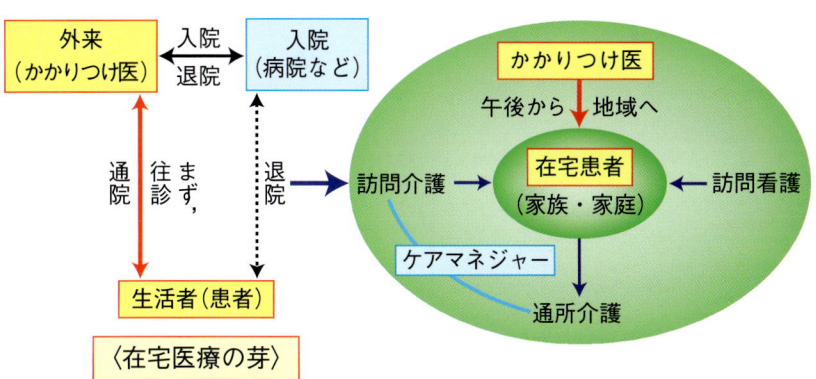

1) 午後から往診して，患者の家族・生活環境がわかると，より適した医療提供が可能に．これが在宅医療の芽となる．
2) 在宅医療を通して在宅患者にかかわっているコ・メディカルを知り，協働によって在宅医療はより容易に，より豊富な内容に．
3) 多職種と情報を共有できれば，患者の生活環境を変えずに最適な療養継続を全うできるのが在宅医療．

図1　まず，午後から往診―そして地域へ，生活環境を変えずに療養

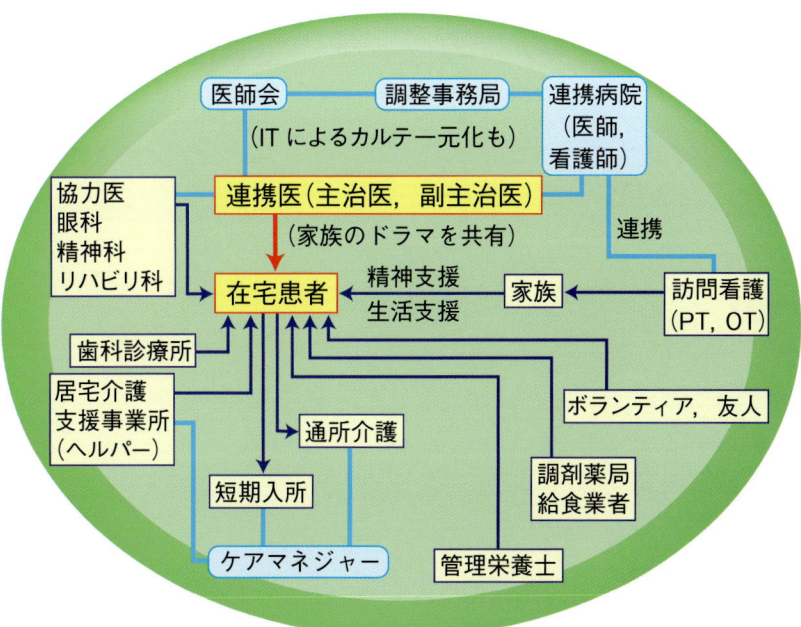

1) 在宅医療の継続により様々な職種・組織とともに家族のドラマを共有できるようになる．
2) かかわっている組織間での共有情報を整理し，内容を高揚させるためのケース会議で在宅医療の内容はより充実．
3) 患者にとって最も望ましい環境で24時間，切れ目のない療養生活を継続できるのが在宅医療．

図2　24時間，切れ目のない最適な療養生活を継続

2. 重層化医療体制のなかでの在宅医療の位置付けや多様な患者居住形態を理解

本来の医療は病院や診療所内で行われ，やむをえない状況下でのみ往診診療が行われてきた．しかし，最近では在宅医療が医療重層体制のトップに位置付けられるほど期待されている．在宅といっても 21 世紀になって患者の居住形態は激変し，多様化していることも理解しなければならない．

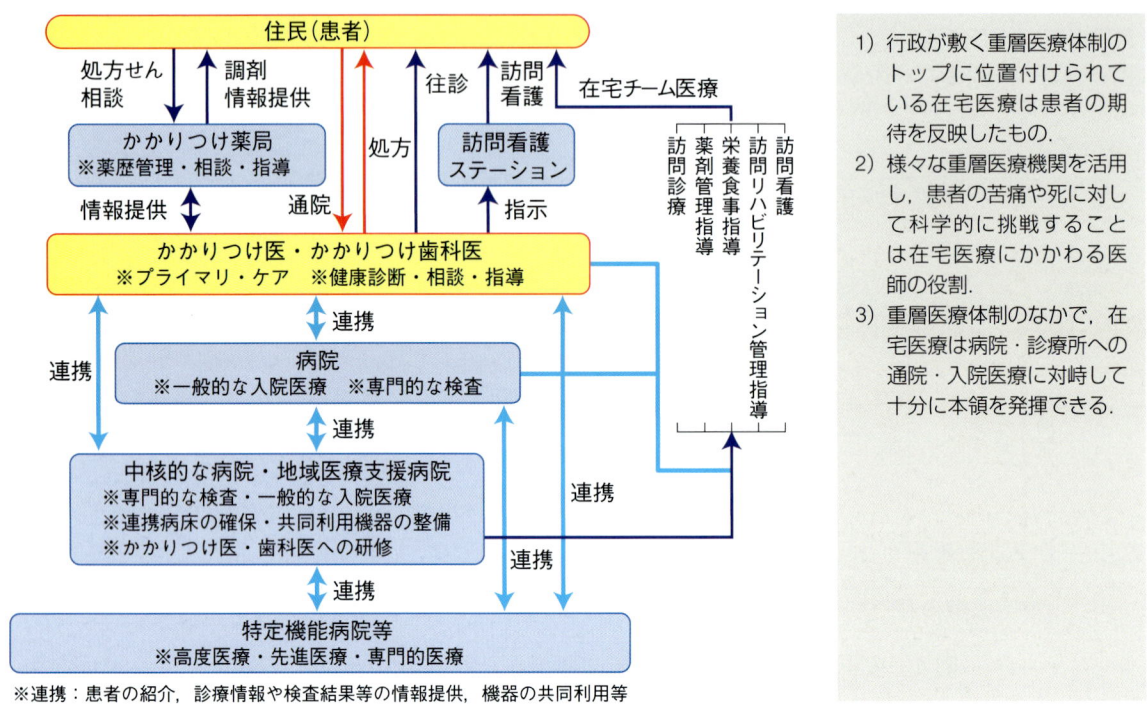

図 3　重層化する医療体制のなかで様々な医療機関の機能と対峙する在宅医療
〔東京都保健医療計画（平成 10 年度改定）より〕

1) 行政が敷く重層医療体制のトップに位置付けられている在宅医療は患者の期待を反映したもの．
2) 様々な重層医療機関を活用し，患者の苦痛や死に対して科学的に挑戦することは在宅医療にかかわる医師の役割．
3) 重層医療体制のなかで，在宅医療は病院・診療所への通院・入院医療に対峙して十分に本領を発揮できる．

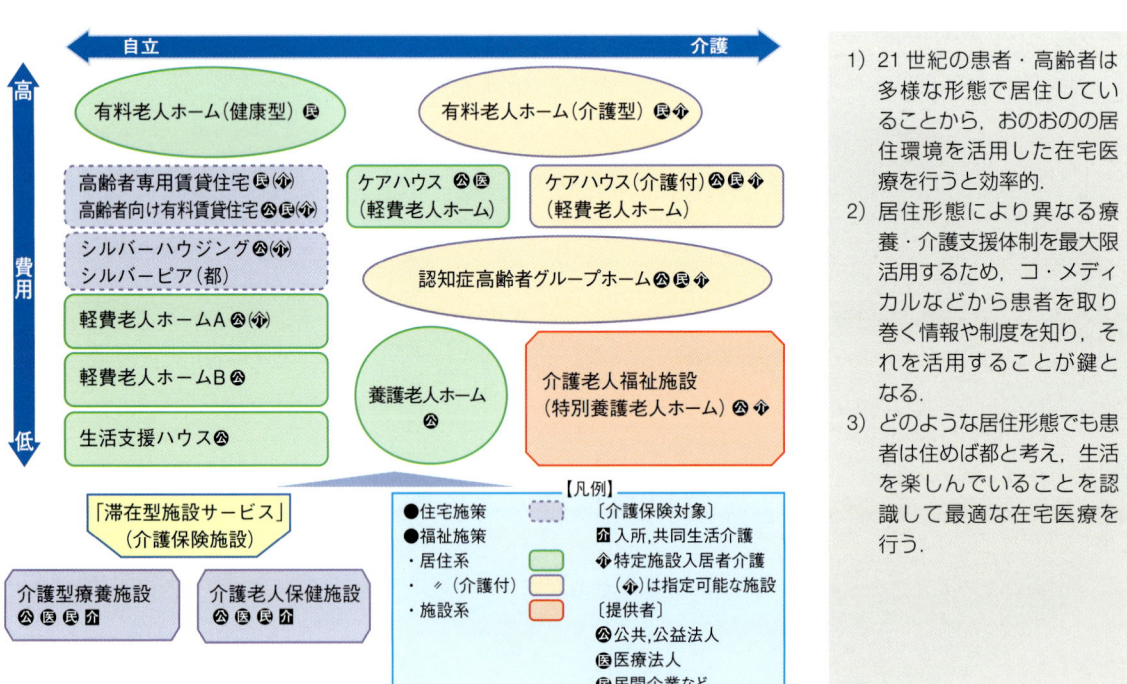

図 4　在宅患者，特に在宅高齢者の様々な居住形態
（東京都医師会編：かかりつけ医機能ハンドブック，2009 より）

1) 21 世紀の患者・高齢者は多様な形態で居住していることから，おのおのの居住環境を活用した在宅医療を行うと効率的．
2) 居住形態により異なる療養・介護支援体制を最大限活用するため，コ・メディカルなどから患者を取り巻く情報や制度を知り，それを活用することが鍵となる．
3) どのような居住形態でも患者は住めば都と考え，生活を楽しんでいることを認識して最適な在宅医療を行う．

3. 医師がリハビリテーション・マインドをもって患者を自立させることが在宅医療の柱

　街全体を病室ととらえて重症患者，高度医療処置の必要な患者，常時見守り・介護の必要な患者などに対して多様な在宅医療を行う際，求められるのはおのおのの自立．各患者の能力に応じた自立を促すため，在宅医療の医師がリハビリテーション・マインドを持つことは不可欠である．

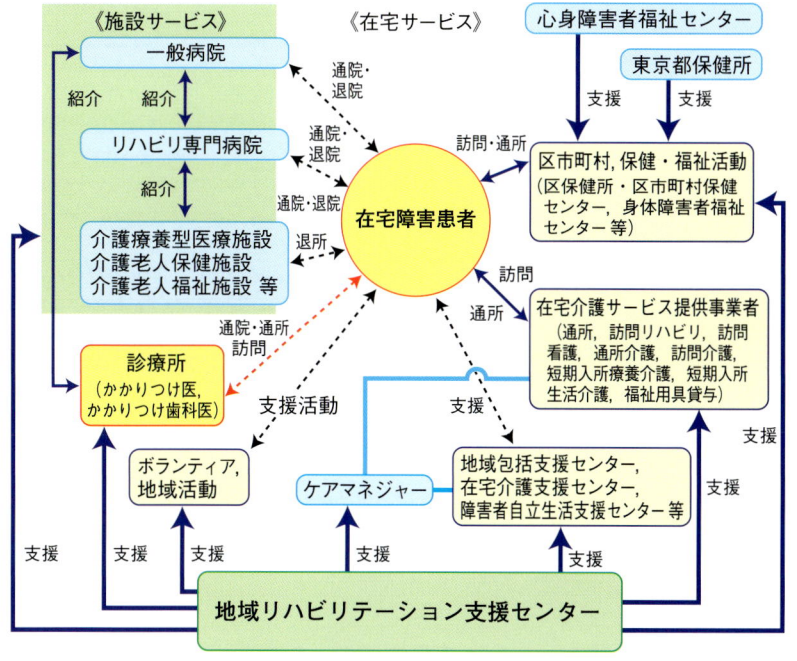

図5　地域におけるリハビリテーション提供体制（東京都の例）

1) 心身機能の回復が維持期となった患者に対して居住地域で能力に応じて自立させるのがリハビリテーション支援体制である．
2) 東京都の地域リハビリテーション支援体制では医療・介護・行政が協働で地域の障害患者の自立を支援．
3) 在宅患者にかかわる医療・介護関係者はリハビリテーション・マインドを織り込んで患者の自立を図る必要がある．

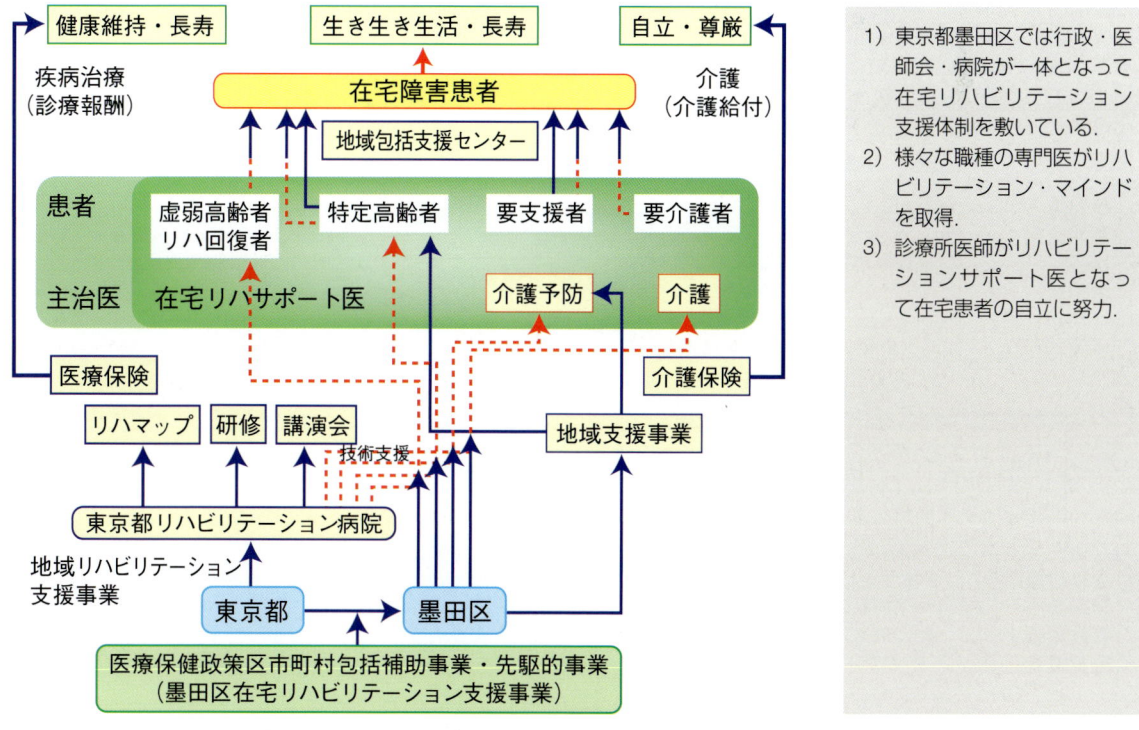

図6　墨田区・すみだ医師会との協働による在宅リハビリテーション体制

1) 東京都墨田区では行政・医師会・病院が一体となって在宅リハビリテーション支援体制を敷いている．
2) 様々な職種の専門医がリハビリテーション・マインドを取得．
3) 診療所医師がリハビリテーションサポート医となって在宅患者の自立に努力．

4. 在宅医療における連携は疾患特性に応じた個別化と社会全体が支える包括化が必要

　在宅医療ではがんの疼痛管理，レスピレーター設置，胃瘻管理など個別的取り組みとNPOなどによる医療器材管理，弁護士や給食業者の支援などの包括的取り組みが必要である．条件整備により入院療養より高レベルの在宅療養環境で死をも看取れる本格的医療が実現する．

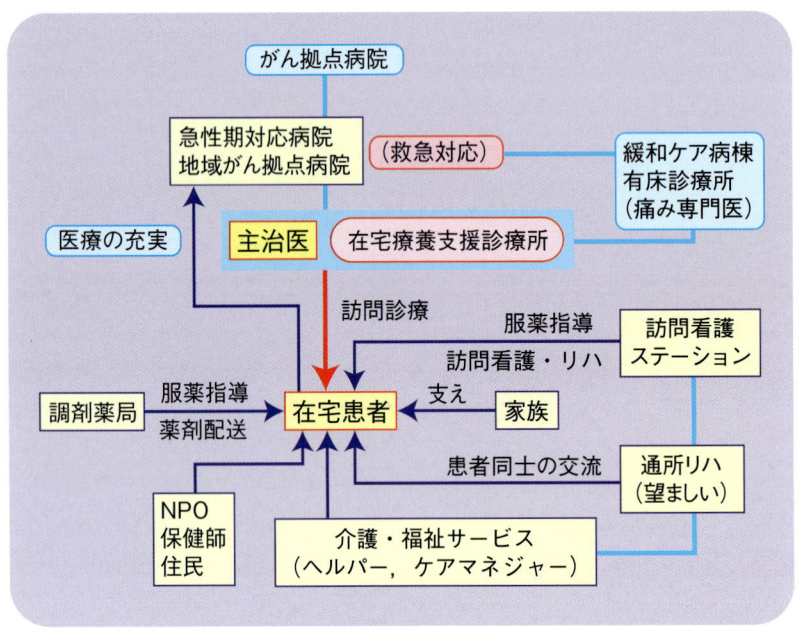

図7　個別疾患にかかわる在宅医療—4疾患の1つ，がん

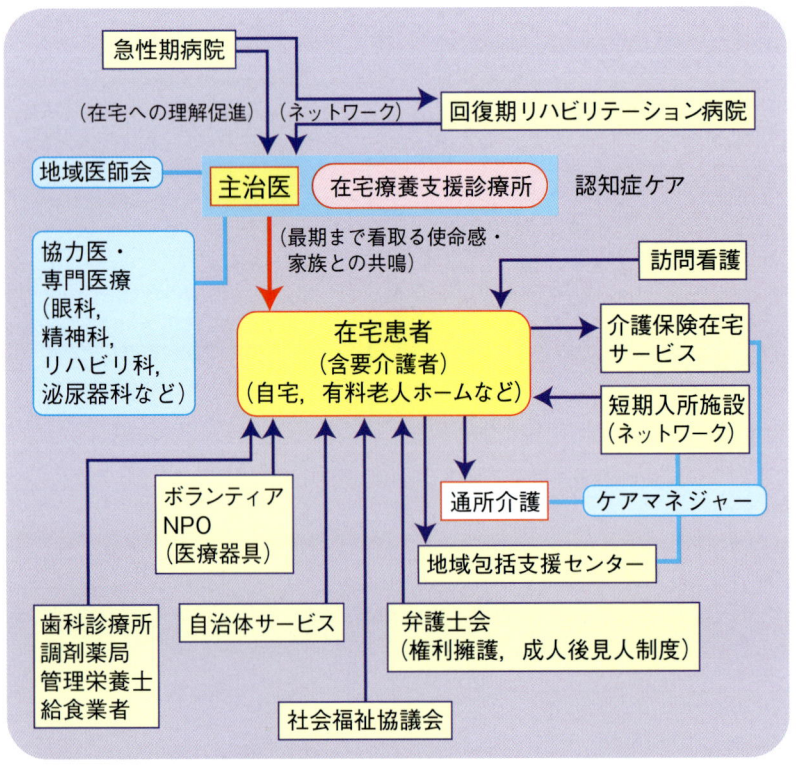

図8　在宅医療において連携ネットワークの充実とかかわる社会資源の発掘が大切

序

　少子高齢化が進むわが国において，在宅医療の果たす役割はますます大きくなっている．日本医師会では，平成19(2007)年に「在宅における医療・介護の提供体制―『かかりつけ医機能』の充実―指針」を発表し，「1. 尊厳と安心を創造する医療」，「2. 暮らしを支援する医療」，「3. 地域の中で健やかな老いを支える医療」の3つの基本方針と，「高齢者の尊厳の具現化に取り組もう」をはじめとする7つの提言を示している．

　国民のだれもが住み慣れた地域で安心して暮らし，充実した最期を迎えられる社会の実現に向け，一人ひとりの生活や多様な価値観，そして地域の特性に合わせた医療・介護サービスの提供が望まれている．在宅での医療のニーズが高まるなか，都道府県医師会・地区医師会には多職種の連携と地域の基盤整備において中心的な役割を果たすことが期待されている．

　その意味で，このたび「在宅医療」をテーマとする本書が生涯教育シリーズの1冊として刊行されたことの意義は大きい．会員の先生方には，本書によって，在宅医療の考え方，実践のための知識と技術を大いに学んでいただき，日々の臨床にご活用いただきたい．さらに，豊富に紹介されている実践事例を通して，在宅医療のもつ大きな可能性をも汲み取っていただければ幸いである．

　本書の刊行にあたり，ご多忙のなか監修・編集にあたっていただいた林　泰史先生，黒岩卓夫先生，野中　博先生，三上裕司先生，編集協力としてご尽力いただいた太田秀樹先生をはじめ，ご執筆いただいた諸先生に厚く御礼申し上げる．

平成22年6月

日本医師会会長
原中勝征

刊行のことば

　世界に類を見ない高齢社会を迎え，慢性疾患やがん，認知症など，回復が困難な状態で生活を送ることを余儀なくされている高齢者が増加している．長期にわたる療養が必要な人の多くは，暮らし慣れた場所での生活を継続したいという願いをもっている．在宅での医療の提供のためには，患者の生活に合わせた適切な診療計画のもと，多職種が共通理解をもって連携し，地域ぐるみの支援体制を整えることが必要とされる．

　本書では，訪問診療の準備段階から在宅患者への具体的なアプローチ，病態・疾患別の知識や急変時の対応，在宅医療に関連する診療報酬と介護保険サービスの活用法を解説した．加えて，自治体と医師会，病院，診療所における取り組みも紹介している．また，本書の大きな特長の1つとして，在宅医療の現場で日々活躍されている執筆陣の深い洞察と情熱によって培われた「生きた知識」がまとめられている点があげられる．

　在宅医療を日常臨床の延長として捉え，これらの知識を明日からの診療，いや，「午後から」の訪問診療に役立てていただきたい．

　在宅医療が主たる対象とするのは，さまざまな理由により通院が困難となった高齢者である．その意味で，本書は日本医師会生涯教育シリーズとして平成21(2009)年に刊行された『高齢者診療マニュアル』と姉妹書の関係にあるといえる．両者が共に会員の皆様の座右の書となることを切に願うものである．

　刊行にあたり，監修・編集，そしてご執筆いただいた多くの先生方に心より感謝の意を表したい．

平成22年6月

日本医師会常任理事（学術・生涯教育担当）

高杉敬久　三上裕司

監修・編集のことば

　進捗する高齢社会において増加の一途をたどる慢性疾患患者は日常活動性を維持したまま在宅で長期療養を受けたいと願い，患者の生活の質を重視した改正医療法では病状に応じて計画的に在宅医療を行うような規定を設けている．在宅医療が求められる背景として，日本人人口の約23％を占める高齢者のうち，約10％が在宅介護を受け，今から15年後には在宅要介護高齢者数が2倍に増加するとの予測も要因の1つとなっている．このような状況下で，在宅医療を特定医師によってのみ行われる専門領域として捉えるのではなく，多くの科の臨床医が関わり理解すべき普遍的な医療として捉えるべきであるとの考えが一般化してきた．

　身体機能を徐々に低下させて，ついに通院できなくなった外来患者を継続して診療するため，空いている午後の時間帯に訪問診療をしていただこうと，本特集ではカラー口絵で患者・在宅医・グループ訪問チームの一日について写真を用いて紹介した．続いて，在宅医療の理念・必要性，さまざまなケースの在宅医療を紹介し，訪問診療開始にあたっての持ち物から患者・家族との話し合い，関連職種との連携，在宅療養支援診療所についても記述していただいた．

　また，栄養管理から災害時の支援に至るさまざまな内容の在宅医療のアプローチ，慢性呼吸不全から脳性麻痺を含む先天性疾患など14病態・疾患に対する在宅医療，脱水から外傷に至る7項目の急変時対応についても書いていただいた．本特集の後半には在宅医療に関わる平成22年度改定診療報酬や経営面で見た在宅医療，在宅医療と密接に関わる介護保険制度の内容について解説していただいた．最後に国内で在宅医療に取り組んでいる代表的な18事例について自治体・医師会中心，病院中心，診療所中心，に大別して紹介していただいた．

　在宅医療に関する今までの教科書や特集医学雑誌とは異なり，本特集号では実地医療で活躍中の先生方に，空いている時間帯に在宅医療に関わって医療の幅を広げ，医療の質を高揚していただこうと「―午後から地域へ」との副題をつけて企画編集した．この難しいコンセプトに沿って日常の臨床経験に基づき，科学的でありながら実効性のある内容で執筆していただいた著者の先生方の御労苦に感謝するとともに，臨床医の先生方のうち，一人でも多くの先生が新たに午後から地域に出かけ，在宅医療に関わっていただけるようにと願い，監修・編集のことばとする．

平成22年6月

監修・編集者を代表して

林　　泰史

目次

●カラー口絵
1. ある在宅患者の一日 …………………………………………………… 黒岩卓夫　2
2. ある在宅医の一日 ……………………………………………………… 上村伯人　6
3. あるグループ訪問チームの一日 ………………………… 川越正平，髙谷陽子　10
4. 連携システム図 ………………………………………………………… 林　泰史　13

序 ……………………………………………………………………………… 原中勝征　17
刊行のことば ……………………………………………………… 高杉敬久，三上裕司　18
監修・編集のことば ………………………………………………………… 林　泰史　19
監修・編集・執筆者紹介 ………………………………………………………………… 24

I 在宅医療の理念・必要性（過去・現在・未来）

在宅医療の理念・必要性（過去・現在・未来） ………………………… 野中　博　28

II ケースで見る在宅医療

ケースで見る在宅医療—標準編　脳出血後遺症の在宅医療 ……… 黒岩卓夫　34
ケースで見る在宅医療—連携編 ………………………… 上村伯人，新保　努　41
ケースで見る在宅医療—終末期編 ……………………………………… 鈴木　央　47

III さあ訪問診療（往診）へ

往診時の持ち物 …………………………………………………………… 鶴岡優子　54
患者・家族とよく話し合おう …………………………………………… 和田忠志　58
訪問看護ステーションとの連携—訪問看護ステーションの立場から ……… 当間麻子　62
訪問看護ステーションとの連携—医師の立場から ………………… 太田秀樹　64
歯科医師との連携—歯科医師の立場から ……… 永長周一郎，角　保徳，足立了平　66
歯科医師との連携—医師の立場から ………………………………… 冨山宗徳　68
薬局（薬剤師）との連携—地域の在宅医療に携わる薬剤師の立場から ……… 萩田均司　70
薬局（薬剤師）との連携—生活機能と薬剤管理について ………… 木村隆次　72
介護保険サービスとの連携—無床診療所の立場から ……………… 前原　操　74

介護保険サービスとの連携―在宅医療を担う有床診療所の機動的な役割	山口浩二	76
在宅療養支援診療所―在宅医療専門医の立場から	木村幸博	78
在宅療養支援診療所―外来診療と在宅医療を両立する立場から	岡田孝弘	80

IV 在宅医療のアプローチ

在宅における栄養管理	岡田晋吾	84
経管栄養(胃瘻・腸瘻),経静脈栄養,PEG	小野沢　滋	88
排泄障害―排便と排尿	鈴木信行	92
在宅酸素療法,人工呼吸器,気管切開	小西　太	96
在宅リハビリテーション	田中久美子	99
在宅小児医療	前田浩利	103
感染予防と管理	宮坂圭一	108
在宅における輸血	川越正平	111
がんの緩和ケア	木村幸博,佐藤武彦,岩井正勝,村田　望	115
非がん疾患の緩和ケア	平原佐斗司	119
終末期医療―死の受容	桜井　隆	125
在宅医療とIT	中野一司	130
死亡診断書	舩木良真	134
虐待対応	和田忠志	139
離島での在宅医療	泰川恵吾	143
災害時の在宅医療支援	中村忠夫	147

V 病態別・疾患別の在宅医療

慢性呼吸不全	伊藤光保	152
心不全	山中　崇	154
腎不全	宮崎正信	158
脳血管障害後遺症	揚石義夫	162
運動器障害	太田秀樹	166
褥瘡	種田明生	170
神経難病	石垣泰則	174
認知症	苛原　実	182
精神疾患・うつ・せん妄の在宅医療	片山成仁	186
老年症候群	新田國夫	190
高次脳機能障害	長谷川幹	195
嚥下障害	武原　格	199

脊髄損傷 ……………………………………………………………前田浩利　203
　　脳性麻痺などの先天性疾患 …………………………………………吉野浩之　207

Ⅵ　注意すべき病態の急変とその対応

　　脱水 ………………………………………………………………………新田國夫　212
　　呼吸困難 …………………………………………………………………新田國夫　215
　　意識障害 …………………………………………………………………新田國夫　220
　　体温の異常 ………………………………………………………………新田國夫　225
　　嘔吐 ………………………………………………………………………新田國夫　228
　　腹痛 ………………………………………………………………………新田國夫　230
　　外傷 ………………………………………………………………………新田國夫　233

Ⅶ　在宅医療と診療報酬

　　在宅医療にかかわる診療報酬―在宅医療点数一覧表 ………………三上裕司　240
　　運営面・経営面からみた在宅医療診療所 ……………………………辻　博司　251

Ⅷ　在宅医療と介護保険制度

　　介護保険制度の理念 ……………………………………………………野中　博　256
　　介護保険サービスとその活用方法 ……………………………………中嶋啓子　260

Ⅸ　在宅医療に取り組んでいる事例の成果と課題

自治体・医師会が中心となって取り組んでいる事例
　　鶴岡地区医師会：ITネットワークを用いた医師会主導による
　　　　医療介護関連多職種間情報共有化の実現 ………………………中目千之　272
　　焼津市医師会：医師会共同利用施設を拠点とした在宅医療支援 …中山力英　276
　　板橋区医師会：独居率の高い大都市高層団地群の医療介護モデル
　　　　………………………………………………依藤　壽，長沢義久，杉田尚史　280
　　尾道市医師会：開業医の機動力を示す地域医療連携・カンファレンス ………片山　壽　284
　　長崎市医師会：ITネットワークを用いた地域情報共有化の実現
　　　　………………………………………………野田剛稔，白髭　豊，平田恵三　288

病院が中心となって取り組んでいる事例
　　東京女子医科大学八千代医療センター外科：
　　　　在宅医療における大学病院の支援体制 ……………………………城谷典保　292

要町病院・要町ホームケアクリニック：
 在宅療養連携病院としての役割 …………吉澤明孝，行田泰明，石黒俊彦，吉澤孝之 296
四国がんセンター：がんの連携 ………………………谷水正人，成本勝広，大中俊宏 300
天本病院：天本病院を中心とした包括的地域ケア体制 …………………………天本　宏 304
すみだ医師会と東京都リハビリテーション病院：
 リハサポート医体制の確立 ……………………………………………………鈴木　洋 308

診療所が中心となって取り組んでいる事例

宮坂医院：都市部における一般的な在宅医療，医師間の地域連携 ………宮坂圭一 312
こだまクリニック：認知症への取り組み ………………………………………木之下　徹 315
桜新町リハビリテーションクリニック：
 在宅リハビリテーションを中心に ………………………………………長谷川　幹 319
城西神経内科クリニック：ALSへの取り組み …………………………………石垣泰則 324
緩和ケア診療所・いっぽ：在宅がん緩和ケア …………………………………小笠原一夫 327
尾呂志診療所：農村部僻地における在宅医療 …………………………………松波久雄 330
あざいリハビリテーションクリニック：訪問看護を核とした在宅医療 ……畑　恒土 333
あおぞら診療所：地域連携に取り組む複数医師体制の診療所として …………川越正平 337

索引 ……………………………………………………………………………………………… 341

在宅医療―午後から地域へ　監修・編集・執筆者紹介

●監修・編集

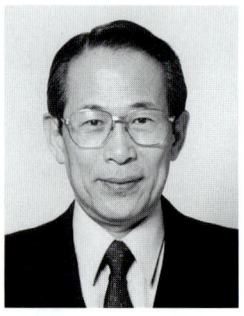

林　　泰史
東京都リハビリテーション
病院院長

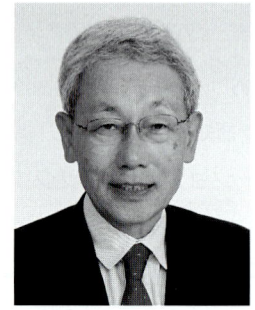

黒岩　卓夫
医療法人社団萌気会
浦佐萌気園診療所所長

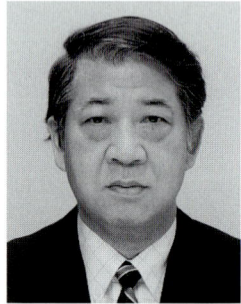

野中　　博
医療法人社団博腎会
野中医院院長

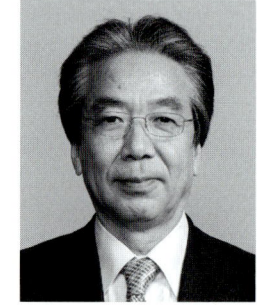

三上　裕司
日本医師会常任理事

●編集協力

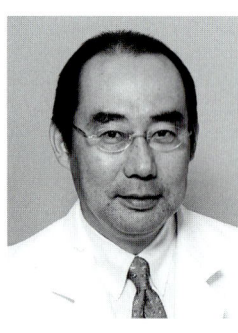

太田　秀樹
医療法人アスムス理事長／
おやま城北クリニック院長

● 執筆 (掲載順)

くろいわ　たくお
黒岩　卓夫
医療法人社団萌気会
浦佐萌気園診療所所長

かみむら　のりひと
上村　伯人
医療法人社団上村医院院長

かわごえ　しょうへい
川越　正平
あおぞら診療所院長

たかや　ようこ
髙谷　陽子
あおぞら診療所

はやし　やすふみ
林　泰史
東京都リハビリテーション病院院長

のなか　ひろし
野中　博
医療法人社団博腎会 野中医院院長

しんぼ　つとむ
新保　努
上村医院介護支援室 管理者
介護支援専門員

すずき　ひろし
鈴木　央
鈴木内科医院副院長

つるおか　ゆうこ
鶴岡　優子
つるかめ診療所副所長

わだ　ただし
和田　忠志
医療法人財団千葉健愛会理事長／
あおぞら診療所高知潮江院長

とうま　あさこ
当間　麻子
一般社団法人在宅医療推進会
代表理事

おおた　ひでき
太田　秀樹
医療法人アスムス理事長／
おやま城北クリニック院長

ながおさ　しゅういちろう
永長　周一郎
東京都リハビリテーション病院
診療部歯科

すみ　やすのり
角　保徳
国立長寿医療研究センター病院
先端医療・機能回復診療部
歯科口腔外科医長

あだち　りょうへい
足立　了平
神戸常盤大学短期大学部
口腔保健学科教授

とみやま　むねのり
富山　宗徳
医療法人アスムス
生きいき診療所院長

はぎた　ひとし
萩田　均司
有限会社メディフェニックス
コーポレーション／薬局つばめ
ファーマシー代表取締役

きむら　りゅうじ
木村　隆次
社団法人日本薬剤師会常務理事

まえはら　みさお
前原　操
前原医院院長

やまぐち　こうじ
山口　浩二
山口内科院長

きむら　ゆきひろ
木村　幸博
医療法人葵会
もりおか往診クリニック院長

おかだ　たかひろ
岡田　孝弘
オカダ外科医院院長

おかだ　しんご
岡田　晋吾
北美原クリニック理事長

おのざわ　しげる
小野沢　滋
医療法人鉄蕉会 亀田総合病院
地域医療支援部部長

すずき　のぶゆき
鈴木　信行
医療法人社団鈴木医院理事長／院長

こにし　ふとし
小西　太
広島在宅クリニック院長

たなか　くみこ
田中　久美子
医療法人社団若鮎 北島病院
リハビリテーション部部長

まえだ　ひろとし
前田　浩利
あおぞら診療所新松戸院長

みやさか　けいいち
宮坂　圭一
医療法人清風会 宮坂医院理事長

さとう　たけひこ
佐藤　武彦
岩手県立東和病院外科

いわい　まさかつ
岩井　正勝
医療法人葵会
もりおか往診クリニック

むらた　のぞむ
村田　望
医療法人葵会
もりおか往診クリニック

ひらはら　さとし
平原　佐斗司
東京ふれあい医療生協 梶原診療所
在宅サポートセンター長

さくらい　たかし
桜井　隆
さくらいクリニック院長

なかの　かずし
中野　一司
医療法人ナカノ会
ナカノ在宅医療クリニック
理事長／院長

ふなき　よしまさ
舩木　良真
医療法人三つ葉
三つ葉在宅クリニック栄院長

やすかわ　けいご
泰川　恵吾
医療法人鳥伝白川会
ドクターゴン診療所理事長

なかむら　ただお
中村　忠夫
新潟県小千谷市魚沼市医師会長

いとう　みつやす
伊藤　光保
内科伊藤医院院長

● **執筆** (掲載順)

山中　崇
東京女子医科大学東医療センター
在宅医療部准教授

宮崎　正信
宮崎内科医院院長

揚石　義夫
揚石医院内科小児科循環器科院長

種田　明生
種田医院院長

石垣　泰則
医療法人社団泰平会理事長
城西神経内科クリニック院長

苛原　実
いらはら診療所院長

片山　成仁
東京医科大学精神医学教室兼任准教授/医療法人社団成仁理事長/
成仁病院院長

新田　國夫
北多摩医師会会長/新田クリニック院長

長谷川　幹
桜新町リハビリテーション
クリニック院長

武原　格
東京都リハビリテーション病院
リハビリテーション科医長

吉野　浩之
群馬大学教育学部
障害児教育学講座准教授

三上　裕司
日本医師会常任理事

辻　博司
医療法人啓友会 なかじま診療所
事務長

中嶋　啓子
医療法人啓友会 なかじま診療所
理事長

中目　千之
鶴岡地区医師会会長

中山　力英
中山クリニック院長

依藤　壽
板橋区医師会監事

長沢　義久
板橋区医師会副会長

杉田　尚史
板橋区医師会会長

片山　壽
尾道市医師会会長/片山医院院長

野田　剛稔
長崎市医師会会長

白髭　豊
長崎市医師会理事

平田　恵三
長崎市医師会理事

城谷　典保
東京女子医科大学附属八千代医療
センター外科(消化管外科)教授

吉澤　明孝
医療法人社団愛語会 要町病院副院長/医療法人社団和顔会 要町
ホームケアクリニック院長

行田　泰明
医療法人社団愛語会 要町病院緩
和ケア部/医療法人社団和顔会
要町ホームケアクリニック副院長

石黒　俊彦
医療法人社団愛語会 要町病院
内科・麻酔科

吉澤　孝之
医療法人社団愛語会 要町病院
院長

谷水　正人
国立病院機構 四国がんセンター
緩和ケア内科・統括診療部長

成本　勝広
国立病院機構 四国がんセンター
緩和ケア病棟医長

大中　俊宏
国立病院機構 四国がんセンター
精神科・心療内科,
緩和ケアチーム専従医師

天本　宏
医療法人財団天翁会 法人事務局
理事長

鈴木　洋
すみだ医師会会長/
鈴木こどもクリニック

木之下　徹
医療法人社団こだま会理事長/
こだまクリニック院長

小笠原　一夫
緩和ケア診療所・いっぽ院長

松波　久雄
尾呂志診療所所長

畑　恒土
医療法人あいち診療会理事長/
あざいリハビリテーションクリ
ニック院長

I

在宅医療の理念・必要性
(過去・現在・未来)

在宅医療の理念・必要性
(過去・現在・未来)

The Idea and Need of Home Medical Care
(the Past, the Present, and the Future)

野中　博
Hiroshi Nonaka

　医学の進歩は目覚ましく，以前と比較して様々な病気が克服されてきた．しかし，その結果，疾病の治療を継続して受け人生を過ごし，なかには治療のため入院の継続を余儀なくされる患者も多く存在している．しかし，病気や障害を抱えての生活には医療とのかかわりは重要であるが，患者には医療が生活や人生のすべてではなく，継続して医療を必要としてもできれば住み慣れた家での生活を望む患者や家族も多く存在する．これらの患者や家族の希望を実現する，すなわち在宅医療の充実が望まれている．

在宅医療の理念

　医療を提供する体制を確保し，国民の健康の保持に寄与することを目的とする法律として，わが国の医療法がある．この医療法第一条の二の2には，『医療は，国民自らの健康の保持増進のための努力を基礎として，医療を受ける者の意向を十分に尊重し，病院，診療所，介護老人保健施設，調剤を実施する薬局その他の医療を提供する施設(以下「医療施設」)，医療を受ける者の居宅等において，医療提供施設の機能に応じ効率的に，かつ，福祉サービスその他の関連するサービスとの有機的な連携を図りつつ提供されねばならない．』と記載されている．この記載から「医療を受ける者の居宅等」で医療が提供されるのが在宅医療である．このように提供される医療は場所によって規定され，診療所や病院の外来にて提供される医療は外来医療いわゆる外来診療，入院にて提供される医療は入院医療である．このように在宅医療は平成4 (1992)年の改正により規定された．それ以前は医師が患者宅を訪問する医療は「往診」と表現され，緊急避難的な行為とされていた．改正により「訪問診療」が規定され，これは患者の病状に応じて計画的に患者宅を訪問して実施される行為とされている．このため在宅医療は「訪問診療」が基本であるが，病状により当然「往診」も必要となる．

　国民の健康の保持として，医療を必要とする際には，その病状に応じて医療が提供されることが必要不可欠である．すなわち，身体に違和感を覚えたときには外来を受診し，診断を受け，治療を受ける，これが外来診療である．この外来診療だけでは診断や治療が困難な場合には，当然入院医療が必要となる．通常はこのような過程であるが，突然の発症には救急医療などで初めから入院医療が必要となる場合もある．この入院医療も病状が安定すれば退院となるのが通常である．病院から退院しても病気や障害が残り継続して外来診療を必要とする患者もいる．さらに，退院しても病院や診療所に通院することができずに，自宅や様々な居宅において医療を受けて生活することを選択する患者も存在する．これらの患者を支えるのが在宅医療であるが，医療だけで患者の生活を支えることは困難であり，医療・介護の様々な多職種と協働する必要がある．在宅医療が地域で円滑に推進されるためには，地域を病棟ととらえ，医療や介護の連携する体制構築を検討し推進する必

在宅医療の主治医

病院での治療を終えて，住み慣れた家での病気や障害を抱えての生活には，家族や多くの関係者の協力は欠かせないが，医療法にもおのおのの場所で提供される医療には「その機能に応じて効率的に提供される」と記載されており，特に地域の診療所と病院との「医療連携」は不可欠である．この連携システムの根幹は，病院の入院機能をはじめ専門的医療機能，つまり適切な診断と治療の機能，そして診療所の「かかりつけ医機能」，つまり医療の継続だけではなく介護の多職種と協働して生活を支える機能である．

たとえば，高血圧症で診療所に通院していた患者が脳梗塞を発症し入院すれば，診療所医師は患者の情報提供を病院に行い，「主治医」は病院医師に変更される．そして病院での治療が終了すれば，病院医師は治療のみならず退院後の家での生活に必要な注意事項を院内の看護師などと協議し診療所医師に情報提供する．そうして診療所医師は再び「主治医」として治療の継続や健康管理を行う．さらに，患者の生活を支えるために様々な介護サービスが必要と判断すれば，介護保険を申請するように指導し，さらに介護支援専門員（ケアマネジャー；以下，ケアマネ）や訪問看護師などの関係者に対して情報提供や指導・助言を行い治療計画とケアプランを作成する．この流れは外来診療でも在宅医療でも同様であり，在宅医療は外来診療の延長線上にある医療なのである．

従来，患者の治療を受け持つのが「主治医」と認識されるが，外来診療でも在宅医療でも患者の身近に存在し治療と生活を支える医師が「主治医」であり，これがいわゆる「かかりつけ医」である．この地域の「かかりつけ医」の活動の目的は生活の質（quality of life; QOL）の向上，目標は自立，対象は健康や日常生活動作（activities of daily living; ADL）などの維持，活動する場所は患者が生活する社会，すなわち地域，そして医療・保健・福祉をはじめ多職種と協動して患者の地域での生活を支援する役割を果たすことである．

在宅医療を担う医師は患者の生活する現場で様々な役割が期待されており，本書で示されている医療に向けた研鑽が望まれるが，医師個人の活動に期待されるだけでは適切な在宅医療は実現できず，そのためには医師間の連携が不可欠であり，地域医師会が地域医療の再編を通じて患者の生活を支える包括的医療・ケアシステムの構築を実行し，地域住民が安心して住み慣れた家で生活できる地域医療，なかでも在宅医療を地域住民に提供することが期待されている（図1）．

在宅医療と退院後の生活

在宅医療はすべて病院からの退院後に始まるわけではないが，病院で全身状態の把握が実施されて以後の治療計画が提供されるのが理想的である．少なくとも病院から退院する際の適切な治療とともに在宅生活を支える様々な介護サービスを検討した退院計画作成の提供が在宅医療の開始には必要である．

入院医療は，入院中の医療のみならず，さらに退院後に始まる長期の療養生活に対しても専門的な立場から援助し，退院後の患者宅での医療・生活についても連携して支援するのは本来の医療の責務である．その退院計画は入院中に医師や院内の看護師・薬剤師・栄養士などの多職種によるカンファレンスで退院後の生活について検討され，退院時には退院後の主治医やケアマネに情報提供される．その結果，患者は退院後も住み慣れた家で医療や介護を提供され安心して生活を続けることができるのである．

I 在宅医療の理念・必要性（過去・現在・未来）

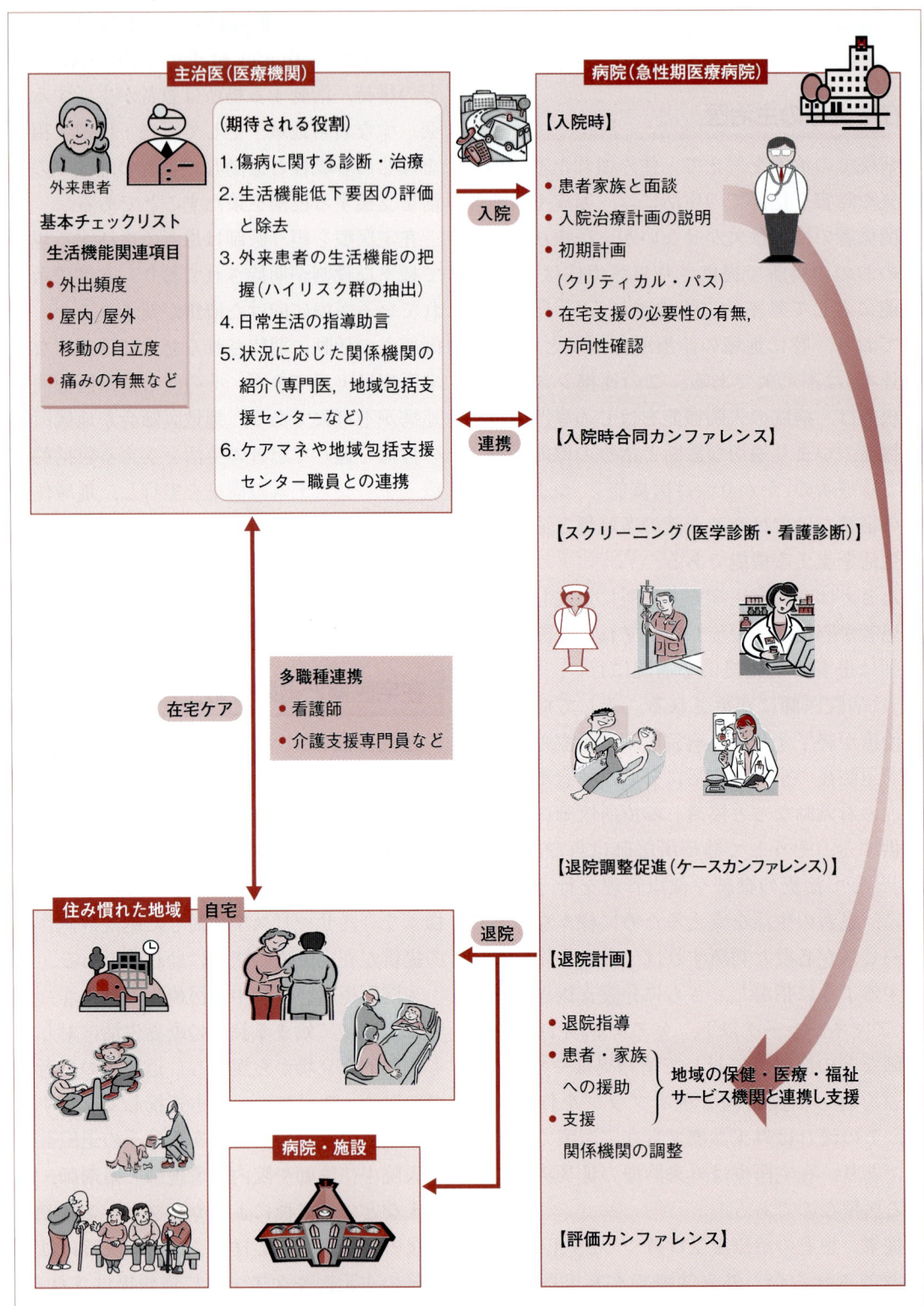

図1 在宅医療を支える地域医療連携体制

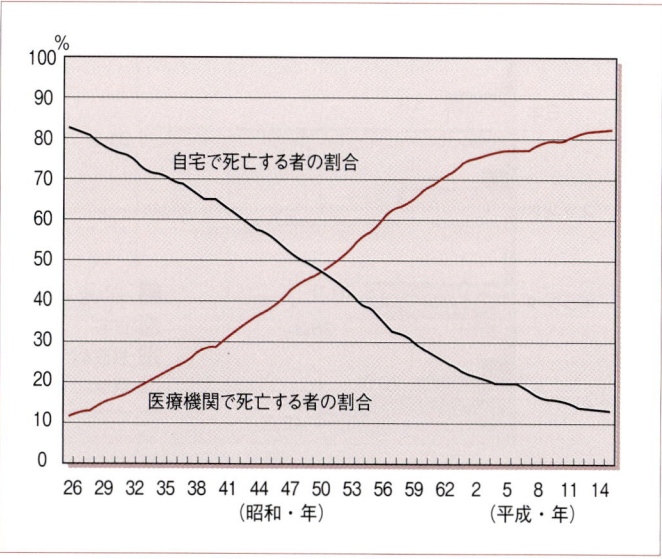

図2　医療機関における死亡割合の年次推移
医療機関において死亡する者の割合は年々増加しており，昭和51年に自宅で死亡する者の割合を上回り，さらに近年では8割を超える水準となっている．
（厚生労働省大臣官房統計情報部：人口動態統計）

在宅医療の展望

　平成20(2008)年に内閣府で開催された社会保障国民会議の最終報告によれば，現状(2007年)でわが国の総人口1億2,777万人のうち医療・介護の利用者総数は1,036万人/日としている．さらに急性期医療を受けている人は80万人/日，医療療養病床や介護施設に入院・入所している人は106万人/日，そして外来や在宅医療を受けている人は582万人/日としている．そして平成37(2025)年にはこの外来や在宅医療を受ける人を643万人/日と想定しており，このうち在宅介護を受ける人が243万人から429万人に増加するとしている．一方，平成12(2000)年より施行された介護保険制度の利用者の報告でも平成21(2009)年10月の介護サービス利用者総数479万人のうち，在宅サービスの利用者数は286万人と報告されている．これらの数字からも外来診療とその延長である在宅医療の利用者の多くは介護保険の様々な在宅サービスを利用していることが理解され，住み慣れた家での生活には，医療と介護の連携の充実が必要不可欠なことを示している．

　わが国の人の死亡場所をみると，昭和25(1950)年ごろには在宅死が80%前後であり病院死は15%前後であった．その割合は昭和50(1975)年ごろに逆転し平成12(2000)年には病院死が81.0%で在宅死は13.9%と報告されている(図2)．この現象は医療提供体制の進歩など様々な要因が考えられるが，世界各国と比較しても在宅死の割合は低く検討が必要であり，そのためにも在宅医療への関心が高まっている(図3)．また，死亡場所を検討する必要もあるが，死亡される前の住み慣れた家での生活について今後さらに検討されることが必要であり，そのためにも在宅医療の推進は必要なのである．

　平成18(2006)年の医療保険の診療報酬の改定において，在宅医療支援診療所が提案され住み慣れた家での生活を支える在宅医療

I 在宅医療の理念・必要性（過去・現在・未来）

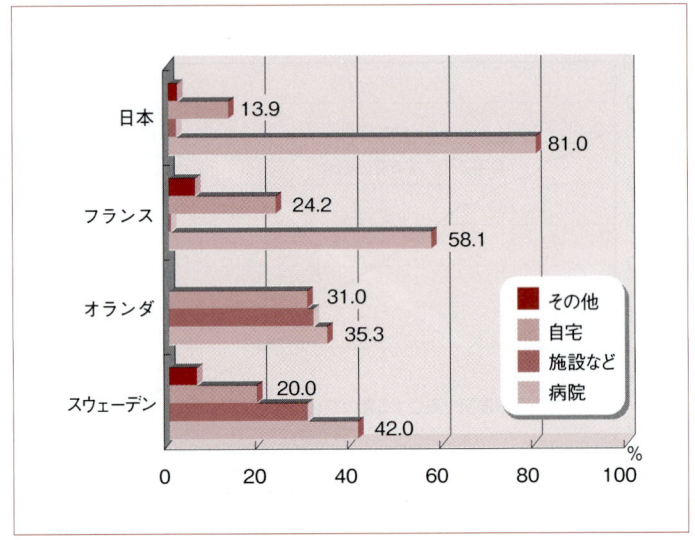

図3　死亡の場所（各国比較）
〔医療経済研究機構：要介護高齢者の終末期における医療に関する研究（平成13年度調査研究報告書）より〕

の積極的な実現が期待されているが，必ずしもこの在宅支援診療所だけが在宅医療を展開する医療機関ではない．在宅医療は住み慣れた家での医療を選択する患者や家族がいるからこそ必要なのであり，本来在宅医療は患者やその家族の視点から検討されるべきで，患者や家族の希望に応える医療が期待されている．あらためて，医療が「病気を抱えても地域のすべての人々が，人間としての尊厳が尊重され，住み慣れた家で最愛の家族と地域の人々に囲まれながら，安心していつまでも暮らすことを，医学を通じて支援すること」を目標としていることを認識し，地域の在宅医療を確立し支援することが期待される．

II

ケースで見る

在宅医療

ケースで見る在宅医療 — 標準編
脳出血後遺症の在宅医療
A Case of Home Medical Care — Standard Case

黒岩卓夫
Takuo Kuroiwa

外来にやってきた田中さん

　新潟県N市のB医院は開業して3年目だった．医療法人にはしたが医師1人，看護師2人，事務員2人の小規模で，農村に囲まれた小さな町を診療圏としていた．

　午前中と午後4時半から6時までを夕診し，午後の空いた時間帯は往診があれば応じたが，まだ在宅医療を意識的に目指してはいなかった．

　患者の田中東一さん(仮名，63歳)はB医院の近くに住み，土建業に勤めていた．田中さんが外来にやってきたときは8月の暑い日で，1週間前よりかぜ気味だったが，旅行に出かけてめまいを起こし，帰ってからも微熱があり食欲も低下したから点滴をしてほしいと訴えた．

　簡単な検査をしてみると，検尿では，蛋白(+)，潜血(++)，ウロビリノーゲン(+++)，ケトン体(−)だった．血液検査ではγGTP値が300 IU/l台でAST値，ALT値も上昇している．血糖値は130 mg/dlだったがHbA$_{1c}$は7 g/dl台だった．

　こうして田中さんとの"医者と患者"のお付き合いが始まった．その後病状も明らかになってきたが，アルコール依存症があり，肝機能障害と中等度の糖尿病(diabetes millitus; DM)，血圧も高く，狭心症と思われる胸苦のあることがわかった．しかし田中さんはその個々の病気があることは知っていたが，継続的な治療はしていなかった．

　田中さんはこの年の春ちょうど定年となり，勤務もなくなり毎月きちんと通院していたので，病状をなんとかコントロールできる程度になった．内服薬は降圧薬，冠血管拡張薬と注射剤ではグリチルリチン・グリシン・システイン配合剤(強力ネオミノファーゲンシー®)であったが，いつも頭痛，めまい感など訴えはあった．

脳出血で倒れる

　ところが7月○日朝，急に倒れてしまった．脳出血だった．しかしこの発作に私は立ち会えなかった．後で聞かせてもらったのだが，この時期は村の夏祭りの準備で忙しかったとのこと．この朝もいつもより早く起きて洗面に行こうとして洗面所の前で目が回るといってうずくまり，手を床について這うような格好になったとのこと．そして自分で救急車を呼んでくれと言った．救急車はすぐやってきて地域の脳外科へ搬送された．

> 　7月○日朝，脳出血にて倒れ，救急車で入院との情報を家族から聞き，急いで紹介状をお送りします．
> 　田中東一さんは数年前からDM，高血圧，高脂血症にアルコール依存症，肝炎にて外来診療を続けておりました．
> 　血圧はノルバスク®(5)1錠で，DMは食事などで，高脂血症はリピトール®(5)1錠でコントロール良好でした．
> 　アルコール性肝障害は，変動大きく，時にはγGTP 1,000単位に達し，AST，ALTも200単位台になりながら改善状態が続くこともあり，現在に至っています．
> 　日頃，頭痛，めまい感（ふらつき）の訴えあり，たまたま発作の約1カ月前にMRIを撮りましたが，Brain atrophyと古い小梗塞があるとの診断でした．
> 　とりあえずご紹介まで，よろしくお願いします．

図1　診療情報提供書(本文のみ)

　その日の外来が始まって間もなく，家族から脳出血で入院したとの報告を受けた．田中さんが脳出血で倒れるとは全く予想していなかった．いつもめまいがするとか頭が痛いとの訴えと，今回の発作を関係づけることは難しいうえに，血圧もアムロジピンベシル酸塩（ノルバスク®）1錠で落ちついていた．しかしこの訴えが心配だったので発作の1カ月前にMRIを撮っていた．

　一般的には，アルコール依存症があったこと，お祭りの準備で忙しかったこと，暑さによるストレスなどが加わり血圧の変動にも影響を及ぼし，脳出血の誘因になったと思う．ただこのころは早朝血圧のチェックはきちんとしていなかった．最近では24時間血圧計も利用しているし，家での測定を勧めてチェックをしている．

　そこで遅ればせながらの情報提供書を病院主治医へFAXで送った（図1）．

無事退院してきた田中さん

　11月○日退院．左片麻痺でなんとか杖歩行が可能であった．病院主治医からの報告は以下のようなものであった．（要旨）

> 「大変お世話になっております．当院へは7月○日の朝，起床して間もなくのめまいと左半身の感覚障害にて救急車で入院しました．JCS（Japan Coma Scale）1ケタの意識障害と左不全麻痺を認め，CT上右被殻から視床に径4cmの出血像を認めました．急性期治療とリハビリテーションの後退院となりました．なお左半身の感覚脱失のため筋力的には3/5ありますが，実用性を認めません．処方は以下のとおりです．アマリール®(1) 1/2錠，パリエット®(10) 1錠，ラックビー® 3.0」

　退院後こちらからケアマネジャー（以下，ケアマネ）と相談した．本来ならば退院前に，在宅での療養に必要な説明および指導を，入院先の医師または看護師と検討する関係者カンファレンスをもつべきだが，田中さんが退院を急いだのでそれができなかったらしい．このカンファレンスは，診療報酬上では退院時共同指導料1の1,000点となっている．病院側は2の300点．

ケアマネジャー
（介護支援専門員）
（⇒S 261）

実はB医院ではこの指導料を請求した経験はまだなかった．

在宅患者を受け入れ始めて

往診時の持ち物
(⇒S54)

ちょうどこのころには，B医院も在宅療養を受け入れるようになっていた．往診時の持ち物も大体揃ってきた．

往診に使う車のトランクに常時備えておく物品と，往診鞄（実際にはカゴを使っている）に入れて持っていくものがわかってきた．訪問診療は看護師とそれぞれのカゴを持っていくが，夜間などは医師1人で行くので，小型の別の鞄を持参する．車は同じものを使うことになっている．

心電計，酸素ボンベ，吸引器は必要時に持参することにしている．

なお，医師と看護師が1つずつ持っていくカゴというのは，元来地元では山菜取りに使うもので，本来は藁で作られた"タス"と呼ばれているものである．今はビニール紐で編んだもの．初めは地元のお年寄りに作ってもらったが，今では器用な看護師が作ってくれる．軽くて柔軟で出し入れが簡単なので大変重宝している．

田中さんが退院して3日目に訪問することになった．前日看護師が電話で了解をとった．私としては退院後の病状，ADLやメンタルをチェックして，そのうえでケアマネと相談することにした．

患者・家族との話し合い
(⇒S58)

これまで田中さんの家は外からは見ていたが中に入ったことはなかった．私が先にドアを開けて中に入って，看護師が私を追いかけるように大声で訪問を告げた．奥さんと娘さんが出迎えてくれた．奥さんのことはよくわかっていたが，娘さんと会うのは初めてだった．

3カ月ぶりに田中さんと言葉を交えた．「田中さん，久しぶり，大変でしたね．今日は調子はどうですか」，「先生，往診してくれてありがとうございます．まあなんとかやっています」というまっとうな返事が返ってきたが，さらに話を進めてみると，具体的なことはかなりしっかり返ってくるが，そのつながり具合は少しずつずれ，うまく噛み合わないこともわかった．

田中さんはベッドに寝ていたが医師を見てすぐ起座になった．左片麻痺で屋内を杖歩行ができるが不安定だった．左半身の感覚も鈍く，左上肢は不随意運動があり，時々大きく自分の胸を打つ仕草を繰り返した．田中さんはさらに目がよくないとこぼした．新聞もなんとか読めるがすぐ疲れてしまうという．

大体の状況をつかんでから畳の上にどっかりとあぐらをかいてカルテに記載しながら，さらに入院中の話やリハビリテーション（以下，リハ）の様子を聞いた．田中さんはまだまだリハなどやる気があり，もっとよくなりたいと願っていることもわかった．田中さんの要介護度はⅡと認定されていた．

在宅医療を開始するにあたっての手続き

在宅医療開始にあたっては，患者・家族との間の契約となるので，それに伴う手続きが必要となる．

居宅療養管理指導
(⇒S258)

1) 在宅医療同意書
2) 居宅療養管理指導（内容は項目のみ）

(契約書兼重要事項説明書)
①診療所が知事の認可を受けていること
②居宅療養管理指導の目的・実施時間
③利用料など
④秘密保持,守秘義務
⑤相談・苦情処理

上記契約書を証明するために,本契約書を2通作成し,利用者および事業者の双方が記名・捺印のうえ,それぞれ1部保管する.
3)夜間など緊急時の連絡の仕方など説明,また入院をお願いする後方病院の説明
4)診療報酬の金額,自己負担の説明も明示

一般診療所における在宅患者の負担金額
　　（自己負担1割とした場合）
・在宅時医学総合管理料（院外処方）　　2,200円
・在宅患者訪問診療料　　　　　　　830円×○回
　　（同一建物居住者以外の場合）
・居宅療養管理指導　　　　　　　　290円×2
　　（介護認定サービスを使用している人）
・検査・注射　　　　　　　　　　　　　出来高
・普通往診　　　　　　　　　　　　　　720円
・時間内緊急往診　　　　　　　　　　1,045円
・夜間往診　　　　　　　　　　　　　1,370円
・深夜往診　　　　　　　　　　　　　2,020円

在宅医療にかかわる診療報酬
(⇒S 240)

ケアマネと介護サービスを相談して決める

数日後,公立病院の居宅介護事業所のケアマネのMさんと一緒に奥さんと娘さんも交えて介護保険制度の利用など今後どうするかを話し合った.ケアプランの中心は本人の意向を考えてリハを中心にした.そこで公立の特別養護老人ホームに併設されたデイサービス週2回と週1回の訪問リハ（公立病院の訪問看護ステーション）,隔週の訪問診療とした.デイサービスでは入浴などのほか,特にリハを期待した.家での介護は奥さんと娘さんが担当することになり,ホームヘルプは必要ないということになった.

デイサービスセンターは50人定員の大型だった.重度の利用者は奥のベッドに並んでいる部屋にいて,一見病室のように見える.曜日ごとにいくつかのグループに分けられ,1日のプログラムに従ってケアがなされている.田中さんはリハに重点をおくグループに所属し,その仲間と一緒にリハを行ったり,食事も同じ場所になっている.

朝,送迎のバスで到着する.杖をついて入口から部屋まで懸命に歩く.転倒し

訪問リハビリテーション
(⇒S 268)

> 病状の経過
>   血圧 110〜122/60〜76 mmHg, 脈拍 68〜70/分, 体温 35.0〜35.9℃
>   9月上旬は歩行時, 足関節背屈の過剰努力が強い状態でした. そのため, 下腿前面の疲労を訴えていました. 同部位のマッサージ, 足関節の底屈運動の実施を促しました.
>   9/29訪問時には疲労感軽減していました.
>   (床から立ち上がり)テーブル支持での片膝立ちからの立ち上がり可能となりました.
>   ADLの状況は変わりありません.
>
> 看護(リハ)の内容
>   状態観察, リハビリテーション(関節可動域運動, 筋力トレーニング, ADL動作練習・指導, 自主トレーニング指導, 歩行練習)

図2 訪問看護報告書

ないようにがんばるが20mぐらいで疲れてしまう. バイタルサインをチェックしてお茶を飲みながら一休み. 午前中に入浴がある. お目当てのリハは午後になるが, 個別リハの時間は15分で, 田中さんにとっては物足りないらしい. しかし週2回は嫌がらずに出かけるが, かといって楽しかったという気分にはならないようだ.

訪問リハは主として屋内での移動にあてられている. 主治医の私から訪問看護(リハ)の指示書を出す. 指示書は病状の現状, 処方箋の内容を記載し, あとはリハで特にやってほしいことなど書式に従って作成する.

リハ担当者(理学療法士)からは計画書と報告書が届けられるので, それを確認する. ある月の報告書の例を示す(図2). リハ担当者も訪問看護ステーションに所属するので報告書もその名称になっている.

在宅での療養の日々

脳血管障害後遺症
(⇒S 162)

脳出血後遺症の左片麻痺で, 高次脳機能も軽い障害がある田中さんの在宅医療は, 介護保険制度によるケアプランを利用しながら坦々と時間が経過するように見える. しかし病状もかぜなどを含めて変動があり, その都度医療を要することもある. また家族(介護者)の疲労やストレスもあり, 時には家族内の不協和音で悩むことや, 中に入って話を聞くこともある.

ケアプラン
(⇒S 258)

ある冬の午後, 往診依頼があった.

体温の異常
(⇒S 225)

この日はデイサービスに出かけたが, 昼ごろから熱が出て食事せずに帰宅したという. 悪寒戦慄との訴えで急いで行ってみると汗ばんでベッドに寝ていた. 熱は38.7℃, C反応性蛋白3.9 mg/dl, 白血球13.6×10^3/mm^3 で, 検尿すると細菌(+), 白血球(+++)であった. 尿路感染症を疑い点滴を1本施行して服薬で様子を見てもらった.

〈ある秋の日, 早朝の往診〉

朝の6時ごろ電話があった. 胸が苦しいという. これまでも時々同様の訴えがあったが心電図上は変化はなかった. 狭心症を考えて検査は後ほどやることにし

> 　B医院では，患者さん，ご家族の皆さんが安心して在宅療養を行えるよう，できるだけ24時間体制で対応させていただいております．つきましては，患者さん，ご家族の皆さんが急変時，終末期に対し，どのようなお考えをお持ちなのかをお伺いし，今後希望に沿った形で援助させていただきたいと考えておりますので，以下の質問にご回答いただきますようお願い申し上げます．
> 　1) 急変時の医療は，どのような形を望まれますか？
> 　　　・積極的な治療を受けたい→在宅(自宅)にて(点滴，酸素吸入など)
> 　　　　　　　　　　　　　　　→入院(病院)にて(必要時)
> 　　　・積極的な治療は望まない．しかし，苦痛などは取り除いてほしい
> 　　　・その他(　　　　　　　　　　　　　　　　　　　　　　)
> 　2) 最期を迎えたい場所はどこですか(どこで看取りたいですか)？
> 　　　・自宅(グループホームやケア付き集合住宅を含む)
> 　　　・病院
> 　　　・その他(　　　　　　　　　　　　　　　　　　)
> 　3) その他ご希望，ご要望がありましたらご記入下さい．

図3　在宅医療意向確認書

て，とりあえず硝酸イソソルビド(ニトロール®)を1錠舌下してもらった．数分で軽くなったという．硝酸イソソルビド(フランドル®)テープを1枚貼って様子を見てもらう．田中さんは神経質で何事も細かいところがあるので，心臓のことはいつも気にしているようだった．なんといっても安心が大切だ．

　あるときは息苦しいというので往診してみると，いつも寄り添っている奥さんがいなかった．娘さんがオロオロして迎えてくれた．田中さんは微熱があるぐらいで大した所見はなかったが，奥さんと口げんかになったみたいで，奥さんはイライラして畑に飛び出してしまった．よく介護している姿ばかり記憶していたのでびっくりしたが，これに似たことは時々あるようで，それもあって近くに住む娘さんがほとんど毎日来ていることがわかった．

　こうした田中さんへの在宅医療は大きな変化もないようにゆったりと進行していく．

　ここでケアする側にとって大切なことは，ゆったりとした進行のベクトルをしっかり把握し，そのうえで小さな変動を乗り越えていくことである．

　ベクトルとは，医学的には脳出血後遺症の生活とリハをサポートしながら，脳出血や脳梗塞の再発を防止することと，その発症の土壌となっているDM，高血圧などのコントロールをしっかりすることである．さらにかつてのアルコール依存の傾向の復活の兆しもあり，決めて飲めれば張り合いになって良い面もあるが，そのマイナス面をより重大に考慮したほうがよいと思う．

　そのうえで，かぜや尿路感染症，狭心症と思われる胸苦などにその都度対応しなければならない．こうした病状と，方向，そのうえでの小変化の発生を，何回もその都度話し合っておく必要がある．家族(介護者)がとことん理解し納得することが，在宅医療継続の必須条件である．

将来の病状の変化を見据えて

さらに家族の受けるストレスや具体的な負担を軽減する点も，関係するスタッフで話し合うことが望ましい．まず療養中に発生する新たな病状や悪化の可能性，そのリスクファクターもよく説明しておくことが大切である．

そして最近では文書で在宅ケアのゴールを見据えての本人・家族の意向を確かめておく方向になっている．ただこうした取り決めはいろいろな条件で変わるものであり，家族の気持ちが変化すればそれを丁寧にフォローすることが大切である．その文案をここに紹介してペンをおきたい(図 3)．

❗ 初めての訪問時のポイント

1. 全くの初診であれば，当然病状の把握，紹介状あればその確認．
2. 外来などで診ていた患者であれば，新たな病状などについての把握．
3. しかしその前に大切なことは，これから患者宅を訪問させていただくこと，医師・看護師とも簡単な自己紹介をして，よろしくお願いしますとの挨拶が必要(人間同士の付き合い)．
4. ひととおり診察を終えたら，しっかり座ってさらに家族と話し合いをする．介護者の考えなどなるべく初診時から把握する．家族とのコミュニケーションが大切．
5. 病状や障害の確認のうえで，主病のリスクファクターと予防の説明，さらに予期せぬ急変も発生する可能性とそのときの対応についても説明する．
6. 訪問診療などの開始に伴う契約書などの説明と作成．
7. ケアマネの確認，介護サービスの説明を必要に応じて行う．
8. 退去の挨拶．医師は「また来させていただきます，お大事に」と言うことを心がける．

ケースで見る在宅医療—連携編
A Case of Home Medical Care — Cooperation

上村伯人, 新保 努
Norihito Kamimura, Tsutomu Shinbo

通院から骨折入院

　山本ウメさん(仮名, 89歳)の家族から往診依頼の電話がかかってきたのは, 2005年4月初めの月曜日の朝だった. ウメさんは20年来の高血圧で通院していたが, 電話によれば今朝自宅の裏でふきのとうを採っていて転倒し動けなくなったとのこと. 午後からの往診を約束したが骨折しているかもしれないと考えた.

　午前の外来診療を終え昼食を済ませた後, 当院の看護師と一緒に往診すると, 明らかに右大腿骨の頸部〜転子部間の骨折が疑われたため, 直ちに近くの県立病院と連絡を取り救急車により搬送し入院となった.

　整形外科の担当医師の山田先生からは頸部骨折で手術適応と診断され, 入院3日目には骨接合術が行われたが, 手術翌日より不安・妄想などの症状が出現した. 早期のリハビリテーション(以下, リハ)と退院を目指したが, 夜間せん妄症状に対し少量の抗精神病薬が使われたためか意欲低下と摂食不良がみられた. 入院6日目には誤嚥性肺炎を併発したため, 入院期間も延長となり, 28日もの間入院することとなった. 入院臥床が長引いたため, 健側の下肢筋力や体幹の筋力も低下し起き上がりもできなくなった. この状態での在宅生活には介護サービスの利用が必要と考えられ, 入院中に介護保険の申請を行った.

　ケアマネジャーは当院に併設している居宅介護支援事業所の新保ケアマネジャーに担当してもらうこととなった.

運動器障害
(⇒ S 166)

介護保険の申請
(⇒ S 256)

退院準備

　術後のリハで歩行器歩行を目指したが, 認知症の進行があり中等度のアルツハイマー型認知症と診断された. そのためリハも思うように進まず, 病院からは早

! ケアマネジャーがいることのメリット

　当院の患者で介護保険サービスを利用している方は100名以上になり, 訪問診療している方も60名ほどいる. そのすべての居宅介護支援を行っているわけではないが, 同一施設内にケアマネジャーがいることで情報伝達がすみやかに行え, メリットは計り知れない. また新保ケアマネジャーには, 介護保険サービスの利用時の様子や, 在宅での生活状況の情報共有のため, 当院主催のケアカンファレンス(サービス担当者会議)の運営も担当してもらい, ほかのサービス事業所との連絡にも力を注いでもらっている.

期の退院が勧められ車いす移動で退院することになった．

退院準備として新保ケアマネジャーから退院前カンファレンスを開催したいとの申し出があり，病院の主治医とも日時の調整をして外来のない金曜日の夕方にカンファレンスの開催を予定した．当日は数件の訪問診療を終えた後に県立病院の整形外科病棟に出かけ退院前カンファレンスを行った．

カンファレンスには本人・家族(主介護者である長男の嫁)のほかに新保ケアマネジャー，通所介護事業所の生活相談員，訪問看護ステーションの看護師，訪問リハの理学療法士，訪問介護事業所のサービス提供責任者，福祉用具貸与事業所の相談員と病棟の担当看護師，入院中の主治医である山田先生と私の計11名が参加した．

カンファレンスでは初めに新保ケアマネジャーの司会で出席者の紹介が行われた．ここでは本人や家族が今後サービス提供を行う事業所と初めて顔を合わせる場面であるため，終始話しやすい雰囲気を作りながらも誰がどんな役割を果たすのか，わかりやすい言葉で本人・家族に紹介が行われた．引き続き山田先生と病棟看護師から入院後の経過と今後の見込み，在宅における目標および留意点について説明があった．

介護保険サービスとその活用法
(⇒ S 260)

その後，新保ケアマネジャーとサービス事業所から，介護保険を使うことで在宅を支えるためのサービスが1割の負担で利用できること，本人や家族の意向を取り入れながらサービス計画を立案していけること，ケアマネジャーやサービス事業所も主治医と連携をとりながら支援をしていくこと，などが説明された．具体的なサービス計画としては，①主治医や訪問看護師による定期的な健康管理，②通所介護での定期的な保清のための入浴支援，③住宅改修や福祉用具の貸与による本人が移動しやすく家族も介護しやすいような環境整備，④訪問リハによる移動能力の向上や残存機能維持のリハ，⑤訪問介護や通所介護の利用による介護負担の軽減，などが提案された．

その結果，不安を抱えていた家族からは，「自分たちだけで介護を抱え込まなくてもいい，支えてくれる人がこんなにも大勢いることで，自宅でも介護を頑張ってみよう」という声が上がり，少し安心を得た様子が伺えた．

住宅改修
(⇒ S 267)

その後，自宅の環境アセスメントを行った訪問リハの理学療法士と福祉用具貸与事業所のスタッフが，退院までに自宅で車いすによる移動ができるように住宅改修と福祉用具の貸与・購入の準備を行った．

> ### ！ 退院前カンファレンスのポイント
>
> 退院前カンファレンスを行うことで本人・家族の不安や負担感を軽減することができ，本人の目指す生活の姿をイメージし，家族を含めたサービス事業所間で共有することが重要である．また，今後在宅生活を支える診療所とサービス担当者間の連携をとりやすくするために，お互い顔の見える関係性を築くという点では非常に有益である．現在は診療報酬・介護報酬においてそれぞれに連携における評価(表1)がされているが，実際にはまだ現場の多忙さを理由に十分に実施されているとは言い難いようである．退院前カンファレンスの流れについては表2を参照．

表1 在宅医療における連携に対する診療報酬・介護報酬

【診療報酬】	点数	算定機関	算定要件
退院時共同指導料1	600点（1,000点）	在宅療養機関	在宅医師または看護師＋入院医師または看護師
退院時共同指導料2	300点＋2,000点	入院医療機関	在宅医師または看護師＋入院医師または看護師 入院医師＋（①在宅医師または看護師，②在宅歯科医師または歯科衛生士，③在宅薬剤師，④訪問看護師，⑤ケアマネジャー）のうち三者以上
地域連携診療計画管理料	900点	計画管理医療機関	大腿骨頚部骨折および脳卒中の連携パスによる
地域連携診療計画管理料退院時指導料	600点	連携医療機関	〃
在宅患者連携指導料	900点	在宅医療機関	在宅医師＋（訪問歯科医師・訪問薬剤師・訪問看護師）で情報交換と指導
在宅患者緊急時などカンファレンス料	200点	在宅医療機関	〃
【介護報酬】	単位	算定機関	算定要件
医療連携加算	150単位	居宅介護支援事業所	入院して7日以内に病院へ情報提供
退院・退所加算（Ⅰ）	400単位	〃	30日以下の入院で病院との面談や連携による
退院・退所加算（Ⅱ）	600単位	〃	30日を超える入院で 〃

（　）は在宅療養支援診療所

表2 退院前カンファレンスの流れ

順序		発言者	発言内容	備考
1	出席者の紹介	司会者	・出席者の紹介と会議開催の目的について説明 ・会議の終了時刻の確認．発言時間：おおむね2分程度に	なごやかにきびきびと
2	入院後の主な疾患の経過	担当医（看護師）	・疾患の経過と治療内容，今後の大まかな予後 ・医師からみた，疾病管理の留意点	簡潔に．わかりやすい言葉で
3	現在の生活機能	看護師	・入院中の日常生活動作や服薬管理，栄養状態，精神状態などについて	プラス思考の表現で
4	本人の希望	本人	・退院後の希望や心配なことについて	当事者の希望をまず優先して伺う
5	家族の希望	家族	・退院後の希望や心配なことについて	
6	専門職種からみた現状と今後の目標	リハビリ職管理栄養士薬剤師	・（例）歩行・排泄など，しているADL⇒できるADLで差のある部分や入院中改善したところを特に説明 ・退院後の目標について，専門職の立場で	6のあと7看護師より，それ以外の課題を包括的に説明．マイナスイメージを避ける
7	在宅での課題	看護師	・主疾患の管理に関する課題 ・運動/口腔/栄養/精神面(セルフケア能力)での課題 ・介護負担など，環境面での課題．できれば対策も	
8	在宅でのケアプラン	担当ケアマネジャー	・総合的な援助の方針について ・介護サービスの内容(概略)	大まかな方針のみ説明
9	在宅療養の方針	在宅主治医	・今後の大まかな方針と病院スタッフへの質問 ・本人，家族が安心できるような発言で	
10	病院スタッフへの質問	在宅スタッフ		
11	在宅スタッフへの要望	病院スタッフ		

参考：社団法人上越医師会資料

しばらくした後、それぞれのサービスの予定も調整がつき退院を迎える日の準備が整っていった。

在宅でのケアプラン

ケアプランの作成
(⇒ S 258)

退院前日にはウメさんのケアプランが作成され、退院前カンファレンスで家族が心配していた認知症ケアとリハについて重点をおいたプランとなっていた。ウメさんのご主人はすでに亡くなっており、長男は出張も多い会社勤めであるため主介護者は妻の幸子さんである。

幸子さんも平日は午前半日のパート勤務をしており、ウメさんが独居状態となるため、ケアプランはその点を考慮して作成された。デイサービスは月・水・金曜と週3日の予定で入浴とリハが勧められ、火・木曜の午前中に訪問介護が排泄介助と見守りで入り、火曜の午後に訪問看護が病状観察と介護指導、木曜の午後に訪問リハの理学療法士が訪問しリハの進行状況の評価とリハを実施することとなった。

介護負担の軽減のため短期入所利用も考えるが、認知症の進み具合やリハの進行状況を見て落ちついてからにする予定である。

介護保険サービスの利用はおおむね順調に進んでいたが、訪問リハは認知症の進行により意欲低下が著しく、効果が上がらず次第に筋力が低下した。車いす移乗も全介助で日常生活自立度も B2 ⇒ C1 となっていった。

歯科医師との連携
(⇒ S 66, 68)

嚥下障害
(⇒ S 199)

入院中誤嚥性肺炎を起こしていることから、口腔・嚥下機能のアセスメントも行われた。残存歯は5本しかなく義歯を使っていたが、歯肉の痩せにより不適合となっていたため、訪問歯科診療を受け義歯の調整を受けるとともに、訪問歯科衛生士による口腔ケア・口腔リハ指導も行われた。訪問リハも起立・歩行訓練は無理であると評価し、誤嚥予防のために嚥下機能の維持・強化および座位維持能力のために、顔面筋・咀嚼筋・舌筋および躯幹筋の筋力増強訓練に取り組んだ。

認知症ケア

認知症
(⇒ S 182)

ウメさんは骨折入院以前にも軽度の物忘れは認められていたが、日常生活には支障はなかった。入院による環境変化とストレスによって反応性の幻覚妄想状態が一時的にあったが、退院時には落ちつき認知症の周辺症状といわれる精神症

> **！ ケアプラン実施のポイント**
>
> 在宅でのケアプランはあらかじめアセスメントした課題を、いかにして目指すべき生活に本人や家族の意向と擦り合わせながら実施していくかが重要である。本人や家族のディマンド（要求）だけにとらわれず、ニーズ（必要性）を導き出し、本人や家族の力も考慮しながら支援を提供していくこと、考えられるリスクをいかに回避していくかも重要である。このケースの場合、誤嚥性肺炎を繰り返しているため、口腔内のアセスメントおよびケアの提供が非常に重要なポイントである。身体的なケアももちろんのこと、口腔内を清潔に保つことやリハの実施により誤嚥の防止、嚥下機能の維持、食事が美味しくとれることは身体機能が低下していくなかでも、QOLを保つうえでは非常に重要なことである。

> **! 認知症ケアのポイント**
>
> 認知症ケアにおいては本人の尊厳を守ることは非常に大切である．認知機能が低下し行動障害が出てきても最期まで本人らしく生活するためには，尊厳を重視したかかわりやケアを考えていく必要がある．また，本人を支えている家族のケアも忘れてはならない．認知症の介護は他の身体介護に比べて精神的な負担感が大きく疲弊感も大きい．そのため介護から離れ休養すること（レスパイトケア）や同じ境遇の介護者などとの交流の場への参加，専門職からの助言や介護相談なども有効に活用しケアに取り入れることが必要である．

状，問題行動（behavioral and psychological symptoms of dementia; BPSD）はほとんどなく退院した．しかし記憶障害や見当識障害は次第に強くなり意欲低下も著しいため，認知症に対するケアプランとして，通所介護（デイサービス）を利用しプロのスタッフによる尊厳を守りながらの社会交流と介護者の負担軽減を目的にサービス提供が計画され実施された．

その後，当院で開催しているケアカンファレンス（サービス担当者会議）でも介護者の不安や疲労感が各サービス事業所より報告された．介護者の不安や疲労感はケアに対しても悪影響が出るのではないか，本人の周辺症状の悪化にもつながるのではないか，という意見が上がりレスパイト目的の短期入所の利用を試みることになった．また，今まで以上に家族の思いを受け止め介護相談や適切な介護指導も必要ではないか，という意見が上がり，訪問看護やケアマネジャーから援助してもらうことで合意となった．

ケアカンファレンスで話し合われた内容をケアプランに基づき実践していった結果，介護者の不安や介護負担も徐々に軽減でき，本人も徐々に落ちつきを取り戻していった．

嚥下障害と肺炎

口腔ケア・口腔リハは継続されていたが，発語の減少，筋力低下による座位保持不良などで嚥下機能の低下が進み，無自覚性の誤嚥からたびたび発熱を繰り返し，肺炎球菌ワクチンやACE（angiotensin converting enzyme；アンジオテンシン変換酵素）阻害薬の投薬もされていたが，誤嚥性肺炎による入院は骨折後の3年間の在宅生活で5回も繰り返された．

入院のたびにADLは低下し，2009年の初めには摂食不良，発語不可，座位

> **! 終末期のポイント**
>
> 今後の生活や介護に対する意向をあらかじめ確認していても，そのときの本人の状況や家族の環境によって意向が変わることも往々にしてある．特に本人の状態が悪化し終末期に入る段階においては，再度どのように介護をしていきたいのか，どのような最期を迎えたいのかなどを確認することが重要である．また，緊急時の連絡体制の確認や，サービス利用中の緊急時の対応方法など，起こりうる事態を想定し具体的な対応を検討していくことが重要である．

保持不可となり栄養障害が進んだ．脱水によると思われる微熱が続き血圧も低下傾向になったため，新保ケアマネジャーと訪問看護師とともにウメさん宅で緊急カンファレンスを行った．

かねてより家族間で話し合いがされており，胃瘻などの経管栄養は希望せず，在宅での看取りを希望されていたので，改めてカンファレンスの場で本人・家族の意向を再確認した．

> 在宅における栄養管理
> (⇒S 84)

在宅看取りを支えるケア

飲水も不可能となったウメさんは3日後には呼びかけにも開眼しなくなり，血圧も触診で60 mmHg程度となり「時間の問題です」と家族には告げた．「今晩中にも息が止まるかもしれないので，そうなったら時間を確認して電話を下さい」と言うと，「先生，夜中なんかに来なくていいですよ．診てから24時間以内なら死亡診断書を書けるんでしょう．朝になってから連絡するからそれからで結構ですよ」との返事であった．深夜往診加算と死亡診断加算を加えると2,500点になることを考えると，無理に「夜中でも行きます」とも言えず，「そうですか．ありがとうございます」としておいた．

翌日は日曜日で朝から一日研修会のため，車で1時間ほどの近隣の市へ出張だった．ウメさんの家族には息が止まったら連絡をくれるように伝えて出かけた．午後の研修が始まって間もなく携帯電話が鳴って会場の外で出ると13時50分に呼吸が停止したとのことであった．「すぐ向かいます」と告げると，「先生．急いで来るこたぁないよ．大事な研修を終わらせてから来てくれればいいから，そうしてください」とのことであった．最後まで出席しないと研修終了証のもらえない研修会であったので，ありがたくそうさせてもらうことにした．

研修会終了後，ウメさん宅に着いたのは17時過ぎであり，直ちに死亡確認をした．すでに葬祭業者の方が部屋の準備を始め，親族の方も大勢集まり酒を飲み始めていた．

ウメさんに手を合わせ，家族にねぎらいの言葉をかけ患者宅を後にした．親族の酒宴の席からはウメさんの思い出話とともに笑い声が聞こえていた．

> 終末期医療
> —死の受容
> (⇒S 125)

> 死亡診断書
> (⇒S 134)

! 在宅での看取りのポイント

在宅での最期を希望する方は多いがそれが不可能なケースは多い．在宅での看取りを実践するにはいくつかの条件が満たされなければならないが，幸いウメさんのケースではその条件が揃っていたといえる．

まず，患者さんが終末期であることを家族も主治医も看護・介護のケアチームも確認できていること．今後予想される状態について家族が十分に説明を受け理解していること．さらにこれまでの医療・看護・介護も十分に受け信頼関係ができていること．そして何より家族のなかで在宅で看取る意向がはっきりと合意できていたことである．

ケースで見る在宅医療―終末期編
A Case of Home Medical Care — Terminal Illness

鈴木　央
Hiroshi Suzuki

症例

松永恵子(仮名) 77歳　女性
診断：子宮体がん，左後腹膜転移

発症

2年前の夏ごろに帯下に血液が混じるようになった．近医に相談したところ，婦人科受診を勧められた．しかし，気が進まずそのまま様子を見ることにした．しばらくすると，血が混じることもなくなった．また，同時期に左腰背部の違和感も出現した．強いものではなく，加齢によるものと考え，様子を見ていた．

その後，1年ほど何事もなく経過した．昨年10月のある夜に左腹から背中にかけての強い疼痛が出現した．夜間に救急受診したところ，左後腹膜に9 cm大の腫瘍を指摘され，入院精査することになった．

精査の結果，子宮体がんと診断された．左後腹膜の腫瘍は子宮体がんの転移と診断された．転移巣はL3～L5の椎体と左腸腰筋に直接浸潤し，左大腿神経麻痺をきたしていた(図1)．

> **! 転移による疼痛**
>
> 転移巣は筋(軟部組織)への浸潤，骨への浸潤，神経を巻き込み麻痺を生じていることから，神経障害性疼痛の要素をもった疼痛である可能性が高い．

強い痛みは簡単にはコントロールできなかった．そのコントロールのため，塩酸モルヒネ＋リドカインの硬膜外注入，フェンタニルの持続皮下注を行ったが，コントロール不良であった．このため，緩和的放射線照射を施行した．腫瘍の縮小は認めなかったが，疼痛は緩和された．最終的にはデュロテップ®MTパッチ4.2 mgにて疼痛がコントロールできるようになった．

本人と親族は告知を受けたものの，化学療法を希望しなかった．すでにステージⅣであること，高齢であり，これ以上の治療は厳しいものと考えたためであった．このため，退院し自宅に戻ることとした．入院してから4カ月が経っていた．

がんの緩和ケア
(⇒S 115)

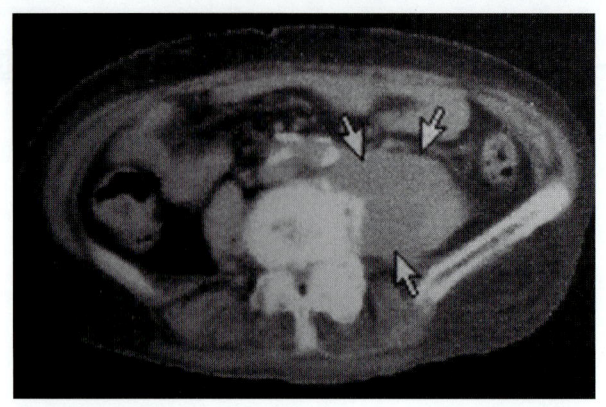

図1　200X年2月　下腹部CT
腫瘍は9cm大で左大腿動脈を一部巻き込み，椎体に直接浸潤している．

自宅の状況

　松永恵子は40年前会津から上京した．いとこである山田芳江一家と同居し，家業であるたばこ屋を芳江と二人で営んできた．独身である．現在も芳江と長男の武雄と同居していた．芳江はすでに86歳になっていたが，家事はひととおりこなし，たばこ屋も継続していた．武雄は自宅のそばで，カメラ店を営んでいたが，出張が多く家を留守にすることも多かった．しかし，芳江の長女，由里が毎日出入りし，面倒を見ていた．由里は嫁に行ったにもかかわらず，徒歩2分程度のマンションに住んでいた．今回の恵子の入院にも，高齢の母親に代わり，ほとんどの世話をしたのは由里であった．
　そんな自宅に2月，戻ってきたのである．

在宅医療の導入

　由里は，恵子の入院中から，在宅医療を導入することに決めていた．がんそのものの治療を行わなければ，病院に入院したり，通院したりする必要はないと考えたのである．自宅に医者が来ることが，恵子の負担が最も少ないことであると考えたのであった．近くの医師を探した．知り合いの紹介で，自宅からほど近くの在宅医療を行う診療所が見つかった．在宅療養支援診療所であるので，24時間365日の対応も行うという．入院中から連絡を取り合い，在宅医療の説明を受け，退院したその日から，医師が訪問することになっていた．また，訪問看護も依頼した．訪問看護師が退院した翌日には訪問することになっていた．

在宅療養支援診療所
（⇒S 80）

退院時の身体状況

　退院時は時に嘔気が出現するものの，食事は7～8割は食べることができた．また，時に左腰から左大腿部にかけて走るような痛みが出現することがあったが，デュロテップ®MTパッチ4.2 mg＋ハイペン®（200 mg）2 T（1-0-1）にておおむねコントロールされていた．特に便秘はなかった．左下肢に浮腫を認めた．

在宅医療の導入

当面は週に2回医師が訪問し，訪問看護師が入浴の介助，左下肢のリンパマッサージのために週2回訪問した．自宅に帰ったためか，嘔気も出現しなくなり，食欲も回復してきた．本人も「やっぱり家はいいなぁ」と発言し，喜んでいる様子を見せた．3月になると，近所の美容室に出かけたり，行きつけの寿司屋に出かけたり，親類の墓参りに行くこともできるようになった．自室に介護用ベッドも用意されていたが，ほとんどの時間を芳江と居間で過ごした．ほとんどは由里が行ったが，簡単な家事も行った．

麻薬を含めた薬剤はすべて薬剤師が訪問し，使用状況を確認しながら管理した．薬剤の増量や変更があった場合，薬剤師が改めて説明し，自宅で薬の使用法を確認した．デュロテップ®MTパッチの効果が72時間より早くなくなることがあったが，貼付法を薬剤師が再確認すると，その後は効果がきちんと持続するようになった．

訪問看護ステーションとの連携
(⇒ S 62, 64)

薬剤師との連携
(⇒ S 70, 72)

安定期

時にやや強い痛みがあり，レスキューのモルヒネ10 mgを服用することがあったが，当初はおおむね良好に経過した．しかし，6月になると左大腿部の疼痛が強くなり，オキシコンチン®20 mg(1-0-1)を従前のデュロテップ®MTパッチ4.2 mgに追加した．痛みは約50％に軽減されたということであったため，さらに，デュロテップ®MTパッチを増量し，8.4 mgとした．それでも時折，電気が走るような大腿部痛が出現した．微熱が出ることもあったため，リンデロン®2 mgを追加投与した．すると，疲労感が軽減し，ほとんど痛みがなくなった．

この時期，訪問看護師が大きな役割を果たした．尻込みする恵子をサポートし，由里と相談しながら積極的に外出の計画を練った．近場から外出することを提案した．このころには，痛みもなく，リンパマッサージのため左下肢の浮腫がほとんど目立たなくなっていたこともあり，恵子も少しずつ外出するようになった．

近くのスーパーマーケットで買い物し，以前よく訪れていた寿司屋で由里と昼食をとった．少し自信がつくと，芳江も誘って銀座に出かけ買い物と食事をした．浅草で観光もした．最初に旅行を提案したのも訪問看護師であった．7月には，2泊3日で故郷の福島に出かけた．特に痛みもなく，ホテルのフルコースの料理も残さず食べることができた．郷里の親族と再会し喜び，そしてもう会うことがないだろうと一人ひとりに別れを告げた．

がんの緩和ケア
(⇒ S 115)

終末期へ

8月に入ると，左大腿部の痛みが再び強くなってきた．デュロテップ®MTパッチを12.6 mgに増量した．それでも痛みは完全にはコントロールされず，鎮痛補助剤としてセロクラール®180 mgを追加投与した．

9月に入り，再びがんセンターにてCTを試行した．左後腹膜の転移巣は著明に増大していた(図2)．親族は再度の緩和的放射線照射を希望したが，これ以上の照射は不可能と判断された．

幸い痛みはさほどでもなくなっていた．立ち上がると左足に力が入らず，つ

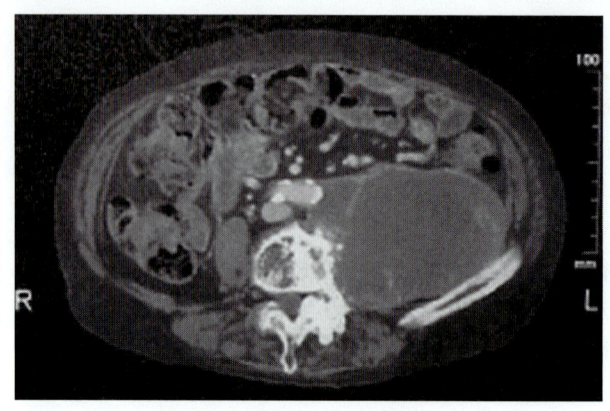

図2 200X年9月 下腹部CT写真
2月のものよりも明らかに腫瘍が増大している．

> **❗ 鎮痛補助薬**
>
> 神経障害性疼痛に使用される薬剤．抗けいれん薬，三環系抗うつ薬，抗不整脈薬，NMDA(*N*-methyl-D-aspartate)受容体拮抗薬が使用される．セロクラール® 大量投与(本症例 180 mg，保険投与量 60 mg)は NMDA 受容体拮抗薬として作用するといわれている(保険適用外)．

まずいてしまうが，それでも「皆に迷惑はかけられない」とできるだけ普段どおりに居間で過ごそうとした．時に痛みが強くなることもあった．このときにはレスキューとして塩酸モルヒネ 30 mg を服用した．

最期を迎える場所

9月中旬になると立ち上がることが困難となってきた．芳江はそんな恵子を見て，「かわいそうだ」と涙を流した．武雄と由里は主治医に「できるだけ家で最期まで過ごさせてやりたい」と以前から訴えていた．二人の父であり，芳江の夫である啓次郎の最期を病院で過ごさせたことを，由里は今でも強く後悔していた．もっと自宅で過ごさせてやりたかった．啓次郎は入院したがらなかったのに，無理やり大学病院に入院させたことを悔いていたのである．

一方，恵子は「入院をさせてくれ」と主治医に頼むようになった．「死ぬことは怖くない．でも皆に迷惑をかけることは耐えきれない．病院がだめなら施設でもよい」．主治医は困った．訪問看護師も間に入り，話を聞いた．「由里が大変になってしまう．ただでさえ2つの家庭を切り盛りしているのに，これ以上の負担はかけられない」「芳江もおかしくなってしまう」「でも人間なんだからここにいたいよ」と話した．

訪問看護師や主治医は，「もし入院したら，芳江さんの世話とあなたの世話で由里さんにはさらに負担が大きくなるよ」などと説得したが，恵子は聞く耳をもたなかった．

困った主治医は考えた．入院を希望する一方で，自宅でこのまま暮らしたい気持ちも明らかに現れている．郷里を飛び出し，この山田家とともに歩んだ人生．

家族であって家族ではない立場のなかで，40年も暮らしてきた．皆に迷惑はかけられない気持ちは，このような負い目から生じている可能性がある．けれども，ここが恵子にとって唯一の家庭であり，最期まで生きる場所である．郷里には8月に別れを告げてしまったのである．恵子が最期まで自宅で過ごすことは，恵子が改めてこの家族の一員であることを確認し，安心できる居場所を作ることとなる．病院に入院したとしたら，恵子の居場所はどこにもなくなってしまうのではないだろうか．

また，本人の意向は尊重されるべきであるが，すべての真実は告げていない．もし残された時間が，彼女の予想より短いものであった場合は，いかなる判断を下すのだろう．ここで，予後告知を行うべきではないだろうか．そのうえで希望した療養場所は真剣に考慮する必要がある．

主治医は決心した．「おそらく長いこと，由里さんや芳江さんに負担をかけることはないでしょう．おそらく後1カ月程度の時間しか残されていないと思います」．恵子は黙ってしまった．「それなら，もう少し考えてみる」と言い残し，その日は自室にこもった．

数日，恵子はあまりしゃべらなくなった．しかし，入院のことも口にしなくなった．訪問看護師が話を聞くと，「皆に迷惑をかけてしまう．由里がかわいそう」と再び話すようになったが，入院したいという発言はなくなっていた．

数日すると左足が動かなくなった．動くと左腰に痛みを訴えたが，それでも居間で過ごそうと杖を使いながら自室から出てきていた．動くと痛むので1日3回ほどレスキューを使用した．

終末期

10月に入ると，居間に出ることも困難となった．自室でほとんどの時間，横になっていた．食事がほとんどとれなくなってきた．ケアマネジャーに連絡し，体圧分散マットレス，介護用ベッドを導入した．レスキューモルヒネ内服時にむせこむことも出てきたため，塩酸モルヒネを持続皮下注入し，レスキューはPCAボタンで対応することとした．この時点より，主治医は毎日訪問した．また，苦痛が出現した場合には，いつでも駆けつけることを改めて説明し，夜10時ごろにも毎日往診した．結果的に本ケースでは深夜に呼び出されたことは一度もなかった．

終末期医療
(⇒S 125)

やがて意識障害が進行し，意味不明の発言が出現することが増えてきた．由里や芳江が動揺することが多く，ハロペリドール(セレネース®)を持続皮下注に混注し軽い鎮静を試みた．結果として，恵子はほとんどの時間を眠って過ごし，声をかけると目を覚ます程度の鎮静となった．この時期には痛みを訴えることはほとんどなく，静かな時間を過ごした．訪問看護師は，清潔ケア，褥瘡の予防，これから死のプロセスとしてどのようなことが起こってくるのか由里や芳江に繰り返し説明した．呼吸が不規則になることを伝え，呼吸と呼吸の間隔が1分間あくようであれば，すぐに電話するように伝えた．

10月10日の朝から下顎呼吸となった．血圧も80 mmHg台に低下した．呼吸時に痰がらみが出現するようになり，スコポラミン(ハイスコ®)を持続皮下注に混注した．午後になると，痰がらみも聞かれなくなった．下顎呼吸は進行し，午

> **塩酸モルヒネ持続皮下注入**
>
> 塩酸モルヒネを皮下に持続的に注入する．多くは前胸部や腹部の皮下を利用する．
> ・使用する機器
> ①ディスポーザブルポンプ：決まった量を持続注入（多くは 0.5 ml/h）するバルーンポンプに薬液を充填し使用する．50〜60 ml 充填可能であるため，数日間交換の必要がない．流量を変更できないのが欠点．
> ②シリンジポンプ：12 ml のディスポーザブルシリンジで薬液を注入．流量が比較的自由に変更可能であるが，充填できる薬液量が少なく，頻回のシリンジ交換が必要となることが欠点．
> ③専用ポンプ：専用の輸液バッグを使用し，自由に流量やレスキュー量を設定可能．都市部ではレンタルも可能となりつつある．専用の輸液バッグが患者の自費負担になることが多い．
> ・フェンタニルパッチからの塩酸モルヒネ持続皮下注入移行法
> デュロテップ®MT パッチ 12.6 mg →経口塩酸モルヒネ 180 mg に相当．さらに経口塩酸モルヒネの 1/2 量を 1 日の持続皮下注入量の総量とする．本例では 1 日 90 mg を 1 日で注入．1% 塩酸モルヒネ 0.375 ml/h にて注入する．
> ・PCA ボタン：patient controlled analgesia（自己調節鎮痛法）．痛みを感じた患者がボタンを押すとレスキューの注射液が注入される仕組み．ディスポーザブルポンプやシリンジポンプの多くは，1 日量の 1/24〜1/12 量が注入される．

後 5 時 5 分，呼吸と呼吸の間隔が 1 分間あいたと連絡があった．訪問すると呼吸停止の状態であり，家族が全員で見守るなか，死亡確認を行った．

主治医は，訪問看護師とともにエンゼルケアを行い，死亡診断書を発行した．エンゼルケアを行いながら，看護師は，本人を讃え，家族のケアや頑張りを讃えた．最後に恵子の遺体を深く拝んだ．

その後

主治医はその後も，高齢である芳江の元に訪問診療を行うことになった．当初は由里や芳江の悲しみは深かった．時に涙ぐみながら，恵子の想い出を語ることもあったが，抑うつ状態などの病的な悲嘆に陥ることはなく，数年が経過した．やがて訪問診療時に恵子のことが話題に上ることはほとんどなくなった．90 歳を超えた芳江は，多少足腰が衰えたものの，当時と同じように生活をしている．しかし，毎年 10 月になると主治医と看護師は恵子の位牌に線香をあげることは欠かしていない．今年は由里の娘が結婚する予定である．新たな家族の歩みが始まっていた．

Ⅲ

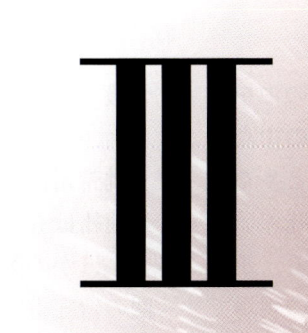

さあ訪問診療（往診）へ

往診時の持ち物
Tools Doctors Bring to Visit Patients

鶴岡優子
Yuko Tsuruoka

　訪問診療に持っていく往診鞄，その中を覗かれたことがあるだろうか．往診鞄の中身はそれぞれの医療機関で多くの共通点と多くの相違点がある．往診鞄は実は大変興味深い研究対象であり，創意工夫の宝庫である．筆者は全国の医療機関を訪ね，在宅医療の現場で使われる道具についての調査研究を行っている．本稿ではそこで得られた知見を基に，往診に出かけるときの持ち物についてまとめていきたい．

　在宅医療には様々な診療のスタイルがあり，それによって訪問のときに持ち歩く物も変わってくる．今回は特に在宅医療を日常の外来診療の延長と位置付け，外来診療を中心に行っていた医師が，新たに在宅医療を始めようとするときの往診鞄の中身について話を進めることにする．

三種の神器（図1）

　訪問診療に欠かせない道具は何だろうか？経験の豊富な在宅医に聞いてみると，聴診器，携帯電話，パルスオキシメーターの3種は必ず挙がる道具である．まず聴診器は医師の象徴的なアイテムであり，胸部や腹部の聴診に使うことが多い．在宅でX線撮影を行う医療機関は少ないので，聴診器だけで判断しなければならないことも多い．もちろん聴診器は診察に使う道具であるが，時には治療にも使えるのではないかと思うこともある．緊急往診の依頼があって，患者の家（以下，患家）へ向かうと，「聴診器当ててもらったらなんだか治ったよ」と患者から笑顔がこぼれ，介護者である家族が胸をなでおろすこともある．

　携帯電話は，患者や家族から24時間受ける連絡はもちろんのこと，訪問看護師との連絡，ほかの医療機関との連絡，自分の医療機関の留守番との連絡にも使われる．先の全国調査でも携帯電話を持たない在宅医になかなか出会えないが，携帯電話の普及が在宅医療の形そのものを変化させたのかもしれない．

　パルスオキシメーターは，指を挟んで経皮的に脈拍数と動脈血酸素飽和度を計測する機器である．採血などと違って，痛みを伴わず，数字で表現されるので病状を人に伝えるには便利な道具である．在宅医療では訪問看護師や病院スタッフなどと病状や経過について頻繁に情報交換するが，バイタルサインは特に重要視される．パルスオキシメーターは在宅酸素療法中の患者に有用なだけでなく，肺炎などの急性期の入院適応の評価にもよく使われる．

持ち物を何に入れるか？

　診察の道具や治療の道具は何か鞄のような物に入れて運ばれるが，その鞄にはいろいろな種類がある．ドラマに出てくるようながま口の黒い革鞄から，スーパーマーケットのカゴ，プラスチックの工具入れ，カメラの道具入れなど，バリエーションに富んでいる．いちばん使われているのが，ナイロン製や布製の鞄であり，出し入れする口が広く，収納力が高くかつ軽量物が使いやすい．往診鞄を1つに限ることはなく，用途に合わせて，鞄

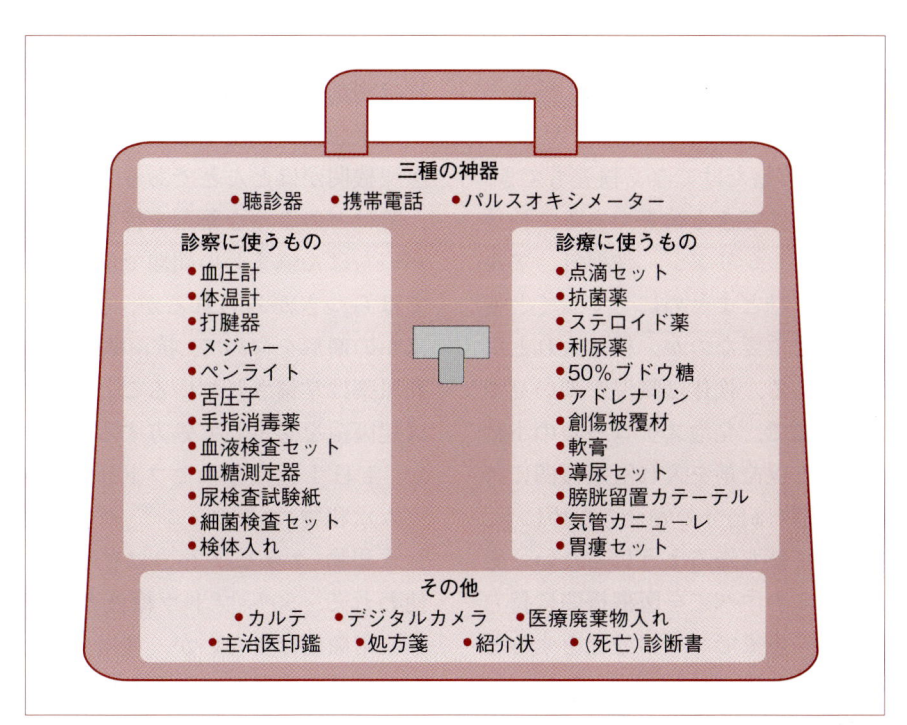

図1 往診鞄の中身

三種の神器
- 聴診器
- 携帯電話
- パルスオキシメーター

診察に使うもの
- 血圧計
- 体温計
- 打腱器
- メジャー
- ペンライト
- 舌圧子
- 手指消毒薬
- 血液検査セット
- 血糖測定器
- 尿検査試験紙
- 細菌検査セット
- 検体入れ

診療に使うもの
- 点滴セット
- 抗菌薬
- ステロイド薬
- 利尿薬
- 50％ブドウ糖
- アドレナリン
- 創傷被覆材
- 軟膏
- 導尿セット
- 膀胱留置カテーテル
- 気管カニューレ
- 胃瘻セット

その他
- カルテ
- デジタルカメラ
- 医療廃棄物入れ
- 主治医印鑑
- 処方箋
- 紹介状
- (死亡)診断書

を組み合わせることもできる．たとえば，がま口の革鞄に診察道具を入れ，点滴・注射などの処置セットは工具入れでそれぞれの仕切りで整理し，カルテ入れはキルティング製の手作りのもの，などという具合である．

道具は鞄だけでなく，往診に利用される車（以下，往診車）などに保管されることもある．往診車も，地域により，移動距離により，予算により，医療機関によって様々である．都会であれば道路や駐車場の事情で小型車が多く，全国的にハイブリッドカーも増加傾向である．各都道府県公安委員会が発行した「駐車禁止除外指定車」カードもぜひ車内に置いておきたい．

車で患者の居室の傍までアプローチできる場合は，基本道具だけ持ち，さらに道具が必要になったときだけトランクに取りに帰るというやり方もある．かさばる点滴ボトルや予備のもの，普段は使わない機器類などは車内での保管がお勧めである．ただし，車内温度や使用期限などメンテナンスに注意が必要で，ずっと置きっぱなしにすることはできない．都会では駐車場の問題もあり，自転車やバイクで往診する場合もあるが，保管には不便で工夫が必要である．

診察に使うもの（図1）

基本的な診察道具としては，先の三種の神器のほかは，血圧計，体温計，打腱器，メジャー，ペンライト，舌圧子などがある．体温計などは，大抵の患家にあるので，それを借用することもできるし，ペンライトを忘れてもいざとなれば懐中電灯での代用も考えたい．ちなみにペンライトは瞳孔や口腔内を見るだけでなく，在宅は医療機関と違って暗いことが多く照明器具として使うこともある．舌圧子も在宅では木製の使い捨てを使うことが多いが，在庫を切らしていたら，患家のスプーンなどで臨機応変に対応したい．

忘れやすいのが，診察の後に使う手指消毒薬である．患家の洗面所を借りてもよいが，洗面所は洗濯機の近くに洗濯物があるなど，かなりプライベートな空間なので，筆者はなるべく洗面所を借りないようにしている．と

いっても，患者の家族などから「どうぞ」と案内されてタオルを用意してもらうと，感謝の言葉を添え使わせていただく．

在宅では，身体診察だけでなく検査もでき，採血などは一般的にできる検査である．検体スピッツ，駆血帯，シリンジ，注射針，アルコール綿などを，ひとまとめにしておくと便利である．ここで重要なのが，検体入れと医療廃棄物入れである．検体は気温が高い夏では特に配慮が必要で，発泡スチロールの小箱などに検体立てと保冷剤を入れ医療機関に持ち帰る．医療廃棄物は自分の安全のためにも，固い容器に入れて持ち帰るようにしたい．処置で発生したゴミのすべてを医療機関に持ち帰るのではなく，患家でゴミの分別をすると往診から帰ってきた後，分別をしなくて済む．たとえば，シリンジの個装のビニール，アルコール綿の個装のアルミ袋は患家で地域のルールに従って捨ててもらい，医療廃棄物だけ医療機関に持ち帰る，などである．

感染症を疑う場合の喀痰培養や，尿培養，創部培養なども，よく施行する検査であり，滅菌容器やスワブは各種用意しておきたい．その他，血糖測定器は特に緊急時に必要となり糖尿病患者の低血糖発作など意識障害の鑑別に役立つ．また，テープによる検尿検査なども発熱時の原因検索としてできると便利である．導尿が必要な場合も多いので，ネラトンカテーテル，検尿カップ，滅菌スピッツなどもひとまとめにしておくとよい．訪問診療で使う検査機器として，心電計，小型超音波，血液ガス測定器は人気があるが，これらがないと診療ができないわけではない．

診療に使うもの（図1）

薬剤については院内処方か院外処方かで，大きく持ち物が違ってくる．今回は院外処方の場合を例に挙げるが，処方箋を発行する場合，定期処方をあらかじめ処方箋に印字しておいて，患家で診察した後に加筆したり捺印したりする医師が多い．ただし，夜間・休日には調剤薬局も休みで薬剤が入手できないので，緊急時に使用する薬剤を持ち歩いている医療機関がほとんどである．

ではどのような薬剤を持ち歩くのか，これがいちばん悩ましい問題である．各医療機関でばらつきがみられるが，経口薬，注射薬，ほかの剤形を含めて，抗菌薬，ステロイド薬，利尿薬は常備されていることが多い．抗菌薬は起因菌を想定して処方するのが原則であるが，1日1回投与のセフトリアキソンナトリウム水和物（ロセフィン®）やレボフロキサシン水和物（クラビット®）は在宅医療ではよく使われる．50％ブドウ糖液とアドレナリンも使用頻度は少ないが，使用するときは緊急なのでぜひ常備しておきたい．アドレナリンに関しては，「そんな緊急な処置が必要であれば，一刻も早く救急車で医療機関に搬送すべき」との意見もあるが，在宅で抗菌薬の点滴をするなど，在宅での治療行為によるアナフィラキシーショックまでを想定すると，ぜひ往診時の持ち物として揃えておきたい．

緩和ケアを行う場合はオピオイドが必要となるケースも多い．使用頻度にもよるが，鞄の中に常備するのではなく，普段は医療機関で厳重に保管し必要なときだけ持ち出すのが原則である．なお，点滴に関しては，ボトル，針，ルート，アルコール綿などをあらかじめセットして，ビニールなどにまとめておくと患家でまごつかない．

その他，皮膚科的な処置の道具も揃えておきたい．在宅医療で褥瘡に対応することがあるが，ひととおりの創傷被覆材は用意したい．食品用ラップ，平オムツ，台所用穴あきポリエチレンでもよく褥瘡に対応できる．軟膏に関してもステロイド薬と抗真菌薬などを鞄に入れておくと，軟膏の塗布の仕方をその場で指導できる．

在宅医療を始めると，普段の外来では受け持たないような患者の訪問診療の依頼がくる

かもしれない．たとえば，寝たきりで意思の疎通がとれず経管栄養や人工呼吸器の管理が必要な患者もいる．気管カニューレ，膀胱留置カテーテル，胃瘻カテーテルなどは，患者によってサイズが違うので，個別に対応できるよう準備しておく．在宅医療の現場では，尿道カテーテルが詰まった，胃瘻カテーテルが抜けた，などというトラブルはよくあるので，すぐに対応ができるようにしておきたい．どこの医療機関でも不良在庫を抱えたくないのは同じであるが，夜間・休日など主治医以外の医師が緊急対応する可能性を考えると，それぞれの患者仕様のものを余裕をもって注文しておきたい．

その他の持ち物

訪問時のカルテは，外来と同じ形式でよい．電子カルテであれば，ノート型パソコンで持ち歩けばよいし，紙カルテであれば患者の数だけのファイルを持ち運ぶ．訪問する患者数が多くなればファイルも多くなり厚みも重量も増していく．カルテは個人情報なので車内に置いておくこともできず，結構な荷物になる．しかし医師が患家を訪問する間，往診車に運転手が残っていれば事情は違う．

記録のための道具としてはデジタルカメラなども役に立つ．皮疹や褥瘡などを記録しておくと多職種の連携や時間的経過を追うこともできる．

その他，印鑑，薬の本，処方箋，死亡診断書を含む診断書類も忘れてはいけない．すべて患家で借りることもできなければ，コンビニエンスストアで買うこともできない．印鑑は診断書，証明書，処方箋などの作成で使うが，案外忘れやすいので非常勤の医師の分まで用意している医療機関もある．薬の本，これは結構かさばるし，パソコンに情報が入っているので必要ないという医師もいる．しかし患者の目の前で本を広げ，家族も交えて小さな副作用まで読み上げることは，患者・家族と情報を共有する意味でも大変役立つ．

在宅医の持ち物を探らせていただくと，診療や診察には使いそうにない物も出てくる．自分の信条に関する大切な物，移動中の気分転換に使うアメや音楽 CD，冬に診察する手を温める使い捨てカイロなどである．それぞれに，医師の生き方や働き方を想像させるアイテムである．

往診時の持ち物をあらかじめ準備しておくことは大変重要であるが，その準備は完璧でなくてよい．訪問を続けながら，自分の鞄の中身を吟味し続けることが大切である．患者の病状やニーズによって，周辺の医療環境によって，時代によって往診鞄の中身は変化していくものだと思う．熱い気持ちとスキルがあれば，往診鞄はゆっくり作っていけばよい．

患者・家族とよく話し合おう
Communication Skills with Patients and Family Members

和田忠志
Tadashi Wada

初診患者に対する往診実施の考え方

1. 初診の往診

　初診で急性疾患の患者に「往診を行うかどうか」の判断は，それほど簡単ではない．というのも，在宅医療は初診の急性疾患に対しては，救急外来などに比較して有力な技術ではないからである．

　1960年には日本人の7割が自宅で死を迎えた．当時は，多くの医師が積極的に往診をしたことが伺える．たとえば，終戦直後の往診を考えてみる．発熱患者の依頼を受け，往診を実施し，「肺に雑音が聞こえるので肺炎と思います．ペニシリンを注射しましょう」と言えば，当時最高水準の治療を実施したことになったと思う．

　しかし，現在，そのような「肺炎」診療は標準的とはいえないであろう．医師は，胸部X線写真を撮影し，迅速血液検査で炎症反応や血算を含めて評価する．必要があれば画像診断法などを組み合わせ，入院の適否や，治療の内容を決定する．診察だけで肺炎と診断し，抗生物質を注射する治療を在宅医療という名の下に実施するのは問題があろう．

2. ADL(activities of daily living)の低下していない患者の初診往診

　「普段は自立して活動している若年者」や「小児の親からの往診依頼」が時にある．救急外来受診がそれほど困難ではない人たちからの往診依頼である．このようなケースに対しては，上記の認識の下に，理由を話したうえで，筆者らは「救急外来」受診を勧めることが多い．そのほうが，より高水準の医療を受けられる可能性が高いからである．

　ただし，次のような例に遭遇したことがある．「20歳代女性．39℃の発熱．3歳児と0歳児の2児がある．夫は仕事で早朝から深夜まで不在．3歳の子と赤ちゃんを連れて病院外来で2～3時間待つのはあまりにも辛いので往診を希望する」旨であった．これに対しては往診を実施した．

　つまり，多少医療水準が低くても，「初診の往診」に，それを凌駕する「メリット」があるときには，実施する価値がある．このような場合，筆者らは，「初診で往診を実施することの医療水準的なデメリット」や，「往診で診たうえで，病院での検査を勧めることもありうる」ことなどを説明し，なお患者が希望する場合に実施する．

3. ADLの低下した患者の往診依頼

　初診で「寝たきり患者」の往診依頼を受けることがある．これが「定期往診(保険診療での「訪問診療」)の依頼」であれば，問題なく応需可能である．しかし，「単発の往診依頼」をどうするか，である．筆者らは，上記の理由で「病院搬送が望ましい」ことを説明することが多い．

　しかし，「死んでも病院に行きたくない」という例もある．「死んでも病院に行きたくない」のであれば，(初診往診の限界はともかく)医師が診る価値は十分ある．その場合でも，

初診往診の技術的限界を説明のうえで実施する．なお，このような形で初診で往診を実施した患者は，その後，定期往診を依頼してくることが多い．

往診導入面接

1. 治療契約を明確にすること

　筆者らは，緊急性のある場合を除き，初回訪問前に，家族に来院してもらい，面談をもつことにしている．面接を行う最大の意味は「治療関係の明確化」である．

　外来診療では，基本的には，受診を希望しない患者はこないのであり，「患者が医療機関の扉をくぐるたびに治療契約が更新される」と考えうる．一方，在宅医療は「こちらが出かける医療」であり，「押し付けがましい医療になりやすい性質」を包含する．定期往診を繰り返すうちに，患者の心が離れている可能性がないとは限らず，そのことに医師は敏感でありたい．在宅医療は，そのようなリスクをはらむ医療である．その意味でも，せめて，初回は「真の依頼」かどうかを聞きたい．

　実際には，患者や家族は望んでいないのに，「病院医師が紹介して」「ケアマネジャーが勧めた」ケースも散見される．こうした場合，筆者らは，情報提供者の依頼だけで在宅医療を開始せず，必ず「患者あるいは家族から依頼を私どもにいただきたい」と告げる．むろん，患者が独居で，電話ができない場合などの例外的な事例は，その限りではない．

　事前面談のその他のメリットとしては，日時を決めて面接すると「経過をまとめて聴取可能」ということがある．診療開始後，診察を繰り返しつつ順次病歴を聞くのもよいが，初めに尋ねるべき項目をフォーマットとしてもっておき，構造面接の形で聞くと効率がよい．また，これから導入するのが入院患者の場合，可能なら，退院前に家族面接を行うことが望ましい．

2. 大まかな治療方針の確認

　面談時に，可能ならば前医の紹介状を持参してもらい，患者または家族に病状経過を聴取し，今後の方針をあらかね確認したい．悪性疾患の場合，告知されているかどうかを尋ねたり，家族がどう理解しているかも聞いておきたい．また，ADLレベル，介護者の状況，社会資源活用の状況を尋ねたい．

　また，「どこまで自宅で診療するか」の患者や家族の心積もりを聞きたい．この点は非常に重要ではあるが，その聴取には熟練を要する．すなわち，自宅での介護体験がなく，不安にさいなまれている家族にとっては，「どこまで自宅で診療するか」は重い問題であり，「この話を私たちが切り出すこと自体」に侵襲性があることが珍しくない．その意味で，不安に満ちた患者や家族を前に，切り出す必要はない．また，切り出す場合でも，「決断する心理的負担」を負わせないほうがよいと判断される場合は，この段階では，「聞くだけ」で方針を決定する必要はない．逆に，「最期まで自宅にいたい（いさせたい）」という意思が明確な場合は，ことは単純である．しかし，そのような患者は多くはない．大部分の患者では，具合が悪くなったときの入院希望先病院をある程度考えておくことが重要である．

　また，こちら側の24時間対応の方法について説明することが重要である．それから，在宅医療は，独自の料金体系を有するので，それも事前面談時に説明しておくとよい．

　なお，「どこまで自宅で診療するか」に関しては，在宅医療を開始してから対話を始めても遅くはない．家族が概念的に介護をとらえているうちは不安の解決が難しいが，家族が介護体験を蓄積することで克服できることが多い．開始当初は，家族に「最期まで看るかどうか」を決意させる心理的負担を負わせず，「とりあえずの介護体験を行ってもらう」方針

は，よい結果をもたらすことが多い．糸口として，プロの介護者を導入して，プロの介護者とともに家族が介護する体制から入るのも一法である．家族が体験を積むうちに次第に介護への不安を軽減し，また，自宅介護が患者にいかに安楽をもたらすかを家族が知るとともに，自然に最期まで介護できることも多い．

医療に関してネガティブな印象をもっている患者に対して

これまでかかった医療機関で傷ついている患者は珍しくない．

第1に，治癒不能の悪性疾患を有する患者で，「突然の治療打ち切り」に対するネガティブな感情をもつことは珍しくない．また，病院で医師や看護師の対応に不満をもった人，致し方ない病状の進行であっても「病院で悪くなった」というネガティブな感情をもつ人もいる．その圧倒的多数に，医師との対話不足が根底にあるように思える．

第2に，病院は「病院に適応のよい患者」しかうまく入院できない特性がある．たとえば，同室者や医療従事者とすぐにけんかしてしまう人，隠れて飲酒や喫煙をする人，無断外出を繰り返す人などは，入院継続ができず，退院せざるをえなくなることが多い．こういう患者は，複数回のトラブル・葛藤の経験から，入院に対してネガティブな感情をもつことが多いが，自宅ではその生活スタイルを問題なく維持できるため，在宅医療を希望されることが珍しくない．

以上，2群を述べたが，筆者の経験では，第1の群が厳しい印象である．第1の群は，医療従事者にネガティブな感情をもつのであり，その修復が必要という意味で，私たちの労力は並大抵ではない．その対応は「対話に尽きる」といえよう．一方，第2の群は，極言すれば，個人の性格や生活スタイルが，病院運営の論理と「合わなかっただけ」である．

自宅ではそのような制約がないため，普通に診療を続けながら信頼関係を蓄積すればよい．

訪問時の一般的な留意点

1．服装について

白衣着用はどちらでもよい．ただし，医療処置を行う場合には白衣着用がよい．白衣を着ない場合でも，医師は比較的フォーマルな服装が望ましく，Tシャツやサンダル履きなどは望ましくない．

2．自宅に入る際

居宅に入る際，チャイムを鳴らすにあたり，せかすように何度も鳴らすことは好ましくない．特に，介護者や患者が高齢の場合，玄関に到達するまでに（1～2分程度）時間を要することもあり，トイレ・浴室などにいる場合もあることを配慮する．

家族は不在だが玄関が施錠されていない場合に，患家に上がってよいかどうかは微妙である．診療を繰り返すなかで，患者・家族との信頼関係ができ，患者や家族の出迎えや応答がなくても「医師が上がってよい」合意ができていればよいが，そうでない場合には避けたほうがよいことがある．むろん，容体が特別に悪いことが予測される場合はその限りではない．

3．自宅に入ってから

玄関では靴を揃えて入ることを推奨したい．部屋に入るときはノックするのがよい．入ってから，患者の部屋に到達するまでは，あまり周囲を見回さないことが望ましいとされる．「医師には見せたくない部屋」もあるのである．飾っている装飾品や額入りの表彰状などは，見るほうがよく，患者や家族に心理的な満足感を与えることが多い．

初回訪問時の対応

1. 初回から数回の訪問

　初回訪問時の医師の言動は，患者・家族に強い印象を与え，その後の診療に与える影響は大きい．ともかく，最初数回で，患者や家族が「医師の訪問を好きになり，楽しみに待っていてくれるようになる」ことが理想である．

　最初数回の訪問では，患者の生活歴・現在の日常生活の様子を尋ね，人となりをつかむ．寝室・トイレ・風呂・食事場所・日中主に過ごす場所を，患者のADLを質問しつつ，見せてもらうのがよい．

2. 湯茶などへの対応

　診察後に，湯茶・菓子などを用意してくれる場合がある．初回往診のときにはとりあえず謝意を表していただき，その際に「原則的に次回からは心遣い無用」と話す方法もある．

　ただし，断らないほうがよい場合も多い．患者・家族によっては，医師や看護師と飲食しながら交わす会話を楽しみにしていることがあるからである．また，孤独に介護している介護者の「めったに人と話せないのだから，先生くらいお茶を飲んで私の話を少し聞いてほしい」というメッセージが込められていることもある．そうしたケースでは接待に応じること自体が，患者・家族のメンタルケアに役立つ．

導入初期の臨時往診や臨時訪問看護

　導入時には，患者や家族は不安をもちやすく，緊急に相談に乗らなければならないケースはよくある．夜間や休日に電話に出て，丁寧に説明をしたり，対応法を説明するだけで，多くの例で，患者や家族に安心してもらえる．しかし，それでも，不安が解消しない場合，医学的緊急性が必ずしもないとは知りつつも医師あるいは看護師が赴き，状態が差し迫っていないことを目前で確認することで，安心感をもつことを期待できる（医療従事者が昼間に不安を感受した場合には，夕刻などに再度訪れて対話をする方法もよい．そうすると夜間の電話を未然に防ぐことができるかもしれない）．

　こうした医師（や看護師）との何度かの対話を通じて，「本来の緊急対処が必要な事柄」以外に対しては，家族が次第に在宅ケアの方法論を獲得し，「大丈夫」と感じるようになっていくプロセスを期待できることが多い．そのように家族が，ケアの体験を通して安心感を獲得できるよう対話を深めたい．

訪問看護ステーションとの連携
―訪問看護ステーションの立場から
Coordination with Home Visiting Nurse Stations
— from a Nurse

当間麻子
Asako Toma

　現在，病院での死亡が8割を超え，在宅での死亡者は13.4%である．2040年には死亡者数が166万人と推定され多死時代に突入する．治療を目的とした病院が尊厳をもった看取りの場でないことは明らかであり，住み慣れた生活の場で最期を迎えたいという思いをもつ人々も多い．今後，在宅医療は高齢者が人生の終焉をどこで迎えるかというテーマに取り組まざるをえない．こうした社会的な背景から，在宅医療を支える訪問看護ステーション（以下，ステーション）へのニーズはさらに高まることを踏まえ，ステーションの現状および今後の課題について述べる．

訪問看護ステーションの現状

　ステーション数は介護保険創設後から伸び悩み，2009年では約5,600カ所余りにとどまっている．利用者数は約35.7万人（介護保険約29.3万人，医療保険6.4万人）で，介護保険対象者が8割弱を占め，全国の訪問看護職員は常勤換算で2.7万人余りである．平均的な訪問看護ステーションは，常勤換算看護職員4.3人，介護予防を含めた利用者数54.3人，1カ月の訪問件数304回である．ステーションの規模は小規模の事業所が多く，常勤換算の看護職員が5人未満の事業所が55%を占め，10人以上は1割に満たない．経営的に見ると，小規模なステーションほど赤字割合が多く（31.6%），休廃止の大きな要因になっている．

　訪問看護ステーションと看取りの関係を見ると，1ステーション当たりの年間の看取り数はわずか5.4人で，年間平均死亡者数13.0人（介護4.8人，医療4.6人）の41.4%を占めるにすぎない．

ステーションの規模と経営的課題

　訪問看護が在宅医療を支えるためには，在宅（自宅以外の居住の場を含める）のがん・難病などを含めた緩和ケア，高齢者の看取り，小児，認知症，精神障害者，医療依存度の高い利用者などへの迅速なサービスの提供が必要であり，小規模事業所では限界がある．事業所の全体数ではなく，多職種連携を進め，在宅支援の拠点となる中規模以上（管理者以外に24時間対応ができる常勤看護師4～5名，非常勤看護師数名，利用者数100名程度）の事業所が増えることが必要である．後述するスタッフの確保や教育の問題にも関連するが，経営基盤を強化し持続可能な事業運営が必須である．地域偏差やステーション未設置・不足地域（離島や山間僻地にかかわらず）の問題では，サテライトを積極的に認可すべきである．

管理者の役割と訪問看護師の育成

　訪問看護は，「生活の場」で看護を提供する，個別性が高い，基本的には1人で訪問し，看護判断が求められ責任が大きい，利用者は0歳児から高齢者まで年齢や病態像が多様である，24時間対応，家族支援が必要，医療機関や事業主体の異なる多職種の連携が重要であるといった特性がある．こうした特性は，臨床経験を一定の基盤とし，その大半は在宅

の現場での教育・研修・トレーニングにより培われる．ステーションの管理者には教育体制を整え，看護師の資質の向上を図りチームの看護力を高める役割がある．そのためには管理者自身が積極的に研修に参加し，管理者としての力量を高め，リーダーシップを発揮することが重要である．

　また，最近の調査では，管理者の在職年数によりスタッフの在職年数に有意差があると指摘されている．管理者自らが生き生き働き成長する職場でないと，スタッフの教育は進まず，定着も図れない．ワークライフバランスに応じた多様な勤務形態を保障し，若い看護師が訪問看護に夢や魅力をもって，集まってくる職場環境を作ることも管理者の大きな役割である．そのためには，強固な経営基盤が必要である．

訪問看護の方向性

　今後の高齢化社会では，都市部の高齢化，老老介護，認認介護，独居者の増加により，高齢者の住居・生活の場が問題になる．自宅，介護保険による施設，高齢者賃貸住宅，有料老人ホームなど，すべての生活の場でその人がその人らしく生き抜けるようエンドオブライフを支える看護，尊厳をもつ看取りの支援を提供することが重要な課題である．また，医療ニーズの高い療養者や小児・難病などあらゆる年代・あらゆる障害をもつ人々の在宅緩和ケアを充実させていくことが求められる．そのためには，自宅に訪問し看護を提供するという縛り，介護・医療・障害などの縦割り制度による縛りと報酬体系を見直し，いつでも・医療機関以外のどこにでも，必要なときに必要なだけ，看護が提供できるシステムとして再構築する必要がある．

　2006年4月に創設された療養通所介護制度は報酬が低く，事業所が伸びていない．通所・ショートステイ・入所・看取りを含め，医療ニーズの高い在宅療養者(児)を在宅で支えていく基盤作りは，早急な課題である．在宅主治医や多職種との連携により，在宅の看護師がその機能を担っていく必要があると考える．

訪問看護ステーションとの連携
―医師の立場から
Coordination with Home Visiting Nurse Stations — from a Doctor

太田秀樹
Hideki Ota

　感染症が死亡原因疾患の第1位を占める時代には，医療の目的は治癒(cure)であった．ところが，従来助からなかった命が救えるようになると，脳血管障害後遺症に象徴されるように障害と暮らす患者が増加することとなる．人口構造の激変やそれに伴う疾病構造の変化によって，慢性疾患や障害に対する医療が求められ，ケア(care)が医療の中心的な役割を果たすようになった．とりわけ，在宅療養中の患者たちは，あまねく良質なケアを必要とし，訪問看護には新たな期待と価値が生まれることとなる．

在宅医療はナーシング（図1, 2）

　有能な訪問看護師と連携して在宅医療を行うと，医師の負担は相当軽減される．24時間管理は厄介と聞くが，訪問看護によって全身状態が良好に維持管理されると時間外の緊急往診は少なくなる．訪問看護師が介護者からの，いつもと違うといった些細な生活情報を汲んで丁寧に対応すると在宅療養を安定した状態で長く継続できる．「在宅に急変はない．予想された経過だ」とは，在宅ホスピスケアに熱心な某訪問看護師の至言である．

　生活背景にまで配慮して，療養患者の状態を良好に保つことは，訪問看護師の使命といえる．患者の病態が変化したときには，家族からのファーストコールを受けて対応する．「突然発熱した」と電話相談が訪問看護師にあったとしても，病態を聞き取り，服薬や養生法の指導を看護師自らが行い，解決できることは多い．状況によっては，実際に緊急訪問を行い，状態を観察して，サチュレーションを測定し，呼吸状態などバイタルサインを医師に報告することもある．その際医師に求められるのは的確な判断となる．

　当法人では，18年前から訪問看護を機軸とした在宅医療を行っている．対象患者数は，

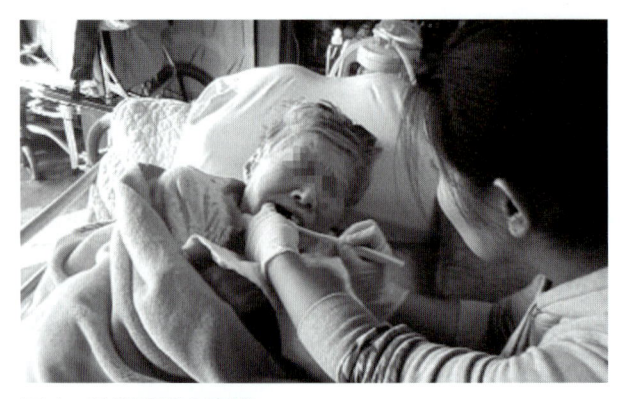

図1　訪問看護の実際
訪問看護の役割は，全身状態の観察から，口腔ケア，排便管理と多岐にわたる．

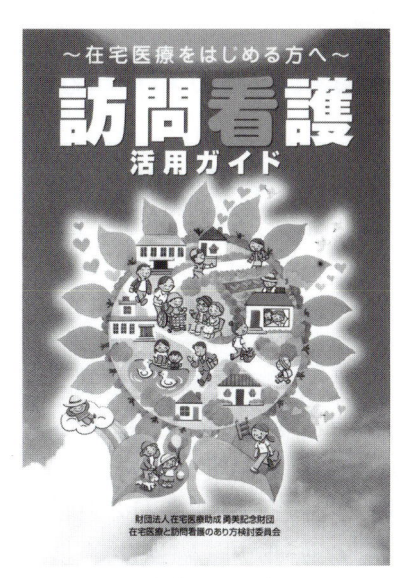

図2 訪問看護の手引書
財団法人 在宅医療助成勇美記念財団が配布している訪問看護の手引書は,実践に即した充実した内容である.無料配布を受けられる.

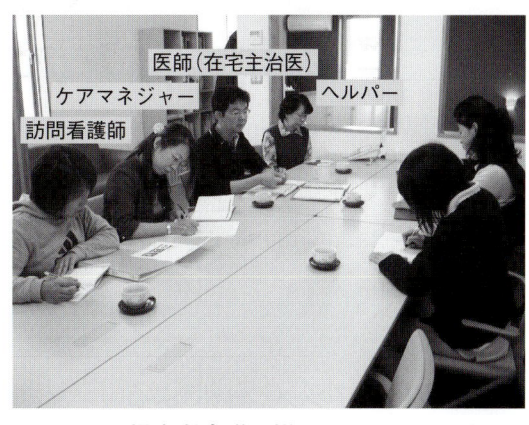

図3 ケア担当者会議の様子
訪問看護師をはじめ,在宅主治医を交えたケアカンファレンスは,質の高い在宅医療の提供に重要である.

現在約200例であるが,時間外に緊急往診を行って対応する事態は,3日に1回程度である.

連携の実際

在宅医療の対象となる高齢者は,介護保険サービスを利用している.訪問看護は介護保険サービスに位置付けられ,医師の指示に基づいて提供される.医師には介護保険制度への理解が求められる.ケア担当者会議は利用者情報の共有に欠くことができない(図3).

信頼できる力量の高い訪問看護師への訪問看護指示書には,具体的で細かい指示よりも包括的な指示のほうがよい.訪問看護師の裁量のなかで対応できると,それだけ医師の手を煩わせることが少なくなる.訪問看護指示書におけるポイントは,脱水,便秘,発熱に対する対処方法の明示である.筆者は,初期対応を看護師に委ね,判断に苦慮したときに医師へ連絡するように伝えている.臨床経験の長い訪問看護師は,的確に病態をとらえて適切に対処しているものである.彼らの言葉に謙虚に耳を傾けることが大切である(図3).

訪問看護への期待

医療改革が叫ばれるなかで,いまだ急性期病棟にも社会的入院患者が存在している.仮に,在宅での受け皿が整備され,入院日数が半分となれば病床は2倍.さらに地域からの緊急入院患者数が半分になれば,病床は4倍活用できる.在宅医療の推進は,まぎれもなく訪問看護の充実にかかっている.訪問看護は医療再生の切り札かもしれない.

歯科医師との連携—歯科医師の立場から

Coordination with Dentists — from a Dentist

永長周一郎,角 保徳,足立了平
Shuichiro Nagaosa, Yasunori Sumi, Ryohei Adachi

オーラルマネジメントによる「食べられる口をつくる」を提案

在宅医療では,栄養管理が基本となり,口から食べることが重要である.そのためには口腔を常に良好な状態に維持する必要がある.岸本らは,病院での医科歯科連携を中心に,cureとcareのバランスを意識した,オーラルマネジメントによる「食べられる口をつくる」を提唱しており,在宅医療においても参考になる.オーラルマネジメントの内容は,頭文字を取ってCREATEと説明している.食べられる口をつくることを目標に,清掃(Cleaning),リハビリテーション(Rehabilitation),教育(Education),評価(Assessment),治療(Treatment),食べる(Eat)をチーム医療として,分担,協働していくことであり,このCREATEを通して歯科医師との連携が進むものと考える.

在宅医療における医科歯科連携の現状

在宅医療における歯科医師との連携とは,医科歯科連携のことであるが,地域の三師会活動,健診活動での歴史はあるものの,一部の地域を除いては連携が進んでいないというのが現状であろう.訪問歯科診療では,歯科医師,歯科衛生士,歯科技工士によるチームアプローチが展開されつつあるが,それは義歯作製などの一般歯科治療の枠組みのなかで完遂されることが多く,医療チームへのコミットメントの機会が少ないため,訪問歯科診療や在宅歯科医療の認知は,まだ十分ではない.一方,従来から病院の歯科口腔外科では,医師,看護師などと連携してきた経緯があり,口腔ケアに関するコンサルティングから外来ならびに病棟における口腔ケアの提供,栄養サポートチーム(NST),摂食・嚥下リハビリテーションカンファレンスなどでの連携が進んでいる.特に,誤嚥性肺炎予防のための口腔ケア,周術期口腔ケアでは,一定の成果を上げつつある.

期待される在宅歯科医療へのパラダイムシフト

角は,後期高齢者の受診率を医科(85.5%)と歯科(11.3%)で比較し,「歯科医師の求める歯科医療ではなく国民の求める歯科医療に転換していく必要」に言及するとともに,歯科医療が健康寿命の延伸に貢献できることを社会に提示するためにも口腔ケアの普及が重要であり,臨床現場で口腔ケアを適切に行える歯科医,歯科衛生士が待望されているとしている.足立は,第3次改革で構築した次元医療というピラミッド(ヒエラルキー)を見直し,歯科医療連携は,病院と診療所の間を行き来するピンポン型ではなく,患者が生きている限りその居場所に合わせて途切れなく継続した医療提供が行われるチェーン型の在宅歯科医療,口腔ケアを基本とすることを提唱している.

近年,在宅歯科医療は,訪問歯科診療としての単なる治療の提供だけではなく,生活支援やQOLの向上という視点からその方向性や社会性が問われている.高齢社会における

歯科医療は，利用者だけでなくそこにかかわる保健・医療・福祉などの専門職種からの期待に応えることが必要である．つまり，期待される在宅歯科医療とは，在宅栄養管理における，多職種連携を通しての「口腔ケア」「摂食・嚥下リハビリテーション」の実践であり，cureからcareへのパラダイムシフトなのである．

多職種連携における，歯科医師との連携の展望

歯科診療所の80％以上は歯科医師1人で運営されている実態があり，チーム医療に不慣れであり，また，歯科は，単独で成長してきた経緯による組織文化の違いもあり，多職種との「顔の見える連携」には距離感があることは否めない．対策は，歯科医師自らが，地域の勉強会，交流会に参加することが正論となるが，同時にそれらを達成できるようなシステム作りが急務であろう．われわれは，そのシステム作りにおいて，病院歯科のもつ，地域における社会関係資本，ソーシャルキャピタル（SC）としてのネットワークの可能性に期待している（表1）．急性期，回復期から始まる口腔ケアが重要であり，病院歯科が，医師から歯科医師，病院から歯科診療所，在宅歯科医療への架け橋になるべきである．

「全国在宅歯科医療・口腔ケア連絡会」の設立

在宅歯科医療にかかわるあらゆる職種が集

表1 ソーシャル・キャピタル（SC），社会関係資本

- SCとは，人々の協調行動を活発にすることにより，社会の効率性を高めることが出来る「信頼」「規範」「ネットワーク」といった社会組織の特性である． (Putnam, 1993)
- SCは，グループ内またはグループ間での協力を容易にする共通の規範や価値観，理解を伴ったネットワークである． (OECD, 2001)
- SCの形成を考える上で重視されるのは，地縁型の団体や行政系ボランティア等の伝統的な市民活動よりも，水平的で橋渡し型とされるNPOに代表される自律型の新しい市民活動であるという傾向がある． (金谷, 2008)

（永長周一郎，品川 隆：多職種連携における歯科医師．治療 2009；91(5)：1547-1551 より引用）

い，情報を自由に共有することで，課題解決に取り組むことができる，コミュニティとしてのオープンプラットフォームが必要な時代となった．そこで，在宅歯科医療の主たる担い手である歯科診療所，後方支援，支援者支援の役割をもつ病院歯科および教育機関の有志により，「全国在宅歯科医療・口腔ケア連絡会」(http://e-shika.org/)が設立され，さらに在宅医療推進フォーラムの加入団体となった．

本連絡会は，「（ニードに）応える・つなぐ・育てる」ことを念頭におき，医科歯科連携を機軸に，メーリングリスト，データベースなどのITコミュニケーションの活用，地域ごとに顔の見える，多職種の研修会開催などの新機軸，新結合により，"網の目"的な組織運営を目指している．

歯科医師との連携—医師の立場から
Coordination with Dentists — from a Doctor

冨山宗德
Munenori Tomiyama

生活の場で繰り広げられる在宅医療を通して，口腔内の状況が，こんなにまでも，暮らしに密接な影響を与えているのかと実感する．当たり前に行っている「歯みがき」ですら，要介護者たちは満足に行えない．在宅医療の対象者は，すべて歯科医療の対象といえよう．ところが，在宅医療にかかわるスタッフに，歯科医療の必要性を感じ取ることがなければ，歯科医療の機会は奪われてしまうのである．

在宅における歯科医師の役割

在宅終末期医療の依頼が増えている．緩和ケアは在宅でも確実に行えるが，身体的苦痛を除くだけでなく，心の痛みをもケアしなくてはならない．死に向かう者へ，歯科医療が必要かと首をかしげる医療者がいるが，死のそのときまで，食べる楽しみを残すことができれば理想的な終末期ケアといえる．

義歯の調整や残歯の治療により，口から食べられるようになると表情も変わる．味覚が回復すれば，喜びもさらに大きい．歯科医師の協力が人生を豊かにする(図1)．

脳卒中後遺症や認知症など病態が安定している症例では，誤嚥性肺炎予防が在宅療養を長期に継続する際のポイントとなる．口腔ケアが命を長くする．

在宅歯科医療の課題

口腔内の観察から，介護力を推し量ることができる．舌苔や歯垢，常時食物残渣があるなど口腔ケアが行われていない症例では全身的なケアも不足していることが多い．口腔ケアの重要性を説明し，専門的ケアを勧めるが，受け入れが悪いこともある．幼児期からの歯みがき習慣同様，口腔ケアは生活の一部でもあるため，意識改革には，生活習慣病のコントロールと同質の課題を抱えている．

経済的な理由から訪問歯科を拒否する例がある一方で，過剰な期待をもつ例もある．在宅歯科医療の本質的な意義とその限界を正しく伝えることが重要と考えている．

歯科との連携の実際

自宅での歯科治療にはリスクを伴う．たとえば，関節リウマチで頸椎後屈制限や開口制限がある，認知機能低下によって治療への協力が難しい，全身状態が不安定で治

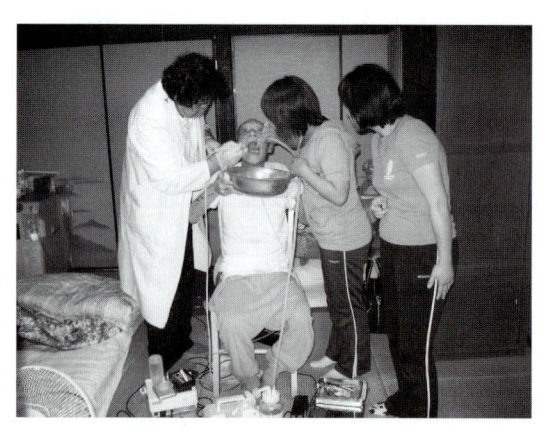

図1　進行期肺がん
残歯による歯肉咬症出現．最期まで口から食べたいと在宅酸素療法を行いながら訪問歯科診療による処置を行った．訪問看護師が同席して協力．数日後に自宅で穏やかな最期を迎えた．
(太田秀樹：在宅医療における歯科医師との地域連携．日歯医師会誌　2009；62：205 より引用)

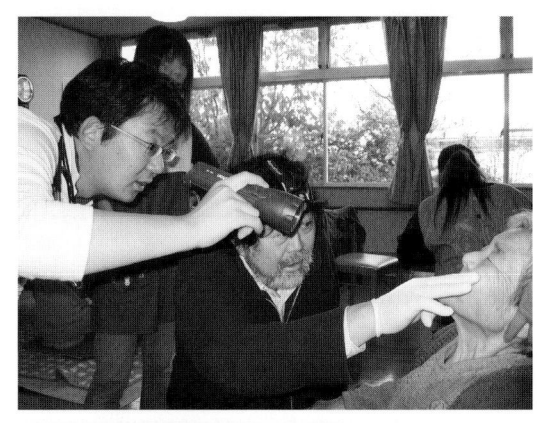

図2 訪問歯科診療
訪問歯科診療の場はグループホームにも広がる．口をあけて治療に協力できない認知症患者の歯科治療に，信頼が厚く，親しみある在宅医が同席して説得した．

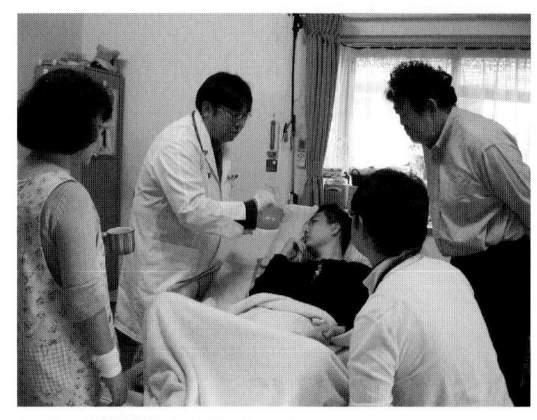

図3 外傷性脳損傷後遺症
訪問歯科診療医が大学病院口腔外科医に嚥下機能評価を依頼．ボランティア訪問が実現．介護家族およびかかわるスタッフに嚥下リハビリの指導を受ける．歯科医から介護サポートの輪が広がった．

療中に急変の可能性がある，抗血症板薬が投与され出血傾向がある，HOT(home oxygen therapy；在宅酸素療法)施行で，歯科治療中の流量調整も必要となるなど，訪問歯科診療依頼に際しては，綿密な打ち合わせが必要となる．指示書だけではなく，電話や面会などでの情報提供を心がけている．そして，必要があれば，歯科治療の場面に同席する．患者・家族や歯科医師にとって，大きな安心をもたらすと思う(図2)．

嚥下評価や摂食嚥下訓練が必要なときは，栄養サポートチーム(NST)を作り，嗜好を汲んだ食形態の工夫や，介護家族の意欲や能力などまで配慮しかかわっている(図3)．

歯科治療のきっかけは，一時的でも，その後に定期的なかかわりが生まれることもある．

歯科は，う歯や義歯との印象が強いが，訪問歯科診療の意義を知っていただきたい．歯科医との顔が見える関係構築でチーム医療の本領が発揮されると，在宅医療への期待はさらに高まるものと信じている．

薬局（薬剤師）との連携
―地域の在宅医療に携わる薬剤師の立場から

Coordination with Pharmacies (Pharmacists)
— from a Pharmacist Working at Home Medical Care

萩田均司
Hitoshi Hagita

在宅医療における薬剤師の役割

　近年在宅医療の必要性から地域における薬剤師の役割はますます重要度を増してきた．これは，治療（cure）中心だった医療が生活に目を向けた介護（care）の概念を考慮した幅広い医療が必要とされる時代になったからである．すなわちcureからcareへのパラダイムシフトである．一見薬剤師の役割は，薬を調剤してただ患者の居宅へ届けることであると誤解される．しかし，薬剤師の在宅医療での役割は，①医師により処方された医薬品を正しく調剤し，②調剤された薬を患家へ届け，③服薬指導を行い，④期待される薬の効果を確認し，⑤または期待されない薬の効果を発見し，⑥それらを処方医へ情報としてフィードバックし，⑦次の処方へ情報を活かし（医師の処方設計への情報提供），⑧多職種と情報を共有して連携すること，である．これらは，在宅医療の現場を戦場にたとえるならば食糧や武器を戦場の第一線へ輸送し後方支援をする"兵站（へいたん）"の役割に似ている．戦場では，この兵站の働きにより勝敗が左右されるといっても過言ではない．すなわち，在宅医療の第一線に医薬品や医療材料・衛生材料を供給し，供給した医薬品その他が適正に使用され，患者の生体内での効果や副作用を正しくモニタリングし，この情報を在宅医療に携わる医師・看護師その他医療介護の多職種と共有することが薬剤師の在宅医療での役割といえる．

在宅医療の開始に至る4つのパターン

　薬剤師が在宅医療を開始するには，医師からの指示により患者または家族の同意を得て行われる．一方，薬剤師が薬剤師の在宅医療の必要性を判断して医師へ情報を提供したり，介護支援専門員の判断や介護に携わる介護職からの情報で医師が指示を出したりして開始するパターンがある．

　すなわち，薬剤師の在宅医療は，多職種が薬剤師の訪問指導の必要性を判断したときは，医師や歯科医師にその情報を提供し，協議をし医師の指示および患者または家族の同意のうえ開始される．入院患者が退院時の"退院時カンファレンス"により決定される場合もある．

在宅医療の実際

　薬剤師が訪問するとまず初めに行うのが残薬整理である．外来で服薬指導していてコンプライアンス良好であると判断している患者でも，実際訪問すると患者の居宅ではあちらこちらから残薬が出てきたり，いつ誰に調剤されたかもわからない薬や変色した薬も出てきたりする（図1）．

　これを整理して，患者の服薬コンプライアンスを確保することから開始するが，薬の管理者が本人なのか家族なのか確認することも大切である．そして，患者に適した剤形の選択，一包化やカレンダー方式，経管投与の場合は簡易懸濁法の検討なども行われる．

　嚥下困難の患者に対しては口腔崩壊錠やと

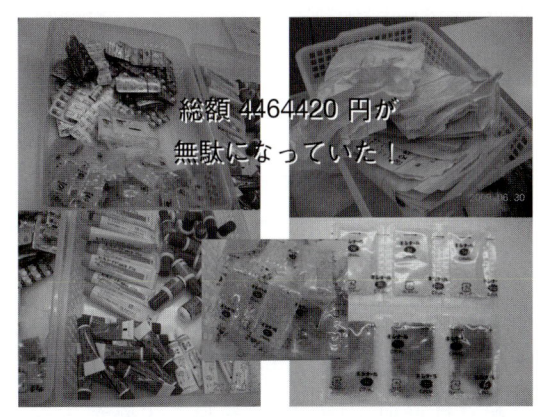

図1 薬局つばめファーマシーの薬剤師が回収した薬

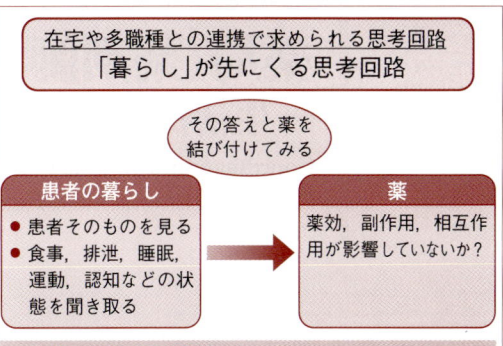

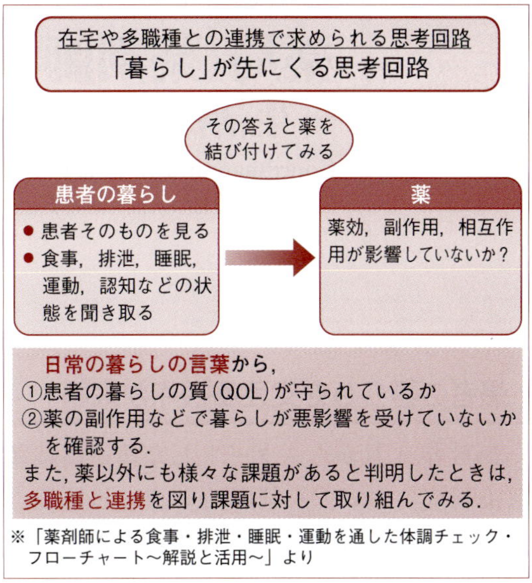

総額 4464420 円が無駄になっていた！

図2 「暮らし」が先にくる思考回路
〔(社)日本薬剤師会 高齢者・介護保険等検討委員会：服薬支援マニュアル（その 2），(社)日本薬剤師会ホームページ http://www.nichiyaku.or.jp/，2009.9.30 より引用〕

ろみ剤・嚥下ゼリーの使用も検討する．

訪問時に大切なことは，コンプライアンスの確認であるが，そのためには患者や家族が薬物療法を理解しているかの確認も大切である（アドヒアランス）．そして，患者の暮らし（食事・排泄・睡眠・運動など）を確認することにより薬物療法の効果や副作用がみえてくる．この生活の変化をみる思考回路が次のステップの服薬指導や薬物療法の処方設計への情報提供へとつながる（図2）．

緩和ケアについて

今や年間死亡者数は 100 万人を超え，2038 年には 170 万人まで増加する傾向にあると予想されている．その一方，1976 年以降在宅死よりも病院や施設でのいわゆる施設死が増え年々増加の傾向にある．この現状を考慮して平成 19（2007）年に国立長寿医療センターの在宅推進会議では 4 人に 1 人を在宅で看取る体制を構築すると中間報告で発表している．この流れのなかで，在宅での緩和ケアが推進されてきた．緩和ケアは早期の段階で治療と並行しての導入を目標にしている．当然麻薬が処方されるわけであるが，麻薬の管理・施用・回収・廃棄に関しては薬剤師が積極的にかかわる必要性がある．また，麻薬とともに鎮痛補助薬も使用され，スパイク痛にはレスキュードーズも必要となってくる．塩酸モルヒネなどの持続皮下注入に関しても薬剤師がかかわる必要がある．緩和ケアにおける薬物療法の評価や薬剤の選択，管理については薬剤師の得意分野であることはいうまでもない．

これからの展望

地域の薬局は，地域の住民の身近な健康・介護の相談窓口である．地域コミュニティの健康介護のヘルスステーションとして地域包括支援センターと協力し，地域住民の健康予防，そして保険調剤や在宅医療の担い手の一員としてもっと在宅医療に貢献すべきである．すなわち在宅医療は薬局薬剤師がもっと多くかかわることでますます推進されることが予想される．今や多職種連携の時代である．多職種のチームの一員として cure から care へのパラダイムシフトを考慮した cure と care のバランス感覚をもった在宅医療を行う薬剤師が増えていくことを期待したい．そして日本の隅々まで隙間なく薬剤師が在宅医療にかかわることが可能となる時代が早く訪れることを期待する．

薬局(薬剤師)との連携
—生活機能と薬剤管理について
Coordination with Pharmacies (Pharmacists) — Assessment of Function, Disability and Health for Drug Management

木村隆次
Ryuji Kimura

患者の暮らしを支える視点が大事

2008年4月からスタートした後期高齢者医療制度において,制度面で基本的な視点となったのは「後期高齢者の生活を重視した医療」(後期高齢者医療の在り方に関する特別部会による「基本的考え方」,2007年4月11日),である.すなわち"暮らしを支える"というものである.したがって,薬剤師は,医師や他の医療職種,介護職種などがどのように患者や利用者の暮らしを支える取り組みをしているかを理解しなければ,薬剤管理はできないと考える.

生活機能と薬剤の影響

筆者は,薬剤管理のなかで生活機能と薬剤の影響を常にモニタリングすることが特に重要と考える.そのモニタリングに「基本チェックリスト」を使用することを勧める.介護保険の地域支援事業,特定高齢者候補者を把握するために広く使用されているものである(図1).

チェック項目のなかから,薬剤の影響の可能性との関連で特徴的なところをみてみる.

1. 運動機能低下の把握

図1の6番,7番について,たとえば,筋弛緩薬を服用した前後では,階段の昇り降りに影響が出る可能性がある.また,低カリウム血症を起こす薬剤を服用していると,筋力低下の症状が出て6番,7番の行為ができなくなる可能性がある.

9番,10番では,たとえば$α_1$遮断薬のように起立性低血圧(めまい)を起こす薬がある.同様な系統の薬剤が出ていれば,立ち上がったときのめまいにより転倒することもある.

小刻み歩行が出現した場合,薬剤性の錐体外路障害を疑うこともできる.該当薬剤は,精神安定薬などがある.また,小刻み歩行により段差5mm程度でもつまずき転倒する.

2. 嚥下能力の低下や食欲不振の把握

次に,11番,12番の「BMI」の判定といった栄養改善にかかわる項目である.薬剤が原因で食欲が落ち,食事がとれないなどの症状を招くことはよくみられる.たとえば,抗不整脈薬や気管支拡張薬,抗うつ薬などにより口渇や味覚の低下などを起こし食欲不振をきたすことがある.

13~15番などは口腔機能にかかわる項目である.13番は固いものを食べられなくなるなど,噛む力についての項目.入れ歯の問題がないかも考慮する.Ca拮抗薬などを服用すると,「歯肉肥厚」が起こることがある.結果,入れ歯が合わなくなる可能性がある.

14番の項目は,嚥下能力に関する項目である.水でむせるという場合には,嚥下能力がかなり落ちていると考えることができ,薬剤をスムーズに飲み込めないことも考慮する.その場合,剤形の変更,簡易懸濁法の導入,または嚥下補助ゼリー,とろみ剤を活用するなどといった対応が必要になってくる.15番の口の渇きが気になるかどうかについては,口渇の副作用をきたす抗ヒスタミン,

3. 認知症とうつの把握

16番、17番では「閉じこもり」の状態をみる。そして、18～20番の3つの問いでは、認知症症状の有無をみる。

閉じこもりが多くなると認知症の症状が出やすくなる。また、このことは運動機能と密接な関係があり、たとえば"めまい""ふらつき""転倒"といったことがあると、外出などがおっくうになって閉じこもりがちになることがある。閉じこもりの原因は何か、外出の頻度が減っているのはなぜなのか、といった場合、時には服用薬が原因である可能性もある。

21～25番まではうつとの関連をみる項目である。

うつに関しては、薬剤性せん妄、薬剤性うつなど、薬剤が要因になっていることがある。また、うつ病を招くおそれのある薬剤にはインターフェロン製剤（C型肝炎治療）、ステロイド薬（ぜん息、アレルギーなどの治療）、降圧薬（レセルピン、β遮断薬、Ca拮抗薬）、経口避妊薬、抗てんかん薬（カルバマゼピン）、強心薬（ジギタリス製剤）、乳がんホルモン治療薬、免疫抑制薬（アザチオプリン）など多岐にわたっている。

薬剤情報を共有する視点と多職種連携

使用している薬剤、健康食品などすべての調査、重複、相互作用の確認、服薬コンプライアンス、モニタリングなどの薬剤管理をきちんと進めるには、薬剤師1人ではできないため、本人、家族を含む多職種で薬剤管理を行う仕組みを考える必要がある。医師、介護支援専門員と薬剤師が特に連携をとることで薬剤情報を共有することが可能になる。そして患者の生活機能維持ができ、QOL向上につながる。

情報共有の場面としては、退院時のカンファレンス、および在宅でのサービス担当者会議などをもっと活用する必要がある。

基本チェックリスト

	質問項目
1	バスや電車で1人で外出していますか
2	日用品の買い物をしていますか
3	預貯金の出し入れをしていますか
4	友人の家を訪ねていますか
5	家族や友人の相談にのっていますか
6	階段を手すりや壁をつたわらずに昇っていますか
7	椅子に座った状態から何もつかまらずに立ち上がっていますか
8	15分位続けて歩いていますか
9	この1年間に転んだことがありますか
10	転倒に対する不安は大きいですか
11	6ヶ月間で2～3kg以上の体重減少がありましたか
12	身長（　　cm）体重（　　kg）（＊BMI 18.5未満なら該当） ＊BMI（＝体重(kg)÷身長(m)÷身長(m)）
13	半年前に比べて固いものが食べにくくなりましたか
14	お茶や汁物等でむせることがありますか
15	口の渇きが気になりますか
16	週に1回以上は、外出していますか
17	昨年と比べて外出の回数が減っていますか
18	周りの人から「いつも同じ事を聞く」などの物忘れがあると言われますか
19	自分で電話番号を調べて、電話をかけることをしていますか
20	今日が何月何日かわからない時がありますか
21	（ここ2週間）毎日の生活に充実感がない
22	（ここ2週間）これまで楽しんでやれていたことが楽しめなくなった
23	（ここ2週間）以前は楽にできていたことが今ではおっくうに感じられる
24	（ここ2週間）自分が役に立つ人間だと思えない
25	（ここ2週間）わけもなく疲れたような感じがする

図1　基本チェックリスト

抗コリン作用のある薬剤はたくさんあるので特に注意が必要である。口渇の結果、どのような体調変化があるのか、味覚に変化があったのか、食欲不振はどうかなど、低栄養にもつながるため、どの段階でどのような影響が及ぶかを注意深くみていく必要がある。

介護保険サービスとの連携
―無床診療所の立場から
Coordination with Care Insurance Services
— from a Doctor Working at a Clinic without Bed

前原　操
Misao Maehara

「かかりつけ医」とは

　ひと昔前は，無床診療所の医師は外来診療のほか，往診もやり，看取りもやってきた．彼らを住民は「かかりつけ医」と呼んだ．「かかりつけ医」が医師会の基盤となって，医師会を支え，医師会の中心を形成してきた．1970年代ごろから変化し，病院死が増加，在宅での看取りが減ってきた．

　核家族化，少子高齢化など社会情勢の変化，医学の発達，医療環境の変化により，「かかりつけ医」が変質してきた．現在の開業医はかかりつけ医といっても，診療時間は9時～5時，まさに「かかりつけ」の患者さんしか往診をしない．それも軽症に限る．必要ならすぐに入院を勧める．また，診療報酬上も外来医療のほうがはるかに効率的である．厚生労働省や日本医師会も結果的にではあるがこの傾向に荷担した．現在は，かかりつけ医と連携在宅医とを分けて考えるべきである．在宅専門診療所と3つのカテゴリーに分けてみた（表1）．

　現在，医師会のなかに入りたいという集団がいくつか存在する．たとえば勤務医団体である．勤務医が医師会員数の半分を占めるに至り，何とか医師会に入った形である．しかし発言権は弱い．有床診療所，これも衰退の一途をたどっている．在宅療養支援診療所は少数であり，とても医師会のなかに入れない．こういった現場で患者のほうを向いて，苦労している勤務医や診療所が，医師会のなかで勢力となっていない．時代の変化についていけないのはむしろ医師会のほうである．早急な医師会の改革が望まれる（図1）．

地域医師会の役割

　今日の医療崩壊を救う道は，地域医師会の行動にかかっている．地域医師会トップの理解と熱意が必要である．在宅医療を行うのに，昔は1つの診療所ですべてが揃った．往診，注射，摘便，何でもやった．点滴も胃瘻も在

表1　診療所の形態

	かかりつけ医 （往診±）	在宅医 （連携）	在宅専門 診療所
医師	1人	1人	数人
訪問看護師	0	0	数人
診療	外来・(往診)	外来・訪問	訪問診療
時間	9時～5時	24時間	24時間

かかりつけ医＝在宅医ではない．在宅医は連携しないと24時間体制が困難．

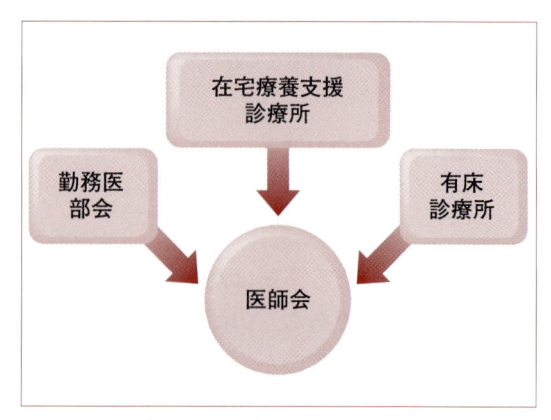

図1　医師会との関係
医師会は在宅医療を担う診療所や入院医療を担う勤務医をもっと重視すべき．

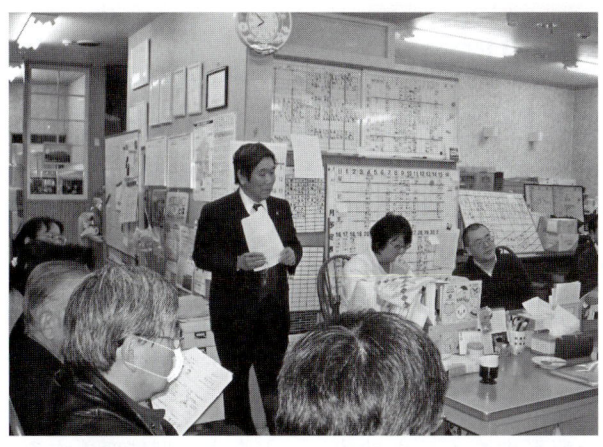

図2 訪問看護ステーションにおける症例検討会・勉強会

宅酸素もない時代の話である.
　現在は大きく変化した.介護力の低下した家庭には介護保険がある.在宅医療において,病人の看護には訪問看護師がいる.24時間の体制をしくとなると,1診療所では無理である.いくつかの診療所同士が連携する必要がある.多業種協働のチーム医療である.チーム医療にはリーダーが必要.リーダーは医師の務め.それも地区医師会の会長などが理想である.リーダーがいないとただの烏合の衆となる.最後の責任は医師がとる.

連携在宅医の役割

　連携在宅医の役割は積極的な訪問診療を多業種協働で行うこと.ケアマネジャーとの連携,サービス担当者会議への参加が望まれる.さらに重要なのが訪問看護ステーションとの連携である.特に終末期,看取りのキーパーソンは訪問看護師である.連携在宅医,訪問看護師,ケアマネジャーなどの支援チーム体制を築くために,症例検討会,勉強会を積極的に催すことが必要である(図2).

介護保険サービスとの連携
―在宅医療を担う有床診療所の機動的な役割

Coordination with Care Insurance Services
— Roles of Clinics with Beds who Bear Home Medical Care

山口浩二
Koji Yamaguchi

　当院は16年前から在宅医療を開始したが，最初から外来，入院施設，在宅医療部という，いわば3種類の治療形態をもった診療所としてスタートした．さらに介護保険制度が導入されてからは，訪問介護，デイサービス，居宅支援事業所を立ち上げて，密な連携を保ってきた（図1）．

有床診療所における入院施設

　有床診療所は以前からいわれているように，その経営が思わしくなく，近隣の医師がベッドを廃止する動きのなかで，当院はベッドを療養型に変更することなく一貫して一般病棟で運営してきた．その理由は，在宅医療を施行するにあたっては，入院施設が不可欠なものとなっていたからである．つまり，慢性期は在宅，急性期は入院という治療形態の棲み分けをしてきた．在宅患者が急変したときの入院を考えた場合，自院での治療はベッドの空き具合を調節しやすい．また患者に

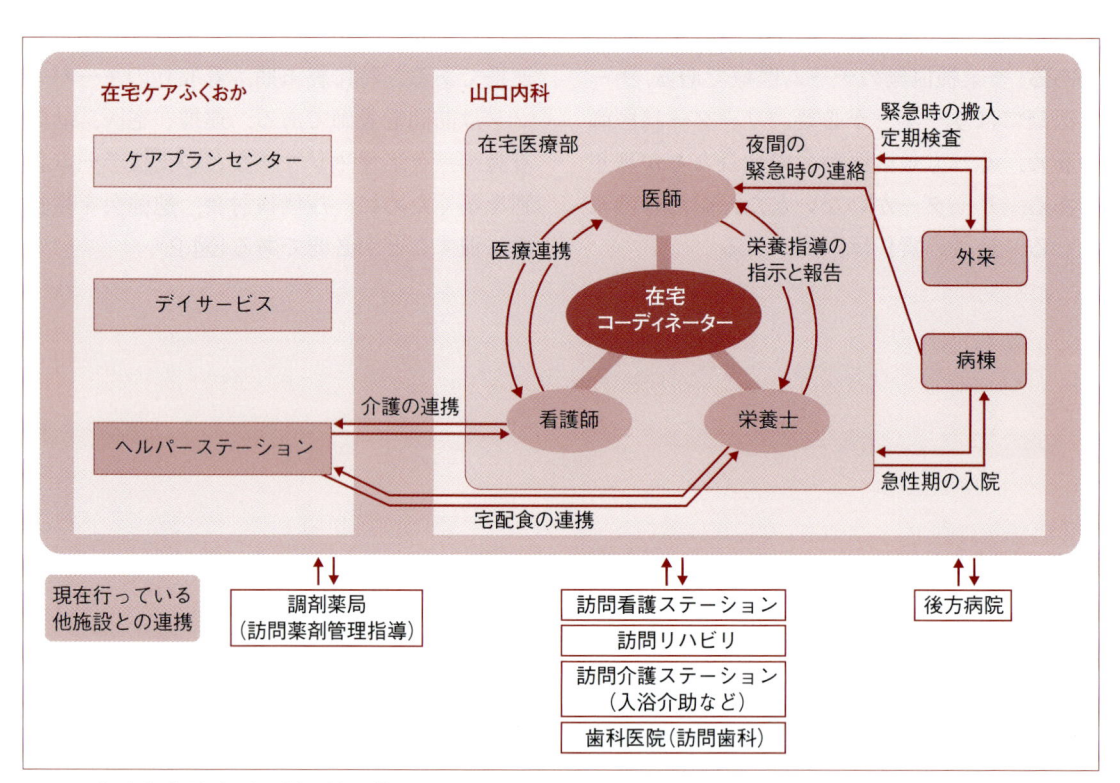

図1　当院有床診療所と併設施設「在宅ケアふくおか」の関係図
山口内科には在宅医療部，外来，病棟があり，患者の病態に合わせた慢性期の在宅，急性期の入院という治療形態があり，緊密で一体的な連携をとっている．また併設施設では，ケアプランセンター，ヘルパーセンター，デイサービスを運営しており，山口内科との連携でトータルケアを実践している．

とっては，大病院の知らない医師にかかることに比べれば，在宅時と主治医が変わらないという安心感があるし，管理栄養士，訪問看護師，介護士などのスタッフも入院後のケアにかかわりをもちやすい．

多職種の連携

在宅医療を施行していくうえでいちばん大切なことは，多職種の医療および介護スタッフが患者を同じ視線でとらえ，患者の病歴，生活のストーリーまでも理解して協力していくことである．当院では，週に一度昼休みの時間を利用して 45 分間の在宅ケアカンファレンスをスタッフ全員でもっており，患者が入院した際も病棟ナースは患者の慢性的な病態の把握がすでにできている．このような一体的な連携があってこそ，深夜の患者の急変時にも迅速で的確な対応がとれているものと思っている．もちろん，患者がより重症になったり，他科領域の疾病に罹った場合には，すぐに受け入れてくれる後方専門病院との連携は必要であるが，有床診療所の入院体制でコントロールできる病態も多く，意外と短期間で軽快し在宅へ戻れるケースも多い．当院では，急性期の軽快が得られたときには，なるべく早く退院してもらって，継続的な治療は在宅で行うような態勢をとっている．患者にとっては住み慣れた家，いわば最高の個室で，治療を完結できることのメリットは大きい．

在宅医療における機動的な役割

当院の標準的な 1 カ月の延入院患者数は 37 人，そのうち在宅患者数は 11 人，外来患者数は 26 人であり，比率はおおよそ 3：7 である．在宅患者が入院となる原因としては，急性増悪 5 人，ショートステイ 4 人，検査目的 2 人であった（図 2）．また 1 カ月の平均在院日数は急性増悪が 24.8 日，ショートステイが 7.2 日，検査目的（大腸ポリープ切除など）が 3.5 日であった．有床診療所の

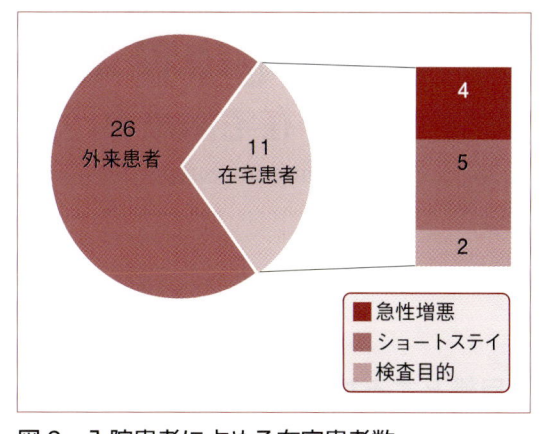

図2 入院患者に占める在宅患者数
当院の標準的な 1 カ月の延入院患者数のうち，在宅患者と外来患者の比率．在宅患者数の内訳として，入院となった原因を棒グラフで示している．

ショートステイ機能は，認知症患者を介護するキーパーソンの心身の支援には不可欠なものとなっている．

一般的にいわれていることであるが，入院期間の長期化は脳機能低下，ADL の低下をもたらすため，在院日数は必要にして最少にとどめるべきである．しかしながら，家に帰ると治療食を食べることができない患者は多く，入院から在宅の方向性を考えた場合には，食の問題は大きな障壁となっている．そのため当院では苦肉の策として，9 年前から，管理栄養士がメニューを作った治療食をそのまま保温器に入れて，標準的な食事時間に合わせて昼と夜の 2 回，ヘルパー，栄養士で宅配することを始めた．弁当ではなく，一汁三菜が食卓テーブルに並ぶ食事は，患者に飽きられることなく食べてもらえて，在宅医療の継続性を高めた．

以上のように，在宅医療を施行するにあたっては，地域における機動的な有床診療所の存在がきわめて大きな役割を担っている．高齢者は，いつどうなるかわからない多くの疾病を抱えており，総合診療を駆使して実践的な治療をしていける有床診療所が各所に再興することを筆者は希望している．

在宅療養支援診療所
―在宅医療専門医の立場から
Homecare Supporting Clinics — from a Home Visiting Doctor

木村幸博
Yukihiro Kimura

目標とするもの

(1) 肺炎や脳梗塞など急性期化してもなるべく家で過ごせるよう対応する．
(2) 地域のチーム医療を確立する．
(3) 患者が望むかぎり最後までおつきあいをする．

在宅医療専門医がもつ方法や技術

1. 家で安らかにゆっくり養生できる

家に帰ってきたときがいちばん不安なときである．そのとき誰も助けてあげられない状況では，患者や家族は不安になり病院へすぐに戻ってしまう．このとき患者や家族を支えることができるのが在宅療養支援診療所とその仲間のチームである．

2. 安心 24 時間の対応が可能

後方の支援病院を確保しているか，連携がきちんととれているかを確認しておく．
24 時間を，医師がすべてカバーする必要はない．初期の対応は看護師でもよい．

3. 医療的な安全面の確保

簡単な検査は自宅で行う．X 線撮影，超音波診断装置，血液ガス分析，心電計などは在宅用のものが発売され十分診断可能なレベルにある．
点滴や注射が安全に行えるようにする．また，必要な物品（吸引器，吸入器，点滴スタンド）については購入を勧めず，自院で購入し貸出する．計画的に訪問できるように翌月の予定を書き込んだカレンダーを渡す（在宅療養計画書の提供）．
家族には基本的な在宅医療技術の指導を行う．体位交換の仕方，吸入吸引指導，褥瘡の予防方法および処置の仕方，末梢点滴のボトルの差し換え，針の抜き方，経管栄養の方法，中心静脈栄養（IVH）の管理など様々なことについて指導する．

診診連携

外科，皮膚科，耳鼻科，眼科，産婦人科，歯科は常に往診できる開業医と連携を保って，助けが必要なときは彼らが往診しやすい環境を整えて往診してもらう．紹介状1枚で動いてくれる気の合う医師がいればよいが，そのような在宅支援の仲間作りを普段からしておく必要がある．

病診連携

簡単な急性期疾患では入院させないで在宅でチーム診療を行うほうが ADL を下げずに早く治るということがわかってきた．しかしながら，家族に急性期疾患に対する介護力がない場合や介護疲弊を起こしそうな場合を考慮し，臨機応変に入院やレスパイトができる場所を探す努力を普段よりしておく．
輸血が必要なとき，IVH ポートのトラブル，レスパイト入院，重症肺炎などは，元の病院の主治医に頼まなければならないことが時として出てくるようになる．在宅で過ごした期間の患者の状況を伝えることは難しく，

そのため再入院を拒む病院が多い．ましてやいたずらに在宅での治療を頑張ったために，治らずにむしろ重症化した状態で病院主治医に入院を強いることはとても迷惑な話である．お互い良好な関係を続けたいと思うのであれば，入院させるときは必ず予約で入院させること，緊急時でも在宅で対応できるときは在宅で対応すること，重症化しそうなときは早めに入院させること，金土日，夜間の入院はできるだけ遠慮すること，入退院調整係の看護師と意思疎通をよくしておくこと，入院後に必ず一度は見舞いに行くこと，などに繰り返し気をつけていれば病診連携はおのずとうまくいくと思われる．

地域連携：在宅でのチーム医療の実践

医師だけで在宅医療を続けることは不可能である．質の高いチーム医療を行えるように，地域のなかにいる仲間に対して適切な指導を行っておく必要がある．

薬剤師：調剤薬局の薬剤師には，訪問薬剤指導を行ってもらう．処方箋の備考欄にひと言「居宅管理指導（在宅薬剤訪問指導）をお願いします」と書き足すだけでよい．多くのがん患者は間違った服薬をしたり，麻薬という言葉で服薬を拒否したり，レスキューの使い方がよくわからなかったりと様々であるので，この制度を利用して使い方などをきちんと指導してもらう．また夜間や休日に緊急的にモルヒネが必要になったりしたときにも十分対応できるような良心的な薬局と普段から連携しておくとよい．

理学療法士：訪問リハビリテーションは施設リハビリテーションよりも個人ごとにしっかりやってくれるのでADLを向上させたい人，これ以上ADLを低下させたくない人，嚥下障害がある人，痰が溜まりやすい人など，様々な分野で理学療法士たちは活躍してくれる．

訪問看護師：在宅医療の主役である．末梢点滴の仕方を指導したり，褥瘡処置の方法を考えたりして，普段から意見交換を行い，無理なお願い，急なお願いを快く引き受けてくれるステーションを何カ所か作っておきたい．急性期に対応できるステーションが1カ所だけでは，そのステーションが疲弊してしまう．また，1カ所だけ伸びても地域全体は伸びない．

在宅酸素機器のレンタル業者：いつでもどこでも電話1本ですぐに機械をもってきてくれる業者を探しておく．そうすれば肺炎や心不全を起こしたとき入院させなくてもすむ．

居宅介護支援専門員（ケアマネジャー）：患者を依頼されたら，まずケアマネジャー（以下，ケアマネ）が誰かを確認しておく．もし決まっていないときは自分がいちばん信頼できるケアマネを紹介すべきである．

チーム医療が円滑に進行すれば，医師の個人的な負担が少なくなり，急性期疾患であっても，自宅で十分対応することができるようになる．成功パターンを積み上げていくことにより実績も向上していく．最初から大げさな連携は必要なく，薬剤師だけ，訪問看護師だけ，またはケアマネだけでもよい．だんだんと輪を広げて連携する仲間を増やしていけばよい．

重要なことは，それぞれの所属機関が別な組織であるということである．

お互いの業務内容を理解し合うには綿密な連絡やミーティングが必要である．多忙により時間に余裕のない場合は最低でも電話やFAX，電子メールなどで状態を報告し合う．そうすることでチームは育ち，次に何をすべきかを各自が判断することができるようになり，いちいち細かな指示を出さなくても適切に判断して機能してくれる．

在宅療養支援診療所
―外来診療と在宅医療を両立する立場から

Homecare Supporting Clinics
— from a Doctor who Do Both Visiting and Receiving Patients

岡田孝弘
Takahiro Okada

外来診療の延長線上に在宅医療がある

　訪問診療や往診を行う医師たちを在宅医とひと言で表すが，大きく3種類に分類できる．①外来診療を行いつつ往診や訪問診療を行う一般診療所の医師，②整形外科や皮膚科，歯科のように専門診療科の訪問診療を行う医師，そして③在宅医療を主として行う在宅専門診療所の医師である．

　それぞれの診療所に特徴があり，一般診療所の訪問診療は外来診療の休憩時間や診療終了後に訪問して在宅療養生活を支えているが，重篤患者や頻回に訪問が必要な不安定な患者管理は対応困難となる．しかし一般診療所でも特別に在宅医療の時間帯を設け積極的に対応している当院のような診療所もあり，診療内容は在宅専門診療所に引けをとらない訪問診療を実施している．そうすれば外来診療から在宅医療まで一貫して診療可能となり，家庭医として地域密着型の診療体制が成立する．何かあればかかりつけ医を受診し，専門的治療が必要になれば病院に依頼する．治療終了後は再び戻り，引き続き在宅で診ていく．通院困難で在宅医療が必要となっても訪問診療に移行でき，場合によっては長年の在宅療養の末に看取りに立ち会うことになり，患者・家族も生涯安心して生活でき幸せであると思う．このように，外来診療の延長線上に在宅医療があると考えれば在宅医療は特別なものではなくなる．

在宅療養支援診療所とは

　"安心して在宅療養できる環境"を整えるには何が必要か．主治医が24時間対応で連絡を受け緊急往診対応ができること．主治医の対応不能時は連携医の往診，訪問看護が24時間対応できること．24時間緊急入院対応，そして地域の介護福祉系との連携を行っている，ということになる．そして，これらは在宅療養支援診療所に課せられた要件である（表1）．

　このような体制で在宅管理を行うと考えると，365日24時間休むときもなく自分の時間もなく苦痛な人生に思えるかもしれない．主治医の負担を軽減させる唯一の方法は"連携"である．地域のなかで在宅医同士，訪問看護ステーション，ケアマネジャーなどの介護関係，緊急入院対応の後方支援病院などの多職種の連携を強化し，一丸となり"地域で在宅療養を支える"環境を作ることで，主治医の負担は大きく軽減される．

主治医の負担を減らすテクニック

　緊急時の第1連絡先が主治医の場合には患者は重宝する．発熱の報告を受けて解熱薬の坐薬を挿入するといった簡単な指示で終わる場合はよいが，それでも患者数が多い場合は電話回数も多くなるので負担になる．そこで24時間対応の訪問看護ステーションの緊急連絡先を第1連絡先としておく．その代わり看護ステーションから連絡が入ったときは考える余地もなく緊急出動依頼となるだろ

表1 在宅療養支援診療所施設基準の要件

在宅療養支援診療所とは地域における患者の在宅療養の提供に主たる責任を有するものであり，患者からの連絡を一元的に当該診療所で受けとめるとともに，患者の診療情報を集約する等の機能を果たす必要がある．このため，以下の要件のいずれにも該当し，緊急時の連携体制及び24時間往診・訪問看護ができる体制を確保しなければならない．

ア．当該診療所において24時間連絡を受ける医師又は看護職員を置き，直接連絡を取れる連絡先を文書で知らせ体制をとる．
イ．別の保険医療機関の保険医と連携することにより，患家の求めに応じて24時間往診可能な体制を確保する．
ウ．訪問看護ステーションの看護師等との連携により24時間訪問看護の提供が可能な体制を確保する．
エ．緊急時に患者が入院できる病床を常に確保し，受入れ医療機関を地方社会保険事務局長に届け出る．
オ．ほかの保険医療機関と訪問看護ステーションとが連携をとる場合には，緊急時に円滑な対応ができるように，あらかじめ当該患者の病状，治療計画，直近の診療内容など緊急時の対応に必要な情報を随時提供する．
カ．診療記録管理を行うにつき必要な体勢を整備する．
キ．保険医療サービスおよび福祉サービスとの連携調整を担当するものと連携していること．
ク．年1回，在宅看取り数等を地方社会保険事務局長に報告する．

厚生労働省（省略して紹介）

う．また，外来診療終了時点で心配な患者には電話連絡し状況確認と家族の不安程度を確認しておく．少しでも不安そうであれば，早い時間帯で一度往診しておくことで，夜間緊急出動要請は減少する．

確実に連携できる連携保険医療機関をもつ

近隣で開業している在宅療養支援所同士が連携をとり，お互いに連携保険医療機関の医師（以下，連携医）と認識して患者情報の交換を行い，緊急時対応に努めることはお互いの負担軽減につながる．在宅主治医が遠方にいても多くの場合は電話で遠隔指示ができる．しかし患者が亡くなった場合には医師が自宅に行かざるをえない．死亡確認と死亡診断書の発行については連携医であれば依頼ができる．また，連携医同士は常に患者情報をやり取りしているために初診時の看取りも許され保険点数上も算定も可能である．この連携医が各種診療科で構成されれば，在宅で総合病院のような働きも可能となり，在宅医療の質の向上も得られる．病院医師との連携も病状変化時に入院依頼できることが必要であり，診療所の近隣の中型病院の院長と直接交渉し誓約書を取り交わして連携をとることを勧める．できれば後方支援病院は数カ所もてると便利である．

外来診療中の緊急事態発生時の対応

外来診療と在宅医療との両立について難しいと思うのは，外来診療中の緊急出動要請である．待合室に多くの患者が診療を待っているところで緊急電話が鳴り，緊急事態発生を伝えられたとき，当院では待合室の患者に在宅医療中の患者が急変したことを伝え出動させてもらっている．処置が終わり帰院してみると患者は帰宅することなくいつも筆者の帰りを待っていてくれる．ある患者は緊急対応している筆者を見て「私が在宅患者になったときに具合悪くなっても先生は来てくれると思えば安心だわ」と言っていただけホッとしている．きちんとした説明を行えば外来患者が減ってしまうような心配はないと思う．

一般診療所として在宅療養支援診療所を申請することを悩んでいる医師は多いと思う．様々な工夫を行うことで24時間体制の確立は可能である．ぜひ申請していただき，近隣の連携医と協力して多くの在宅療養を必要とする患者の管理にあたっていただきたいと強く思う．

IV

在宅医療のアプローチ

在宅における栄養管理

Nutritional Management for Home Care Patients

岡田晋吾
Shingo Okada

在宅医療のなかでの役割

栄養管理は医療の基本である．人が生命活動を行うには栄養が必要となる．このことは在宅医療においても変わりはない．低栄養状態が続くことにより高齢者は容易にエネルギー・蛋白質欠乏状態（protein energy malnutrition; PEM）となる．このような栄養障害が進むと，体蛋白が減少してくる．さらに進むと骨格筋が減少し，臓器蛋白も減少する．体蛋白が25〜30％程度失われると，生命の維持ができなくなり死に至る．この状態をnitrogen death といい，できるだけ早い時期に体蛋白の減少を止めてやることが重要である．在宅患者の栄養状態を維持，改善することでQOLを維持したり高めたりすることができる．多くの在宅患者は低栄養のリスクが高いことが多いため，適切な栄養管理が重要となる．さらにここ数年，多くの病院では栄養サポートチーム（nutrition support team; NST）が栄養管理を熱心に行っているが，病院での在院日数が短縮しており，栄養療法の効果を十分に発揮するためには施設や在宅でも継続して栄養管理を行うことが求められている．

栄養管理の方法や技術

栄養管理は，①栄養スクリーニング，②栄養アセスメント，③栄養ケアプランの策定，④モニタリング，⑤栄養評価，というプロセスを踏んで行う（図1）．

栄養評価は入院中にはいろいろな指標を用

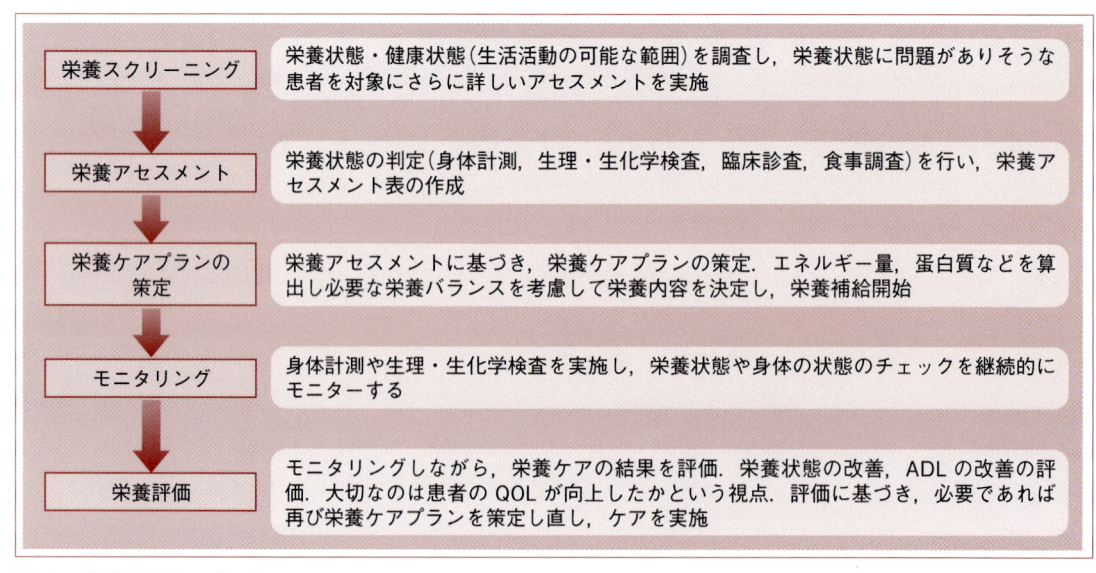

栄養スクリーニング	栄養状態・健康状態（生活活動の可能な範囲）を調査し，栄養状態に問題がありそうな患者を対象にさらに詳しいアセスメントを実施
栄養アセスメント	栄養状態の判定（身体計測，生理・生化学検査，臨床診査，食事調査）を行い，栄養アセスメント表の作成
栄養ケアプランの策定	栄養アセスメントに基づき，栄養ケアプランの策定．エネルギー量，蛋白質などを算出し必要な栄養バランスを考慮して栄養内容を決定し，栄養補給開始
モニタリング	身体計測や生理・生化学検査を実施し，栄養状態や身体の状態のチェックを継続的にモニターする
栄養評価	モニタリングしながら，栄養ケアの結果を評価．栄養状態の改善，ADLの改善の評価．大切なのは患者のQOLが向上したかという視点．評価に基づき，必要であれば再び栄養ケアプランを策定し直し，ケアを実施

図1　栄養管理のプロセス

表1 在宅でもできる栄養アセスメント

- 身体計測
  体重，身長，BMI，TSF，AMC など
- 血液生化学検査
  血清アルブミン値，肝機能，腎機能，Hb，リンパ球数
- 尿量測定，皮膚の観察，バイタルチェック
- 食事摂取量の把握，消化器症状の把握など

BMI：ボディマス指数 body mass index
TSF：上腕三頭筋皮下脂肪厚 triceps skinfold thickness
AMC：上腕筋周囲長 arm muscle circumference
Hb：ヘモグロビン hemoglobin

表2 体重変化による判定

① 理想体重（IBW）＝身長（m²）× 22 による判定
　％ IBW ＝実測体重／IBW × 100
　　80〜90％　　軽度栄養障害
　　70〜79％　　中等度栄養障害
　　69％以下　　高度栄養障害
② 通常時体重（UBW）による判定
　％ UBW ＝実測体重／UBW × 100
　　85〜90％　　軽度栄養障害
　　75〜85％　　中等度栄養障害
　　74％以下　　高度栄養障害
③ 体重変化量による測定
　％ 体重変化が以下の場合，重症と判定
　　2％以上／1 週間
　　5％以上／1 カ月
　　7.5％以上／3 カ月
　　10％以上／6 カ月以上

IBW：ideal body weight
UBW：usual body weight

いることが可能だが，在宅では限られた時間内に簡単に行うことが必要となる．最も簡単に行うことができる栄養状態の把握のための重要な指標は体重測定であろう（表1，2）．体重測定は患者が動けない場合でもデイサービスや入浴サービスの際に計測してもらうことができる．体重測定ができない場合には上腕周囲長，上腕三頭筋皮下脂肪厚，肩甲骨下皮下脂肪厚測定などを計測し，その変化から栄養状態の変化をみることが可能である．

定期的に採血を行うことができる場合には血清アルブミン値，総コレステロール値などの変化をみていくことでも栄養評価が可能になる．また，舌や皮膚の状態（乾燥，湿潤），浮腫の程度などからも脱水や微量元素欠乏などを推測することもできる．入院期間だけを診る病院とは違って在宅では生活全体をチームで診ているために，体重や血液検査データに変化が出る前にも消化器症状や食事摂取量の変化から低栄養を予測して介入することができる．

栄養評価で栄養状態が不良とされた場合には，栄養ケアプランの策定が必要となる．一般的に必要エネルギー量の推定には Harris-Benedict の公式を用いる方法と，簡易式を用いる方法がある（表3）．在宅の現場では難しく考えずに簡易式を用いて計算し，少ないエネルギー量から始めたほうが行いやすい．栄養摂取ルート選択の原則は経口摂取であり，食事内容や摂取量や消化器症状をみながら検討していく．経口摂取だけで十分な摂取量が得られない場合には医薬品の栄養剤〔経腸成分栄養剤（ラコール®，エンシュア・リキッド® など）〕を処方すると経済的負担が少なく必要なエネルギー量を得ることができる．患者が医薬品の栄養剤に飽きたり，ゼリーなど形態を変えたいとき，または蛋白や微量元素を補充したい場合には補助栄養食品を活用することで，必要なカロリーや栄養素を確保することができる．在宅患者向けの栄養剤や食品のパンフレットもあるので，患者や家族の好みにあったものを選んで手に入れることができる．

経口摂取だけでは十分なエネルギー量が得られない場合には経皮内視鏡的胃瘻造設術（percutaneous endoscopic gastrostomy；

表3 必要エネルギー量，水分量の推定法

- ●総エネルギー必要量＝ BEE ×活動係数×ストレス係数
  Harris-Benedict の公式
  男性 BEE(kcal/日)＝ 66.47＋13.75 W＋5.0 H－6.75 A
  女性 BEE(kcal/日)＝ 655.1＋9.56 W＋1.85 H－4.68 A
   W，体重(kg)；H，身長(cm)；A，年齢(歳)
  活動係数：ベッド上安静のみ 1.2，ベッド以外での活動あり 1.3，ほとんど臥床していない 1.4，積極的なリハビリテーションを受けている 1.5 以上
  ストレス係数：慢性低栄養状態 0.6〜1.0，外傷 1.4(長管骨骨折)，感染症 1.2(軽度)，1.5(重度)
  体温が 37℃ を 1℃ 上回るごとに 0.1 を加える
- ●簡易法
  必要エネルギー量(kcal/日)＝体重(kg)× 25〜30
- ●必要水分量(ml/日)
  体重(kg)× 25〜30 ml

BEE：基礎代謝量 basal energy expenditure

PEG)や，完全静脈栄養法(total parenteral nutrition；TPN)などを考慮する．この場合もなるべく生理的な消化管を使うルートを選択することで，腸管免疫機能を維持することができるとともに，在宅での患者や家族にとっては管理の負担を減らすことが可能になる．PEG を造設しても経口摂取と併用することが可能であり，長期の予後が期待できる症例には積極的に活用すべきと考えている．

栄養ケアプランを立て栄養介入を行ったからといってそれで終わりではない．栄養管理は必ず定期的な再評価が必要となる．栄養管理は栄養介入を行った後に栄養評価を繰り返し，病状に合った適切な栄養ケアプランに変えていくことが大切である．

病院内での NST 活動では管理栄養士が重要な役割を担っているが，在宅医療ではまだ管理栄養士が十分に活躍しているとはいいがたい．制度上では管理栄養士が在宅において栄養指導を行う在宅患者訪問栄養指導は，医療保険では「在宅患者訪問栄養食事指導」，介護保険では「管理栄養士による居宅療養管理指導」として行うことができる．管理栄養士が利用者の身体状況や生活環境に合う食生活のプランを立て，調理の指導や栄養指導，献立作成などを行うため食事摂取量が落ちた患者や，糖尿病，腎不全などの疾患を抱える患者の栄養管理においては大きな力になると考える．

栄養管理の評価

栄養管理を適切に行うことで在宅患者の栄養状態が保たれ，QOL が改善されると考えられる．栄養評価を常に念頭において患者に接することは，患者の栄養状態に影響を与える要因についていつも注意を払っているということになる．患者の栄養状態に影響を与える要因として，①疾患の状態・治療経過(脳梗塞の程度など)，②患者の機能(摂食・嚥下機能など)，③患者の食生活・嗜好，④患者の療養環境が挙げられる．目の前の患者の栄養状態を注意深くみていくことから，新たな疾患や機能の低下を早期に見つけ対応することが可能になると思われる(図2)．

また，通所や在宅においてリハビリテーションを受けている患者では運動量に見合ったエネルギーや蛋白を確保しなければ十分な効果が得られない．さらに摂食・嚥下障害のある患者に対して嚥下リハビリテーションとともに適切な栄養管理を行うことで，全く経口摂取できなかった患者がお楽しみ程度の経口摂取が可能になることもしばしば経験す

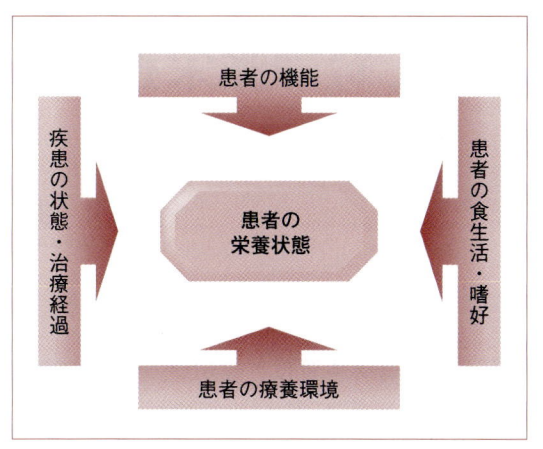

図2 患者の栄養状態に影響を与える要因

る．栄養管理とは，単に栄養を与えるだけでなく，栄養を摂取できるための環境を整えることと考えられる．病院のNST活動と同じように，在宅でも在宅主治医，訪問看護師，栄養士，薬剤師，歯科医師などとチームを形成して栄養管理を行うことで，在宅療養生活の質を上げることが可能となる．

栄養管理のリスク

病院で行う栄養療法を在宅で行ううえでは在宅ならではのリスクが生じる．在宅栄養管理を受ける患者は一般的に基礎疾患をもっており，医療依存度が高いことから合併症を起こしやすいということが挙げられる．その一方で，在宅における栄養療法の中心的な担い手は患者自身やその家族ということとなることから，病院内とは違うリスクを伴うことになる．具体的には，高齢者に対して蛋白が多い内容の栄養療法を行った場合に腎機能障害を起こしたり，高カロリーの栄養療法を行うことで糖尿病のコントロールが難しくなることなどが挙げられる．また，摂食・嚥下機能が落ちている患者も多いため，誤嚥に伴う肺炎のリスクが常にある．さらにPEGや中心静脈カテーテルを医療知識の乏しい患者や家族が扱って栄養療法を行うため，感染などのリスクも伴う．強制栄養を長期に行う場合には不適当な栄養管理により，電解質異常や脂肪酸欠乏症などの代謝性合併症を起こすこともある．

これらのリスク対策は在宅医だけでは無理であり，地域で栄養に関する勉強会の開催やマニュアルを作成することで，在宅でも安全に栄養療法が行えるシステム作りが必要と考えている．

現在では，多くの地域で地域一体型NSTという考え方が普及してきている．栄養管理に詳しいスタッフが多くいる中核病院のNSTを中心に慢性期病院施設，在宅が連携して栄養管理を継続的に行うことができるようになる．

在宅スタッフもこのようなネットワークに加わることで，栄養管理の最新情報を得ることができ，困った際にすぐに相談できる．このようなネットワーク作りが，リスクマネジメントにおいては有用と考える．

経管栄養（胃瘻・腸瘻），経静脈栄養，PEG

Enteral Nutrition and Parenteral Nutrition

小野沢　滋
Shigeru Onozawa

在宅での栄養管理の方法

経管栄養法，経静脈栄養法などの人工栄養法(artificial nutrition)は，経口摂取のみでは生命の維持が困難と判断されたときに選択される．栄養摂取不良時の補助と，永続的になされる場合がある．しばしば倫理的な課題をはらむ手技でもある．

1．経管栄養法

経管栄養は経皮内視鏡的胃瘻造設術(percutaneous endoscopic gastrostomy; PEG)が主流である．PEGが困難な場合に空腸瘻，経皮経食道胃管挿入術(percutaneous transesophageal gastro-tubing; P-TEG)，経鼻胃管が行われる．経鼻胃管は，短期間の管理に適している．

2．経静脈栄養法

経静脈栄養には末梢静脈栄養と中心静脈栄養がある．在宅中心静脈栄養(home parenteral nutrition; HPN)は消化管の利用が不可能な場合に選択される．感染のリスクがあり適応はある程度限られる．

末梢静脈栄養は経口摂取不良時の補液や，脱水の補正，経管栄養導入までのつなぎなど様々な場面で用いられる．在宅では，血管確保が困難な症例に皮下補液法が用いられることも多い(図1)．

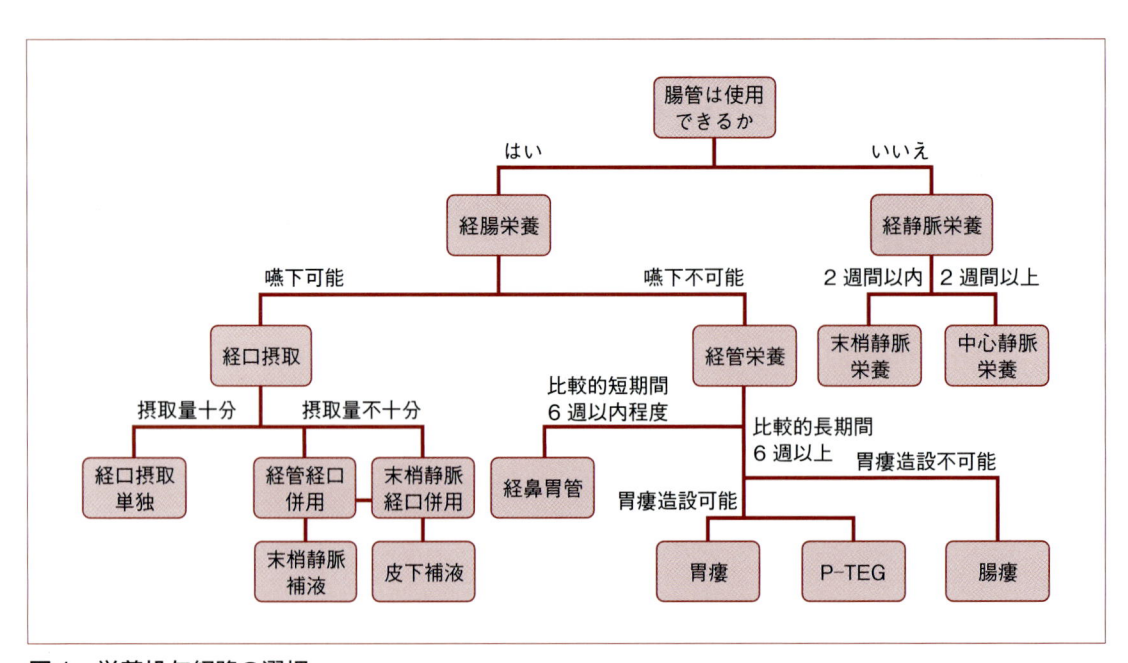

図1　栄養投与経路の選択

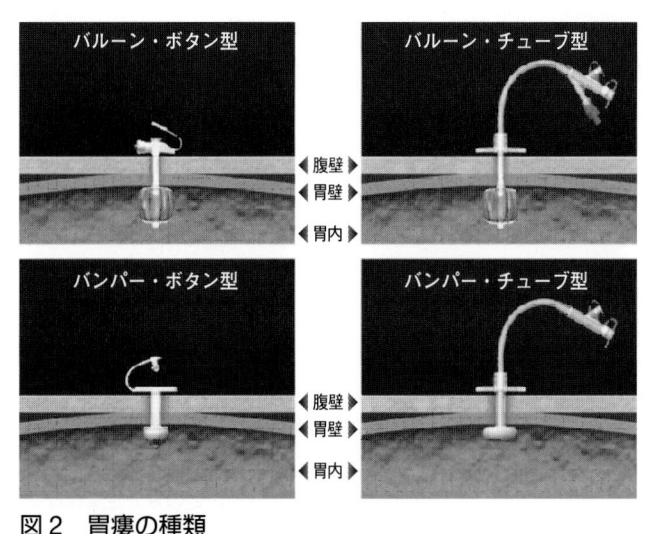

図2 胃瘻の種類
（PDNセミナー講師用CD-ROMより）

人工栄養法の実際

1. 経管栄養法

(1) PEGの適応
　経口摂取での栄養量確保が長期にわたり困難と予想され，本人が希望する症例がよい適応となる．認知症や意識障害を伴う症例では，導入後のQOLなど家族と話し合い，効果と限界の理解を得たうえで施行する．
　頭頸部がんなど通過障害や消化器がんでの消化管閉塞のドレナージ経路として緩和的に胃瘻が造設される場合もある．

(2) PEGの造設
　内視鏡を利用して，腹壁から経皮的に穿刺し，ガイドワイヤーやダイレーターを用いる．Pull法，Push法，introducer法がある．

(3) 在宅医療での胃瘻管理の諸注意
　①栄養剤投与は座位．
　②経管栄養開始前に胃瘻を解放し，胃内のガスを排出させ胃内圧を下げ栄養剤の食道への逆流を予防し，瘻孔からの栄養剤の漏れを予防する．
　③投与速度は200 ml/時程度．個人差が大きいので，生活時間なども考慮し，柔軟に対処．
　④栄養剤の食道内逆流により，注入後に咳嗽が増え，吸引が必要．
　⑤栄養剤の寒天による固形化は，胃食道逆流，投与時間の短縮，瘻孔よりの漏れ防止に有効．
　⑥バンパー埋没症候群予防のため，1～2cmほど長さに余裕が必要．
　⑦バルーン型は，週1回は必ず蒸留水の量を確認．

(4) PEGの交換方法
　初回交換は原則として胃瘻作成後6カ月目を目安に，造設施設で内視鏡を用いて行い，瘻孔が完成した2回目以降は在宅でも可能である．
　胃瘻にはバンパー型，バルーン型，チューブ型，ボタン型があり（図2），全部で4種類のタイプに分かれ，それぞれに特徴がある（表1）．バルーン型は1～2カ月ごとに交換が必要である．バンパー型は胃内にシリコンなどでできた傘（バンパー）があり，抜去，挿入ともに経験が必要である．交換に際しては，胃内に留置されたことを確認する必要がある．
　在宅での確認方法は，スカイブルー法による胃内容の確認が一般的である．インジゴカ

表1 PEGのカテーテルの種類

	交換頻度	在宅での交換	長所	短所
バンパー型チューブタイプ	6カ月に1回	原則的には施設交換が望ましい．術者に経験が必要．交換時の瘻孔破壊はバルーン型の5倍という報告あり	交換が少なくてすみ，トラブルは少ない．コネクタがないため，高齢者でも扱いやすく破損が少ない．肥満の症例でも使える	交換に経験が必要．留置期間が長く，チューブの汚れが目立つことが多い
バンパー型ボタンタイプ			交換が少なくてすみ，トラブルは少ない．接続チューブを洗えるため清潔	交換に経験が必要．サイズを数種類用意する必要がある
バルーン型チューブタイプ	1〜2カ月に1回	可能．術者の経験はあまり問われない．胃内留置の確認は必ず必要．バルーン型であっても腹腔内留置の報告はある	交換が容易．交換時の瘻孔破壊が少ないとの報告あり．高齢者でも扱いやすい．サイズは太さのみで在庫には有利	トラブルが多い．バンパー型に比べ4倍のマイナートラブル．バルーン内の蒸留水が抜けないことがある
バルーン型ボタンタイプ			交換が容易．交換時の瘻孔破壊が少ないとの報告あり．接続チューブを洗えるため清潔を保ちやすい	トラブルが多い．サイズを数種類用意する必要がある．まれにバルーン内の蒸留水が抜けないことがある

ルミン1Aを蒸留水500 mlに加え，交換前に100 mlを胃内に注入．交換後，自然排出を確認するか，10 ml以上吸引できた場合，胃瘻カテーテルが胃内に留置されたと判断する．

交換手技料の保険請求にはX線撮影か，内視鏡による確認が必要である．ポータブル極細径内視鏡（ペンタックス社製）を用いると在宅でも可能である．

(5) その他の経管栄養法

1) 経鼻胃管

古くから行われてきたが，第一選択とはなりにくい．気道への誤挿入，美容上，QOLなどの観点から短期間の留置や，侵襲的な手技は望まない場合に限って行われる．在宅での挿入は，X線による確認が必要で，患者・家族の同意なしに省くことはできない．簡易CO_2検出器によって，誤挿入を予防することができる．

2) P-TEG; percutaneous transesophageal gastro-tubing

胃瘻造設が困難なとき，頸部食道を経皮的に穿刺して行う．合併症も少なく，今後普及する可能性がある．

3) 腸瘻

胃瘻造設が困難で，さらに，胃食道逆流がひどく，P-TEGの造設が難しい場合に適応になる．腸瘻は開腹して造設するのが一般的で，バルーンチューブを留置することが多い．内視鏡的に作られた腸瘻ではバンパー型のチューブが留置されていることもある．

栄養剤の注入には経腸栄養用のポンプを使用する．栄養剤は半消化態，消化態，成分経管栄養いずれでも可能であるが，胃瘻に比べて下痢を起こしやすい傾向がある．

2. 経静脈栄養法

(1) 中心静脈栄養の適応

消化管が使用できない例，悪性腫瘍ではADLが保たれている例に適応となる．予後が1カ月未満（悪液質を含む），寝たきりの場合には適応はない．

(2) 中心静脈栄養の方法

在宅中心静脈栄養法は，皮下埋め込み型ポートや，ダクロン皮下カフ付きカテーテル（Hickmannカテーテル，Broviacカテー

ル), PICC (peripherally inserted central catheter) などの中心静脈カテーテルを使用する. 皮下埋め込み型ポートや Hickmann カテーテルなどは年単位での使用が可能であるが, PICC は長期に使用はできない.

皮下埋め込み型ポートは先端に針穴がない特殊な構造をした針 (Huber 針) を用いる. 無菌的操作が重要である.

保険調剤薬局からルートや栄養剤の供給が可能である.

人工栄養法の評価

体重, 総蛋白, アルブミン, 電解質などによるモニタリングは 2 週から 1 カ月ごと, 安定した段階で 3 カ月から 6 カ月ごとに行う.

栄養状態の改善により嚥下機能の改善をみることもあり, 経口摂取の可能性についても常に評価する.

中心静脈栄養が長期に及ぶと重篤な肝障害を併発することがあり, 肝機能をチェックする必要がある.

人工栄養法のリスク

(1) PEG 造設時

腹膜炎, 肺炎, 膿瘍, 出血, 大腸誤穿刺など約 3% 程度の重篤な合併症が報告されている. なお, 1% 未満ではあるが死亡報告もある.

(2) PEG 交換時

腹腔内誤挿入が重篤であり, 在宅での用手的交換時, 注意しなくてはならない. バルーン型も同様で, 瘻孔が腹壁に対して斜めで長いものは瘻孔自体が脆弱であり要注意である. 交換時の出血も時に経験する. 瘻孔近傍に露出血管があると, 大量出血をきたすこともある. 抗凝固薬や抗血小板薬を休薬することが望ましい.

(3) PEG の長期管理に伴う合併症

バンパー埋没症候群や対側潰瘍がある.

(4) 中心静脈栄養に伴うリスク

中心静脈栄養管理では, 常に菌血症には気を配り, 発熱時には血液培養を行う. 代謝性の合併症もあり, 高血糖, 電解質異常に注意が必要である. 乳酸アシドーシスは時に致死的で, ビタミン B_1 の投与によって予防できる. 6 カ月以上の長期例では銅, セレン, 亜鉛, クロムなどの欠乏症への対策が必要である. 長期例では肝機能障害にも注意を要する.

人工栄養法の中止と倫理的課題

経口摂取が十分に可能となった時点では中止が可能である. 経口摂取と, 人工栄養を併用しながら, 徐々に人工栄養の割合を減らし, 経口摂取を増やす. 経口摂取が可能となっても, PEG を留置しておき, 再利用することもある.

なお, 日本では, 一度始めた人工栄養法の中止については法的な整備がなされていない. さらに, 治療の不開始と治療の中止は異なるとの意見があり, 医療者間でも議論が分かれている.

人工栄養法が明らかに不利益となるような末期がん患者においては, 十分な話し合いのうえで中止するが, 遷延性意識障害例に対する人工栄養法の中止に関しては一定の見解はない.

排泄障害―排便と排尿
Difficulty of Excretia ― Defecation and Urination

鈴木信行
Nobuyuki Suzuki

　在宅療養者にとって排泄の問題は重要である．排泄に何らかの不安や異常を感じるとき，患者の日常生活に影響することが多い．たとえば便通が毎日あることが常であった人が2，3日出ないと腹部の不快感を生じ，排便困難を自覚するようになり，健康の指標の1つである食欲を低下させることもある．また排尿の異常など感じたことがない人が，残尿感，頻尿，尿意逼迫感，排尿痛を自覚すると不安を募らせる．このようにわれわれにとって，排泄は通常意識せずに済ませていることが当たり前のことであるが，それが不快感を伴って意識されること自体が異常事態であり，不安を増大させて日常生活を脅かすことになる．したがって排泄障害に対する理解を深め，適切な処置を迅速に実施することは自宅療養者の生活を快適に保つための大切な医療支援となる．

在宅医療のなかでの役割

　在宅療養患者から得るべき情報として排便，排尿に関する不安や異常をもっているかどうかは重要である．排便・排尿の異常は患者の体力維持に影響することが多く，トイレに頻繁に通ったり，腹圧を多くかけるなど患者の安静度が損なわれやすい．

排便や排尿のコントロールの方法と技術

1．排便のコントロール（表1）

(1) 便秘

　便秘は食欲不振，腹痛，悪心・嘔吐などの消化器症状をきたしやすく，患者自身が不快であるばかりか生活の質(quality of life; QOL)を損なう原因となる．便秘では腹壁が膨隆し，心窩部から左下腹部にかけて打診上鼓音を聴取しやすい．左下腹部では索状の腫瘤を触知することがある．直腸診では糞便，腫瘤，出血などの有無，便の性状，肛門括約筋の緊張度，男性では前立腺の性状など多くの情報が得られる．

　便秘に対する処置としては腸管の動きが悪い場合には腹部の温按法，マッサージなどを試みる．それでも効果がない場合には薬物治療を検討する．

　緩下剤の使用：直腸内に便がなく，腸雑音が微弱な時には刺激性下剤(センノサイド®，テレミンソフト®，ラキソベロン®など)を用いる．直腸内に硬い便を触知するときには，用手的に摘便したり，浸透圧性下剤(小腸性)である酸化マグネシウムなどの水分吸収を遅らせる下剤を用いる．直腸の筋力が低下している場合には坐薬(テレミンソフト®)，グリセリン浣腸，オリーブオイル浣腸などを実施する．

(2) 下痢

　下痢に対する処置：下痢は患者にとって不

表1 排便障害に用いられる薬

	一般名	商品名
便秘に対して	浸透圧性下剤 （小腸刺激性下剤） 　　酸化マグネシウム 刺激性下剤 （大腸刺激性下剤） 　　ビサコジル 　　センノシド 　　ピコスルファートナトリウム水和物	酸化マグネシウム® テレミンソフト® センノサイド® ラキソベロン®
下痢	ロペラミド塩酸塩 ビフィズス菌製剤	ロペミン® ビオフェルミン®

表2 排尿障害に用いられる薬

	一般名	商品名
排尿困難に対して	α_1受容体遮断薬 （α_1ブロッカー） 　テラゾシン塩酸塩水和物 　ウラピジル 　タムスロシン塩酸塩 　ナフトピジル 　シロドシン	 バソメット® ハイトラシン® エブランチル® ハルナールD® フリバス® アビショット® ユリーフ®
尿失禁に対して	抗コリン薬 　オキシブチニン塩酸塩 　プロピベリン塩酸塩 　酒石酸トルテロジン 　コハク酸ソリフェナシン 　イミダフェナシン	 ポラキス® バップフォー® デトルシトール® ベシケア® ウリトス®

快な状況を作る．止瀉薬にはロペミン®，フェロベリン®などがあるが，効きすぎて調節が困難になることがある．したがって，まずは整腸剤（ラックビー®，ビオフェルミン®など）を試みるべきである．

2. 排尿のコントロール（表2）

(1) 尿閉

尿閉は患者にとってかなりの苦痛を伴う．診断は下腹部の膨隆と下腹部痛であり，エコー下に貯留尿で拡張した膀胱を確認できる．患者の苦痛を取り除くには，導尿を実施する．導尿には経尿道的導尿と膀胱穿刺法がある．

1) 導尿の準備

導尿の実施に際しては事前に以下のものを準備しておく．

ヒビテン®液（0.5％），ネラトンカテーテル（ディスポーザブルカテーテル12Fr程度），ピンセット，キシロカイン®ゼリー，プラスチック手袋．

2) 導尿の方法

①**男性の場合**：患者の右側に立ちペニスの亀頭冠状溝にきつすぎないように約2cm幅のガーゼを巻きつける．左手3, 4指間で巻きつけたガーゼの上からペニスを把持し，1, 2指で外尿道口を広げる．右手でピンセットを持ち，ネラトンカテーテルの先端から3, 4cmを挟みネラトンカテーテルの末尾を右手4, 5指間で把持する．カテーテルの先端にキシロカイン®ゼリーをたっぷり塗布し外尿道口から静かに挿入する．左手で把持したペニスは患者の頭側に軽くひっぱる（そうすることで振子部尿道から膜様部尿道にスムーズに挿入可能となる．膜様部尿道から先は抵抗があるので無理に押し込まず，カテーテルが静かに通過するのを待つのがポイントである（無理に押し込むとカテーテルが屈曲して尿道を損傷する）．カテーテルが前立腺部尿道を通過するときには無理に押し込むのではなく，カテーテルの弾力性を指先に感じながらの愛護的な操作が大切である．

②**女性の場合**：高齢者の場合には腟粘膜の萎縮や弾力性低下により腟前庭部に開く尿道口が変位して腟前壁にあることがしばしばみられる．このようなときにカテーテルを挿入することは困難であるが，そうした際には，腟前庭部を展開することが肝要である．すなわち術者の左手1, 2指を用いて小陰唇を左右に分け腟前庭部を開き，さらに患者の頭側に引き上げるようにすると外尿道口が見え，カテーテルの挿入が可能となる．

③**導尿が不可能な場合の処置（膀胱穿刺法）**：経尿道的に尿が導出できない場合は尿道に狭窄を生じていることがある．このような

ときには無理をせず膀胱穿刺により尿を導出し，患者の苦痛をとるべきである．

3）膀胱穿刺の実際

恥骨上部から下腹部にかけて尿貯留により膨隆していることを確認する．下腹部中央で恥骨上縁より2横指（3，4 cm）上方を穿刺部位とし，イソジン消毒する．皮膚表面から3，4 cm で膀胱腔に到達するので通常の静脈針（21～23 G）付きのディスポーザブルシリンジに1％キシロカイン®を5 ml 入れて皮膚表面を浸潤麻酔した後，麻酔薬をおきながら針を垂直に進める．尿が吸引できたら注射器を抜き，三方活栓付き延長チューブを針につけて尿を繰り返し吸引する．尿導出終了後は針を抜去し，消毒後ガーゼで被覆する．

（2）尿失禁

尿失禁には患者が膀胱炎など炎症性の刺激を受けて尿意をこらえきれずに漏れてしまう場合と，それ以外の理由で膀胱の被刺激性が亢進した状態，いわゆる過活動膀胱（over active bladder; OAB）の場合がある．治療に先立って，診断のポイントは検尿によって炎症の存在を確認することである．炎症であれば抗菌薬，抗生物質投与が第一選択薬となる．炎症がなければ，抗コリン薬〔プロピベリン塩酸塩（バップフォー®），コハク酸ソリフェナシン（ベシケア®）など〕を用いる．

抗コリン薬の副作用としては口渇，排尿困難感の増強，かすみ目，便秘などがある．また緑内障の患者には禁忌となることもあるので，投与前に眼科専門医のコメントが必要である．

また，膀胱内にカテーテルを留置しているのに尿が漏れる場合には，①尿導出回路のどこかで管の屈曲による閉塞がないかを確認する．②次に膀胱洗浄により析出結晶による閉塞の有無を確認する．③膀胱のスパズムがある場合には抗コリン薬を投与する．カテーテルが細いことを理由に安易にサイズの大きいカテーテルに換えるべきではない．尿失禁の原因はカテーテルと尿道との隙間によって生じるのではない．

排便や排尿の評価

1．排便の評価

排便は人によって習慣性が異なり，毎日でないと強い不快感を訴える人もいれば10日以上排便がなくても何も訴えない人もいる．

したがって排便状態の評価は患者の快適度が大きな要素となる．

患者の不快度は NRS（numeric rating scale），STAS-J（日本語版 support team assessment schedule）などのアセスメントツールを利用して，患者の主観的な訴えを定量化する．

吐気，嘔吐，食欲不振，しゃっくり，腹痛などの随伴症状の有無により消化管の状態を推察する．理学的所見に加えて超音波診断やX線撮影などを用いて確認することも検討する．

腸管蠕動が微弱で，上記の症状を伴っているような場合には腸閉塞が疑われるので，絶食のうえで電解質輸液，もしくは中心静脈栄養法などの適応を検討する．

2．排尿の評価

排尿の異常としては頻尿，尿閉，尿失禁が問題となる．

（1）頻尿

排尿間隔が2時間以上であれば特に問題はないが1時間に1，2回以上だと生活に大きく影響する．夜間の場合には不眠の原因となる．頻尿の場合には排尿痛を伴うか否かを問診する．痛みがあれば膀胱炎，尿道炎などの炎症の存在が考えられる．尿路感染症が証明されれば，抗菌薬を投与する．尿路感染が存在しないときには膀胱の被刺激性が高まっているので抗コリン薬を使用する．

（2）尿閉

男性の場合で多くみられる．年齢が50歳

以上の場合には前立腺肥大により尿道内圧が高いこともあるので，以前から排尿困難感を伴っていたかどうかを問診する．腹部超音波診断装置で前立腺の体積が 30 ml 以上で，なおかつ前立腺が膀胱底部を挙上していれば肥大症を疑う．この場合には $α_1$ ブロッカー（$α_1$ 受容体遮断薬）が尿道内圧を下げるので効果的である．尿閉で患者が下腹部痛を強く訴えているときには導尿を行う．導尿後に $α_1$ ブロッカーを服用すると，尿閉の再発を免れることが可能である．

(3) 尿失禁

尿路感染があれば抗菌薬を投与し，尿路感染がなければ抗コリン薬を投与する．

在宅医療において重要となるポイント

排泄習慣は一人ひとり異なるものである．したがって医学的基準との照合だけで正常・異常の判断をするべきではない．たとえば仕事前に排尿することを常とする人は，尿意が強くなくても腹圧をかけて排尿するので，排尿困難感を自覚しやすいものである．こうしたことから，診断に際しては患者の自覚症状をよく把握し，生活環境などについても考慮することが大切である．

排便障害，排尿障害のリスク

排便障害，排尿障害のいずれにも共通の問題であるストーマケアについて述べる．

(1) ストーマケア

ストーマをもつ人は日常生活が著しく損なわれることが多い．患者がようやく自分がオストメート（ostomate：ストーマをもつ人）であることを受け入れることができるようになり手技に習熟したときから，新たな人生が始まるといっても過言ではない．ストーマケアについては基本的には患者のやり方を踏襲する．

(2) ストーマの種類

次のようなものがある．① ileostomy（回腸人工肛門），② colostomy（結腸人工肛門），③ urostomy（尿路変更による尿路系ストーマ）．

(3) ET (enterostomal therapist) ナース

ストーマ管理を行うナースのことである．地域の中核病院の外来にはストーマケア専門の ET ナースが配置されていることが多いので，ストーマケアに関する問題を抱えている患者には受診を勧めて適切なアドバイスを受けることが大切である．

(4) 患者の不安

オストメートのなかにはストーマケアを他人には任せられないと思っている人も多いので，必要なときには医療スタッフがいつでも手伝えることを伝えることが大切である．

在宅酸素療法，人工呼吸器，気管切開
Home Oxygen Therapy, Mechanical Ventilation Tracheotomy

小西　太
Futoshi Konishi

在宅酸素療法

1．在宅医療のなかでの役割

　低酸素血症などにより常時，あるいは一時的(労作時や睡眠時)に酸素の吸入を必要とする患者に対して，酸素濃縮装置や液体酸素装置を設置することによって，自宅で酸素を使用することができる．また，携帯用の酸素ボンベを使用することで外出時にも酸素吸入が可能となっているが，呼吸同調式デマンドバルブを使用することによって，吸気にのみ酸素が供給され，小型のボンベでも，以前より長時間使用することが可能となっている．

2．在宅酸素療法の方法や技術

　在宅酸素療法の適応がある患者はかかりつけの診療所や病院から貸与を受ける形で濃縮装置などを自宅に設置するが，実際は診療所などが契約した業者が主治医の指示の下でセッティングから調整まで行ってくれる．
　健康保険上の在宅酸素の適応は，"チアノーゼ型先天性心疾患"と"その他の場合"と定められている．前者は，ファロー四徴症，大血管転位症，三尖弁閉鎖症，総動脈幹症，単心室症などのチアノーゼ型先天性心疾患のうち，発作的に低酸素または無酸素状態になる患者のことであり，酸素吸入に使用される装置は，小型酸素ボンベ(500 l 以下)またはクローレット・キャンドル型酸素発生器とされている．後者は，諸種の原因による高度慢性呼吸不全例，肺高血圧症の患者または慢性心不全の患者のうち安定した病態にある退院患者および手術待機の患者のことである．高度慢性呼吸不全例の患者とは，在宅酸素導入時に動脈血酸素分圧 55 mmHg 以下の者および動脈血酸素分圧 60 mmHg 以下で睡眠時または運動負荷時に著しい低酸素血症をきたす者である．慢性心不全の患者とは，NYHA Ⅲ以上であると認められ，睡眠時のチェーン・ストークス呼吸がみられ，睡眠ポリグラフィ上で無呼吸低呼吸指数が 20 以上であることが確認されている症例である．適応患者の判定に経皮的動脈血酸素飽和度(以下，SpO_2)測定器による酸素飽和度を用いることができる．
　酸素の投与量は SpO_2 値で 90〜95％ 程度になるように調節するが，疾患や障害の程度によって投与量も変わってくるため，酸素濃縮器の最大供給量も機種により 2〜7 l/分と様々である．一般的には 3 l/分のものが多く使われているようである．肺気腫などの閉塞性肺疾患で二酸化炭素ナルコーシスになる可能性のある患者の場合など，低用量で細やかな調節が必要となるが，そのために，調節が 0.25 l/分単位でできる機種もある．

3．在宅酸素療法のリスク

　二酸化炭素ナルコーシスになる可能性がある患者の場合，高濃度の酸素を吸入するとナルコーシスを発症することがある．呼吸困難感が出現した際，安易に高濃度の酸素を吸わないよう患者，介護者に説明する必要がある．火事の危険から酸素濃縮器の近辺での喫煙や火気の使用はいうまでもなく禁忌である．

図1 気管切開部

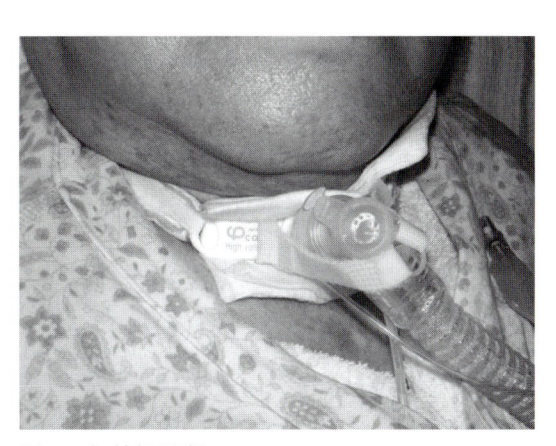

表1 診療報酬上算定可能なカニューレ

機能				価格
一般型	カフ付き気管切開チューブ	カフ上部吸引機能あり	一重管	¥5,210
			二重管	¥7,020
		カフ上部吸引機能なし	一重管	¥4,240
			二重管	¥6,810
	カフなし気管切開チューブ			¥4,410
輪状甲状膜切開チューブ				¥4,830
保持用気管切開チューブ				¥6,220

医科診療報酬点数表(平成20年4月版)

気管切開

1. 在宅医療のなかでの役割

気管切開は頸部腫瘍などによる上気道の狭窄や閉塞，人工呼吸器による呼吸管理，分泌物などによる気道の閉塞の際適応となり，入院や在宅にかかわらず気道を確保する目的で行われる(図1)．在宅医療においては気管切開後の在宅での管理が主な役割となる．

2. 気管切開の方法や技術

気管切開自体は病院などの医療機関で行われ，在宅へ移行することがほとんどであるため，在宅での担当医が気管切開の技術を必要とされることはないが，定期的な気管カニューレの交換は在宅で行う必要がある．交換の時期は一般的には2週間程度で行われていることが多いが，患者によって状況が異なるため，カニューレ内腔の狭窄の程度によって1〜4週間の間隔で適宜行ってもよいと思われる．粘稠な痰などによりカニューレ内腔の狭窄や閉塞が短期間(1週間以内)に起こる場合は，インナーカニューレを使用するなどの工夫が必要になる．カニューレの交換は，以下の手順で行う．

①交換用カニューレの確認(カフに破損がないかなどの確認)
②気管内，カフ上部の吸引
③カニューレの固定の解除
④カフのエアを脱気
⑤カニューレ抜去
⑥気管切開口の確認(肉芽など)，洗浄
⑦新しいカニューレ挿入
⑧カフを膨らませる
⑨カニューレの固定

カニューレ交換時の注意として，交換前にカフ上部の吸引を十分に行っておく必要がある．これはカニューレ抜去時にカフ上部の唾液などが気管内に垂れ込むと，不必要な咳や感染の原因となる可能性があるためである．明らかな誤嚥が認められる患者の場合，カフ上部に唾液や食物残渣が溜まるため，カフ上部の吸引機能があるカニューレを選択することが望ましい．カニューレ交換時には気管切開部の観察を十分に行い，肉芽がある場合は出血などに注意してカニューレの挿入を行う．気管切開部の肉芽はカニューレの固定がしっかりしていない場合や第一気管軟骨輪を損傷している場合によく認められる．適切なカニューレを選択し，適切に固定していればある程度改善するが，重症の場合は外科的切除が必要となることもある．カニューレの選択は，カフの大きさ，カフ圧調節機能の有無，発声の有無，価格などを考慮して行う．二重管を使用すると気管切開患者であっても発声することが可能となる(表1)．

3. 気管切開のリスク

事故抜去に備えて介護者に再挿入の方法，

Ⅳ 在宅医療のアプローチ

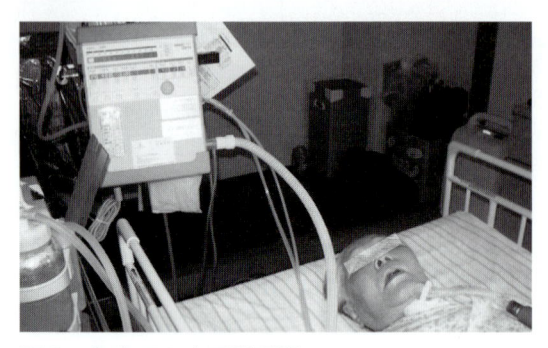

図2　在宅での人工呼吸器

緊急時の対策など説明しておく必要がある．カニューレの閉塞により窒息となるためカニューレ内腔の狭窄の程度についてはこまめに確認し，必要に応じてカニューレの交換を行う．カニューレ交換の際は肉芽からの出血に注意し，交換後しばらくは出血が気管内に漏れていないかなどに注意する必要がある．

人工呼吸器

1．在宅医療のなかでの役割

在宅における人工呼吸器は，入院を必要としない病状が安定した呼吸不全患者の呼吸管理に在宅人工呼吸療法（home mechanical ventilation；HMV）として使用される．HMVは使用する機器により，気管切開を受けた患者に行う人工呼吸管理（tracheostomy intermittent positive pressure ventilation；TPPV）（図2）と，鼻，口鼻あるいは顔マスクを用いて行う非侵襲的陽圧換気（noninvasive positive pressure ventilation；NPPV）の2つに分類される．

2．人工呼吸器の方法や技術

TPPVの導入は入院中に病院で行われることが多い．これはTPPVが必要とされる患者の多くはその前に気管内挿管を受けており，気管内挿管とともに人工呼吸管理が行われ，呼吸管理の長期化によりその後気管切開を施行されるためである．人工呼吸器の設定は入院中に患者の呼吸状態によって決定される．在宅に戻ってくる患者は状態が安定していることが多いため，入院中の設定をそのまま継続して問題がないと思われるが，呼吸器疾患にて人工呼吸管理となっている患者は感染症などで呼吸状態が変化することが多く，細やかな設定の変更が必要になる場合もあり，可能な限り人工呼吸器の取り扱いに慣れた医師が管理するほうが望ましい．

NPPVはマスクを使用して行う人工呼吸管理であり，非侵襲的であるため在宅でも導入しやすいが，使用に慣れるまで多少時間がかかるため，緊急で導入するよりもできるだけ早くから方針を立てて徐々に導入したほうが患者の負担にならず，スムーズに導入できる．夜間睡眠時の使用が最終的な目標となることが多いが，導入初期は昼間の覚醒時の使用から開始し，比較的低い吸気圧で短時間の使用から始め，徐々に使用時間を長くし，吸気圧も徐々に上げていくほうが患者に受け入れられやすい．また，使用するマスクは患者の状態やリーク（空気漏れ）量を考慮して選択する．TPPVと異なり完全な呼吸管理ができるわけではないため，その使用には限界があることを医療者も認識して，患者や家族に十分説明しておく必要がある．NPPVによる呼吸管理では呼吸状態が改善しない場合はTPPVに移行する準備が必要になる．

3．人工呼吸器のリスク

呼吸の管理を行う機器であるため，回路が外れたり，呼吸器が停止した場合命にかかわる事態になるため，アラームの作動時などには注意を要する．介護者にも回路の構造やアラーム作動時の対処法などを徹底しておく必要がある．停電時には予備のバッテリーで数十分から数時間作動している機器が多いが，停止したときのためにアンビューバッグを用意したり，長時間の停電に備えて発電機を用意したりすることも必要になる場合がある．

在宅リハビリテーション
Community Based Rehabilitation (CBR)

田中久美子
Kumiko Tanaka

在宅医療のなかでの役割

　一般的に，在宅リハビリテーション(以下，在宅リハ)は，理学療法士・作業療法士・言語聴覚士(以下，リハ専門スタッフ)が「生活自立障害を維持・改善するために在宅で行う訓練」ととらえられることが多い．しかし，本来，在宅リハが目指すことは，リハの理念である，その人らしい生活への再生をベースとし，生活自立障害がありながらも，その人らしく自分の住む地域で在宅生活を継続することである．

　このことからもわかるように，リハ専門スタッフのみでなく，在宅生活を支える支援者すべてが，在宅リハを担うのである．また，在宅リハを統括するコーディネーター機能において，医師の役割は決定的に大きい．これらの「在宅スタッフ」が，本人と家族を支える過程で，地域住民ともつながり，必要なシステムが地域に誕生し，生活自立障害を抱えても在宅生活を継続できる地域作りを促進できる．なお，本稿では，在宅医療現場での重要な障害概念として，高見　徹の提唱する「生活自立障害」という言葉を用いる．

チームアプローチに支えられた在宅リハの方法と技術

　「急性期入院治療から在宅へつなげるリハ」「在宅でのリハ」「在宅から入院により生活を立て直し帰宅するリハ」などの過程を通し，在宅を支える支援者〔医師・看護師・ケアマネジャー(以下，ケアマネ)・リハ専門スタッフ・介護職〕が，1つの目標をもち連携することで，効果的な支援が可能になる．

1. 入院に始まり地域で生活するところに至る在宅リハ

(1) 自宅復帰を前提としたアプローチ

　障害の重症度にかかわらず，全患者に対し，自宅に帰ることを前提としたアプローチを入院と同時に積極的に開始することが重要である．しかし，医療的管理に重きをおく医療従事者が，入院中から在宅生活のイメージを描きにくいのも事実である．

　病院では，ややもすると，「機能改善」を目的にリハのオーダーがなされる．しかし，生活自立障害に着目して生活を立て直すことがリハの本来の役割とすれば，生活に何らかの支障がある方が入院した時点でリハの適応は発生している．リハ専門職が入院当初から在宅へのアプローチを希求すれば，その実践過程が病院の他のスタッフの協働を促し，病院にいる医療者も在宅支援スタッフの一員として在宅医療を支えていることに気づく．その過程を通して，患者の医療情報を生活支援の視点で活用すべく伝える必要性に気づくきっかけにもなる．

(2) 自宅復帰の阻害因子

　自宅復帰を目指すとき，家族が最も心配することは，患者が1人で危険なく自宅で過ごせるかである．とりわけ，自宅で種々の医療処置が必要になると，本人・家族ともに自宅に帰ることに不安を抱き，本人の「帰りたい」，家族の「帰ってきてほしい」という本心

とは裏腹に，自宅退院を拒否することがある．

具体的には，見守りや介護を必要とする徘徊や排泄行為など，24時間にわたり発生しうる問題が阻害因子となる．これらは簡単に予測がつかないために，発生時に家族以外の支援をタイムリーに導入することができず，実際には家族が拘束され，介助量の多少にかかわらず在宅ケアが一挙に困難になる．さらに，吸引，インスリン注射，胃瘻による経管栄養の処置，ストーマのパウチ交換などは，医療行為自体の難しさだけでなく，それらは家族か訪問看護師でなければできないため，家族が拘束されることが心身の負担となる．入院中に積極的にかかわり，「いかに医療的処置や排泄行為を自立させるか」「いかに介護職の支援などでそれらを可能にするか」がテーマとなろう．医師・看護師とリハ専門スタッフのかかわりを通じて，退院までに準備を整えたい．

(3) 退院までの準備

このような準備を実現するためには，入院時から自宅環境を含めた生活情報の収集が必要になる．環境調整のための「退院前家庭訪問」は，自宅に帰る全例に実施したい．訪問の際には，退院後にかかわる在宅スタッフ（ケアマネ・住宅改修業者・介護職など）の同行を依頼する．このとき，ケアマネが同行することには，特に意味がある．ケアマネを含めて退院後の生活の問題を共有し，生活のイメージも一緒に作ることができ，自宅復帰を円滑化できる．また，家庭訪問では，病院では見えない家族関係や，家族・本人の真意が見え，在宅生活の目標としてどのようなあり方が最適かを再確認したり，早い段階で修正したりできる．

訪問施行後は，現在の機能に応じた自宅でのADLレベルの組み立て，それに基づき環境整備（住宅改修・福祉用具の導入）を行い，その後のケアの方向性をケアマネに提案したい．さらに，住環境に応じた動作訓練を病棟生活にも導入し，かつ，自宅環境に復帰するために不足した機能の向上に向けての訓練を追加する．これらの取り組みを病院スタッフが共有するために，毎週カンファレンスを開くことが推奨される．

(4) 退院時リハ指導

さて，「退院時リハ指導」が，「退院時にリハ専門職により行う指導」だと認識されていることが多い．この理解は必ずしも正しくない．というのも，環境整備すべき点や在宅生活場面で行うADLレベルなどの情報は，本人・家族や支援者（ケアマネや介護職）が実際に使える情報でなければ，意味をなさないからである．つまり，その指導は，退院時に行うものという理解は誤りであろう．リハ専門スタッフが，担当したと同時に常に「退院を意識した指導や，情報を提供するかかわり」をすべきである．筆者らは，本人・家族や支援者への身体機能維持・向上訓練およびADL維持のための指導や，退院後にかかわる各機関への生活目標に基づいた医療管理および生活支援方法などの報告書送付も行う．

(5) 退院直後の支援体制

支援体制を在宅支援者と構築していく過程で，自宅生活への移行に不安を残す場合もある．特に，新しい生活設定を取り入れたが，本人のADL能力が低い，あるいは家族の介護力が弱い場合，退院直後に種々の問題が起こりやすい．この時期を首尾よく乗り切ることが，在宅生活の再構築にとって重要である．退院時に設定されたADLレベルが在宅で定着するまでのこの期間に，短期集中訪問リハを導入することで，在宅生活の継続を促進できる．また，重度障害を残した患者では，継続的な訪問リハを退院と同時に開始することを検討すべきである．

2. 生活を支える手段としてのリハのかかわり

在宅生活をしている利用者にリハ専門ス

タッフがかかわる場には，病院外来リハ，通所リハ，訪問リハなどがある．そこでは，身体機能の維持・向上訓練に終始せず，生活状況の全般にわたり評価し，課題に対応したリハを構築することが重要である．

リハ専門スタッフは，リハの専門性である生活の基盤となる身体機能の評価はもちろんだが，在宅生活継続の根底を揺るがす医療的エピソードを発見する「医療従事者の目線」も同時にもつ必要がある．在宅リハの現場では，医療的管理と身体機能の維持が可能であれば在宅生活の継続が保障される．在宅生活の継続性を予後予測し，必要があれば本人・家族，ケアマネに改善案を伝え，先手を打って，早期に問題を解決したい．また，在宅では問題解決が難しいと判断した場合は，ためらわず病院受診や入院を勧める．外来リハ，通所リハ利用者の状態変化では，その場にいる医師に直接相談するか，受診を勧めることで問題を解決しやすい．しかし在宅リハではリハ専門スタッフは単独行動しており，ADL変化の判断を医師の支援なしに，その場で求められる．しかし一方では，実際の生活場面でADL低下を確認し，機能低下をより正確に評価できるともいえよう．また，早期に必要な訓練導入や住環境調整ができる利点もある．このように，在宅リハでは，臨機応変な対応能力が求められる．

また，在宅リハの専門性は，心身機能の評価から生活全般にわたる動作を分析し，潜在する能力を容易でかつ可能なADLとして組み立てることにある．動作をより容易にする住宅環境整備（住宅改修・福祉用具の導入）も機能の変化に応じ，取り入れていく．このようにして組み立てられた各動作は日常化し，その結果，動作は反復訓練されることでより早い機能改善と活動性向上にもつながる．もちろん，通常のリハの役割である，機能の予後予測に基づいた機能維持・向上訓練も施行する．

3．在宅リハから入院，そして自宅に帰るリハマネジメント

在宅からの入院の場合，筆者は，「入院を余儀なくされた理由」と「退院するためにクリアすべき課題」を，病院スタッフに必ず伝えることにしている．入院後は，必要な情報をカンファレンスで聴取し，病院スタッフと情報の共有を図る．また，本人・家族やケアマネに入院後の経過を可能な限り頻回に伝えれば，自宅復帰がスムーズとなる．

このようにして，病院スタッフと在宅支援者の情報のリアルタイムの共有がなされていると，退院が近づけば，ケアマネからはサービス担当者会議の開催依頼が行われるであろう．また，病院側からは，在宅支援スタッフと家族を交えた退院後に向けた医療的説明や具体的な種々の指導を行うことになる．このように情報交換を通して，病院から在宅，在宅から病院へと，相互のスタッフが，ゆるぎない共通の目標をもつことができれば，より早期の自宅復帰が果たせるであろう．リハ専門スタッフは医療と在宅の両方の立場で活動し，連携を橋渡しする役割を担うことができる．

退院後の訪問リハでは，予測したADLなどの設定に問題はなかったかなど，入院中の退院に向けた生活支援の成果も確認し，入院リハスタッフにフィードバックし，今後のアプローチを検討する材料としたい．

4．チームアプローチの重要性

本人を囲むスタッフのチーム作りが在宅生活を可能にするカギを握る．「本人が地域で暮らすには，どのような職種（かかりつけ医・相談援助職・訪問看護師・介護職・訪問リハスタッフ）と施設（医療系・福祉系）のかかわりが必要か？」「地域に必要な社会資源はどれぐらいあるのか？」「関係機関とどのようなチーム（連携）を構築するべきか？」などを常

に模索したい.

サービス担当者会議などを頻回に設け,書面だけではない直接顔を合わせた連携を通してチームアプローチを実践することで,病院(医療)と在宅(福祉)の間に,生活自立障害を抱えた利用者がそのままでも暮らせる地域が実現できると信じる.

そうすれば,「自宅へ帰りたい.帰したい方がいます」のひと言を誰かが投げかけるだけで,所属機関の垣根を越えた在宅支援チームが生まれ,自宅復帰が実現するであろう.

在宅リハの評価

方法と技術の項で述べたように,評価とアプローチは表裏一体の関係である.評価しプランを立て実行に移し,効果があれば続行する.また,効果が不十分であれば,その結果がまた評価となり,次の方法を検討しながらアプローチの仕方を組み立てていく.この手法を基本として,生活自立障害に目を向けた評価を,入院時から自宅復帰後も繰り返し行う.狭義の専門的な評価以外にも,医療的評価の能力,生活全体を見通して援助を構築する能力も求められ,リハ専門スタッフのこれらの総合的な評価能力が在宅生活継続の一助を担っている.表1に評価のポイントをまとめる.

表1 在宅リハにおける評価のポイント

・身体機能の評価
・ADL の予後予測
・住環境整備(特に住宅改修)の必要性についての評価
・生活全般にわたる動作分析
・動作分析に基づく福祉用具の必要性の評価
・自立支援を促す動作介助方法の考案

在宅リハのリスク

在宅リハでは,「在宅生活の継続が困難になること」をリスクととらえる.

疾患の悪化のみならず,認知機能や ADL 低下,介助者の介助量が変化した場合は,リハ専門スタッフの早期介入により,原因を明らかにするための評価を行う.もちろん,家族の疾病や,抜き差しならない生活上の事情もリスクとして加味される.

評価の結果,病院受診や入院,必要に応じた訓練の追加,環境の再整備,介護者への新たな動作介助指導,場合によっては,家族休養のためのレスパイト入院や入所の提案を行う.問題点は,可能な限り予測し,早期に発見し,対応することが重要であり,対応が遅れることで問題が複雑になり,回復が遅れ,在宅生活の再構築が難しくなるケースが多いので注意したい.

在宅小児医療
Home Medical Care for Children

前田浩利
Hirotoshi Maeda

在宅医療のなかでの役割

在宅医療における小児医療の重要性が高まっている．その背景には，在宅医療の対象となる重症児が急速に増加しているということがある．わが国の新生児医療は，世界屈指の救命率を誇っている．また，全国で小児集中治療室（PICU）の整備が進み，救急領域でも小児の救命率は向上している．

しかし，その一方で，救命した子どもたちのなかには，人工呼吸器などの医療機器に依存して生存せざるをえないケースもあり，病院から退院できないために，新生児集中治療室（NICU）や中核病院の小児科の重症児用のベッドを長期にわたって使用し，新たな入院の受け入れを困難にする要因となっている．

2007年に日本小児科学会倫理委員会の8府県で行った20歳未満の超重症児を対象にした調査によると，超重症児の67%が新生児期に発症し，発生率は1,000人対0.3であることが明らかになった．ここでの超重症児とは，超重症心身障害児である．重症心身障害児とは，医学的診断名ではなく，児童福祉の行政上の措置を行うための定義で，重度の肢体不自由と重度の知的障害とが重複したIQ 20以下で歩行不可の状態である．

さらにその重症心身障害児のなかでも，医学的管理下におかなければ，呼吸をすることも栄養をとることも困難な障害状態にある障害児を，鈴木らの超重症児スコアを用いて必要な医療処置によって点数を付け，スコア25点以上を超重症心身障害児，10点以上を準超重症心身障害児としている．

このような子どもたちは，病院から退院できず，NICUのベッドを長期にわたって使用し，「NICU問題」として社会的な問題となっている．

また，全体の15%が，急性疾患で入院した後，そのまま入院を続けていると報告されている．さらに，超重症児のうち，70%が在宅療養中であるが，訪問診療を受けている子どもはわずか7%で，訪問看護を受けている子どもでも18%であり，ホームヘルパーを利用しているのは12%にすぎない．したがって，今後，小児在宅医療を整備することが焦眉の急である．

小児在宅医療の対象とその特性

当院では，1999年の開設以来，小児の在宅医療を積極的に行ってきた．その結果，2009年12月31日までにキャリーオーバーのケースも含め112例の小児科領域の患者を診療してきた．現在，0歳から19歳の64例，20歳から38歳の13例の生存患者に在宅診療を行っている．それを表1にまとめた．

当院の例でもわかるように，小児在宅医療の対象は，多くが脳性麻痺，先天性神経筋疾患などの重度心身障害児であるが，その疾患は非常に幅広く，相当にまれな疾患もある．そして，何より医療依存度が高いのが最大の特徴である．当院の症例を通して小児在宅医療の特性を表2のようにまとめてみた．

表1 当院が小児在宅医療を実施した症例とその医療管理

在宅医療導入時年齢：1カ月から36歳（導入時に20歳以上の患者は7名）	
患者総数	112名
脳性麻痺	34例（30.4%）
悪性腫瘍	14例（12.5%）
筋ジストロフィー，脊髄性筋萎縮症などの先天性筋神経疾患	11例（9.8%）
多発奇形症候群	11例（9.8%）
先天性心疾患	7例（6.3%）
気道狭窄症	6例（5.4%）
リー脳症などの先天性神経難病	6例（5.4%）
脳症後遺症	5例（4.5%）
低酸素性脳症	3例（2.7%）
脳出血後遺症	2例（1.8%）
ライソゾーム病などの先天性代謝異常症	2例（1.8%）
術後脳症	2例（1.8%）
先天性のネフローゼ症候群	2例（1.8%）
慢性肺疾患	2例（1.8%）
その他	5例（4.5%）
当院の小児在宅患者の医療管理（重複あり）	
人工呼吸管理	27例（25%）
気管切開	37例（33%）
経管栄養	71例（63%）
在宅酸素療法	35例（31%）
在宅中心静脈栄養	6例（5.3%）
ストーマ管理	2例（1.8%）
腹膜透析	2例（1.8%）

小児在宅医療の保険診療における位置付けと福祉制度

小児においても，在宅医療の保険診療の基本的概念である「訪問診療」と「往診」が適用される．成人同様，定期的に訪問診療を行った際には，『在宅時医学総合管理料』を請求できる．「在宅療養支援診療所」による保険点数の違いも成人と同様である．また，人工呼吸器や気管切開，経管栄養などの管理料も成人同様算定できる．

ほとんどの小児の福祉制度は，利用者からの申請に基づくという原則があるため，制度に関する知識がないと利用することができない．小児在宅医療においてはケアマネジャーのようなケアコーディネーターが制度上不在のため，医療者も下記のような制度に関する知識をもち，患児の家族に適切にアドバイスする必要がある．

1. 身体障害者手帳

非常に有効な福祉制度であり，成人と同様であるが，小児の場合，障害が固定されてからの年数が短い場合があり，その申請の際に注意を要する．

2. 療育手帳

療育手帳は，知的障害児に対して，都道府

表2 小児在宅医療の特性

①高度な医療ケアの必要性
高齢者に比較して小児の場合，通院困難というのは完全に寝たきりであり，人工呼吸器を装着するなど高度な医療的ニーズを有している場合がほとんどである
②小児在宅医療を行う医療機関の絶対的不足
小児に対して，訪問診療や往診を提供できる医療機関が絶対的に少ないことは，小児の在宅医療にとって最大の問題である
③小児の訪問看護が抱える問題
医師ほどではないが，小児の訪問看護を行う訪問看護師も少ない．その理由の1つは，小児の医療ニーズが非常に高いということである．小児の在宅患者は，その多くが，24時間の人工呼吸管理など濃厚な医療的ケアを必要とする．2つ目は，親が気管内吸引などの医療度の高いケアにも熟達していることが多く，看護師に要求する水準も高くなるため，看護介入そのものが困難なことである
④貧弱で制度が複雑な社会資源
社会資源が非常に貧弱であるうえに制度が複雑なことは，小児在宅医療の大きな壁になっている
⑤教育とのかかわりの難しさ
教育とのかかわりは，成人にはない部分である．改善に向けての様々な取り組みはあるものの，学校における医療的処置は，ほとんどが家族の責任で行うことになっているのが実情で，家族への重い負担となっている．また，学校や地域社会のなかで，差別的対応を受け，患児や家族が傷つくということもまだまだ多い
⑥小児の終末期ケアの難しさ
小児は病態が変わりやすく急変して死亡する可能性があり，人工呼吸器などに依存した生存期間の限界もある．小児在宅医療に携わる者は，現在の社会的条件のなかで，苛酷ともいえる在宅介護を行う両親の長期にわたる心身の疲労と，わが子を失う葛藤に対面しなければならない

県から交付され，都道府県によって別の名称で呼ばれている．また，障害の程度の区分も，各自治体により異なる．ヘルパー派遣や，短期入所などのサービスを利用する際に，療育手帳ならびに身体障害者手帳，精神障害者保健福祉手帳のいずれかをもっていないと，これらの公的サービスが受けられないということがあるため，療育手帳は介護保険がカバーしていない若年者の在宅療養支援において重要である．

3．医療費の助成制度

小児には様々な医療費の助成制度がある．以下に重要な助成制度を挙げる．

・養育医療
・乳幼児医療費助成
・障害者自立支援医療
・難病対策（小児慢性特定疾患）

これらを有効に活用することで家族の医療費負担を大幅に減らすことができる．

小児在宅医療の方法や技術

小児在宅医療の対象となる児は，上述のごとく医療依存度の高い重症児である．したがって，小児在宅医療の実践において，医療的管理はきわめて重要となる．以下に小児在宅医療において重要な医療管理について述べる．

1. 在宅人工呼吸療法

在宅医療において，人工呼吸器の性能が向上するとともに，その管理も容易になった．人工呼吸器をリースする業者のサポート体制も，おおむね良好であり，24時間対応する業者がほとんどである．

小児の場合，人工呼吸器の軽量化とバッテリー駆動時間の延長で，人工呼吸器を装着しながら，学校に通ったり，旅行に行くなど様々な活動を行うことも可能である．

また，これまで人工呼吸器に完全に依存した患者の生存期間は約7年程度といわれてきたが，小児に関してはそれが該当せず，かなりの長期間生存できるケースも多いようである．小児の人工呼吸管理は，新生児，乳児では従圧式が一般的で，通常体重15kg程度を境に従圧式から従量式へと変更することが多い．

2. 気管切開の管理

在宅人工呼吸器を装着している児は，ほとんどが気管切開を実施し，気管カニューレを使用している．最近，筋ジストロフィーの患者などで，非侵襲的陽圧換気(noninvasive positive pressure ventilation; NIPPV)も試みられているが，わが国ではまだまだ気管切開を実施しての人工呼吸療法が主流である．小児の気管カニューレは，気管腔が狭いため，カフのないタイプを使用することが多い．カフなしのカニューレのほうが，交換や日常の管理は容易であり，カフによる気管壁の圧迫，瘻孔形成の危険は少ない．できるだけカフなしのカニューレを使用することを勧めたいが，唾液などの気管内への誤嚥が多い場合など，カフ付きを使用せざるをえない場合もある．しかし，カフ付きは，内径が大きなサイズの製品しかないため，新生児や乳児，幼児では使用が困難である．

気管カニューレの交換頻度は，1カ月に1回から週に1回まで施設によってまちまちであり，明らかなエビデンスは今のところないようである．

3. 経管栄養の実際

小児の栄養についての専門家は少なく，特に重度障害児に必要な栄養とその適切な摂取に関しては，知見の蓄積がないため標準的な方法は確立されていない．しかし，いくつかの重要な原則はある．重度障害児であっても，できるだけ標準的な「成長曲線」に近い成長ができるよう，栄養を与える必要があるということである．

1日の必要カロリーは，基礎代謝量に活動量を加えて計算しているが，寝たきりの小児では，必要なカロリーは，基礎代謝量とほぼ同じである．また，人工呼吸器を装着した児では，基礎代謝のうち呼吸によるエネルギー消費がないため，基礎代謝を目安にしてもカロリーの過剰摂取になることに注意する必要がある．

また，成人では，特定の栄養素や微量元素の欠乏症をきたすことはまれであるが，経管栄養を行っている小児では，経管栄養剤の特性などから様々な栄養素の欠乏症をきたすことがある．皮膚の状態や舌の状態，頭皮の異常などに留意するとともに，定期的に採血を行い，評価する必要がある．

小児在宅医療の対象児では，経管栄養を行っている比率が非常に高い．しかし，小児は成人に比べ，胃瘻を造設しているケースは少ない．経鼻胃管は，呼吸障害など様々な合併症や，挿入時の苦痛，ボディイメージの障害にもなり，今後は，小児においても積極的に胃瘻造設を行うべきである．

重度障害児では，胃食道逆流のある児が多く，けいれんに伴う腹圧の上昇や，脊椎の側弯に伴う胃噴門部の変形などがその原因であ

る．一般的には，内科的治療が第一義であるが，発育障害，反復する肺炎や，瘢痕性食道狭窄，慢性の貧血などがある場合には，外科的な「噴門形成術」の適応となる．噴門形成術は，開腹もしくは腹腔鏡下で実施され，腹部食道の全周を胃で wrapping する Nissen 法が代表的術式である．さらに，発語が困難で，誤嚥性肺炎を繰り返すケースでは，「喉頭気管分離術」を実施することが，誤嚥性肺炎を予防し患児の QOL の向上につながる場合が多い．

小児在宅医療の意義

困難な問題を多く抱えた小児在宅医療だが，その困難さを越えて実施する意義は，どのようなものか．それは子どもが自宅で家族とともに生活することを実現するということに尽きる．在宅医療にかかわる医療者が感じる自宅での家族との日常生活がもっている不思議な力が，子どもにおいては成人よりさらに劇的に現れる．多くのケースで，自宅で家族とともに生活するとき，子どもたちから，病院ではみられない成長，発達の力が引き出され，家族は安定する．NICU における長期入院患者の受け入れや，重症児の長期入院に伴う医療費の問題からも，小児在宅医療は今後，ますます重要性を増してくると思われるが，病院の稼働率や，医療財政の面からのみでなく，第一義に子どもと家族の QOL の面から，小児在宅医療が推進されるべきであると考える．

感染予防と管理
The Countermeasures and Administration for Preventing Infection

宮坂圭一
Keiichi Miyasaka

　感染症の外来では，感染症患者と接する機会が多く，施設として予防を行っている．しかし，在宅医療においては，患者・家族は十分な知識をもっていない．また，在宅医療のスタッフや介護職員は自らが感染源となる危険性がある．

　病院には院内感染予防対策委員会があるが，在宅医療においては感染予防に関する連携は少ないようである．したがって，在宅医療では家族，介護職員に対する感染予防の啓蒙も重要な役割の1つである．

在宅医療のなかでの役割

　訪問診療では，病原菌，耐性菌などを患者に移さず，家族にも拡大させないための啓蒙活動が必要となる．また，感染症の適切な治療と再発防止が求められる．

1. 介護職員，介護者への感染予防

　身体援助の前後には手洗いを行う．15秒ほど水洗いした後，液状石鹸で15秒ほど手に擦り込み，再び流水で洗ってペーパータオルもしくは自分のハンカチで拭く．手指は乾燥式擦り込み消毒剤〔ベンザルコニウム塩化物（ウェルパス®），クロルヘキシジングルコン酸塩（ヒビソフト®）など〕を使用し，エタノールが蒸発するまでこすって消毒する（ラビング法）．事業所に戻った後は消毒剤〔クロルヘキシジングルコン酸塩（ヒビスクラブ®），ポビドンヨード（イソジンスクラブ®）など〕を用いて1分間手洗いを行い，流水で洗い流してペーパータオルで拭く（スクランブル法）．これらの手洗いを指導する．ただし，感染の危険が少ないと判断される日常的な介助では流水の手洗いで十分なこともある．

　感染の可能性が高い口腔ケア，痰の吸引，褥瘡の処置，膀胱留置カテーテルの交換などではゴム手袋を着用するよう指導する．手洗いとともにうがいも励行する．

　メチシリン耐性黄色ブドウ球菌（methicillin-resistant *Staphylococcus aureus*; MRSA），病原菌を保持する患者に対しても，ガウン，マスク，ゴム手袋の着用で十分対応できることを説明しておく．

2. 入浴サービス

　通常は浴槽の洗浄で十分である．ただし，あらかじめMRSA，耐性菌の感染がわかっている場合には，当日の入浴は最後にしてもらい，入浴後に0.5％アルキルジアミノエチルグリシン塩酸塩で拭くよう指導する．

3. 廃棄物の処理

　患者家族が，介護に用いた紙オムツ，ガーゼ，ゴム手袋，紙クズなどを感染性廃棄物として廃棄する場合には，ゴミ収集事業者が直接触れないよう，1つのゴミ袋に廃棄物をまとめて入れて袋の口を縛り，さらに別のゴミ袋に二重に入れて縛るよう指導する．

4. 医師の感染予防

　触診，聴診など身近に患者と接するため，血圧計，聴診器，白衣などは常に清潔を保たねばならない．訪問診療前後の手洗いとうが

いは当然だが，容器にアルコール綿を入れて使用する場合には，バシラス(グラム陽性桿菌)はアルコールや煮沸消毒にも抵抗性がある菌であり注意が必要である．1週間に1回はアルコール綿をすべて入れ替える．同一の三方活栓を繰り返し使用すると，バシラスが原因となり敗血症になる場合がある．

5. 住環境に伴う感染予防

病院内では，カルテ，机など医療関係者がよく触れる場所が感染機会が多いとされている．一方，在宅では介護者，介護職員など，患者との接触が多いため，感染の場は患者周囲となる．筆者らの調査では，細菌数が 10^4 以上(被検部 $10\ cm^2$ の拭き取り)みられるケースとして，器具・物品では血圧計駆血帯 60%，聴診器 30%，連絡ノート 25.9%，白衣 25%，住宅の接触の場では，電気スイッチのヒモ 40%，ドアノブ 31.8%，ベッド柵 13.3% であった．

予防のために，感染の可能性がある部分を，消毒用アルコール，弱アルカリ性洗剤で拭き取る．床など，患者が触れない場所はモップでの埃取り，湿式の清掃で十分である．

感染症，感染の予防方法と技術的対応

在宅での感染には院内感染，施設感染，介護職員・家族からの感染があり，予防が重要である．

1. 呼吸器疾患

在宅の感染症で多くみられるのが肺炎である．市中肺炎(社会生活のなかでの肺炎)，誤嚥性肺炎，人工呼吸器関連肺炎などがある．市中肺炎の原因としては，65歳以上では肺炎球菌が最も多く，インフルエンザ桿菌が続く．発熱だけでなく低酸素状態，意識障害，収縮期血圧 95 mmHg 以下など，重症化しないようチェックが必要である．

誤嚥性肺炎は，嚥下障害，経管栄養による栄養剤の逆流などでみられる．時々むせる患者が，なんとなく普段より元気がない場合には，誤嚥性肺炎を疑ってみる．口腔内の常在菌，栄養剤，食物の異物反応などが症状の原因となる．

(1) 誤嚥性肺炎の予防

口腔ケアが大切である．歯を磨くだけでなく，口腔内，舌などを，保湿成分を含んだ洗口剤を浸したガーゼやスポンジを使い，痰や不潔物を除去して清掃する．入れ歯の手入れについても指導する．また，顔面マッサージや口と頬の運動，舌の出し入れを，口腔ケアとともに行ってもらう．呼吸が浅く，吐き出す力がない患者には，腹式呼吸をしてもらったり，口すぼめ呼吸の訓練を行ってもらう．

食事の際には，液体物でむせることが多く注意が必要である．摂食機能が低下している場合にはゼラチンゼリーなどで訓練を行い，徐々に嚥下しやすい食べ物に切り替えていく．また，食物にとろみをつけるのもよい方法とされている．経鼻経管栄養では，食道から逆流して誤嚥性肺炎になる場合もあるため注意する．肺炎球菌ワクチン(ニューモバックス®NP)による感染予防も1つの方法である．

(2) インフルエンザウイルス

季節性インフルエンザ(A型，B型)とともに，新型インフルエンザ(A/H1N1)がある．飛沫感染，接触感染によるもので，特に喘息，糖尿病，心疾患患者で入院が多いようである．手洗い，手指洗い，うがいが予防の基本となる．適度な湿度を保つことも大切である．感染患者の痰はビニール袋に入れて廃棄する．インフルエンザワクチンの接種は免疫力が低下している人や，高齢者の症状軽減に有効である．オセルタミビルリン酸塩(タミフル®)の内服は途中で中止しないように指示する．

(3) 結核菌

結核の既往があり，ステロイド療法中の患者や糖尿病患者などで，咳や痰がみられ，抗

菌薬を使用しても微熱が続く場合，胸部 X 線撮影，喀痰塗抹検査，培養同定，結核菌群核酸増幅同定培養(transcription-mediated amplification; TMA)などを行い，排菌があれば家族，介護者の検査を保健所に依頼する．

(4) レジオネラ菌

湿った環境を好み，給湯器，加湿器，24 時間循環式風呂，温泉などでみられる．発熱，全身倦怠感，咳，筋肉痛などの症状があり，家族発症することがある．予防として，加湿器，風呂などを週 1 回は清掃するよう指導する．

(5) MRSA

MRSA は，普段は問題とならない．保菌患者の場合，その患者が触れる部分をアルコールで清拭すればよく，床は湿式の清掃で十分である．ただし，MRSA 腸炎，肺炎などがみられ，体力が低下している場合には注意が必要である．

2. 尿路感染症

尿路感染症は，膀胱留置カテーテルの設置，尿失禁で長時間オムツを替えないなどによってみられる．一般症状だけでなく，感染性腸炎のような症状がみられたり，低体温，血圧低下，意識障害など急変することがある．尿の性状をみることが大切である．

予防・管理としては，留置カテーテルの挿入では，細菌が膀胱粘膜に付着し，分泌物などで覆われて細菌バイオフィルムを形成し，慢性化することがある．抗菌薬での除菌は困難なため，尿が混濁していても，症状がなければ抗菌薬は使用せず，排尿障害が生じないよう尿の流れを管理する．

3. 疥癬

疥癬は施設内で集団発生することがある．ヒゼンダニの大きさは 0.4 mm 以下である．小丘疹がみられ，疥癬トンネルを作り，トンネル内に排泄した便によってアレルギー反応が起こると，痒みが生じる．綿状に点在する大小の発疹と痒みで発見できる．ヒゼンダニは乾燥と熱に弱い．下着など 80℃ の湯に 10 分浸して洗濯する．毛布や布団は天日干しにする．介護者は手洗いで十分である．

治療には抗ヒスタミン薬，イベルメクチンの内服，α-BHC ローションの使用がある．

感染の評価

感染に対する定期的なチェックが必要となる．手洗い，手指洗いがきちんと実施できているかを確認するとともに，パームスタンプで微生物の付着を確認することも大切である．また，一般的な血液検査，HBs 抗原(hepatitis B virus surface antigen)，HCV 抗体(hepatitis C virus antibody)，梅毒反応，ツベルクリン反応(以前に比べて反応が強く出た場合は精密検査が必要)，細菌培養(MRSA，緑膿菌など)，胸部 X 線撮影などを定期的に行って評価する．

細菌が見つかった場合，プライバシー保護には十分注意する．

感染症，感染のリスク

在宅医療においては，常に感染症のリスクを念頭においておかなければならない．医師はワクチン接種(インフルエンザ，B 型肝炎)を行っておく．

針刺し事故による感染も大きなリスクである．針を刺してしまった場合，血液を絞り出し，流水で数回洗う．B 型肝炎で使用した針を誤って刺した場合には，HBs 抗原(−)であれば 6～48 時間以内に HBIG(抗 HBs 抗体含有ヒト免疫ブログリン)を投与する．HBV の出現までには 4～6 カ月かかる．1，3，6 カ月の定期チェックが必要である．C 型肝炎は，ワクチンがなく，HCV 抗体出現に 2～14 週かかるため，1，3，6 カ月の定期的なチェックを行う．陽性化した場合には専門医に相談する．

在宅における輸血
Blood Transfusion at Home

川越正平
Shohei Kawagoe

　まずはじめに，輸血とは「血液」という細胞の移植，一種の「臓器」移植であるということを明確に認識する必要がある．実際に致死的な副作用も生じうる危険を伴う治療行為であることを忘れてはならない．それゆえ，在宅では輸血を行うべきではないという立場も存在する．

　一方で，在宅患者においても，生活の質（QOL）の維持や症状緩和を目指して，輸血療法の適応となる場面は現実に存在する．むろん，日常生活動作（ADL）や周辺状況さえ許せば，可能な限りクリニックの外来などで実施することが望ましいが，どうしても来院や搬送が困難な状況，病態にある場合に，一定のリスクを吟味検討したうえで在宅において輸血を実施することもありうる．本稿ではそのような抑制的な立場から，適応の吟味，その注意点，実際に在宅で輸血を行う場合の手順について述べる．

在宅における輸血
― その適応の十分な吟味

1．輸血適応とならない病態や病院で実施すべき場面

　まずはじめに，輸血療法には一定のリスクを伴うことから，他の治療法がないかどうか，そして後述する様々な輸血のリスクを上回る効果が期待できるかどうかを十分に吟味したうえでその適応を決定する必要がある．他の治療法によって対処可能な場合には，輸血は極力避けて臨床症状の改善を図らなければならない．たとえば，鉄欠乏性貧血やビタミンB_{12}欠乏性貧血，腎性貧血の治療がおのおのの補充やエリスロポエチンの投与であることは自明である．

　血小板数減少においても，数値が低いからという理由だけで輸血を行うという判断をするべきではない．たとえば播種性血管内凝固（DIC）などの病態に対して，ただ血小板を輸血で補えばよいということではない．また，薬剤性が疑わしければ原因薬剤を中止することが一義的である．新鮮凍結血漿やアルブミン補充を要する病態は在宅ではさらに限られるため，漫然と使用することは厳に慎むべきである．

　さらに，緊急時の治療や救命処置としての輸血療法が適応となるような病態の場合には，在宅で輸血を行うメリットは乏しくリスクが大きいことから，準備血のストックを有し迅速に交差適合試験（クロスマッチ）を実施することが可能であることも含め，病院に搬送して対応するのが妥当である．このように，在宅における輸血は慢性期の治療としてのみ適応となりうるといえよう．

2．症状緩和としての輸血の適応

　次に症状緩和という観点から考えると，その病態が患者に苦痛をもたらしているのかどうかが最大の判断基準になる．慢性貧血の場合には，一般にヘモグロビン 7 g/dl が輸血を行う1つの目安になるとされているが，実際には貧血の進行速度，罹患期間，日常生活強度などによってその必要性は大きく異なっ

てくるため，基準値を一律に決めることはできない．特に在宅医療の対象患者については，要介護状態にあるなど ADL に障害があり，結果として安静が保たれている場合も多い．実際の臨床場面では，軽度の労作に基づく呼吸困難や全身倦怠感などの臨床症状に注目して適応を判断することになるが，心不全やがん性悪液質などその他の原因となりうる病態が併存する場合も少なくないことを念頭におく．

一方，白血病再発期など骨髄機能に障害のある患者の場合，輸血をすることが前提で長期間 QOL を維持することができる病態も存在する．このような患者の場合，最終末期まで輸血の適応がありうる．なお，血小板数減少が患者に直接的苦痛をもたらす病態はあまりないため，症状緩和の観点から適応となることは，貧血に対する赤血球輸血の適応に比して少ないと考えられる．

輸血にまつわる注意点

1．輸血後 GVHD

輸血血液内に存在するリンパ球が受血者を異物と認識し全身に移植片対宿主病（graft-versus-host disease; GVHD）を生じる致死的病態，すなわち輸血後 GVHD が昭和 63（1988）年に証明されて以降 22 年が経過した．放射線照射は必須であるという注意喚起が徹底されたためか，幸いにも平成 12（2000）年以降の確定診断死亡例は報告されていない．しかし，日本在宅医学会が行った実態調査において，在宅での輸血療法に放射線非照射血が用いられたという事例が少数ながら存在していたことから，本稿で改めて放射線照射血の使用について注意を喚起したい．

2．非溶血性副作用（発熱・じんま疹・アナフィラキシーなど）

発熱・じんま疹は血液製剤に混入している血漿蛋白や白血球が産生するサイトカインによって生じる副作用である．いずれも一過性のもので重篤ではないため，解熱薬や抗ヒスタミン薬の内服または経静脈投与で対処すればよい．アナフィラキシーについては，生じた場合にはすみやかに輸血を中止し，エピネフリンの皮下注射を行う．その他の非溶血性輸血副作用として，細菌感染（特に長期保存によるエルシニア菌感染），輸血関連急性肺障害（transfusion related acute lung injury; TRALI），ウイルス感染〔供血者がウインドウ期にあったことによる肝炎ウイルスやヒト免疫不全ウイルス（HIV），ヒト T リンパ球向性ウイルス I 型（HTLV-I）などの感染〕などのリスクを知っておく必要がある．

3．実施にあたって必要となる検査や説明

事前に行うべき検査として，患者の血液型検査と不規則抗体スクリーニング検査がある．

血液型については患者申告や他院からの診療情報提供書の記載に基づく確認では不十分である．原則として自院で改めて検査のうえ，確認する形をとる．また，不規則抗体スクリーニングも併せて実施すべきである（特に輸血歴や妊娠歴を有する患者は必須）．

事前に患者に説明すべき内容としては，輸血療法の必要性，使用する血液製剤の種類と使用量，輸血に伴うリスク，副作用・感染症救済制度，感染症検査と検体保管，投与記録の保管と訴求調査時の使用などがある．一連の輸血を行うごとに必ず輸血同意書を得ておくことが保険診療上も輸血療法の算定要件となっており，必須である．

在宅における輸血の手順

1．日本赤十字社（日赤）への血液製剤の発注

抗原感作と感染機会を減少させるため，血

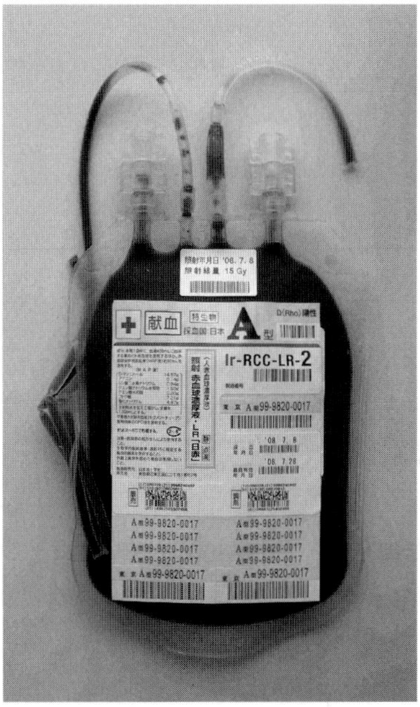

図1 照射赤血球濃厚液-LR（Ir-RCC-LR）
全血献血由来血液をフィルターにより白血球除去した後に遠心操作によって血漿の大部分を除き，赤血球保存液（MAP液）を添加し，放射線を照射した製剤．放射線を照射することによって製剤中に含まれる白血球（リンパ球）を不活化し，輸血副作用のGVHD（移植片対宿主病）の発生を予防することができる．
【効能・効果】血液中の赤血球の不足または赤血球機能不全
【有効期間】採血後21日
【貯法】2～6℃

液製剤を発注する際には高単位輸血用血液製剤（赤血球濃厚液なら2単位，新鮮凍結血漿や血小板濃厚液なら成分採血由来）を使用して最小限の供血者数となるように配慮する．放射線照射血を使用しなければならないことは前述のとおりである．赤血球の場合を例にとると，「Ir-RCC-LR 2単位」とオーダーし，備考欄に400 ml由来製剤希望などと記載するとよい（図1：Ir-RCC-LR）．なお，日赤からの血液製剤供給体制は地域によって異なること，年末年始などの時期においては供給体制が手薄になるおそれもあるため確認が必要となることを知っておく．

2．輸血用血液の保存にまつわる困難

たとえば赤血球は2～6℃で保存する必要があり，自動温度記録計と警報装置がついた輸血血液専用の保冷庫中で保存することが推奨されている．前述の日本在宅医学会による実態調査でも，在宅医療の現場において定温保冷庫の確保について困難があることが明らかとなった．なお，輸血製剤を実際に使用するにあたって常温下に戻すが，急速大量の輸血を除き通常加温の必要はないとされている．

3．交差適合試験（クロスマッチ）

クロスマッチ血の採取については，輸血療法の実施に関する指針には「新たな輸血，妊娠は不規則抗体の産生を促すことがあるため，過去3カ月以内に輸血歴または妊娠歴がある場合，あるいはこれらが不明な患者について，交差適合試験に用いる血液検体は輸血予定日前3日以内に採血したものであることが望ましい」と記載されている．患者の負担も考慮して現実的かつ安全性を念頭においた対応を心がけることになる．

発注した輸血血液が到着したら，すみやかにパイロット血とクロスマッチ血をペアで検査会社などに提出する（たとえば当地の場合，1～2時間後にFAXで報告を受け取ることができる）．なお，クロスマッチについてはその手技に熟練した検査技師によりなされるべきである．この点については地域によって事情がかなり異なると考えられるため，提携する臨床検査会社や近隣の病院検査部，地域の日赤などと相談のうえ，安定的な実施体制についての連携をあらかじめ確保しておく必要がある．

4．開始から終了までの実際

実施前に医師・看護師の2名で，血液製剤バッグと血液型検査報告書およびクロス

マッチ適合票との照合，有効期限内であること，放射線照射が行われていることの確認を行う．また，血液製剤バッグの外観に破損，変色，凝集塊などの異常がないことを目視するよう習慣づける．

輸血開始直後の観察のポイントとして，ABO型不適合輸血では輸血開始直後から血管痛，不快感，胸痛，腹痛などの症状がみられるという．アナフィラキシーショックの発生も含め，輸血開始後5分間は特に注意深く患者の状態を観察する必要がある．また，その後の観察のポイントとして，発熱，じんま疹などのアレルギー症状は開始後15分以内に発生することが多い．いずれにせよ開始から15分間については医師が滞在することが必須であると考えたほうがよい．医師の退室後は看護師を輸血終了時まで配置し，異変が生じた場合にはすみやかに医師がかけつけられる体制を確保する．在宅において輸血を実施するにあたっては，このような医師・看護師の監視下による医学的管理を保証することで初めて可能となるという認識が重要である．

なお，平成19(2007)年1月以降，日赤から供給される赤血球濃厚液はすべて白血球除去製剤となったことから，白血球除去フィルターの使用は不要となった．診療録には血液製剤の製造番号(貼付ラベル)を貼付する．

5. 使用済みバッグの冷蔵保存と血液製剤使用に関する記録の保管・管理

医療機関は，輸血に使用したすべての使用済みバッグに残存している製剤をバッグごと清潔に保存しておくことが望ましい．使用後数日経過しても患者に感染症発症のない場合は破棄しても差し支えない．

血液製剤を含む特定生物由来製品については，診療録とは別に当該製剤に関する記録を作成し，使用日から20年間保存することが定められた(平成15年5月15日付厚生労働省医薬局長通知「特定生物由来製品に係る使用の対象者への説明並びに特定生物由来製品に関する記録及び保存について」)．この管理簿には血液製剤の製品名，製造番号，投与日または調剤日，患者の氏名，住所などの記録を記載し，記録すべき部署・責任者を決め，保管管理することとされている．

がんの緩和ケア
Palliative Care of Cancer

木村幸博, 佐藤武彦, 岩井正勝, 村田　望
Yukihiro Kimura, Takehiko Sato, Masakatsu Iwai, Nozomu Murata

在宅医療のなかでの役割

病院でがんの治療が終わり自宅へ帰っても, 現状ではがん患者の5%以下の人しか家で最期を迎えることができない. しかし在宅医療を専門に行っている診療所では, 訪問しているがん患者の66%の人が最期を家で迎えている. この差はどこから生じるのか？それは医師ひとりだけでがん患者を診ているわけではないからである. ひとりでがん患者を在宅で診ようとすると病状が悪化したときに医師個人の限界が出てしまい, 最後の最後は病院に入院ということになる. そうならないよう在宅で緩和ケアを行う医師は, 最初に「チームで地域を支える医療体制」を整えて, その限界が出ないように負担を軽減させている. そうすると医師は楽に診療を続けられ, 患者は最期の日まで家で過ごすことができるのである.

1. 在宅で過ごせる時間

がん患者が家に帰り, 訪問診療が始まった後どのくらい家で過ごせるかを調査したところ, 多くの消化器系がん患者は1〜2カ月程度の期間しか家で過ごせなかった. ほとんどの場合, 家に帰ってきたときがいちばん元気なのである. 退院後の早期に今後どのような経過をとるのかを説明し, 残り少ない期間をどう過ごすか, どう人生に終止符を打つのかを考えていく. 家族と本人たちに残された共有できる時間は短い. 今現在どの時期に患者がいるのかを常に考える必要がある. 佐藤の緩和ケアの病期について報告した「いわい分類」が参考になる.

2. 退院日までにしておくこと

自宅療養が決まったら, 時間があまりないので最初に訪問看護師や介護支援専門員(以下, ケアマネ)を決めて一緒に病院に面談にいく. 退院日が1日遅れただけで家に帰るタイミングを逃す場合があり, 退院日をできるだけ早くすることができるだけ長く家にいられることにつながる. 普通に介護申請を行い, 介護保険の認定結果を待っていると1カ月以上もかかるので, がん末期患者の場合は間に合わない. ケアマネには「暫定扱い」で, 介護保険認定前でも療養環境の整備を早めにお願いしておくことが大事である. ベッドなどは退院日前日までに準備してもらう.

3. 家に帰ってから

できるだけ早く患者の家を訪問する. 退院したその日か翌日には訪問できるよう努力すべきである. がん末期患者の場合, 初めて逢った日がいちばん全身状態のよいときである. その日から急速に病状は悪化していき, 同じ日でも刻一刻と病状は変化していく. 家族にも急激な病状の悪化に対して驚かないようにその旨を伝えておく. 痛みがある場合フェーススケールを印刷した紙を壁に貼り, 今の自分の痛みはどの顔なのかを確認してもらうとお互いにわかりやすい.

患者や家族に, 家に帰ってきて何をさせたいのか, 何をやりたいのか聞き出す. それを

在宅チームの目標とし，それに向かって最大限の努力をする．たとえば，中心静脈栄養法（IVH）の施行時間を夜間のみにすることで日中の活動範囲を家の外に広げることができたりする．

4. 現在の病態位置確認とシフトダウン

前述の「いわい分類」で現在どの位置に患者がいるのかを再確認する．すなわち，いたずらに高カロリー輸液を漫然と続けるべきではない．シフトダウンが必要な時期になってはいないか，取れそうな管類，特に尿道バルーンカテーテルなどを入れてないか再度検討すべきである．漫然と行われている補液にも副作用があることを知るべきである．体力が落ちてくると，必要とするエネルギーや水分量も低下するので，必要以上に栄養や補液を入れるべきではない．必要以上の栄養はがん細胞の栄養になることも考慮する．補液の副作用は下腿浮腫，腹水の増加，気道分泌物の増加による喘鳴，肺浮腫による低酸素血症や呼吸苦，腸管浮腫による麻痺性イレウスなどである．

がんの緩和ケアの方法や技術

1. 緩和すべき症状について

(1) 痛みについて

患者は痛みについて本当のことを言わないことがある．痛みの程度を把握するには本人の訴えのほかに眉間の皺や顔の表情，笑顔が出てくるかなどを見るとよい．

最終的には3/4の人にがんの痛みが出てくる．痛みを我慢していると食欲の低下，不眠なども出現するので，我慢させずに痛みを聞き出して，痛み止めを投与する必要がある．最初に使うべき痛み止めはNSAIDsである．がんの痛みにアセトアミノフェンは効くはずがないと思いがちだが，初期では効く場合もあり侮れない．2番目は中オピオイド（オキシコドン，コデイン）で，3番目が強オピオイド（モルヒネ，フェンタニル）である．痛みの程度に応じて2番目から使用してもよいが，大事なことは2, 3番目の薬を使用していてもNSAIDsは消化器症状など副作用がなければ中止せずに併用していたほうがよい．

残念ながらオピオイドだけでは除去しがたい痛みも存在する．しびれや電撃痛など神経障害性疼痛といわれるものについては鎮痛補助薬〔ガバペンチン（ガバペン®）；保険適応外〕の使用なども考慮していく．骨転移の痛みにはオピオイドよりもNSAIDsのほうが効きやすく，またゾレドロン酸水和物（ゾメタ®）の使用も検討する．

一般的な誤った概念として医療用麻薬は覚醒剤と混同されており，「一度始めたらだんだんと体を蝕んで死んでしまうおそろしい薬」と思われている．そのため医療用麻薬が処方されていても，痛みがあるはずなのに痛くないとウソを言って飲まなかったりする．きちんとした説明をすることで医療用麻薬に対しての誤解はとれる．

(2) レスキューについて

突然くる突出痛に対してレスキューの準備を忘れないようにする．1日のモルヒネ量の1/6を1回分のレスキュー量とする．実際にはオキシコドンの散薬（オキノーム®散）やモルヒネ塩酸塩水和物の水薬（オプソ®）を使うことが多い．内服困難であればジクロフェナクナトリウム（ボルタレン®）坐薬やモルヒネ塩酸塩水和物（アンペック®）坐薬を使用する．ベースはNSAIDsだけでも，レスキューにオキシコドンなどを処方しても何ら問題ない．むしろオピオイドの導入は少量のレスキューから始めたほうが副作用も少なく安全といえる．枕元に数本おき，痛くなり始めに使うように指導する．痛みを我慢してから使用するとレスキューの量も増えてしまう．1日の使用回数にも制限がないことを指導す

る．しかしながら保険診療で処方する際は頓服で処方すると10回分までしか認めない地域があるので注意が必要である．10回分以上処方する際は定期処方で処方したほうがよい．

2. フェンタニルパッチについて

最近よく使われているフェンタニルパッチは3日間持続すると効能にあるが，2日くらいしか効かない人もいるので3日目の対応を取り決めておく（具体的には早めに貼り替えるか，レスキューを我慢しないで使うことなど）．便利な薬であるがこの薬を最初に用いてはいけない．必ず他の麻薬製剤を使用したうえで安定した人だけに使うようにしてほしい．筆者の経験では経口摂取ができないという理由で最初に使って呼吸抑制をきたした例があった．医療用麻薬は最近いわれているほど安全ではない．正しく使わないと必ず副作用に苦しむことになるので，きちんと副作用対策をすべきである．便秘，吐き気，眠気は3大副作用である．経口摂取ができなくなると脱水症となり，急激に医療用麻薬の血中濃度が高くなって，眠りすぎ，呼吸抑制などをきたす．補液の実施やレバロルファン酒石酸塩（ロルファン®）などの薬剤を準備しておいたほうがよい．

(1) 倦怠感

最終的にはほぼ全員の人に身の置きどころのない倦怠感が出現する．薬では症状が取れにくく，ぐっすり眠らせてほしいと多くの患者は訴える．ステロイドが効果があるといわれるが，実際には効果が続く期間は短い．副作用の面からも長期間の連用は避ける．

(2) 吐き気

麻薬による吐き気にはプロクロルペラジン（ノバミン®；保険適用外）を使用する．しかし，長期間連用するとパーキンソニズムが出現するので注意する．がん性腹膜炎による腸管麻痺にはオクトレオチド酢酸塩（サンドスタチン®）が有効である．

(3) 夜間せん妄，不穏について

ブロマゼパム（セニラン®）坐薬を使うとよい．ステロイドが誘因になっている場合があるので，そのときはステロイドを中止する．

3. 頑張れないジレンマ

患者は頑張れといわれて，頑張りたくてもそれができない状態にある．頑張れといわれることがとても苦痛だという．「頑張って痛みを我慢しなさい．頑張って吐き気を我慢しなさい．頑張って食べなさい．頑張って薬を飲みなさい」など，しかし患者は今まで病院治療で十分頑張ったのだから在宅へ戻った後は症状を緩和してゆっくり過ごせるように配慮すべきである．頑張るのはわれわれ医療者であって患者ではないことを理解する．われわれ医師の言葉1つで患者は安心することもあれば，逆に不安にもしてしまう．言葉遣いには十分注意する必要がある．

4. 吸引器や吸入器の準備

補液が多い場合や終末期になると痰が絡んで常に喉元でゴロゴロと音がする状態になり，家族が心配して相談してくることが多い．吸引器で解決する場合があるので貸出をしてあげるとよい．同じく吸入器も必要な場合は貸出する．吸引器や吸入器は介護保険でのレンタル項目にはないため地域（医師会や市町村）での共通貸出として準備するか自院で用意して貸出する．

最後の看取り

尿が出なくなり，下顎呼吸が始まってきたらその日か翌日には呼吸が停止する．家での看取りの場合，医療関係者がその場にいる必要はない．家族だけで看取ることを説明し，心臓や呼吸が停止したら連絡するように話しておく．看取りのマニュアルを用意しておくとよりわかりやすい．最後の心臓マッサー

表1 自己負担限度額について

区分		3回目まで	4回目以降[*1]	交付されるもの
課税世帯	上位所得者（総所得額などが600万円以上の世帯）	150,000円 総医療費が500,000円を超えたときは，超えた分の1％を加算	83,400円	限度額適用認定証
	一般	80,100円 総医療費が267,000円を超えたときは，超えた分の1％を加算	44,400円	限度額適用認定証
住民税非課税世帯		35,400円	24,600円	限度額適用・標準負担額減額認定証[*2]

[*1] 過去12カ月以内に3回以上の高額療養費該当があった場合，4回目以降の自己負担限度額になります．
[*2] 住民税非課税世帯は入院時の食事代も減額されます．

ジや人工呼吸も無意味である．家族には本人の手を取って静かに昔の話を語りかけて，見守ってあげるように指導する．自然な形の往生は本人も家族も難しくないことを説明する．

補：医療費について

1割負担患者であれば上限12,000円であまり問題にならないが，3割負担の患者は保険点数が高いために自己負担が高くなる．そのため在宅での療養をあきらめてしまう患者も少なくない．しかし同じ年に4回以上同一世帯内で自己負担限度額を超えていると，限度額適用認定証の適応になる．利用するには自己申請が必要で，役場で「多数該当」かどうかを確認してもらう．大幅に自己負担の支払い額を減らすことができるので利用すべきである．そのためには在医総管，在医総，特医総管のいずれかを算定しておく必要がある（表1）．

また週のなかで医師が1日以上，看護師が3日以上訪問する場合には在宅末期総合診療料を算定することができる．診療所と訪問看護の自己負担分が診療所分だけになるのでさらに支払い額を減らすことができる．

非がん疾患の緩和ケア
Palliative Care for Non-Cancer Patients

平原佐斗司
Satoshi Hirahara

　非がん疾患の緩和ケアは1990年代から欧米で注目され始めた．米国で行われたSUPPORT（The Study to Understand Prognoses and Preference for Outcomes and Risks of Treatments）研究や英国で行われたRSCD（Regional Study of Care for the Dying）で，多くの高齢者が終末期に苦痛のなかにいることが明らかになった．英国ホスピス・専門的緩和ケアサービス協議会とスコットランド緩和・がんケア協力機構が1998年に刊行した報告書「Reaching out: Specialist Palliative Care for Adults with Non-Malignant Diseases」では，緩和ケアをがん以外の疾患にも広めていくべきであると勧告がなされた．

　今世紀に入り，非がん疾患の緩和ケアは実践の時代に入った．2001年に終末期ケアの質の改善を目的に英国の国家政策の一部として採用したGSF（Gold Standards Framework）でも非がん疾患も含めたあらゆる終末期ケアの質の向上について強調されている．米国でも2004年に非がん疾患患者がホスピスプログラムの利用者の過半数を占めるに至っている．2002年に改訂されたWHO（世界保健機関）の緩和ケアの定義は，緩和ケアはがんに限らず「生命を脅かすあらゆる疾患による問題に直面する患者とその家族に対して」提供されるべきものであると規定している．WHOヨーロッパは，Better Palliative Care for Older People（2004年）で各国がこの課題に取り組むべきであると訴えている．

　一方，わが国では，ホスピス・緩和ケアは常に末期がんをモデルに議論されてきた．実際，わが国の緩和ケア病棟は末期がんとAIDS患者にしか開かれておらず，総死亡者数の2/3を占める非がん疾患患者が緩和ケアの恩恵を受けることはなかった．わが国は今後いわゆる「大量死時代」を迎え，2035年には死亡者の6人に5人が後期高齢者という時代を迎える．後期高齢者を中心とした非がん疾患患者の終末期ケアが21世紀の医療の最重要課題になることは間違いない．

　非がん疾患の終末期ケアの最大の課題は，終末期にどのような苦痛があり，どう緩和すればよいかが明らかでないこと，予後予測の方法が確立していないことである．このため，非がんの在宅緩和ケアは，在宅医にとってがんの緩和ケアより困難な課題となっている．

非がん疾患の軌道について

　Lynnらは終末期の軌道を疾患群別に，「がんなどのモデル」「心・肺疾患の臓器不全モデル」「認知症・老衰などのモデル」の3つに分類した（図1）．

　がんでは予後約6カ月の状態を終末期と呼ぶことが多い．再発がんは基本的にほぼ100％治らないため，がんはほかの疾患と比較すると予後予測が比較的容易である．また，がんはADLや全身の機能が急激に低下し，あらゆる面で介護を必要とするのは最期の1〜2カ月間という特徴があり，しっかりした医療的サポートさえあれば自宅での看取りが可能となることが多い．

　一方，非がん疾患では，一部の疾患を除き常に改善の可能性を秘めていること，腎不全

Ⅳ 在宅医療のアプローチ

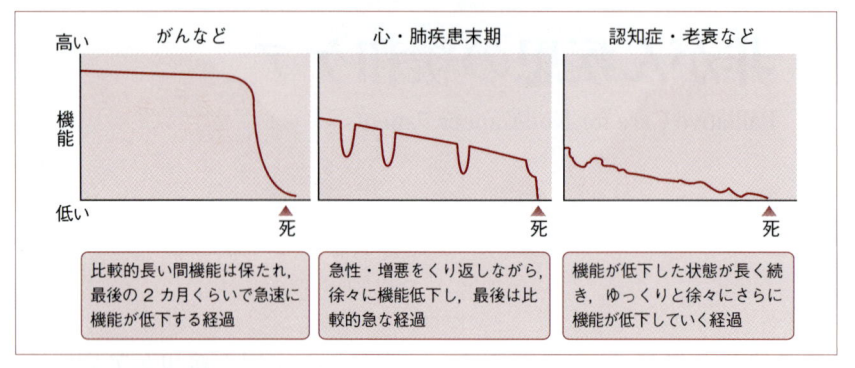

図1 疾患群別予後予測モデル
〔Lynn J：Perspectives on care at the close of life. Serving patients who may die soon and their families: the role of hospice and other services. *JAMA* 2001；285(7)：925-932 より引用（篠田知子訳）〕

に対しての透析，呼吸不全に対しての人工呼吸器など，各疾患に延命治療が存在するため，終末期の判断は困難を極める．

呼吸器や心疾患の臓器不全モデルでは，急性増悪と改善を繰り返しながら，徐々に悪化する軌道をたどり，最期の瞬間は比較的突然に訪れることが多い．この群では末期がんと同様 ADL は比較的末期まで保たれる傾向があるが，ケアが長期間に及ぶこと，終末期と急性増悪の区別が困難であることが在宅での看取りを困難にしている．この群においては急性増悪時の治療法の選択が予後と密接に関係しており，望んだ場で看取りができるかどうかは急性増悪時の治療法に関する意思決定によるところが大きい．

認知症および老衰については，ゆるやかにスロープを降りるように機能が下降していく．特にアルツハイマー病では，中核症状の進行や重度期の身体症状が一定の順で出現することが多い．そのため，認知症診療に習熟した医師が長期の経過を診るなかで，終末期の判断をすることはさほど困難ではないが，その知識や技術は十分に一般化されているとはいえない．

非がん疾患の予後予測について

一般的にがんの予後予測ツールの有用性は非がん疾患では確認されていない．非がん疾患では，がんで行っているような6カ月の比較的長期の予後予測は困難であると結論されている．これは，前述のLynn らのモデルからもわかるように，非がん疾患の軌道はがんとは異なり，予後を決定する因子がより複雑であることに由来する．特に，心・肺疾患の臓器不全のモデルでは，急性増悪と終末期の区別は容易ではないことがわかっている．

全米緩和ケア協会による「終末期の臨床的予後ガイドライン」は，代表的な各疾患が標準的経過をたどった場合の予後因子について書かれている．しかし，これらの基準は絶対的なものではなく，主治医がこれを参考に個別に判断すべきものであり，実際は病状がかなり悪化しないと予後が判断できないことが多い．

一方で臨床医の判断を助ける疾患特有の予後指標や一般的な予後指標の有用性はいくつか確認されている．疾患特異的な指標としては，認知症で6カ月，慢性閉塞性肺疾患(chronic obstructive pulmonary disease；COPD)で数年の長期の予後予測指標の有用性が明らかになっている．非がん疾患の一般的な指標としては，がんで用いられる Palliative Prognostic Score(PaP Score)が，非がん疾患の予後 30 日の指標となる可能性が報告されている．この PaP Score で，最も重視され，かつ最も予測に貢献していたのは「臨床医の生存予測」，つまり主治医の主観的判断であった．

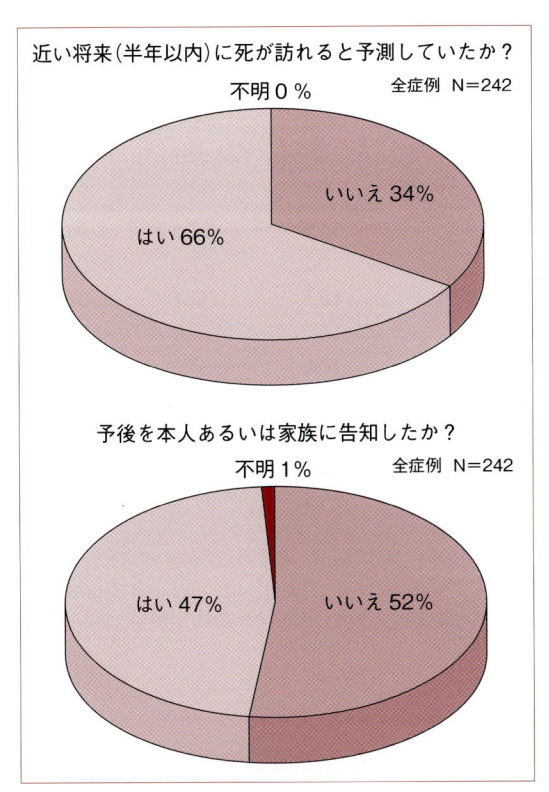

図2 在宅医による予後予測
〔平原佐斗司他：非がん疾患の在宅ホスピスケアの方法の確立のための研究（2006年度後期在宅医療助成・勇美記念財団助成）より〕

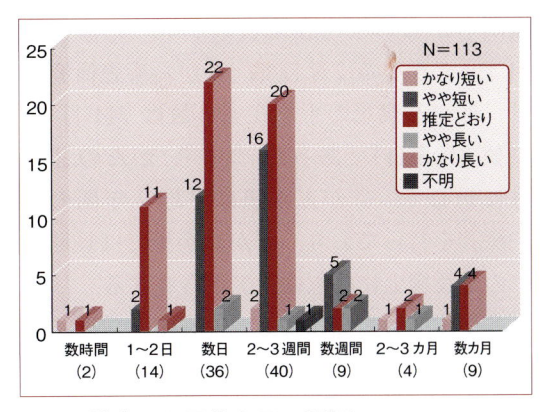

図3 推定した予後とその評価
〔平原佐斗司他：非がん疾患の在宅ホスピスケアの方法の確立のための研究（2006年度後期在宅医療助成・勇美記念財団助成）より〕

このように，現時点では世界的に非がん疾患の予後を正確に予測することは困難と考えられているが，わが国の在宅医は非がん疾患患者の予後をどのくらい予測できるのであろうか．

筆者らが関東近郊の7施設で行った「非がん疾患の在宅ホスピス・緩和ケアに関する多施設共同研究」（以下，非がん疾患研究）では，主治医は在宅で死亡確認した242例中約2/3で半年以内に死が訪れることを予測し，約半数のケースでそのことを患者あるいは家族に伝えていることが明らかになった（図2）．

主治医が予後を予測しえた症例について予後予測の根拠を調査したところ，疾患の自然経過（100％），全身状態（93.9％）を挙げたものが多かった．これを疾患群別にみると，認知症では治療の反応性（40.9％），腎不全，呼吸器疾患では検査データ（66.7％，40％）が，呼吸器疾患や神経難病では延命治療を選択し

なかったこと（50％，33.3％）が重視されていた．高齢者の非がん疾患の予後予測は，比較的長期間の継続診療を通じてその患者の様々な急性期課題に対処してきた主治医が，疾患の自然経過に基づき，全身状態と疾患特有の観察ポイントを参考にしながら行う予測が最も信頼できると考えられた．

また，主治医が死が訪れると判断した時点で予測した予後は，数日以内と1～2週間以内で67.3％を占め，実際の予後は推定どおりか，予測より短い傾向があった（図3）．このことから，非がん疾患では，がんで行われているような月単位の予後予測は困難であり，死を予測できる時期は死亡前1～3週間前であることがわかった．

非がん疾患の終末期像と苦痛

在宅の非がん疾患患者像の特徴は，神経難病を除いてほとんどが後期高齢者であるということである．非がん疾患研究での，非がん疾患242例の死亡時平均年齢は84.0歳であり，在宅の末期がん患者と比べて約10歳高齢である．在宅の非がん疾患患者は，複数の疾患をもつ場合が多く，非がん疾患の緩和ケアの実践にあたっては，緩和医療学に加えて内科学的，老年医学的な臨床能力が求められる．

在宅の非がん疾患患者は，がん患者と比べて長期に訪問診療を受けている．筆者らの診

療所のがんの平均在宅日数が67日（中央値34日）であるのに対して，非がん疾患研究では，非がん疾患の平均在宅日数は744日（中央値318.5日）であった．つまり，がんの2カ月に対して，非がん疾患は平均2年間の在宅療養を行っており，非がん疾患では長期ケアの延長線上に終末期ケアが存在する．

非がん疾患研究によると，在宅で看取った非がん疾患242例の基礎疾患は，脳血管障害（非がん疾患の23％），認知症（同19％），神経難病（同12％），老衰（同11％），呼吸器疾患（同10％），慢性心不全（同6％），慢性腎不全（同5％），整形疾患（同3％），リウマチ膠原病（同2％），肝不全（同1％）であった．2004年の米国のホスピス利用者の基礎疾患は，がん（46％），心臓病（12％），認知症（9.8％），老衰（9.2％），肺疾患（7.5％）の順となっており，非がん疾患の基礎疾患としては，わが国では脳血管障害と神経難病が多く，心疾患が少ない傾向がみられた．

非がん疾患の終末期の症状についてはいくつかの報告がある．前述のRSCDにおいては，疼痛は末期がんよりやや少ないものの，呼吸困難は非がん疾患に多い傾向があった．米国のナーシングホームでの重度認知症と末期がんの終末期の症状を比較した研究においても，「毎日ある痛み」は末期がんで57％，重度認知症で12％，「息切れ」がそれぞれ28％と8％，「体重減少」が42％と26％と末期がんで多く，「嚥下障害」が34％と46％，「発熱」が7％と13％，「褥瘡」が6％と13％で重度認知症に多くみられている（表1）．これらの研究から非がん疾患の終末期に緩和すべき症状は，末期がんとは明らかに異なることが推定できる．

筆者らは，自宅で看取った非がん疾患患者242例のうち，死を予測しえた159例の終末期の症状について調査したところ，有効回答の78％に緩和すべき症状が存在した．最期の1週間における全般的やすらかさは，や

表1　米国のナーシングホーム入居者の重度認知症と末期がんの死亡前120日内にみられる特徴

	重度認知症（％）（n＝1,609）	末期がん（％）（n＝883）	P Value
毎日ある痛み	11.5	56.6	＜0.001
息切れ	8.2	27.6	＜0.001
便秘	13.7	32.7	＜0.001
褥瘡	14.7	6.0	＜0.001
肺炎	10.8	3.6	＜0.001
発熱	13.4	6.8	＜0.001
繰り返す誤嚥	3.0	1.8	0.06
嚥下障害	45.9	33.6	＜0.001
体重減少（5％/1M or 10％/6M）	26.1	41.7	＜0.001

〔Susan L Mitchell et al : Dying with advanced dementia in the nursing home. Arch Intern Med 2004 ; 164(3): 321-326 より抜粋〕

すらか37％，少し苦しそう36％，苦しそう13％，非常に苦しそう3％であった．最期の1週間に出現する19の症状についてその出現率を検討した．最期の1週間に出現頻度が高い症状は，食思不振（83.3％），嚥下障害（72.3％），呼吸困難（70.9％）の3つであったが，慢性心不全，呼吸器疾患，神経難病では，呼吸困難と喀痰が，認知症，脳血管障害，神経難病では嚥下障害，慢性腎不全でむくみや食思不振の出現率が高いなど疾患群別に特徴を認めた．

最期の1週間における痛みと呼吸困難の出現率をみると，疼痛は全体の27％に，呼吸困難は68％に出現し（図4），疼痛は弱い疼痛がほとんどであったのに対して，呼吸困難は中等度以上の呼吸困難がほとんどで，特に呼吸器疾患と神経難病ではそれぞれ50％，61.6％に強い呼吸困難を認めた．緩和すべき症状ありと答えた106例を対象に主治医が終末期に最も緩和すべきと考えた症状を調査すると，呼吸困難が最も多く46％，次いで嚥下障害12％，食思不振13％，喀痰9％，疼痛6％，褥瘡5％，せん妄2％であり，疾患群でみても老衰以外のすべての疾患群で呼

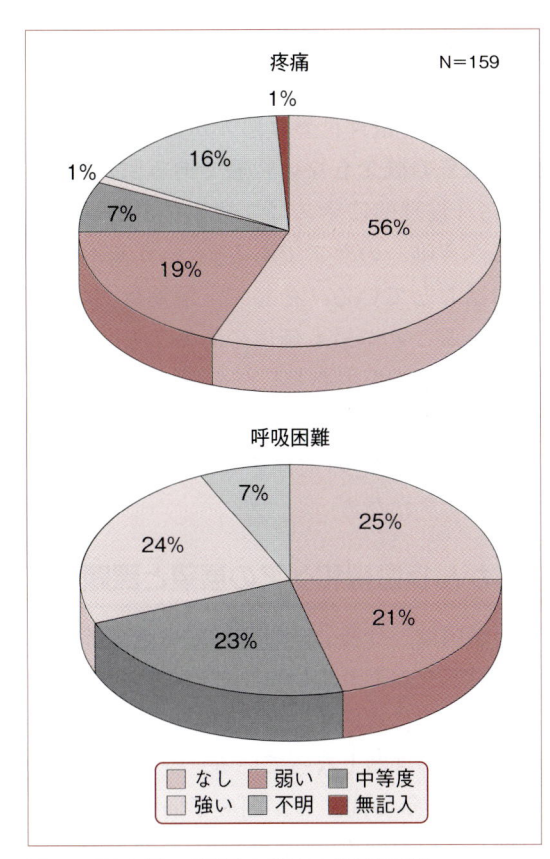

図4 死亡前1週間の疼痛と呼吸困難
〔平原佐斗司他：非がん疾患の在宅ホスピスケアの方法の確立のための研究（2006年度後期在宅医療助成・勇美記念財団助成）より〕

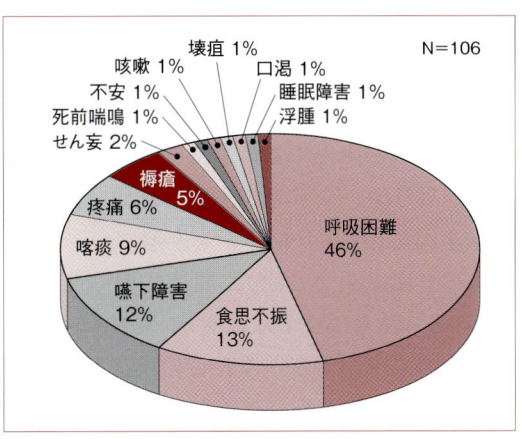

図5 主治医が終末期に最も緩和すべきと考えた症状
〔平原佐斗司他：非がん疾患の在宅ホスピスケアの方法の確立のための研究（2006年度後期在宅医療助成・勇美記念財団助成）より〕

吸困難が最も多く，がんの症状緩和で最も問題となる疼痛は，非がん疾患ではそれほど多くはなかった（図5）．非がん疾患終末期の症状緩和では，疼痛だけでなく，呼吸困難を中心に，嚥下障害，感染症に伴う発熱，喀痰や唾液などの分泌物の管理，褥瘡などの廃用症候群のマネジメントなどより総合的な症状緩和が求められていた．

症状緩和の方法について

症状緩和の方法については，がんにおいては多くの臨床経験の蓄積があり，確立された方法が存在する．しかし，非がん疾患の症状緩和をどのように行うのかは明らかになっていない．

非がん疾患終末期の主症状が，呼吸困難と嚥下障害，食思不振であることを反映して，非がん疾患研究では実施されていた緩和ケア手技は，在宅酸素療法と輸液が最も多かった．

COPDの終末期など慢性呼吸不全に伴う呼吸困難の緩和や人工呼吸器を選択しない終末期筋萎縮性側索硬化症（amyotrophic lateral sclerosis; ALS）患者の呼吸困難の緩和では，少量のモルヒネ投与がポイントとなる．非がん疾患研究では，非がん疾患へのモルヒネ使用は10例（6.2％）と少なく，医師間において0～27.2％の差があった．非がん疾患へのオピオイド使用は，非がん疾患に対してオピオイド徐放剤が保険適応外であること，非がん疾患の呼吸困難に対して用いる少量の規格がないこと，非がん疾患へのオピオイドの使用法がいまだ標準化されていないことが非がん疾患の緩和ケアを行ううえで障害となっている．

心不全末期の緩和ケアでは，専門家と家庭医を含む学際的チームにより，緩和ケアが標準的な治療と並行して行われたときに最も有効であるといわれている．呼吸困難に対するモルヒネと酸素の適正な使用に加えて，積極的な心不全の治療の継続が症状緩和のためにも必要と考えられている．

腎不全では，嘔気や神経症状などの多彩な尿毒症症状に対する緩和に加えて，胸水，肺

水腫（尿毒症肺），心嚢水などの体液貯留による呼吸困難の緩和がポイントとなる．

認知症，脳血管障害など嚥下障害とそれに伴う諸症状が出現する疾患群では，適正な嚥下リハビリテーションの実施，咽頭分泌物の減少を図る治療（テルシガン®吸入，ハイスコ®の含嗽や舌下など），肺炎に対する治療（抗菌薬，脱水に対する補液），酸素療法などを総合的に実施する．これらの疾患では，褥瘡，せん妄，感染症に伴う発熱，喀痰など長期臥床者にみられる廃用症候群の予防や治療が重要となる．

その人らしい最期を支える意思決定の支援

非がん疾患の終末期の意思決定が困難な主な要因は，予後が予測できないことである．非がん疾患のホスピス・緩和ケアにおいては，疾患の進行とともに改善の可能性は徐々に少なくなっていき，次第にわずかな改善の可能性のために多大な代償を払わなければならなくなる．しかし，改善の可能性は最期までゼロにならないため，いわゆる完全な"ギアチェンジ"は困難なことが多く，最期まで改善のための治療が残るのが非がん疾患の緩和ケアの特徴である．非がん疾患では，適切な医学的アセスメントに基づき，徹底的なインフォームドコンセントによる自己決定の支援を行いながら，改善のための治療と緩和ケアを総合的にバランスよく実施していくことが求められる．

非がん疾患の意思決定の困難さのもう1つの要因は，自律（autonomy）が損なわれる認知症の存在である．末期認知症の場合，患者自身が自らの命に関することについて決定することが困難な状況にある．認知症患者の延命治療についての意思決定では，患者の価値観を推定しつつ（推定意思），そこに家族の価値観を統合する形で，医療者と家族が納得できる話し合いによって決定していく方法（コンセンサス・ベースド・アプローチ）をとることが多い．このとき，筆者は家族に対して，「患者の精神世界は過去が亡くなると同時に未来の概念もない状態である」ことを説明し，「倫理的にホスピス緩和ケアが提供されるべき唯一のケアである」という基本原則をお話ししている．そして，最期は「おだやかでいることが最も価値のあること」という考えを，家族を中心としたチーム全員が受け入れられるようにケアしていく．このような丁寧な意思決定の過程そのものが家族のグリーフケアになる．

非がん疾患緩和ケアの展望と課題

わが国は，今後急速に進行する超高齢社会への対応を迫られている．このような急激な社会の変化に対応する新たなケアモデルの確立が緊急の課題となっている．

今後30年の間，わが国の年間死亡者数は急増し，いわゆる「大量死時代」を迎える．そして，死亡者の多くは後期高齢者であり，高齢者を中心とした非がん疾患患者の終末期ケアがこれからの医療の最重要課題になる．高齢者の男性の7割，女性の9割は徐々にADLが低下し，やがて死に至るといわれている．つまり，高齢者の非がん疾患では，長期ケアの延長線上に終末期ケアがある．終末期を生きる多くの高齢者に必要なものは，1つは障害に対するケアとリハビリテーション，もう1つは苦痛に対する緩和ケアである．従来の長期ケアシステムと連続したわが国独自の終末期の緩和ケアシステムを構築しなければならない．

また，わが国は，諸外国とは疾病構造や医療システム，文化などが異なり，非がん疾患の緩和ケアの諸課題についてわが国独自の調査研究が必要である．このような医学的研究と政策的研究を同時に進めることによって，高齢者が人生の最期に豊かな時間を過ごせる社会システムを作ることが可能となる．

終末期医療—死の受容
End-of-Life Care — Promise of a Good Death

桜井　隆
Takashi Sakurai

在宅医療のなかでの死の受容—住み慣れた家で死ぬということをサポートする

1. 死を受容する，ということ

　われわれ医療者は診療情報や臨床症状から，目の前にいる人に残された時間が短い月単位，週単位であることを予測することができる．そして病状説明，予後説明として死を受容するための"BAD NEWS"をその人の家族や大切な人たちに伝えなければならない．あるときは直接本人にも．しかし三人称の死として客観的に死を受容しているのはわれわれ医療者だけであって，二人称としてかかわる家族，そして一人称として体験する本人は，本当に死を受け入れる，受容するということができるのだろうか？　家族として"大切な人の死＝二人称の死"を経験すればわかることだが，それはたやすいことではない．知識として理性では理解できても，感性として，情念として身近な大切な人の死を受け入れる，その人がこの世から消えていなくなってしまう，という事実を受容するのはとてもつらくて難しいことである．そして受け入れられないからこそ，寄り添うことができ，本人は残された刻を生きることができるのかもしれない．そこに"死を受容した"はずのわれわれ医療者はどのようにかかわればよいのだろうか．

2. 死を受容する時期

　本人が思う余命 ＞＞＞ 家族が願う余命 ＞＞ 病院スタッフの予測する余命 ＞ 実際の在宅ケアでの余命

　本人は"あと数年はがんばれる"と思い，家族は"あと半年は生きてほしい"と願い，病院スタッフは"2〜3カ月"と予測したが，在宅ケアに移行してからの実際の余命は2〜3週，というようにそれぞれの視座での予後予測と現実が異なることも少なくない．病院から自宅に帰ると元気になって予想外に余命が延びるケースもなかにはあるが，一般的に終末期を迎える人の場合，点滴，経管栄養など延命処置をあまりせず自然のままに過ごす在宅での余命は，病院スタッフが予測するより短いことが多い．

　さらに多くのケースで本人に病名，病状はきちんと告げられていても，残り数カ月といった予後については，はっきり伝えられていない，あるいは伝えられていてもそれを認識できないのが現実だろう．本人，家族，そして医療者の間でのあまりにかけ離れた予後認識は，様々なトラブルのもとになりかねない．そしてそれぞれの死をみつめる時期の違いが病院から在宅ホスピスケアへの移行が遅れる原因になってしまうのだろう．たとえば，こんな具合に．

　お正月早々に退院し，在宅ケアをスタートした胆管がん末期の50歳の女性．「来年のお正月にはおせち料理を作りたいわ」という本人の思い，「お花見にいけたらいいね」という家族の願い，「あと1カ月ぐらい」という病院スタッフの予測，「うーん，あと1週間かな」という在宅医の予測．彼女は"退院翌日"に「家に帰れてよかった，ほっとしたわ，少

し眠るからそっとしておいてね」という言葉を家族に残して亡くなられた．

3. 大往生とピンピンコロリ
―往生際の風景

あなたが望む人生の終わり方は？ 生まれてくる時と場所は選べないが，死に方と死場所を選べるとすれば，あなたはどのような選択をしますか？

【死　　因】(1)がん，(2)心疾患，(3)脳血管障害
【死亡場所】(1)病院，(2)自宅，(3)施設

インタビューの仕方にもよるが，多くの一般市民が，死因は「ピンピンコロリ」のイメージから心疾患を，死に場所は現実的には病院だが，家族に迷惑をかけない，という前提があれば自宅を選ぶ確率が高いようである．

【死　　因】(1)30％，(2)16％，(3)11％
【死亡場所】(1)82％，(2)12％，(3)4％

21世紀初頭の日本の死因，死亡場所の実際の割合はこうなっている．がんで病院死する確率がいちばん高いということだろうか．ところが，自宅でポックリというイメージで"心疾患での突然死"を望み，そしてそれを誰にも迷惑をかけない理想的な往生際だととらえている人が多い．現実的にはこういった最期は確率的にはかなり困難である．もちろん数％はそういった突然死，朝起きてこないので見にいったら冷たくなっていた，ということがあるかもしれないが，それは大往生ではなく急死，突然死である．自宅で意識を失って倒れている現場を家族に発見された時点で即座に119番，救急搬送され救命救急処置，点滴，挿管，そして経管栄養といった多くの人があまり希望しない"スパゲッティ状態"になってしまうというシナリオのほうが想定しやすい（もちろん完全に元に戻って元気になれば問題はないのだが）．「ピンピンコロリ」の望みどおり，その場で死んでしまったなら，救急車，そしてパトカーが来て隣近所を巻き込んでの大騒ぎ．場合によっては遺体は警察の検視，挙げ句の果てに第1発見者の家族やヘルパーは警察に調書をとられる，ということになりかねない．

さらに突然死は家族や大切な人たちにとって地震と同じように予期せぬ出来事，全く準備もできず混乱，悲嘆も大きくとも心残りに違いない．こう考えてみると"往生際"のイメージが一般の人たちに正しく認識されていないことがわかる．家族や大切な人たちに見守られて住み慣れた家で眠るようにやすらかな最期を迎える，そんな最期を大往生と想定する（実際，「あなたがイメージする大往生は？」と質問するとそのように答える人が多い）なら，その数日前はベッドに臥床して食事など日常生活全般を介助してもらう状態であり，その数週間前には車いすを押してもらっている要介護状態が想像される．時間軸を逆にさかのぼってみれば，大往生に至る過程で次第に自立が困難となり，それなりのケアを受ける必要があることが理解できる．その要介護状態が長期化することを望まないのなら，比較的最期までADLが保たれるがんでの最期がいいのかもしれない．しかしそう望んでも現実的には全死亡の2/3はがん以外による死であるという事実も認識しなければならない．

このように"大往生"と"突然死"という往生際の認識のギャップのために救急搬送された病院のベッドで「こんなはずではなかった」と死を受容できないまま，最期を迎えてしまう人が多いのだろう．その大きな要因がわれわれ医療者の死に至る過程に関する説明不足といえる．治療法の選択肢を示したうえで自己決定を支援するという日常の医療行為のインフォームドコンセント（IC）の延長線上に，どのような終末期を迎えたいのか，というICが必要である．もちろん，たとえば避難訓練にはいまひとつ真剣さが伴わないのと同様に，元気な時期に往生際について考えることは難しいし，考え方も変わっていく．しか

し少なくともわれわれ医療者が終末期に関する情報提供を積極的に行い，一緒に考えていくことは必要である．近接性，継続性をもって患者，家族と接することのできる街の家庭医は，生命が脅かされるという緊急事態に直面してからではなく，日常診療の延長線上でがん治療や延命治療をどうするのか，といった終末期の問題に，患者，家族の揺れる心に寄り添いながら取り組むことができる．そしてそれが病院という患者，家族にとっての"Away"でなく，住み慣れた家という"Home"で行われるところに街の家庭医の存在意義がある．さらには尊厳死，リビングウィル，安楽死を一緒に考えていくことにつながっていくのだろう．

4. Bio-Psycho-Family-Social Model—4つの視座での死の受容

死を従来の生物—医学モデルだけでとらえている限り，在宅で看取るということは包括できないだろう．次元を広げた Bio-Psycho-Family-Social Model（生物，心理，家族，社会モデル）で死をとらえ，受容することによって，われわれ医療者がかかわるべき範囲と限界がおのずと明らかになってくる．本来，死は医療が抱え込む事象ではないということを自ら知って，それを知らしめることこそ，当たり前の在宅死，死の日常化，死の受容へとつながる．

(1) Biological

人間の生物学的な死である．すなわち呼吸停止，心停止，瞳孔散大の死の3徴候を通過点とする生から死への経過を意味する．医療が介入し，臓器，細胞，遺伝子を操作することによって極力先延ばしにしようしてきたのはこの生物学的な死である．もちろん死亡確認，死亡診断といった法的な判断もこの生物学的な人間の死を基準としている．しかし脳死といった概念の導入でこの生物学的な人の死の時間も揺れ動くこととなった．生から死へと移ろうなかでどの瞬間を"死"として線引きするのかは社会的，文化的には大きな問題ではある．しかし死んでいく本人やその大切な人たちにとっては死の定義そのものはたいした問題ではないということである．生から死へのプロセスは時間をかけて訪れるもので，その過程に寄り添うことにこそ意味があるからである．

(2) Psychological

従来の生物-医学モデルを越えた領域での心理的な死，ある意味でコミュニケーションの終焉といってもいいかもしれない．関係性のなかで生きてきた人間としてはコミュニケーションが不可能となったとき，"Psycho"心理的に死を受け入れる作業が本格的に始まるといえるかもしれない．もちろんそれを昇華した形での死者との対話，Spiritual な関係は続いているとも考えられる．

(3) Family

家族という血縁関係にとらわれた固定概念でなくあなたの大切な人，という意味で Family を広くとらえたい．看取りや死の受容は，本来は家族という小宇宙の内部で自己完結すべきことなのかもしれないが，崩壊しつつある家族，地域でそれを支えることは困難になった．さらには家族が遺族となってからもさりげなく支える姿勢が求められる．

(4) Social

社会的な存在としての一個人の死の受容，協同体としての地域で本人の生から死への過程，そして残された遺族たちを支える，看取りの文化という視点である．葬送に関連する一連の儀式は遺族の気持ちの整理としてのグリーフケアの一部であるとともに，日本人が人の死に関して社会的に大きな意味をもたせていることが伺える．医療，病院に死を委ねてしまった現代日本では看取りの文化は日常から，地域から喪失してしまった．その看取りを社会の共同作業として地域に，住み慣れた家に取り戻すには日常生活のなかから互助作

業としての支え合いの結果が地域での看取りにつながる，そんなコミュニティの「Social-Capital」の再構築が必要だろう．そのコミュニティのサポートチームの一部として医療，介護面を支えるクリニックやナースステーション，ヘルパーステーションといったケアサポートチームが地域で活躍できればよい．

5．住み慣れた家という風景のもつ意味

21世紀の日本では，病院で死ぬことが当たり前になり，住み慣れた家で，本人や家族が死を受け入れることが困難になってしまった．終の棲家と思い入所した施設からも救急搬送されて病院で最期を迎えてしまう．出産から看取りまで「生，老，病，死」が医療に管理され病院という箱の中に閉じ込められてしまった21世紀の日本．日常から隔離され喪失してしまった死を，日常に取り戻すには住み慣れた家はとってもいい場所である．家には本来死ぬことさえも当たり前のこととして受け入れられる日常の風景があるはずである．決して余命を感じ，死を受け入れて過ごした果てにやってくる覚悟の死ではなく，受け入れることができなかった死が思いがけなくやってきたとしても，それさえも包み込んでしまう，そんな家の空気が，生活者として暮らしてきた人がその人を包む家族，家，ホームという風景のなかで生きて，そして死んで逝くという"当たり前"のもつ力がそこにはあるのだろう．まるで悲しみやつらさでさえ，家の床や壁や天井に染み込んで吸い取られていくような，そんな家という空間，風景のもつ力が，死を受け入れ，看取りさえも可能にしてくれる．

そしてその家という空間にゆったりと流れる時間は，病院と違って即時に対応できない医療者のケアを待つ，ということでさえ包み込んでしまうかのようだ．死を見据えた医療者，われわれ在宅医や訪問看護師はそういったHomeでは，単なるサポーターであり，またAwayからの一時的な侵入者にすぎない．

6．死を受け入れることさえしない，ということ

住み慣れた家，ホームでの看取りでは，ただ寄り添うというケアがふさわしいことがある（もちろん適切な症状コントロール，緩和ケアは必要だが）．そのまま寄り添うということが最適なケアとなるということを，皮肉にも今までさんざん延命処置をしてきたわれわれ医療者が逆に説明する，という状況になってしまった．ただ寄り添うということが死を受け入れる，ということにもつながるのかもしれない．あるいは死を受け入れることなんて到底できない，したくもない，最期まで闘う，そんな最期も尊厳として認められるべきだろう．そんな思いも医療スタッフがそっと支えることができればよい．

死の受容をサポートするために─われわれ医療者ができることとできないこと

それでも，現実には在宅ホスピスケアの現場では，時が経つにつれ，症状の変化によって大切な人の死が近づいていることを周囲が感じる時期がある．そんな時期に死に逝く人の状態の変化についての説明が必要だろう．これこそ三人称として死を受容しているわれわれ医療者が，家族や大切な人，そして本人に対して全うすべき大切な役割である．そしてそれが死を受け入れることへとつながる．医療者が家族や本人に死の受容を伝えるための例として以下の文を示す．

1．住み慣れた自宅で家族を看取られる方へ

様々な苦労を乗り越えてご自宅での療養を続けてこられましたが，症状の変化から少しずつ別れのときが近づいてきていることが，ご家族の皆様にも察していただけると思います．人生最期の時を住み慣れた自宅で，家族や大切な人たちに囲まれてゆったりと過ご

す，いろいろな思いが走馬灯のように駆け巡ると同時に，これからの症状の変化にどのように対処すればいいのか，いろいろ心配になる時期とも思います．できる限り落ちついてゆったりとお別れできるように心の準備をしていただければ，と思います．しかし，ここでお伝えすることは，1枚の不確かな案内図にすぎません．それぞれの人の性格が異なるように，旅立ちへの道のりは様々です．つまずいたり，ちょっと立ち止まったり，走ったり．道を歩いていく様子もまたそれぞれに違います．どの道が正しいか，どの道がすばらしいのか，誰にもそれを決めることはできません．あなたとあなたの大切な人たちがそれを探すことができるだけです．

2. 死が近づいてきたときの様子

外の世界に対する関心がなくなり，自分の世界に入っていかれるようになります．

新聞，本，テレビなどに興味がなくなり，一緒におられるご家族以外の方との面会をあまり好まれなくなってきます．

うとうと寝ていることが多くなりますが，呼ぶと目を開けて反応なさいます．

食事の量が減り，頬や目などの痩せが目立つようになります．

食物や水分が飲み込みにくくなりむせることがあります．

わけのわからないことをしゃべったり，興奮したりすることがあります（せん妄）．

便や尿を失敗することがあります．

口が乾燥して言葉が出にくくなり，痰が切れにくくなります．

手足が冷たくなってきます（血圧が下がるため）．

3. いよいよ死が訪れ息を引き取られるときの様子

ほとんど眠っておられるようになってきます．

そのうち，呼んでもさすっても反応がなく，ほとんど動かなくなります．

大きく呼吸をした後10〜15秒止まって，また呼吸をする波のような息の仕方になります．

肩や下顎を上下させて浅い呼吸をするようになります（少し苦しそうに見えますが，ご本人はすでに意識がなく苦しみはないと思われます）．

呼吸が止まり胸や顎の動きがなくなります．

脈が触れなくなり心臓が止まります（医師，看護師がそばにいない場合はだいたいこの時間を亡くなられた時間として，記憶にとどめておいてください）．

手足が冷たくなり次第に硬くなってきます（室温などによりますが，急に硬くなってしまうことはありませんので，あわてず，ゆっくり最期のお別れをなさってください．どの時点で医師，看護師を呼ぶかはご家族の判断におまかせいたします）．

! 在宅死をサポートする冊子『あなたの家にかえろう』

おかえりなさいプロジェクト
「あなたが願うなら，家でもだいじょうぶですよ」
ということを伝えるために多職種と市民から結成された複眼的視点をもったプロジェクトチームで，冊子『あなたの家にかえろう』を制作，配布している．
詳しくは，さくらいクリニックホームページまで．
http://www.reference.co.jp/sakurai/
おかえりなさいプロジェクト事務局
〒661-0043　尼崎市武庫元町2丁目12-1　さくらいクリニック
Tel 06-6431-5555, Fax 06-6431-0666

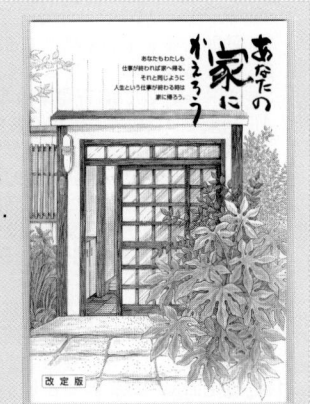

在宅医療と IT
Home Medical Care and IT

中野一司
Kazushi Nakano

在宅医療のなかでの IT の役割

　筆者は，約 11 年前の 1999 年 9 月，鹿児島市内に在宅医療専門のクリニックであるナカノ在宅医療クリニックを開設した．在宅医療をやりたくて開業したのではなく，在宅医療のシステムが作りたくて開業した．本稿では，まず，筆者の IT とのかかわりについて述べ，在宅医療における IT の役割（意味）につき考察してみる．

1．地域連携のための IT 活用

　在宅医療（介護）は，診療所，訪問看護ステーション，薬局，歯科診療所，病院，ヘルパーステーション，居宅介護支援事業所，介護施設など，様々な医療（介護）サービスが多職種で連携するチーム医療である．チーム医療の質を上げるには，各参加メンバーのクオリティを上げる教育が重要であることはいうまでもないが，いかにして良質な地域連携システムを構築するかがキーポイントとなる．表 1 は開業当初のナカノ在宅医療クリニックの開設理念であるが，筆者らは，良質な地域連携在宅医療システムを構築するためのツール（道具，手段）として，情報技術（information technology; IT）をフル活用することが重要と考えた．

2．現場のニーズの重要性

　開業前の 1994 年 6 月から 1999 年の 8 月までの約 5 年間，筆者は鹿児島大学医学部附属病院検査部に所属し，合計約 10 億円をかけて，総合検体検査システム（HIPOCLATES），総合生理機能検査システム（PLATON），総合画像診療支援システム（GALIREO）と命名した 3 つの臨床検査システムを構築した．そのときのシステムマネジャーとしての筆者の最も重要な仕事は，業務のどの部分を IT 化したいのか？　というニーズを発見，発掘し，それらのニーズを（IT を介して）統合す

表 1　ナカノ在宅医療クリニックの開設理念と目標（1999 年 9 月，2003 年 8 月一部改正）

1) 訪問診療を主な業務とする．
2) 単なるクリニックではなく，本格的なケアマネジメント業務も起業する．
3) ツールとして ICT（電子カルテ・E-メール・インターネット，携帯電話等）をフル活用する．
4) 地域では，競争ではなく共生を目指す．各機関と良好な関係を結ぶことで，お互いの利益向上を図るとともに，医療全体の質を高め，地域医療の向上に貢献する．
5) 病診連携・診診連携のほか，訪問看護ステーション・ヘルパーステーション等との連携とその交通整理を推進し，これらの要となるべきシステムを構築する．単にペーパー（紹介状や報告書）のみの情報交換ではなく，実際に現場や施設へ行き交渉する．
6) 医師会活動（各種勉強会，医師会訪問看護ステーション，医師会検査センターなど）と連携し，地域医療の向上を図る．
7) ケアカンファレンスの実施．
8) 在宅医療の知的集団を形成し，企画・教育・広報などの業務ができる専門家を養成する．
9) クリニック内外の勉強会を励行する．
10) 在宅医療の教育機関として機能する．

る作業であった.「ニーズは現場から」という検査部で学んだこの教訓が, 連携がキーワードとなる在宅医療の分野でそのまま活用できるのではないかと考え, ナカノ在宅医療クリニックを開業した. 臨床検査の世界から在宅医療の現場への"華麗なる(?)"転身は, 周囲を驚かせたようであるが, 筆者にとってはネットワーク作りの場を, 検査部から地域に移行したにすぎない.

だから, 開業当初から院内外の連携ツールとしてITをフル活用しようと考えていた. 開業当初は, 手書きカルテ, 手書きレセプトで開始したが, 2000年4月から, 正式に電子カルテ「ダイナミクス」を導入した. 導入後最初の1年間は,「ダイナミクス」をレセコン+紹介状作成マシンとして使用し, カルテは手書きのままで運用した. 2001年6月から,「ダイナミクス」の電子カルテ機能を使用開始. 2002年11月には,「ダイナミクス」にデータファイリングシステムであるRS_Base(広島市の開業医である山下郡司先生ご提供)をリンクし, 臨床検査, 画像のファイリングが可能となった. 2003年1月からは,「ダイナミクス」の紙出力を停止, 看護職を含めたクリニックスタッフ全員が,「ダイナミクス」を直接入力できるようになった. 組織のIT化は, 一気に実現するものではなく, 時間をかけて行う必要がある. そして, 組織のIT化には, 業務のどの部分をIT化したいのかの現場でのニーズをはっきりさせる作業が最重要であることを, 強調したい.

3. MLの有効活用

筆者は, 現在40以上のメーリングリスト(ML)に所属していて, 1日300通以上の電子メールを受け取る. 開業以来10年間, 仕事(在宅医療システムの構築)の大半は, MLで行ってきたともいえる. 開業以来, 医療法人ナカノ会(ナカノ在宅医療クリニックとナカノ訪問看護ステーション)内情報交換の大半も, 法人内MLで行ってきた.

MLもそうであるが, ITは人に出会い, ネットワークを構築するためのツールにすぎない. ITはあくまでツールであって, 最も重要な作業は, ITという道具を使っての人と人とのコミュニケーションを図るICT(information and communication technology)を構築することである.

2006年11月21日に筆者自ら立ち上げた在宅ケアネット鹿児島ML(CNK-ML, http://www13.ocn.ne.jp/~nazic/carenet.html)では, 全国各地から, さらに遠くはボストンやロンドンからの多数の参加者があり, 日夜, 医療, 介護問題にとどまらず, 政治, 経済, 歴史, 文化, 地域作り, ICT, 教育, ジェンダーの問題などについて, 活発な議論を展開している. 2010年3月現在で参加者は1,050名となり, そのうちの約3割が在宅医療に関心のある医師であるが, 訪問看護師, ケアマネジャー, ヘルパー, 薬剤師, 歯科医師のほか, 医療教育関係者, ジャーナリスト, 官僚, 国会議員, 一般市民, 患者, 家族(遺族)などの参加がある. 特に看護師, 一般市民の意見が多いのが大きな特徴である(参加希望者は, 中野 nakano@nakanozaitaku.or.jp まで個人メールをいただければ, 自由に参加できる).

2009年2月28日～3月1日に鹿児島市で開催された第11回日本在宅医学会大会の企画, 運営は, 実行委員会を組織せずに, 大会長である筆者1人で, CNK-MLを介して企画, 連絡, 広報を行う, ある種の実験であった. 結果的にこの実験は, CNK-MLのメンバー全員が「実行委員」兼「演者」兼「聴衆」となり, 90の一般演題(ポスター発表), 1,000名の学会参加(例年の倍以上の参加数)で, 大成功に終わった. 将来の学会運営のあり方(MLをフル活用したローコスト, ハイパフォーマンスの学会運営のあり方)を提示する一事例と考える.

IV 在宅医療のアプローチ

表2 在宅療養支援診療所の要件

1. 保険医療機関たる診療所であること
2. 当該診療所において，24時間連絡を受ける医師又は看護職員を配置し，その連絡先を文書で患家に提供していること
3. 当該診療所において，又は他の保険医療機関の保険医との連携により，当該診療所を中心として，患家の求めに応じて，24時間往診が可能な体制を確保し，往診担当医の氏名，担当日等を文書で患家に提供していること
4. 当該診療所において，又は他の保険医療機関，訪問看護ステーション等の看護職員との連携により，患家の求めに応じて，当該診療所の医師の指示に基づき，24時間訪問看護の提供が可能な体制を確保し，訪問看護の担当看護職員の氏名，担当日等を文書で患家に提供していること
5. 当該診療所において，又は他の保険医療機関との連携により他の保険医療機関内において，在宅療養患者の緊急入院を受け入れる体制を確保していること
6. 医療サービスと介護サービスとの連携を担当する介護支援専門員（ケアマネジャー）等と連携していること
7. 当該診療所における在宅看取り数を報告すること

4. 在宅療養支援診療所の創設

これまでの筆者らの活動が評価される形で，2006年度の診療報酬改定では"在宅療養支援診療所"が創設された（表2に在宅療養支援診療所の要件を示すが，表1の医療法人ナカノ会の開設理念と酷似している）．そして，これら在宅療養支援診療所の連絡会である一般社団法人全国在宅療養支援診療所連絡会 http://www.zaitakuiryo.or.jp/ が，2008年3月に設立された．筆者がIT・コミュニケーション局長を担当し，2009年8月から一般会員を募集し，ICT（連絡会ML，連絡会HP）をフル活用しての連絡会活動を開始した．

今後は，本連絡会を核に，全国規模で在宅医療のネットワークを広げ，在宅医療を推進し，国民のための医療改革を実践したいと考えている．

ITの方法や技術

ITは，院内，院外で発生する情報を共有化するためのツールである．具体的には，インターネット（ML，ホームページなど），電子カルテ，携帯電話などである．ITを有効活用するためには，まず全体的な業務のなかの，どこをIT化し，どのようにしてアウトカム（医療サービスの質，および経営効率）を向上させていくのかの視点が重要である．

ITの評価

ITの導入の評価は，①医療サービスの質と，②経営効率，で決まる．

医療法人ナカノ会のITシステムを知るある方から，筆者はIT，ITと言って，全国を講演して回っているが，ナカノのシステムは，常勤医2名換算の医師スタッフに対し，常勤事務職員が6名もいて，どこが合理化（省力化）されているのか？　という厳しいご指摘を受けたことがある．このご指摘は，ある意味，当たっている．

現在，訪問診療において，電子カルテ「ダイナミクス」はカルテや検査結果の閲覧用としてのみの使用しており，カルテ記載は訪問診療コース別に作ったメモ帳（自分のパソコン内にある）に上書きし，訪問診療終了後，そのメモ（カルテ記載内容）全部を，電子メールにコピーペーストして，法人内MLに転送している．このことで，法人内スタッフ（常勤医師2名，非常勤医師4名，常勤看護師11名，常勤理学療法士1名，常勤作業療法士1名，常勤事務職員6名）の全員が診療記録を閲覧できる．同様に，訪問看護記録，紹介状，事務連絡も，法人内MLで，全部，全員で閲覧，書き込みできる．法人内での情報共有による医療サービスの質の向上という点では，IT導入の効果は想像を絶するものがある．

処方箋は，定期処方箋を前日に事務であらかじめ2枚準備してもらって(前処理)，訪問診療時，カーボン紙で訂正し，1枚は患者宅に置き，複写はクリニックに持ち帰る．法人内MLで転送されたカルテ記載所見や処方箋訂正分，(血液，尿)検査伝票は，翌日，事務スタッフで電子カルテに訂正入力する(後処理)．

以上，医師が電子カルテに直接入力する作業(発生源入力)に比べ，IT，事務スタッフを介することで，医療法人ナカノ会全体での事務作業量は2倍か3倍に増加している．はたして，これで，経営上許せるのか？　答えは，YESなのである．

医師の人件費は事務の3倍から5倍ほどで，全体の仕事量が2〜3倍になっても，医師の(事務)仕事を事務職員に振ることで，トータルとして経営効率は上昇する．同時に，ITを介して法人内スタッフ全員で診療情報を共有することで，医療サービスの質は格段に向上する．医療法人ナカノ会の仕事量が増えるということは，社会全体では，雇用の創出に貢献したということになる．

このように，ITをうまく活用してワークシェアリングすれば，経営効率を上げるとともに，医師を過重労働から解放し，医療サービスの質を向上させることが可能となる．

ITのリスク—セキュリティの問題

ITのリスクとしては，個人情報保護の問題が挙げられる．よく，診療情報を法人内MLで共有し，電子カルテを院外に持ち出す，ということを講演会などでお話しすれば，「セキュリティは大丈夫か？」という質問を，必ず受ける．また，「セキュリティの甘いMLで，患者情報を扱うべきではない」とか，「患者情報の詰まった電子カルテは，院外に持ち出すべきではない」との，さらに強いご意見をいただくこともある．しかし，われわれの診療現場は，院外の在宅なのである．現場に持ち出せない電子カルテは役に立たない．「電子カルテのセキュリティ確保のために，電子カルテを銀行の金庫に預けておきなさい」といわれているようなものである．

一方，医療情報はそれほど強いセキュリティが必要なのだろうか？　患者の個人情報は，それほど厳密に保護される必要があるのだろうか？　患者，ご家族の了解さえあれば(これがいちばん重要なのであるが)，患者情報はチームスタッフ全員で共有したほうが，診療レベルが上がり，結局は患者に還元され，医療サービスの質の向上につながる．問題は患者個人情報を診療目的以外に使用しないというITリテラシで，このようなITリテラシをチームスタッフ全員で共有することが重要なのである．

医療法人ナカノ会では，スタッフ全員に法人からパソコン1人1台を提供し，法人内パソコンに法人のデータを入れる(個人用パソコンへの法人データ入力は不可)ように規定を作っている．そして，パソコンは，各スタッフ個々で，患者の個人情報が漏洩しないように責任をもって管理するように規定している．

ITそのもののセキュリティを上げる作業は重要であるが，それ以上に個人情報は使用目的以外には使わないというチームスタッフ全員のITリテラシを向上させる教育が重要だと考え，在宅医療の現場で実践している．

死亡診断書
Death Certificate

舩木良真
Yoshimasa Funaki

在宅医療のなかでの役割

　最期まで住み慣れた自宅で家族と過ごしたいという患者さんの想いを大切に，在宅での看取り実現を支援する取り組みは徐々に広まってきている．しかし在宅看取りの現場，特に死亡診断書に関しては，様々な偏見や誤った認識がもたれていることもある．なかには，死亡診断書の記載の煩雑さから在宅での看取りを躊躇する医師も少なくない．また患者家族の側でも，在宅死を警察に通報し，検死となるケースも存在する．

　本稿では死亡診断書にまつわる疑義を多角的に検証してみた．ただし法的な解釈には幅があるため，あくまでも現場主義の立場からみた，日常の在宅医療に役立つものであることを目指した．

　在宅における患者の死は，多くの場合，家族（場合によっては訪問看護師）が患者の呼吸停止を確認し，その報せを受けた医師による死亡診断をもって成立する．

　死亡診断書は，法的・行政的には，①人間の死を医学的・法律的に証明する，②わが国の死因統計作成資料の資料となる，という大きな意義をもつ．それ以外にも，遺体のケアは医師の死亡確認が終わってからでなければ行えないし，葬儀の手配なども進めることができない．人が亡くなった場合，死亡診断書を添付した「死亡届」を役所に届け出なければ火葬許可も下りないため，近年，火葬施設が不足気味の都市部ではいち早い死亡診断が求められている．

　人の一生を締めくくる大切な1枚の書類を，正確かつ迅速に書くことが，医師の重要な役割である．患者の死の報せを受けたら，できるだけすみやかに患者宅を訪問し，死亡診断書を作成する必要がある．

死亡診断書の方法や技術

> 診察若しくは検案をし，又は出産に立ち会つた医師は，診断書若しくは検案書又は出生証明書若しくは死産証書の交付の求があつた場合には，正当の事由がなければ，これを拒んではならない．（医師法 第4章 業務 第19条第2項より）
>
> 医師は，自ら診察しないで治療をし，若しくは診断書若しくは処方せんを交付し，自ら出産に立ち会わないで出生証明書若しくは死産証書を交付し，又は自ら検案をしないで検案書を交付してはならない．但し，診療中の患者が受診後24時間以内に死亡した場合に交付する死亡診断書については，この限りでない．〔医師法 第4章 業務 第20条より（一部略）〕

　死亡診断書は，患者を診断した医師が作成する．自ら死亡を確認・診断せずに書類を作成することは無診察治療等の禁止規定に反する．

　診療継続中の患者が受診後24時間以内に

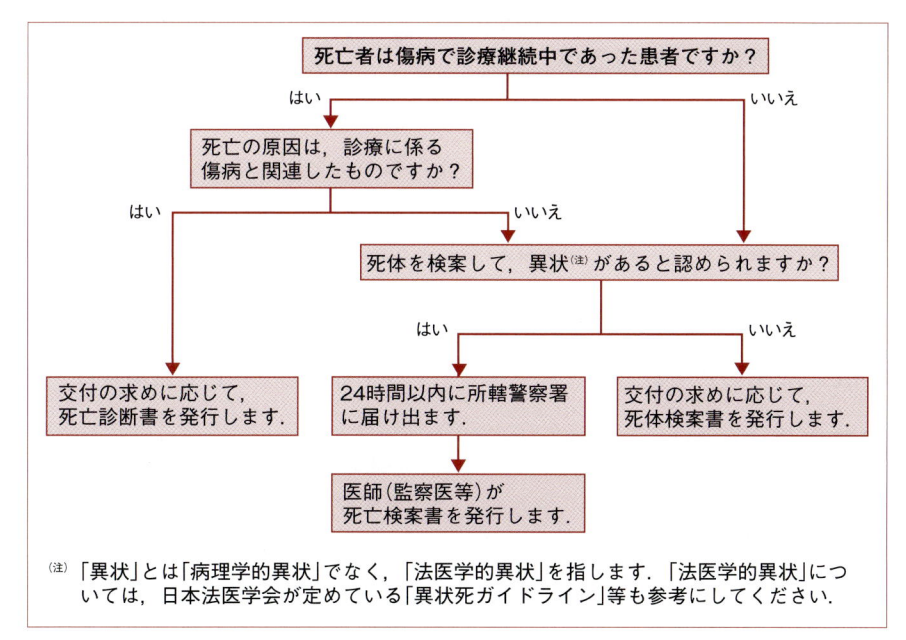

図1 死亡診断書と死体検案書の使い分け

```
死亡者は傷病で診療継続中であった患者ですか？
├─ はい
│   死亡の原因は，診療に係る傷病と関連したものですか？
│   ├─ はい → 交付の求めに応じて，死亡診断書を発行します．
│   └─ いいえ
│       死体を検案して，異状(注)があると認められますか？
│       ├─ はい → 24時間以内に所轄警察署に届け出ます．→ 医師（監察医等）が死亡検案書を発行します．
│       └─ いいえ → 交付の求めに応じて，死体検案書を発行します．
└─ いいえ
    死体を検案して，異状(注)があると認められますか？
    （同上分岐）
```

(注)「異状」とは「病理学的異状」でなく，「法医学的異状」を指します．「法医学的異状」については，日本法医学会が定めている「異状死ガイドライン」等も参考にしてください．

(厚生労働省大臣官房統計情報部他：死亡診断書（死体検案書）記入マニュアル 平成22年度版．厚生労働省大臣官房統計情報部・医政局，財団法人医療研修推進財団，東京，2010；5 より引用)

診療中の疾患で死亡した場合については，異状がない限り，改めて死後診察しなくても死亡診断書を交付することが認められている（昭和24.4.14 医発385号医務局長通知）．また，受診後24時間を超えていても，改めて死後診察を行い，生前に診療していた傷病が死因と判定できれば，求めに応じて死亡診断書を発行することができる．

「死体検案書」とあるのは，医師は次の2つの場合，死体検案を行ったうえで，死亡診断書の代わりに交付することになっているものである．
① 診療継続中の患者以外の者が死亡した場合
② 診療継続中の患者が診療に係る傷病と関係しない原因により死亡した場合

また，外因による死亡またはその疑いのある場合には，異状死体として24時間以内に所轄警察署への届け出が法律で義務付けられている（図1）．

ケース：独居患者の場合

Aさん75歳・男性・独居，咽頭がん末期にて診療中，訪問看護・訪問介護を利用

訪問診療時，意識混濁，傾眠傾向，無尿，血圧低下で，1～2日中に看取りの可能性とみられた．翌朝，ヘルパー訪問時に呼吸停止が確認され，医師に連絡あり．

↓

朝10時半に緊急往診（看取り）．診察の結果，死亡推定時刻は同朝6時ごろと推定され，異常所見はなく，がんが原因によるものとみられた．ヘルパーから警察を呼ぶ必要性を問われたが，診療・診断中の傷病による自然死として「死亡診断書」を作成した．

1. 死亡の確認は何をもって行うか

死亡判定の条件に関して，日本の法律には「死亡」についての明確な定義はないため，死亡の定義は，もっぱら旧来からの死亡認定の通説である「三徴候説」をもって行う．すなわち「呼吸の不可逆的停止」「心臓の不可逆的停止」「瞳孔拡散（対光反射の消失）」の3つの徴候をもって死亡したものとする．

2. 死亡診断書作成にあたっての留意事項（図2）

(1) 一般的事項

- 標題は，「死亡診断書（死体検案書）」とあるうち，不要なものを二重の横線で消して使用する．
- 押印が必要か否かについては，いちばん下の医師の署名欄は自筆でサインをすれば押印の必要はない．書式欄内に記入した内容の訂正は，医師の署名欄に押印がある場合は訂正箇所に訂正印を押し，署名のみの場合は訂正箇所に署名する．

(2) 「死亡したとき」（図2①）

- 死亡した年・月・日を記入し，午後か午前のいずれかを○で囲み，時・分を記入する．
- 死亡確認時刻ではなく，死亡時刻を記入する．
- 「死亡したとき」の一部が不明の場合でも，わかる範囲で記入する．家族や訪問看護師から信頼できる情報が得られれば参考にするとよい．

(3) 「死亡の原因」（図2②）

- Ⅰ欄，Ⅱ欄ともに疾患の終末期の状態としての心不全，呼吸不全などは書かない．これは，WHOが疾患の終末期の状態としての心停止あるいは呼吸停止が生じたことをもって，心不全，呼吸不全などと記入することを正しい死亡原因の記入方法ではないとしていること，また，その記入によって死亡診断書を基に作成されるわが国の死因統計が不正確になることを避けるためである．ただし，疾患の終末期の状態としてではなく，明らかな病態としての心不全，呼吸不全を記入することについては問題ないとされている．
- 死因としての「老衰」は，高齢者で他に明らかな死亡の原因がない，いわゆる自然死の場合のみ用いる．ただし，老衰から他の病態を併発して死亡した場合は，老衰も記入する．
- Ⅰ欄には，最も死亡に影響を与えた傷病名を医学的因果関係の順番に記入する．各欄に1つずつの傷病名のみを記入する．ただし，独立した（原発性）多発部位の悪性新生物がいずれも直後の死亡原因となった場合には，同一欄に複数の悪性新生物を併記する．また，悪性新生物の全身転移で死亡した場合は，転移した悪性新生物をわかる範囲で記入し，原発性の悪性新生物が最下欄になるように記入する．
- 傷病名ではなく症状を記入することはできる限り避ける．
- 各傷病名などについては，わかる範囲で発症の型，病因，部位，性状なども記入する．

3. 担当患者以外の死亡診断はしてもよいか？

在宅医は「かかりつけ医」として担当患者をもつため，診療・診断中でない患者の死亡診断のみを行うことは通常はないと思われる．しかし，在宅医療を複数医師のチームで行うケースが増えてきており，その場合に診察したことのない患者の死亡診断書を書くケースは十分ありうる．

それが可能か，という点については，法的には明示して禁止していないので，書いてもよいと考えられる．同じことは，病診連携，病病連携，診診連携の場合や，病院で非常勤当直医が確認する場合にも起こりうるので問題ないと考えてよい．

死亡診断書（死体検案書）

この死亡診断書（死体検案書）は、我が国の死因統計作成の資料としても用いられます。かい書で、できるだけ詳しく書いてください。

| 氏　名 | | 1 男
2 女 | 生年月日 | 明治　昭和
大正　平成　　　　年　　月　　日
（生まれてから30日以内に死亡したときは生まれた時刻も書いてください）午前・午後　　時　　分 |

(1) **死亡したとき**　平成　　年　　月　　日　　午前・午後　　時　　分

(12)(13) **死亡したところ及びその種別**
- 死亡したところの種別　1 病院　2 診療所　3 介護老人保健施設　4 助産所　5 老人ホーム　6 自宅　7 その他
- 死亡したところ　　　　　　　　　　　　　　　　　番地／番号
- （死亡したところの種別1～5）施設の名称

(2)(14) **死亡の原因**

◆Ⅰ欄、Ⅱ欄ともに疾患の終末期の状態としての心不全、呼吸不全等は書かないでください

◆Ⅰ欄では、最も死亡に影響を与えた傷病名を医学的因果関係の順番で書いてください

◆Ⅰ欄の傷病名の記載は各欄一つにしてください

ただし、欄が不足する場合は（エ）欄に残りを医学的因果関係の順番で書いてください

Ⅰ
- （ア）直接死因
- （イ）（ア）の原因
- （ウ）（イ）の原因
- （エ）（ウ）の原因

Ⅱ 直接には死因に関係しないがⅠ欄の傷病経過に影響を及ぼした傷病名等

発病（発症）又は受傷から死亡までの期間

◆年、月、日等の単位で書いてください　ただし、1日未満の場合は、時、分等の単位で書いてください（例：1年3か月、5時間20分）

手術　1 無 2 有　部位及び主要所見　　　手術年月日　平成・昭和　年　月　日

解剖　1 無 2 有　主要所見

(15) **死因の種類**
- 1 病死及び自然死
- 外因死　不慮の外因死｛2 交通事故　3 転倒・転落　4 溺水　5 煙、火災及び火焔による傷害　6 窒息　7 中毒　8 その他｝
- その他及び不詳の外因死（9 自殺　10 他殺　11 その他及び不詳の外因）
- 12 不詳の死

(16) **外因死の追加事項**

◆伝聞又は推定情報の場合でも書いてください

- 傷害が発生したとき　平成・昭和　年　月　日　午前・午後　時　分
- 傷害が発生したところの種別　1 住居　2 工場及び建築現場　3 道路　4 その他（　　）
- 傷害が発生したところ　都道府県／市郡／区町村
- 手段及び状況

(17) **生後1年未満で病死した場合の追加事項**
- 出生時体重　　　グラム
- 単胎・多胎の別　1 単胎　2 多胎（　子中第　子）
- 妊娠週数　満　週
- 妊娠・分娩時における母体の病態又は異状　1 無 2 有［　　］ 3 不詳
- 母の生年月日　昭和・平成　年　月　日
- 前回までの妊娠の結果　出生児　　人　死産児　　胎（妊娠満22週以後に限る）

(18) その他特に付言すべきことがら

(19) 上記のとおり診断（検案）する
- 診断（検案）年月日　平成　年　月　日
- 本診断書（検案書）発行年月日　平成　年　月　日
- 病院、診療所若しくは介護老人保健施設等の名称及び所在地又は医師の住所　番地／番号
- （氏名）　　　　医師　　　　印

図2　死亡診断書（死体検案書）

評価

「死亡診断書」の評価は，行政および統計的になされると考えられる．

1. 行政的評価

死亡診断書または死体検案書の届け先は，居住地，死亡地，または本籍地の役所となる．行政上の公的書類であるため，正確に記載することが必要で，楷書にてはっきりと，傷病名なども日本語で書く必要がある．略語やあまり使用されていない医学用語も避ける．漏れや誤記載があれば，照会を受ける可能性がある．受理されなければ，死亡確認および届け出後の葬儀などにかかわるプロセスにも影響を与えることがあるので，十分に注意する必要がある．

2. 統計的評価

死亡診断書または死体検案書に記載された死亡原因が，厚生労働省大臣官房統計情報部が作成するわが国の統計資料の原データとなる．死因統計は，保健・医療分野など様々な政策にも関係するので，ルール（国際疾病分類）に従った原死因選択を行う必要がある．

リスク

在宅医療における死亡診断にかかるリスクとしては，看取る家族の不安や動揺が挙げられる．

在宅で患者が死亡した際に，「病院へ運ばなければいけないのではないか」「警察を呼ぶ必要があるのではないか」といった質問は，実際によく受ける．

在宅の看取りでは，最期のときまで患者と家族が後悔のないように過ごせることがとても大切である．そのためには，死期が近くなったら医師は，どのようなプロセスをたどって死に至るのかを予測できる範囲で家族に説明し，死亡確認の方法や死後の措置の心得，死が訪れたときに慌てて医師や看護師，救急車などを呼ぶ必要はないことなどを教えておくことも必要かと思う．家族や親しい人たちが余計なことを心配せずに，患者さんとの最期のときをともに過ごすことを最優先に考えてもらえるようにする．

また死亡確認のために訪問する際は，遺体となっても家族にとって大切な存在であることを忘れず丁重に扱い，必要な処置が済んだら家族や介護者をねぎらい，すみやかに退出する．遺族に対するグリーフケアはここから始まるといってもよい．

虐待対応
Management of Abuse Cases

和田忠志
Tadashi Wada

　在宅医療は患家を訪れて行う医療であり，医師は家庭の事情を避けて通れない．また，「虐待を受ける者は身体障害あるいは認知症(知的障害)を有する傾向」が種々のデータより明らかである．つまり，在宅医療を受けているような障害をもつ患者が虐待を受けやすい．

　在宅医療は本人のみならず，家族を支える医療である．虐待対応の最善の手法は，「加害者支援」であるが，それは，家族全体を支援する手法にほかならない．

　医療従事者による虐待発見は多く，医療従事者の責任は重いが，医師にはそれ以上のかかわりが期待されよう．虐待には第三者の介入が有効でないことも多いが，長年信頼されたかかりつけ医の言葉や行動は，本人や家族に強い影響力を発揮しうるからである．

高齢者虐待防止法

　「高齢者虐待の防止，高齢者の養護者に対する支援等に関する法律」(以下，高齢者虐待防止法)が平成18(2006)年4月より施行された．本法には，高齢者虐待の定義，通報義務，市町村や地方公共団体および国の責務などが記載されている．また，家庭内虐待ばかりでなく，施設内虐待(養護施設などでの虐待)についても意識的に規定されている．

　また，法律名に「養護者支援」が明記されている．「養護者」とは，介護する家族や施設職員と解してよい．そこには，介護負担が虐待の背景にあること，介護者を支援することが社会的に重要との認識が伺える．これは，私たちの「現場の感覚」に非常に沿うものである．

虐待の概念

　高齢者虐待防止法では，虐待は「身体的虐待」「心理的虐待」「性的虐待」「放置・放任」「経済的虐待」に分類される．これは国際的にも標準的であり，また，高齢者以外の年齢にも援用される普遍的な定義である．

1. 虐待の定義

①**身体的虐待**：加害者が「暴力をふるう」のが代表的である．その他，「ひもや器具などで身体を拘束」したり，「部屋に閉じ込め」たりする行為や，「鎮静剤などを飲ませて活動性を封じる」なども身体的虐待にあたる．また，「無理やり食べ物を口に入れる」なども虐待にあたる．

②**心理的虐待**：いわゆる「言葉の暴力」が代表的である．その他，「親しい人に会わせない」「やりたいこと(活動など)をやらせない」なども，心理的虐待に該当する．

③**性的虐待**：性的虐待は，「無理に性行為を迫る」，あるいは，「無理に体に触れる」などが代表的である．「相手にわいせつな言葉を浴びせる」「下半身(女性の場合は胸なども)を露出したままにして放置する」などの行為も，性的虐待にあたる．

④**放置・放任**：「食事を満足に与えない」「居室を汚いままにする」「入浴させずに放置する」などが代表的なものである．その他，「病気やけががあるのに治療を受けさせない」

なども放任にあたる．
⑤**経済的虐待**：「親の年金を親の意思に反して剥奪」「親の預金を自分の生活費に流用」などが代表的である．その他，「高齢者を意思に反して老人施設に入れて，家屋を使用する」とか，「不動産を無断で売却する」もこれにあたる．

　第三者によるものでは，認知症高齢者の物忘れや理解困難につけこんで，在宅サービススタッフが窃盗したり，訪問販売員が不要なセールス契約（リフォーム，通信販売など）をさせるなどがある．

　本分類は便宜的なものであり，どれかに当てはめるべきというものではない．実際，ほとんどの身体的虐待や性的虐待は，心理的虐待を伴う．つまり，「相手を心理的に支配するため」の手段として，身体的虐待や性的虐待が行われることも多い．この分類は「虐待の存在を察知するためのツール」と考えたい．

2. グレーゾーンという認識

　上の①〜⑤のうち，「どこまでを虐待とみなすか」は，難しいことがある．白か黒かはっきりしない，「グレーゾーン」のケースが多いからである．したがって，「はなはだしきもの」「明らかに虐待される側に不利益なもの」をもって虐待と認識する．しかし，グレーゾーンのケースを医師が認識することは意義がある．「そこに，何らかの家庭内の軋轢がありそうだ」という認識は在宅医療の実施において非常に重要である．

虐待認識における基本的事項

①**高齢者虐待の加害者は家族が多い**：児童虐待の最大の加害者は親である．同様に，家庭の高齢者虐待において，同居家族が最大の虐待者である．
②**家族の歴史や背景を考慮する**：家族のありようは「家族の歴史」に根ざし，医療・福祉従事者がかかわっても短期間で変容しうるものではない．過去の家庭内の軋轢が，しばしば現在の虐待行為につながっている．高齢者虐待には，「若いころからのDV（domestic violence）の延長」「若いころのDVへの復讐」「若いころに乱暴だった親の行動パターンを子どもが反復」などが含まれる．その意味では，高齢者虐待は若年者における虐待から，しばしば連続している．
③**虐待は隠される傾向がある**：虐待は密室で行われることが多い．家庭も例外ではなく，家庭という「密室」で行われる．虐待者はもとより，虐待を受ける人も，虐待の存在を隠す傾向がある．虐待者は「自らの行為を虐待と自覚していない」ことすらある．したがって，虐待は，多くの場合，家庭内の自発的な訴えによって認識することは困難である．被虐待者が「声を上げた」り，「逃げてきた」ときには，「長期間の虐待行為が繰り返されてきた」ことを示唆することが多い．

在宅医療において遭遇する虐待のパターン認識

　遭遇する虐待事例を下記のようなパターンとしてとらえると認識しやすい．
①**介護熱心な家族による虐待**：献身的に世話をする家族が虐待を行う例を，時に経験する．このような場合，虐待する家族はしばしば悔悟の念をもつ．したがって，虐待が強く疑われても，それを家族に指摘することは，必ずしも有効ではない．家族が疲弊していることも珍しくなく，いずれにしろ「加害者支援」は有効である．
②**認知症に対する理解が困難な場合**：「認知症特有の行動」を家族が理解できないとき，暴言や暴行を行うことがある．いかに認知症を理解したとはいえ，「毎日顔を合わせて生活する家族」は，いらだちから簡単には解放されない．家族の苦悩を理解するこ

とが第一義的に重要であり，疲労を軽減できるような対策を提案したい．

③ **家族の回復プロセスに注目する**：患者を診るとき，その人が健康だったころの「家族の構造」に着目したい．一般に，家族の構成員は対等ではなく，「イニシアチブをとっている人」が存在する．

　イニシアチブをとる人が障害を得た場合，家庭は深刻な状況を迎える．逆に，イニシアチブをとらない人が得た場合には，家族はまとまりを崩すことが少ない．「イニシアチブをとっている人」が倒れたとき，すぐに，別のイニシアチブをとる人が出現する場合もあるが，そうでない場合も多い．新たなイニシアチブをとる家族メンバーがすぐに出現せず，家族の回復に時間がかかることも珍しくない．家族の回復が不十分な場合，家族ケアがうまく構築できず，「家族はいるが患者が飢餓に瀕している」などの例として，私たちの前に現れるかもしれない．

④ **家族メンバーなどによる経済的虐待**：認知症患者には経済的虐待が起こりやすい．家族は「金銭管理をしてあげなくては」と考えるが，それが，本人以外の家族メンバーのために金銭を使用する温床となる．「(金銭使用に関して)本人の同意がある」と加害者が主張する場合でも，同意内容を被害者が理解していないことも多い．

　また，「子どもがお金に困っている」と聞くと，自発的にお金を出す親は多い．「自発的に被害者が金銭を出していても虐待と判断すべき場合」がある．したがって，「明らかに本人に不利な形」で，現金や有価証券，不動産などが，家族あるいは第三者によって使用される場合は「虐待」とみなしたほうがよい．

　搾取者は自立的な生活能力や，対人関係能力が低く，広い意味で「生活能力障害」を有することが珍しくない．あるいは，経済的にある程度自立していても，経済的虐待を行う家族メンバーがいることがある．

　経済的虐待に関しては，成年後見人制度活用が有効である．

⑤ **過去の家庭内虐待の継続，あるいは地位の逆転**：手足の自由がきかなくなった高齢者が，なお，杖などで伴侶を殴打しようとする例がある．逆に，「過去虐待されていた妻」が寝たきりになった夫に暴言や暴行を行う例や，寝たきりになった夫の世話をせず，放置するなどもある．

　このような行動は，第三者にはにわかには理解ができかねるが，家族との信頼関係が構築されれば，時に過去の生々しいエピソードを聴取しうる．医師が，このような暴言・暴行・放置などに対して説得を試みることは必ずしも有益でない．しかし，家族全体を支援するうちに，家族が癒され，家族の態度が緩和することは珍しくない．

⑥ **精神障害者・知的障害者である子どもによる介護の困難**：要介護高齢者の子どもが軽症の統合失調症や軽度知能障害の場合がある．このような場合，当初はうまく介護をしていても，親の病状が進み，介護度が高くなると，子どもの対応能力を超えてくる．そうなると，放置や暴言・暴行に及ぶことがある．また，子どもが親のレスキューのサインを見落としてしまうことがある．

⑦ **アルコール常用者・依存者，その他の薬物依存などの人に関連した虐待**：家族が「酩酊すると虐待を行う」ことがある．加害者には，対人関係の障害があることが多く，「アルコール依存」の場合もある．依存症の場合，「アルコールを供給している家族(イネーブラー)」が存在するのが通常である．虐待者はイネーブラーにアルコール供給を強要し，恫喝したり暴力をふるうことも多い．イネーブラーが依存症患者に酒を飲ませ続けることも，次第に死に近づけている意味で，虐待とみなしうる．

逆に，アルコール常用者が高齢者を介護している場合がある．アルコールを多飲する家族が介護に従事する場合と，介護負担が高じて介護者がドリンカーとなる場合とがある．家族が疲労すると飲酒量が多くなり，酩酊して高齢者に暴力をふるったり，(高齢者を入院させて介護から解放されたい気持ちから)衝動的に救急車を呼ぶなどの行為に及ぶこともある．

加害者援助の重要性について

加害者は多くの場合，「支援が必要な人」である．私たちは，被害者救済に眼がいきがちである．被害者救済の重要性は論を待たないが，本質的な虐待対応は「加害者支援」である．というのも，加害者の虐待が収まるなり緩和されることが，解決の本道だからである．既述のように，加害者が介護に疲弊したり，貧困に苦しむゆえに虐待に及ぶことは多い．あるいは，虐待者が，障害者であったり対人関係の障害などをもつことも多い．このような加害者の奥にある「何か」を洞察したい．

多職種連携による対応の重要性

医師には，「家庭の恥部」は見えにくい．むしろ，ホームヘルパーなどが虐待を察知しやすいことがある．その意味でも，多職種連携が重要である．医療・福祉スタッフの誰かが虐待行為を察知したとき，家族の力動を認識し，今後の方針を立てるためにも，「サービス担当者会議」を開催したい．なお，市町村には「高齢者虐待防止ネットワーク」がある．サービス担当者会議などでの対応では不十分と考えるときには，「市町村高齢者虐待防止ネットワーク」を活用してチームでアプローチしていただきたい．

最終手段としての「分離」

虐待行為が解決不能なとき，被害者の加害者からの分離を考慮する．分離は，福祉施設に保護するものと，医師だけに可能な，「入院」という手段がある．被害者の高齢者も，被害を受けているときにはうつ的であったり，情動が不安定だったりするが，分離されて安全な場所にくると，冷静に物事が考えられる場合がある．「分離して，初めて本音を語る」被害者もいる．入院理由が(外傷ではなく)病状である場合には，「虐待者である家族を直接裁かない」利点がある．

離島での在宅医療
The Home Medical Care in Distant Islands

泰川恵吾
Keigo Yasukawa

在宅医療のなかでの役割

わが国には6,847の離島があり，うち261は指定有人離島となっている．日本の離島人口は43万人で，総人口の0.3%に相当する．近年では離島の高齢過疎化が著しく，離島人口は長期的に減少が続いている（表1, 2）．

人口の少ない離島では，地域内で提供できるサービスが少ない．現在では，ドクターヘリなどの緊急広域公共サービスが広がっており，救命搬送体制は整備されつつあるが，日常的な医療については，患者自身が交通費を負担して島外に通院せざるをえないことが多い．離島で安心して生活できなければ，わが国の多様な文化は失われる．また，離島の高齢者が島外に流出すれば，都市部の高齢化の進行は予想より早くなる．

通院困難な高齢者は島内での移動すらままならないことが多いため，小離島では訪問診療が最も有効な日常的医療の提供手段である．

表1 人口の推移

	離島人口	対前5年比	全国人口	対前5年比
昭和35年	923,062	—	94,301,623	—
昭和40年	837,949	−9.20%	99,209,137	5.20%
昭和45年	736,712	−12.10%	104,665,171	5.50%
昭和50年	666,341	−9.60%	111,939,643	7.00%
昭和55年	630,538	−5.40%	117,060,396	4.60%
昭和60年	597,487	−5.20%	121,048,923	3.40%
平成2年	546,505	−8.50%	123,611,167	2.10%
平成7年	509,105	−6.80%	125,570,246	1.60%
平成12年	472,312	−7.20%	126,925,843	1.10%
平成17年	433,712	−8.20%	127,767,994	0.70%

国土交通省ホームページ：ホーム ≫ 政策・仕事 ≫ 都市・地域整備 ≫ 離島振興 ≫ 離島とは（島の基礎知識）；
http://www.mlit.go.jp/crd/chirit/ritoutoha.html（2009年11月2日閲覧）

表2 人口減少率と高齢者比率

	年度	離島	過疎	半島	奄美	全国
人口減少率	H2〜H7	▲6.8%	▲5.2%	▲1.7%	▲4.9%	1.60%
	H7〜H12	▲7.2%	▲5.4%	▲2.3%	▲2.6%	1.10%
	H12〜H17	▲8.2%	▲5.4%	▲3.7%	▲4.4%	0.70%
高齢者比率	H7	24.90%	25.20%	21.10%	22.90%	14.50%
	H12	29.40%	29.50%	24.60%	25.80%	17.30%
	H17	33.00%	30.20%	27.50%	27.70%	20.10%

国土交通省ホームページ：ホーム ≫ 政策・仕事 ≫ 都市・地域整備 ≫ 離島振興 ≫ 離島とは（島の基礎知識）；
http://www.mlit.go.jp/crd/chirit/ritoutoha.html（2009年11月2日閲覧）

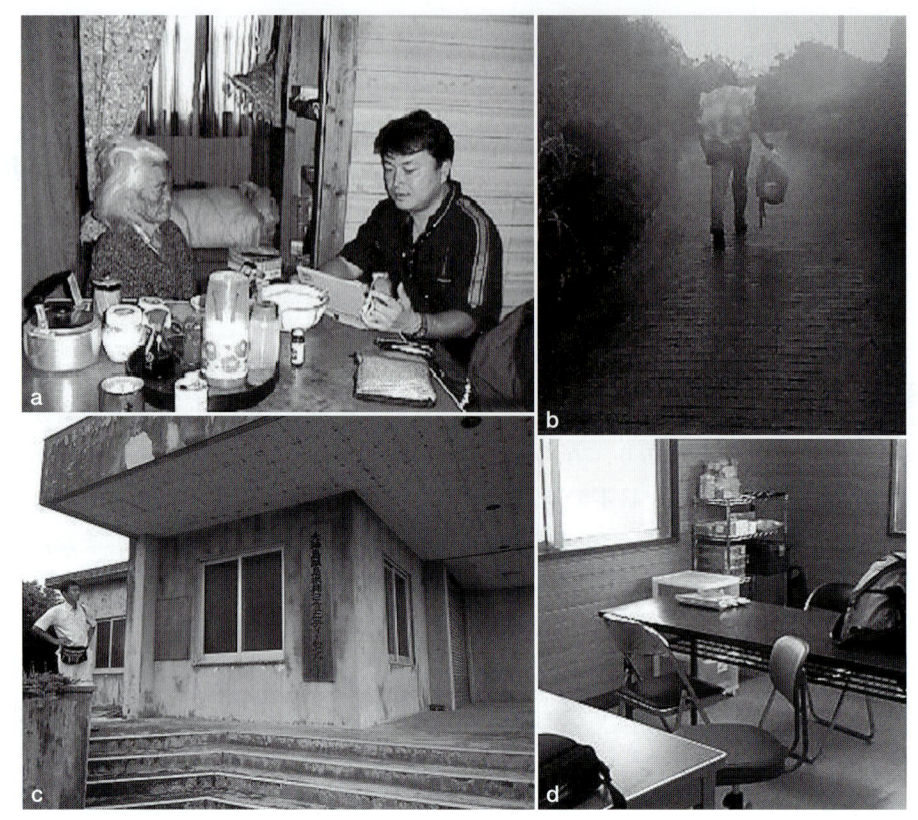

図1 離島診療(上)と医療器具を置いた集会所(下)
a：小離島のおばあを診療，b：突然の雨のなか，ビニールをかぶって往診，
c：大神島集会所，d：集会所内に設置した診療スペース．

離島訪問診療の方法や技術

訪問診療にあたっては，民家や公民館などに頼んで必要な医療器具や薬を置かせてもらえれば，診療の範囲を広げやすい(図1)．

必要な器材は一般的な在宅医療と同様であるが，より携行しやすい形を工夫すべきである(図2)．

定期便がない場合，できるだけ大型の船舶を選んで頼むほうがよい．医療器具や薬を小さな船舶に持ち込む際には濡れない場所に保管する．漁船は航海の自由度は高いが，揺れが大きく波をかぶりやすいうえ，キャビンが小さく，医療器具を海水で濡らしてしまう危険があるため，機材すべてを防水パックなどで保護する必要がある(図3)．

面積の広い離島では，島に着いてからの交通手段もあらかじめ確保しておく必要がある．

医療機関のない島や，海路による以外は往診が困難な地域(1号または2号地域という)への保険診療では，滞在時間に対する加算などが可能であるが，患者の自己負担金が増大するため，所得の低い離島では注意すべきであろう．

離島訪問診療の評価

評価のポイントは以下のとおりである．
・安全で確実な交通手段を確保できているか？
・予定したとおりに訪島できたか？
・できるだけ多くの患者のニーズに応えられているか？
・緊急時に対応する準備はできているか？

離島での在宅医療

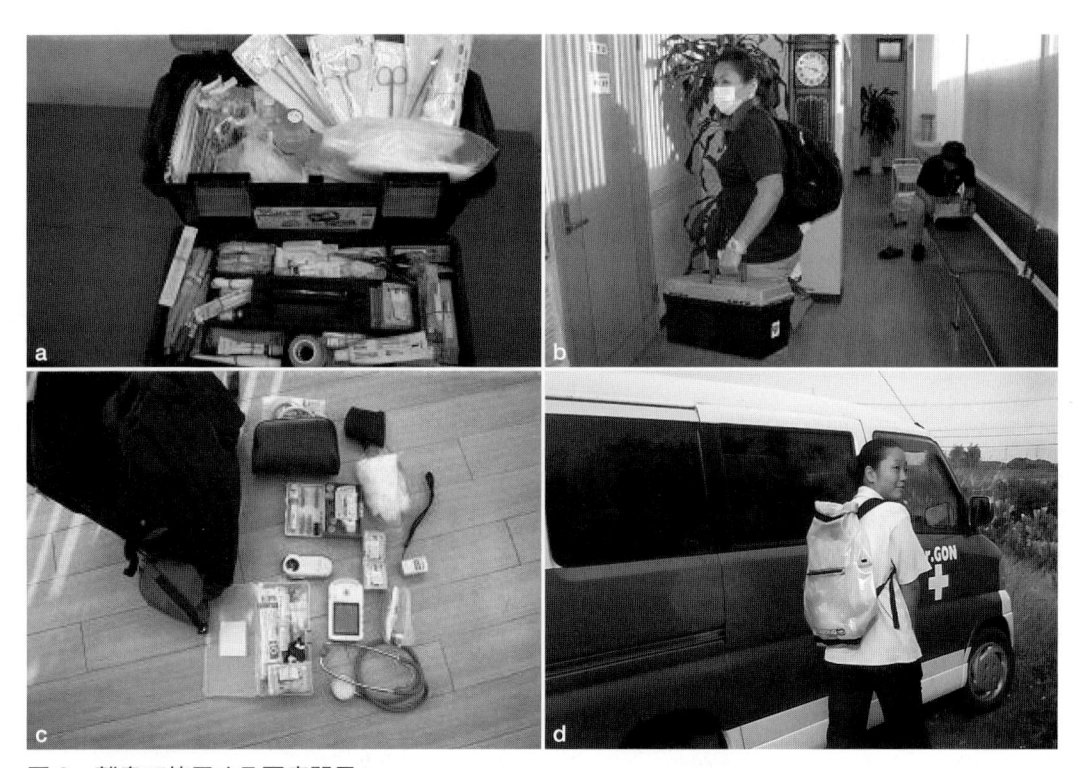

図2　離島で使用する医療器具
a, c：診療器具はコンパクトに，b：器具すべて（a, c）を一人で運ぶ，d：防水パック形のリュックサック．

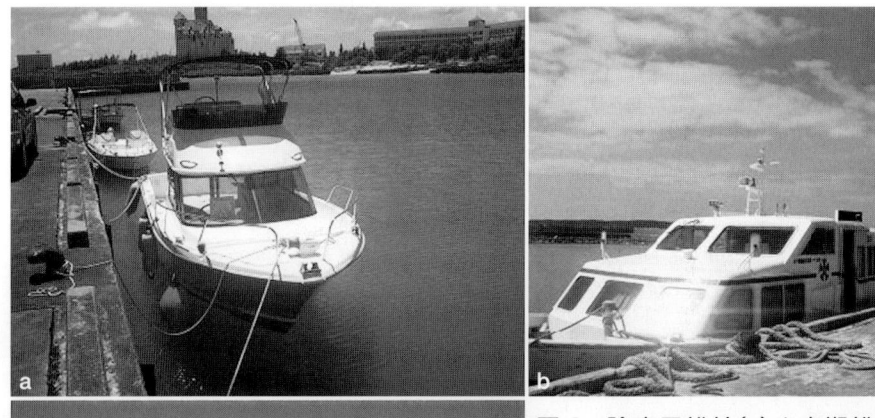

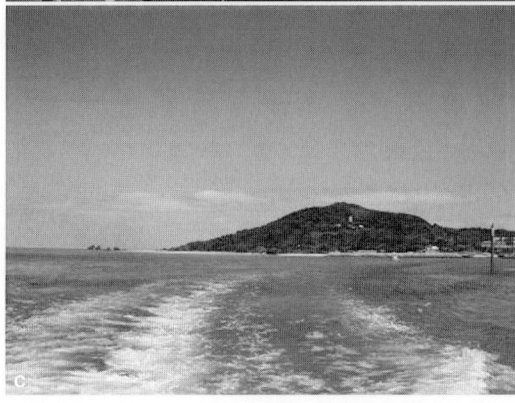

図3　診療用船舶(a)や定期船(b)で，人口約50人の大神島(c)へ向かう

S 145

また，実際に対応しているか？

診療内容の統計をとるなどして，見直すとよい．

離島訪問診療のリスク

訪問診療に自前の船舶を使用する場合にはその管理が大きな問題となる．停泊させておくときは常に専任のスタッフに監視させる必要がある．

小離島での医療機関経営は難しい．収入が少なければ医療機器や薬を揃えることは困難である．注文した物品の送料は高く，予定どおりに届かないこともあるうえ，返品が困難なことが多い．器具や材料の使用期限は短くなりがちで，塩害で傷みが早くなりやすい．薬のロット数を多く仕入れると，期限切れとなりやすい．最小単位で発注すれば購入単価が高く，品目を減らせば患者が必要としたときに対応できない．常に在庫を見直しておく必要がある．

大小を問わず，離島に常駐する場合には医療者自身と家族の生活も大きな問題になる．島外出身者は，特に生活のストレスを大きく感じることが多い．1年や2年で島を出てしまうようではかえって地域を混乱させる．

仕事以外に，島での生き甲斐を確保しておくことが，継続的な医療を可能にする．

災害時の在宅医療支援
Supporting Home Medical Service in the Case of Natural Disaster

中村忠夫
Tadao Nakamura

大規模災害時の医療活動は，救命救急を第一とする超急性期の医療活動が最も重要であり，外傷・骨折・火傷などの医療活動は発災直後から数日間であり，近年わが国でも発足した災害派遣医療チーム（Disaster Medical Assistance Team; DMAT）はまさに超急性期の救命救急を目的とした医療活動で，新潟県中越沖地震でその威力が如何なく発揮されたことは記憶に新しい．しかし急性期が過ぎても，ライフラインが正常に戻らず，自宅での居住ができない状態では，健常者，病者にかかわらず，きわめてストレスの多い事態が出現し，通常とは異なった健康被害が生じることが，近年各地で起こった大地震で経験された．

一方在宅医療に眼を向けてみると，それまで継続された医療活動が突然中断され，患者と介護する家族の困難さは想像に難くない．

災害時における在宅医療の問題点につき，2004年10月24日新潟県中越地震に遭遇し，2006年7月20日再び新潟県中越沖地震を経験した筆者らの経験を通して，災害時の在宅医療の問題点について考察してみたい．

災害の規模と在宅医療

大規模災害には地震，水害，大規模火災など様々な災害が想定されるが，本稿では筆者らが経験した大規模地震について述べる．

地震被害の規模は様々な条件により異なるため，一概に普遍的な対応はできないが，被害規模を左右する条件を表1にまとめてみる．近年起こった大規模地震を思い浮かべれば容易に理解できよう．

中越地震で震源地に最も近く被害が重大であった川口町，小千谷市，旧堀之内町（魚沼市）の在宅医療に携わっている医師たち10人の行動をみると，建物全壊1人，足に外傷を受けた1人は全く活動できず，筆者を含め2人は市外におり，発災直後に行動に移せた医師は6人と半数に近いが，発災時刻が土曜日の午後5時56分と夜に向かっている時刻であり，危険と不安で医療活動はほとんどできなかったのが現状である．一方中越沖地震では同じ規模の震度でありながら発災時刻が休日の午前10時13分であり，DMATとともに救命救急に駆けつけた開業外科医がいるなど，中越地震より早く行動に移せた医師がいたことを考えると，発災時刻や道路事情などにより医療活動も千差万別であることがわかる．

超急性期の在宅医療活動

大規模災害時は，主治医自身が被害者の一員となるため，その活動には様々な制約が伴う．主治医が医療活動を行える条件として，まず主治医自身が安全を確保できており，家族も安全であり，家の崩壊など被害が甚大でないことなどが考えられるが，阪神淡路大震

表1 被害規模を左右する条件

震度，季節，発災時刻，建物の強度，人口密度，地震に伴う土砂災害，道路の分断，大規模火災，津波

S 147

災の医療活動記録を読むと，亡くなられた医師が9人もおり，大規模災害では診療所の医師たちも危険に曝されており，必ずしも十分な医療活動ができるとは限らない．また当時の筆者のように出張，あるいは旅行などで被災地にいなかったという例もある．

超急性期は診療所の医師といえども医療活動が可能であれば，災害救助活動に参加すべきことは論を待たないが，もし在宅で診ている患者のなかに特別な機器で管理されている患者がいる場合には，他に優先した配慮が必要である．中越地震では現実には医師たちの動転した状況のなかでは，残念ながらそのような行動を起こす余裕はみられなかった．この反省はその後に起こった中越沖地震では，人工呼吸器で管理されている筋萎縮性側索硬化症（ALS）在宅患者の素早い対処に活かされ，在宅を診る医師たちの初期行動の優先事項として考慮すべきであろう．

急性期から亜急性期の在宅医療活動

筆者が当時在宅で診ていた患者は50人いたが，①自力では歩行困難，ベッド上寝たきりまたは半寝たきりの患者23人，②自宅では何とか自立できているが，歩行困難などの理由で通院困難な患者25人，③在宅酸素療法（HOT）の患者2人であった．

発災直後から3日後までの患者の動向についてみると，原則的には家族が看ているため，家族の判断で最も安全な方法をとっていた．具体的には発災日の夜は余震が強く，自宅にいることはできず，車に避難したか車庫など安全なところに避難していた．翌日から避難所が設置され，おのおのの判断で避難所，車，車庫などで過ごしていた．筆者は発災時被災地におらず，医療活動は3日目（10月25日月曜日）の早朝からスタートした．まず近所の患者6人を診たが，寝たきりの1人はすでに被害の少なかった市内の病院に入院しており，残り5人はすべて車中に避難していた．そのうち1人はHOT患者で，携帯用ボンベを使っていたが，停電が続くため遠方に避難したいとのことで紹介状をもたせた．散乱した診療所の整理は職員に任せ，午前中は看護師1人とともに，在宅患者を診て回り，午後からは市内2つの病院や，多数を収容した避難所に行き，通院している患者や見知った人たちに声かけをした．患者からは地元の医師がきてくれたことがとてもうれしく元気づけられたと後で感想を聞いた．以後診療所が再開できる6日目まで，往診と避難所訪問などで毎日を過ごした．しかし道路が寸断され，遠方の患者のところには行けず，可能な限り電話で安否確認のみ行った．結果的には在宅患者は生命の危機には曝されていなかったが，劣悪な環境におかれた患者が多くいたことは確かである．

他施設へ移った在宅患者の予後

地震後，家に戻れず，家族の事情や病状の悪化で病院や施設に移った患者は6人いた．そのうち慢性閉塞性肺疾患（COPD）＋気管支喘息の82歳男性は2カ月後に，腰痛寝たきりの83歳女性は4カ月後に死亡．他の患者は無事帰宅し，診療を継続できた．市外の家族の家に避難した患者は4人おり，褥瘡の悪化や，心不全の悪化など明らかに在宅診療の手から離れた影響がみられた．

いわゆる災害弱者と呼ばれる人たちの生命予後は大規模災害後に一過性に死亡数が増える現象（超過死亡）が観察される．阪神淡路大震災の医療記録では，HOT患者の死亡が震災直後の1，2カ月の間に急増したことが観察されたと述べられている．小千谷市でも通年の死亡者は冬季にやや多い傾向はあるものの平均35人くらいで推移しているが，震災のあった10月は51人，以後11月47人，12月63人，1月54人，2月41人と発災後5カ月くらいにわたり，死亡者が一時的に増える現象が観察された．多くは地震による関

連死とはされず，ケアが行き届かない環境悪化による高齢者の死亡が多かったことも事実である．

エコノミークラス症候群

地震発生が夕方であったため，多くの人たちが自家用車への避難を余儀なくされた．中越地震では約 50% の人たちが車に避難したといわれている．狭い座席に長時間過ごすことにより肺動脈血栓塞栓症（エコノミークラス症候群）が起こることは知られているが，この地震では 3 人が死亡し，10 人前後が入院治療を受けたことが判明している．

新潟大学血管外科の榛沢和彦准教授は発災直後より被災地で下肢静脈エコー健診を行い，実に 30% 前後の静脈血栓保有者を見つけ，車中泊避難がいかに危険か警告を発した．特に高齢者で車中避難のためトイレを我慢し，水分摂取を制限していることがエコノミークラス症候群を誘発していることがわかった．当時筆者が在宅で診ていた 85 歳の女性が 1 年半後，突然呼吸不全の状態で発症し，原因がエコノミークラス症候群であったという事例を経験した．HOT 導入され 87 歳まで在宅で診続け，最後は呼吸不全で死亡した．榛沢氏によると，その後各地で起こった地震で震災地のエコー健診を行った結果，下腿静脈血栓は車中泊避難のみならず，避難所が劣悪な環境でストレスがきわめて強い状態でも起こると警告しており，在宅患者の避難場所の環境も十分考慮しなければならないと警告している．

在宅酸素療法（HOT）患者の対応

HOT 患者の呼吸機器管理は業者に託されているが，必ず携帯用の酸素ボンベも用意されている．しかし災害時に停電が長引くと酸素供給量に限りがあるため対応が必要になる．業者は発災翌日には何らかの方法で患者宅に行っており，山古志村などの山間地で道路が寸断されたところでは，自衛隊に酸素ボンベを運んでもらい，急場を凌いだとのことである．

筆者の HOT 患者の 1 人は他地域に行き，他の 1 人は近隣の施設に世話になり，当座を凌いだ．在宅で診ていた HOT 患者の多くはこのような行動をとったものと思われるが，大規模災害時の対応については日ごろから準備が必要であろう．

神経難病の人工呼吸器装着患者

ALS など重度の呼吸機能障害をもった神経難病の患者で，人工呼吸器で管理されている在宅患者は大規模災害時にきわめて危険な状態になることは自明のことである．神経難病患者を多く診ている国立病院機構柏崎病院では中越地震を経験し，その反省から在宅で診ている患者に対し災害時難病患者支援システムを構築し，柏崎地区の保健所とタイアップして取り組んできた．
①災害時在宅難病患者支援ネットワーク会議
②安否確認対象者名簿作成
③災害時個別支援計画策定
などの作業を行ってきたところに，平成 19（2007）年 7 月 16 日中越沖地震が起こったが，ほぼ計画どおり 2 時間以内に患者の安否が確認され，人工呼吸器で管理されていた 9 人の患者は全員無事病院に収容されたとのことである．柏崎地域では，両震災時とも何とか道路事情が確保されていたため，大事には至らなかったが，もし中越地震の山古志村のような事態になれば，ヘリコプターなどの輸送による異なった対応も必要になろう．このようなシステムは今後神経難病在宅患者支援のモデルになると考えられる．

心のケア

前項までは主として急性期の災害医療における在宅医療支援の問題を取り上げたが，慢性期に入ると多くの人たちの日常生活は徐々

に元に戻りつつも，災害で被った経済的問題や，恐怖体験から解放されず，精神的に不安定な患者が大勢いた．在宅患者のなかにも家が倒壊し，避難所から仮設住宅に移り，不自由な生活を強いられた患者が数名いたが，この問題は在宅患者のみならず通院患者も含めてすべての住民に降りかかった問題でもあり，かかりつけ医としての対応が重要であった．

阪神淡路大震災の経験から，震災による心的外傷後ストレス障害（PTSD）が注目され，災害後の慢性期の活動として心のケアの必要性が叫ばれ，中越地震では早くから保健所が中心となり心のケアチームを立ち上げ，地元保健師や精神科医，全国の自治体保健師の応援を得ながら活動していた．

幸いPTSDは経験しなかったが，通院患者のなかには家が倒壊し再建する資金もなく途方にくれていた人も何人かいたが，筆者自身も家が倒壊したため，悩みや苦悩を共有し，決して国は見離さないことを話しながら励まし，結果的には震災復興住宅に入ることができたが，患者との会話にも注意を払いながら診察することの大切さを学んだ．この経験は2年後に起こった中越沖地震で医師会活動として避難所訪問活動に参加したときに役立った．ある避難所で一人暮らしの老人が入所してから口を閉ざしひと言も話をしない方がおり，先に学んだ筆者の経験や小千谷市民の経験した様々なことを話し始めたら，次第に心を開き，自ら話し始めるという例を経験した．

考察

災害は忘れたころにやってくるとの格言どおり，中越地震では動転したすべての住民に大混乱を巻き起こした．医療を振り返ってみると，外傷者の対応に追われた病院に比べ，診療所の医師たちの対応は，どのような行動をとったであろうか．診療所の医師がすべて在宅患者を診ているわけではないので，それぞれ立場は異なっても，医師会を中心とした何らかの災害支援活動は行われるべきと反省しているが，在宅医療に眼を向けてみると，大混乱のなか，自らの反省と在宅患者を診ている医師たちの問題点が浮かび上がってくる．

はじめに述べたように，大規模災害は様々な条件により対応が異なるため，超急性期の在宅患者の支援はかなり限定的な行動しかできず，特殊な機器で管理されている在宅患者（人工呼吸器，HOT，腹膜透析，IVHなど）については，常に大規模災害時の対応を患者家族と話し合い，さらには地域あるいは行政でリストアップして対応することが望まれる．最も多い寝たきり在宅患者については，近年地域防災支援が見直されており，プライバシーに配慮しつつもコミュニティでの患者把握も大切であり，また当然のことながら介護保険を利用している患者が多く，介護施設との密な連携は欠くことができない．そのほか在宅患者のみならず，通院患者においてもインスリンやステロイド，喘息治療薬などの紛失が多くみられ，そのようなことにも目配りが必要であり，調剤薬局との協力も重要であることを中越地震で経験した．

その他在宅患者家屋被害による経済的な悩み，様々な喪失経験から生じるうつ病など心のケアにも対処する必要があり，被害に打ちのめされている人々へ，励まし，同情，苦悩の共有など思いやりをもった対応が必要なことを感じた．

V

病態別・疾患別の在宅医療

慢性呼吸不全
Chronic Respiratory Failure

伊藤光保
Mitsuyasu Ito

慢性呼吸不全の病態

1. 呼吸不全の診断基準

　現在は，旧厚生省特定疾患「呼吸不全」調査研究班の診断基準が一般的に用いられている（表1）．動脈血酸素（O_2）分圧が60 Torr以下になることが基準であり，60 Torrを超えて70 Torr以下の場合は準呼吸不全状態として取り扱われている．動脈血二酸化炭素（CO_2）分圧が45 Torr以下のものをⅠ型呼吸不全，それを超えたものをⅡ型呼吸不全と呼んでいる．前者は間質性病変からの拡散能の低下やシャントなどがあり，後者に比して管理が難しく，予後不良のことも多くなっている．

2. 呼吸困難・息苦しさとは

　息苦しさの表現としては一般的に，「息が詰まる」と訴える場合には，まず気道閉塞を，「息切れがする」と訴える場合には，呼吸筋の疲労あるいは動きの悪さを，「息が弾む」と訴える場合には，無（低）酸素運動からの乳酸の産生を重炭酸による中和で抑えようとするため，CO_2分圧が上昇していることを考える．CO_2分圧が上昇している場合には頭痛や振戦，心拍の変動やアシドーシスとしての症状も出現することがある．

　その他，表2のようにいろいろな状況があるので，訴えをよく聴き，呼吸・循環の機序に基づいて対処方法を考える必要がある．呼吸困難の程度については，Hugh-Jones分類の基準が用いられている（表3）．

治療・管理のポイント

　呼吸不全の管理を行う場合には呼吸の機序（表4）を，もう一度おさえておく必要がある．そして，各機能に対して対策を考える．慢性呼吸不全での在宅医療として行われる治療は，基本的には在宅酸素療法で始まり，在宅持続陽圧呼吸療法（多くは経鼻的）から在宅人

表1　呼吸不全の診断基準と分類

①室内気吸入時の動脈血O_2分圧が60 Torr以下となる呼吸障害またはそれに相当する呼吸障害を呈する異常状態を呼吸不全と診断する
②呼吸不全を動脈血CO_2分圧が45 Torrを超えて異常な高値を呈するものとそうでないものとに分類する
③慢性呼吸不全とは，呼吸不全の状態が少なくとも1カ月持続するものをいう

（注）動脈血O_2分圧が60 Torrを超え，70 Torr以下のものは「準呼吸不全状態」として取り扱うことにする．
（旧厚生省特定疾患「呼吸不全」調査研究班）

表2　低酸素血症の臨床所見

①症状・症候
　1）呼吸困難，頻呼吸（まれに呼吸数低下もある）
　2）チアノーゼ（還元ヘモグロビン≧5 g/dl）
　3）乏尿
②神経系（急性に低酸素血症が出現した場合）
　1）65～75 Torr：夜間視力の低下
　2）50 Torr前後：視野・色覚の異常
　3）35～50 Torr：失見当識，記憶障害，計算力の低下，不穏状態
　4）～30 Torr：意識消失
③循環系
　1）心拍出量の増大（心拍数，1回拍出量の増加）
　2）血流の再分布（脳，心臓への血流の増加）
　3）肺高血圧症（低酸素性肺血管れん縮）
④造血系
　1）赤血球増多
⑤換気応答
　1）30 Torr未満の低下では数分以内に換気抑制
　2）軽症から中等症の状態が慢性的に持続すると換気応答が鈍化

表3　Hugh-Jones 分類

①正常
②同年齢の健常者と同様に歩行はできるが，階段や坂は健常者なみに昇れない
③平地でも健常者同様には歩行できないが，自分のペースなら歩ける
④休みながらでなければ歩けない
⑤話をしたり，着物を脱いだりするにも息切れがする．外出できない

表4　呼吸の機序

①換気：気管，気管支，肺，胸郭，呼吸筋
②拡散：肺胞とそれを取り巻く血管
③ガス運搬：血液
④調節機能：センサーとしての神経系
　1）皮質運動領野：運動量に応じた摂取酸素量の指示
　2）呼吸中枢
　　・橋（体温調節中枢）：体温が上昇すると呼吸量を増やす
　　・延髄
　　　神経的統合管理
　　　化学受容体：CO_2 分圧が上昇したり，血液が酸性に傾くと呼吸量を増やす
　　・頸動脈小体：O_2 分圧の低下を改善しようとして，他の要素を介して呼吸量を増やす
　3）肺胞伸展受容体：換気の確認
　4）呼吸筋張力受容体：呼吸筋の長さと張力に不均衡を生じると呼吸困難となる

工呼吸療法までの対応が中心となる．少しでも比較的良好な状態の維持のためには，各種療法士と連携し，呼吸器リハビリテーションを行うことが重要と考える．

急性増悪時の緊急対応としては，抗菌薬や副腎皮質ホルモン剤投与をどうするかということになる．中等症以上の呼吸不全あるいは高齢者の場合，呼吸不全からの肺性心としての心不全から腎不全や肝不全なども含めて多臓器不全となっていることも多く，抗菌薬投与には他臓器の状態を勘案した対応が必要である．また，副腎皮質ホルモン剤投与については，低酸素状態もあって，胃潰瘍も発症しかねない状況にあることを考慮した投薬も必要となる．脱水状態やある種の投薬によって，痰が硬化して輪ゴムを細かく切ったような状態となり，末梢の気管支閉塞が多発して，換気血流不均等分布からと思われる呼吸不全の急変で亡くなられることも多い．去痰薬の投与と喀痰吸引あるいは気管支洗浄のための機器類の準備はしておきたい．また咳嗽は，痰による気道閉塞の防御機能であり，過度の鎮咳は危険な処置であり，ほどほどに眠れる程度を目標にしておいたほうがよい場合もある．睡眠薬も，去痰を困難にしたり，CO_2 分圧の上昇につながりかねず，全身状態との兼ね合いで最低限の投薬としたい．

治療の経過・予後

在宅酸素療法を始めて，平均5～6年で死亡することも多いとされてきたが，呼吸器リハの導入により，特にⅡ型呼吸不全では，予後は延長してきている感もあり，10年を超える事例も出てきている．呼吸困難という病態は，患者にとっては死に直面している感覚をもつものであり，こうした不安感に対しての精神的な援助も，もちろん必要であるが，同時に経済的な不安を取り除くこともわれわれの責務と考える．在宅酸素療法が必要な状況は，少なくとも呼吸器機能障害3級には相当し，こうした申請も行っておきたいものである．他の予後としては，Ⅰ型呼吸不全では数カ月から2年程度，肺がんや肺転移の場合は，数日ということも多い状況である．

患者・家族とのコミュニケーション

本人・家族ともに不安感が強く，まずは退院時カンファレンスで顔つなぎを行い，数回の訪問診察のうちに，本人と家族とも個別の各1時間程度の話し合いが必要となることも多い．また夜間や明け方に状態が悪化する方も多いが，医療者に遠慮して，朝8時まで待って電話してこられる方もいる．しかし，そのタイミングでは，午前の外来の準備や検査が始まっていて，即座の対応ができないので，むしろ苦しくなったら夜中でもすぐに連絡していただく，あるいは少し待てるのであれば，できれば朝6時から7時半に連絡していただき，8時までに訪問診察や往診を済ませてしまうことも当院では行っている．

心不全
Heart Failure

山中　崇
Takashi Yamanaka

心不全の病態

1. 定義と分類

　心不全とは，心筋障害により心臓のポンプ機能が低下し，末梢主要臓器の酸素需要量に見合うだけの血液量を，絶対的あるいは相対的に拍出できない状態を指す．心不全は急性心不全と慢性心不全に分けられる．一般に，急性心筋梗塞や肺塞栓症などに伴う急性心不全，ならびに初回の心不全においては入院治療が必要である．したがって，在宅医療の対象となる心不全は，原則として慢性心不全ということになる．心不全の在宅医療は，慢性心不全のコントロールを図り，増悪ならびに再入院を予防するための治療，ケアであり，日常生活機能の維持，高い QOL の実現を目指す医療といえる．在宅医療で慢性心不全を診る場合，まず，基礎疾患，増悪因子を把握することが大切である．

2. 慢性心不全の基礎疾患

　在宅医療の対象となる慢性心不全の主な基礎疾患として，虚血性心疾患，心筋症，弁膜症，先天性心疾患，不整脈が挙げられる．また，慢性心不全患者では高血圧，心房細動，糖尿病の合併が多い．心不全の増悪因子としては，基礎疾患の悪化，不整脈，肺炎などの感染症とともに，塩分や水分の過剰摂取，服薬アドヒアランスの低下，独居などの生活状況が影響する．

3. 訪問診療でのポイント

　心不全の訪問診療におけるポイントを表1に示す．心不全の在宅医療では，入院および外来診療と同様，症状の聴取，診察が大切であることはいうまでもない．しかし，在宅医療では対応できる画像検査が限られ，侵襲的な検査もできないという制約がある．また，治療面では継続したモニタリング下に治療薬の種類や投与量を変更するなど，随時治療内容を見直すことは困難である．その反面，生活の場面で行われる医療であり，きめ細かい療養状況の把握に基づく療養指導ができるという強みがある．慢性心不全のコントロールにおいては，心不全の増悪因子としての塩分

表1　心不全の訪問診療におけるポイント

1.	症状	呼吸困難，浮腫，体重増加，全身倦怠感
2.	診察	バイタルサイン，経皮的動脈血酸素飽和度，心尖拍動，S3 ギャロップ，肺ラ音，頸静脈の怒張，肝腫大，浮腫
3.	検査	胸部X線，ポータブル心エコー，BNP または NT-proBNP，心電図，動脈血ガス
4.	治療	薬物治療：利尿薬，ACE 阻害薬，ARB，血管拡張薬，β遮断薬，PDE III 阻害薬，ジギタリス製剤 在宅酸素療法
5.	療養状況の確認	日常生活機能，塩分・水分の摂取状況，服薬状況，介護者の状況，社会資源の利用状況

や水分の過剰摂取，服薬アドヒアランスの低下に対する指導，ならびにケア支援体制の構築が重要である．在宅医療では患者，家族と医療スタッフとの関係を密に保ちやすく，入院や外来診療と比べ，効果的な指導を行いやすいことが多い．

(1) 症状

心不全の症状として，起坐呼吸，呼吸困難の有無および労作時に呼吸困難をきたす労作の程度を把握する．特異度は低下するが，下肢の浮腫，体重増加，全身倦怠感についても確認する．なお，高齢者の心不全では，日常生活の活動性低下に伴い労作時呼吸困難を生じないことがあり注意する必要がある．なお，高齢者，とりわけ認知症を認める高齢者においては，適切に症状を表現できないことがあり，しばしば病態の把握が困難となる．このような場合には，まず心不全の可能性を考えることが大切である．

(2) 診察

診察の際には，血圧，脈拍数，呼吸数，経皮的動脈血酸素飽和度の測定，頸静脈怒張の有無，呼吸音・心音の聴取，心尖拍動の確認を行う．呼吸音ではラ音を聴取することが多い．触診により心尖拍動が側方に偏位していたり明瞭でない場合には，左室収縮機能の障害による心不全をきたしている可能性が高い．S3 ギャロップは一般に心不全を示唆する所見である．これに対して S4 ギャロップは高齢者においては加齢に伴う所見であることが多く，必ずしも心不全を示唆する所見とはいえない．腹部所見として，肝腫大，下肢では浮腫の有無を確認する．しかし，これらの所見は，一般に急性心不全と比べ，慢性心不全では感度が低いともいわれている．

(3) 検査

検査としては胸部 X 線が基本になるが，在宅撮影が可能なポータブル X 線撮影システムをもち，日常的に撮影できる環境にある医療機関は多くない．画像検査や侵襲的検査の施行に制約がある在宅診療では，ポータブル心エコーが有用である．しかしながら，入院診療のように随時，検査を行うことはできない．実際には，脳性ナトリウム利尿ペプチド(brain natriuretic peptide; BNP)または N 末端プロ BNP(NT-proBNP)の測定が有用である．BNP は左室拡張末期圧と相関し，呼吸困難も反映する．予後との相関も示されており，経時的に測定することにより心不全のコントロール状態を把握することができる．なお，BNP の迅速測定機器の使用や NT-proBNP の測定により，迅速に結果を知ることができる．訪問診療，往診中に検査結果を得て，治療法を選択することも可能になっている．また，頻脈性心房細動や徐脈性不整脈に伴い心不全が悪化する場合があり，診察所見などに基づき心電図検査を行う．息切れ，呼吸困難に対しては，心不全に伴う低酸素血症，換気不全を評価するため，動脈血ガス採血を行う．

治療・管理のポイント

今後，高齢者人口の増加とともに心不全患者の増加が見込まれる．高齢者では病態に伴う日常生活機能の制限に加え，安静に伴う廃用症候群により日常生活機能障害や認知機能障害をきたしやすく，訪問診療のニーズが高い．

1. 心不全の増悪因子

心不全の増悪因子として，基礎疾患の悪化，不整脈，肺炎などの感染とともに，塩分や水分の過剰摂取，服薬アドヒアランスの低下，認知機能障害，抑うつ，独居などの生活状況が挙げられる．在宅医療では，生活実態に即したきめ細やかな薬剤の調整，ならびに生活指導を行うことが可能である．このことが心不全の増悪ならびに入院を予防するうえで有利に働くと考えられる．

表2 高齢者総合的機能評価の項目

1. 日常生活機能
    基本的日常生活動作，手段的日常生活動作，動作能力
2. 認知機能
3. 抑うつ，意欲
4. 栄養状態
5. コミュニケーション機能
    視覚機能，聴覚機能
6. 生活状況

2. 高齢者総合的機能評価

　高齢者総合的機能評価は，多職種のチームにより，病態だけではなく，日常生活機能，認知機能，抑うつ，生活状態などを総合的に評価する手法である（表2）．高齢心不全患者における有用性が検証されており，再入院率の低下，入院日数の短縮，QOLや身体機能の維持・改善，医療費の抑制において効果が示されている．このことを踏まえ，在宅心不全患者に対して，高齢者総合的機能評価を踏まえたケア，生活指導を行うようにしたい．介護保険制度におけるケアアセスメントの情報を活用することも有用である．

3. 心不全の薬物治療

　心不全の薬物治療としては，利尿薬，ACE阻害薬ならびにARB，血管拡張薬，β遮断薬，PDE Ⅲ 阻害薬，ジギタリス製剤などが中心となる．ただし，利尿薬を継続しているうちに脱水状態に陥るなど，しばしば水分調節域が狭いことが経験される．在宅医療では頻回の検査が困難である一方，家族によるきめ細かい症状観察が可能なことを活かし，BNPやNT-proBNPモニター下に薬剤投与量の調整を行う．

4. 心不全の非薬物治療

　低酸素血症に対しては，在宅酸素療法を行う．徐脈性不整脈による心不全に対しては，ペースメーカー植込み術が必要になる場合がある．診察において徐脈性不整脈が疑われた場合は，心電図検査により病態を把握する．

治療の経過・予後

　過度の安静により一旦日常生活機能が低下すると，回復が困難になったり，合併症を併発するリスクが高まる．自宅では入院中のような心臓リハビリテーションは困難であるが，訪問診療，訪問看護で評価しながら日常生活のなかでリハビリテーションアプローチを心がけたい．

1. 心不全の再入院率

　心不全患者では再入院率が高く，生命予後も不良である．心不全増悪による再入院率については，退院後6カ月で27%，1年では35%とする調査結果がある．また，入院中に多職種による包括的な介入を行うことにより，再入院率が減少することが示されている．すなわち退院後100日以内の再入院率は，非介入群で41%，介入群では21%であった．いずれにしても心不全の再入院率は高い．

2. 急性増悪時の対応

　心不全の急性増悪時，ならびに進行期には入院治療が必要になる．また，心不全の末期には人工心臓や心臓移植が検討される場合がある．わが国では一般的ではないものの，海外では慢性心不全の急性増悪に対して，持続点滴治療などの在宅治療が試みられている．その結果，入院治療と比較して生命予後に差がなく，在宅治療群では入院治療群と比べ，次回入院までの期間を延長することができたということが示されている．しかしながら，診断，治療の両面にわたるリスクが高いこと，家族介護者の負担が大きいこと，随時，心不全の診断，治療に詳しい医師，看護師による訪問診療・往診，訪問看護の体制が必要であることを考えると，まだ確立した治療とはいえない．

3. 心不全の予後

心不全の 1 年死亡率は 7〜8% である．また，一度入院を必要とする心不全を生じた者の 5 年生存率が，女性では乳がん，大腸がん，卵巣がん，男性においては膀胱がん，前立腺がん，大腸がんよりも低いという結果が示されている．心不全はある種のがんに匹敵するほど生命予後が不良である．

4. 在宅での看取りと緩和ケア

積極的な治療にもかかわらず症状コントロールが困難な重度心不全患者に対する在宅ホスピスケア，在宅での看取りについては，今後の課題である．ただし，ホスピスで死亡した心不全患者において，最期の 1 週間に息切れ，浮腫，尿または便失禁，錯乱が多く認められたとの報告がある．死亡前 1 年間に，疼痛，呼吸困難，抑うつを半数以上で認めたとする調査もある．これらの症状を中心に，症状緩和に努める必要があることが示唆される．ところで，緩和ケアプログラムに移行する際の問題点として，心不全の予後予測が困難なことが挙げられる．すなわち，左室駆出率 20% 以下の心不全患者の 73%，ならびに不整脈を認めた心不全患者の 75% が 6 カ月生存している．これらの検査指標だけで正確な予後予測を行うことは困難である．緩和ケアプログラムの対象者の選定，ならびに症状緩和の方法の確立が今後の大きな課題である．

患者・家族とのコミュニケーション

急性増悪を防ぎ，再入院を予防することにより QOL の高い在宅生活を実現するためには，患者・家族が病態，日常生活上の注意点，薬物治療の内容を理解することが大切である．訪問診療，訪問看護に際して，わかりやすい言葉でこれらについて繰り返し説明し，理解を深めるとともに，治療・ケアの状況について確認する．また，服薬アドヒアランスを高めるため，認知機能や生活の実態を踏まえ，社会資源の活用を含め，個別に対策を考えるようにしたい．心不全の進行期には不整脈などによる突然死のリスクもある．予測される病態についてあらかじめ説明し理解を得るとともに，対応方法についても話し合っておく必要がある．

在宅医療は生活を支えるための医療であり，コミュニティに根付いた診療所の果たす役割が大きい．薬物治療以外の療養指導を含め，生活に密着した医療，ケアを提供することができる診療所の強みを活かし，心不全の在宅医療を行うことが求められている．

腎不全
Renal Failure

宮崎正信
Masanobu Miyazaki

腎不全の病態

　腎臓は，体で唯一老廃物を排泄する臓器であるが，腎不全とは，この排泄機能が低下している状態をいい，糸球体濾過量（GFR）の低下で特徴付けられる．腎不全は，一般的にクレアチニン（Cr）が 2 mg/dl 以上，GFR が 30 ml/分以下の状態を指す．急性腎不全と慢性腎不全があるが，両者の病態は根本的に異なる（表 1）．

　急性腎不全は，肺炎などの感染症や下痢・嘔吐による脱水，がん末期の播種性血管内凝固症候群（DIC），高度前立腺肥大による尿閉などのときにみられ，急激な尿量低下を認める．よって，全身状態悪化時には，尿が最後に出たのはいつかということを常に念頭におき，尿量や浮腫に留意し，適時 Cr を測定することが大切である．急性腎不全は早期診断，早期治療されれば軽快することも多い．たとえば肺炎の治療とともに，適切な脱水の是正が大切である．脱水になりやすい高齢者では，発熱，下痢の有無，飲水量や食事摂取量の低下を常にチェックする必要がある．ただし，進行すると治療法は透析しかないため，透析施設に送るかどうかの判断が必要となるが，基礎疾患や患者の予後，本人，家族の意思などを総合的に判断しなくてはならない．

　在宅医療で多く経験するのは，慢性腎不全であり，以下，慢性腎不全を主に説明する．

　わが国における透析導入疾患は，糖尿病性腎症，慢性糸球体腎炎，腎硬化症の順であるが，在宅高齢者では腎硬化症が主体である場合が多い．その他，前立腺肥大症や悪性腫瘍およびリンパ節転移による両側尿路閉塞なども重要である．3 大疾患の特徴を挙げる（表 2）．

　患者に，検尿異常があるときや Cr の上昇があるときには，慢性腎臓病が存在することを意味しており，将来腎不全に陥る可能性があることを考慮して経過観察することが大切である．腎機能の評価は，これまでの Cr 値から，最近は推算糸球体濾過量（eGFR）が用いられるようになってきた．この理由は，Cr は GFR が 30% 以下になって初めて正常値を超えるようになるため，腎機能低下の初期を過小評価しがちであることによる．GFR は，従来は蓄尿をして計算していたが，近年，年齢と Cr 値，性別により，換算式によって求めることが可能（単位：ml/分/1.73 m^2）である．計算式は複雑であるため，早見表ないしインターネット上で計算するしかないが，最近は，検査室でも eGFR を Cr 値とともに表示するようになってきている．現在のところ，在宅医療で腎機能を評価するときは，まだ Cr 値が用いられているが，次第に eGFR の概念が広まっていくものと思われる．慢性腎臓病のステージ分類はこの GFR ステージ

表 1　急性腎不全と慢性腎不全の特徴

急性腎不全の特徴	①急激な発症 ②高死亡率 ③可逆性の可能性 ④ネフロン（糸球体とそれに属する尿細管）数は原則不変である
慢性腎不全の特徴	①数年（数十年）の経過 ②不可逆性 ③ネフロン数の減少，腎萎縮

表2 透析導入となる3大疾患の特徴

Ⅰ.	糖尿病性腎症	①糖尿病がある ②他の合併症である網膜症や神経症が存在することが多い ③蛋白尿が多く，ネフローゼ症候群を呈することが多い ④大血管障害である脳血管障害や狭心症，心機能低下が多い ⑤比較的進行は速い．蛋白尿出現から末期腎不全まで約5年
Ⅱ.	慢性糸球体腎炎	①検尿異常（特に蛋白尿）がある ②原因となる腎炎の種類は様々．蛋白尿が多いと進行性 ③進行は腎炎の種類で異なる．数年から数十年
Ⅲ.	腎硬化症	①高血圧が原因 ②検尿異常を呈することは少ない．蛋白尿はあっても軽微 ③進行は緩徐

1から5はおのおのeGFR 90 ml/分以上，90〜60，60〜30，30〜15，15 ml/分以下と定義されている．

腎機能を示すCr値，GFRの絶対値はもちろん重要であるが，その変化するスピードも大切である．日本人の場合，GFRが50 ml/分以下であると，その腎機能低下の速度は速くなるといわれている．

腎不全の症状は，末期腎不全と呼ばれるGFRが10 ml/分以下（場合によっては，5 ml/分）となるまで出現しないことが多い．症状としては，非特異的なものが多く，貧血，食欲低下，倦怠感など見逃すことも多い．最後まで尿は出ていることが多いが，次第に浮腫がみられたり，胸水，溢水状態となったりする．貧血は腎不全によるエリスロポエチン産生低下が原因である．高齢者では，心機能が生理的に，あるいは潜在する心疾患により低下していることが多く，貧血があると心不全をきたしやすく，腎機能悪化に拍車をかける．

治療・管理のポイント

1. 原疾患を考える

検尿異常あるいはCr値の上昇をみたら，その原因となっている原疾患を鑑別する（表2）．高齢者では悪性腫瘍による尿路閉塞も少なくない．エコーや腹部CTで，腎萎縮があれば慢性腎不全は確実である．

2. 定期的な検査

①BUN, Cr, K, Hb測定は最低必要である．変化がないときには，4カ月から6カ月おき，上昇がみられるときには，毎月のチェックが必要となる．急性増悪する場合は月2回以上必要なときもある．その他，総蛋白，アルブミン値，Na, Clは適時確認する．Ca, Pは, Cr値が3 mg/dl以上のときに測定する．便秘のために酸化マグネシウムを用いているときは，Mgも腎排泄であるため，一度はチェックする．

②重炭酸イオン：腎不全が進むとアシドーシスとなるため，可能であれば，血液ガスで重炭酸イオンを測定する．静脈血で採血し，血液ガス用のシリンジに移し，氷冷状態で検査室へ提出する．

③蛋白尿があるときには，蛋白定量を行う．同時に尿中Cr値も測定し，尿中蛋白量/尿中Cr値を計算する．この値は1日尿蛋白量とよく相関するため，経過観察に有用であるが，寝たきりになると検尿ができないことも多い．

3. 血圧管理

腎不全時の血圧目標は，130/80 mmHgであるが，状態により適時判断する．第一選択薬は原則として，ARBとACE阻害薬であるが，薬剤抵抗性であることが多く，多剤を必要とする．ARBとACE阻害薬は，尿

蛋白減少効果にも優れているが，高カリウム血症を起こしやすいため，腎不全がある患者に使用する際には，CrとKを必ずフォローすることが大切である．ARBとACE阻害薬のほかに腎保護作用を有するものには，一部のCa拮抗薬（シルニジピン，ベニジピン，アゼルニジピンなど）があり，高カリウム血症があるときには第一選択薬として使用しやすい．浮腫や心不全がある場合には，少量の利尿薬も用いる（Cr値が2 mg/dl以上のときにはサイアザイド系利尿薬は無効で，ループ利尿薬を用いる）．

4. 急性増悪の原因と治療

① 最も多いものは脱水である．発熱，下痢時および飲水や食事量の低下で容易に脱水となる．室温も重要で，高齢者は口渇中枢が低下しているため，夏や冬期の暖房にも注意する．
② NSAIDsは発熱時や整形外科的疾患に対して用いられることが多いが，GFRを低下させるため減量して用いる．
③ 抗菌薬も腎障害を起こすため，用量を少なめとし，長期投与のときには腎機能をチェックする．
④ 在宅では造影剤も用いる検査を行うことは少ないが，使用の際には，十分な補液が必要で，造影検査を依頼する医師とよく相談する．進行している慢性腎不全患者の場合，造影剤使用は好ましくない場合も多い．

5. 体液量の把握

最も簡単なのは体重測定である．寝たきりでない限り，体重測定を定期的に行う．食事摂取量が少なくなった場合には，体重減少があるにもかかわらず浮腫や胸水が認められるときがあり注意を要する．尿量が低下したときにやむをえずバルーンを挿入することもあるが，漫然と使用することは避ける．胸部X線が撮れないことも多いので，肺野の聴診は慎重に行い，心濁音界の拡大にも留意する．

6. 腎臓専門医への相談

専門医の相談が必要となるのは，腎不全が進行していく場合，および透析を考慮する末期腎不全のときである．Cr値が1カ月に1 mg/dl以上増加するとき，Cr値が4 mg/dl以上となったときには，専門医への相談が必要である．

7. 食事

減塩6 g以下が推奨されているが，高齢者では食欲が低下する場合も多く，心機能や浮腫の程度などから判断する．蛋白質の過剰摂取は腎機能低下増悪の原因となるが，一般的に食事摂取量は低下していることが多く，さほど問題とならない．しかし，経鼻栄養や中心静脈栄養時には，通常メニューだと蛋白質やアミノ酸が過剰に入ってしまうため，注意が必要である．

8. その他の管理

① 脂質異常症（高脂血症）：特に高LDL血症は腎機能悪化と関連がある．目標値は120 mg/dl，可能であれば100 mg/dlを目指す．
② 貧血に対するエリスロポエチン製剤：エリスロポエチンによる貧血の是正は腎機能の保持や心肥大の軽減に役立つ．エリスロポエチンの皮下注射が保存期腎不全から保険適用となっている．目標はHb 10 g/dlで，12 g/dl以上とならないようにする．高価であり，できれば専門医と相談し，家族や患者への説明をきちんとしてから使用すべきである．なお，鉄欠乏状態であることも多いため，フェリチン>100 ng/dl，かつ鉄飽和度〔血清鉄/総鉄結合能（TIBC）〕>20%を目安に鉄を補充する．
③ 高カリウム血症：5.5 mEq/l以下にコントロールする．腎保護作用のあるARBや

ACE 阻害薬は高カリウム血症もきたしやすい．イオン交換樹脂を投与しながら，これら薬剤を継続する場合もあるが，腎臓専門医へのコンサルトが望ましい．

④球形吸着炭素細粒（クレメジン®）：腎不全に使用すると進展抑制効果がある．高価であり専門医と相談してから開始することが望ましい．

⑤糖尿病：腎不全があると，インスリンの半減期が延長して血糖が改善する例も少なくない．経口糖尿病薬は半減期が長くなるので，SU 製剤，ビグアナイド製剤は禁忌でインスリンが原則使用される．αグルコシダーゼ阻害薬，グリニド製剤は慎重投与である．最近発売された DDP-4 阻害薬は低血糖の頻度が少ないとされるが，腎排泄であり用量調整が必要である．

治療の経過・予後

腎不全患者は，抵抗力が低下しており，易感染性である．肺炎球菌ワクチンは市中肺炎の予防に有用である．また，インフルエンザワクチンも積極的に打ったほうがよい．

一般に慢性腎不全はゆっくりと進行することが多く，生命予後より末期腎不全に陥るのが早いときは，透析導入を考慮しなくてはならない．

透析導入については，厚生労働省研究班基準があるが，在宅においては下記の基準が臨床的と思われる．いずれにしても専門医へのコンサルトが必要である．

①尿量が低下し，肺うっ血があるとき：胸部 X 線写真も撮れないときも多いが，肺雑音や SpO_2 の低下で判断し，利尿薬で体液過剰がコントロールされないとき．

②$Cr > 8\ mg/dl$，または $GFR < 10\ ml/分$ となったとき．Cr 値は筋肉量に左右されるため，筋肉量が少ない高齢者では，これ以下でも尿毒症症状が出るときがあるので注意を要する．

③難治性の高カリウム血症．

透析には血液透析と腹膜透析がある．在宅患者で血液透析を行うときには入院透析となることが多い．血液透析では循環動態が不安定になりやすい．腹膜透析は循環動態は安定しており，在宅医療が可能であるが，患者自身かその家族により透析液交換ができないと施行は難しい．昼間あるいは夜間のみ，約 8～9 時間かけて，腹腔自動腹膜灌流装置で透析液を交換する方法もあり，訪問看護師の協力を得て施行可能な場合もある．

患者・家族とのコミュニケーション

慢性腎不全は，不可逆性であること，緩徐に進行するが無症状に経過するものであること，時に急性増悪する可能性があること，透析が必要となる可能性があること，易感染性であること，致死的になりうることを説明しておく．

現実には，透析導入適応を悩むことが多い．患者の予後や ADL，QOL を考えると透析導入には倫理的な問題が常に存在する．一般的に尿毒症症状やうっ血症状が出現してから透析を導入する緊急導入より，早期に導入したほうが，心機能や全身への影響が少ない．一方，意識がない寝たきり患者や予後が悪い末期患者，高度認知症の患者には，透析を導入しないことも多い．最近は末期腎不全になったときに透析導入に関する生前意思（リビングウィル）を明らかにすることも多いが，患者およびその家族と十分に話し合うことが大切である．

脳血管障害後遺症
Sequelae of Cerebrovascular Accident

揚石義夫
Yoshio Ageishi

脳血管障害後遺症の病態

後遺症は、①病型〔主には、脳内出血、くも膜下出血、脳梗塞（ラクナ梗塞、アテローム血栓性、心原性塞栓性）〕、②血管障害の部位、③病巣の大きさ、により規定される．

多彩な後遺症（機能障害：表1）については、急性期/回復期において評価されていることが多い．また、並存疾患による機能障害や、以前の脳血管障害による障害の存在も活動や参加の制限に大きく関与する．

在宅療養に移行した段階で、残存機能はほぼ固定していることが多いが、その後に改善する部分もある．特に、精神・心理的な問題は、元来の性格や個人史に大きく左右されるものであり、在宅においては、家族との関係性や家族の精神状況もまた、本人の状態を変化させる．同様に、ケアマネジャー、訪問看護師、リハビリテーション（以下、リハ）職、その他様々な介護サービスとのかかわりのなかで、本人の状態は変化しうる．

治療・管理のポイント

1. 在宅での評価項目

(1) 機能障害の評価

生活に直結するものとしては、運動麻痺、感覚障害、拘縮・痙縮、摂食嚥下機能、疼痛、高次脳機能障害、認知症と抑うつについて評価する．

(2) 生活機能の評価

機能的自立度評価法（functional independence measure; FIM）やバーセルインデックス（Barthel index）などのADL評価があるが、在宅において点数化することは、時間的・人的制約から困難な場合が多い．再現性に問題もあるが、介護認定情報の基本調査項目をADL評価の参考にするのも一考である．ちなみに当院では、(社)上越医師会・行政とで雛形を作成した地域連携連絡票を担当ケアマネジャーに作成していただいており、地域連携連絡票でのADL評価を多職種で共有している．

生活上、特に問題となることは排泄関連動作と移動である．前者は本人の尊厳保持のために大変重要であり、後者は機能維持と転倒リスクの間で評価する必要のある事項である．

(3) 生活目標の設定

同じ機能障害をもっていても、自宅は生活の場なので、それぞれ人により目標とす

表1 機能障害の分類

1. 精神・心理的問題	①意識障害 ②知的機能（失語・失認・失行、記憶障害など） ③感情面（抑うつ、易怒性、意欲低下など）
2. 身体的問題	①視覚（半盲、視力低下、複視など） ②脳幹レベルの徴候（失調、眼球運動、顔面の麻痺と知覚、聴覚、首の動き、口の中の動きや味覚など） ③四肢の麻痺・感覚障害 ④体幹（座位の保持・起き上がり動作など） ⑤括約筋の障害（尿便失禁など）

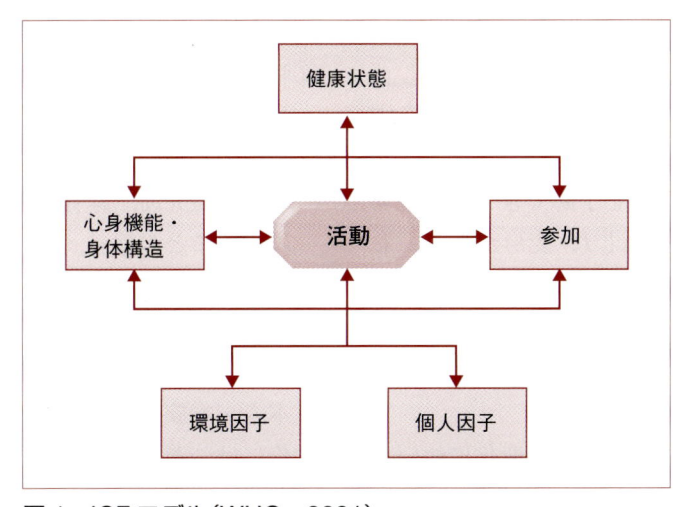

図1 ICFモデル（WHO，2001）
「心身機能」の不自由を，生活上の「活動」で補い，豊かな人生に「参加する」．

る生活は様々である．大幅な機能向上が望めない維持期においては，国際生活機能分類（International Classification of functioning, Disability and Health; ICF）の考え方（図1）を十分に多職種で理解し，特に活動と参加について，どのような生活を目標とするのか，多職種で共通の認識をもつことが重要である．失った機能を様々に工夫した活動と参加で補い，豊かな人生を楽しむ．そのスタイルを強調していく必要がある．

上記の地域連携連絡票（http://www.joetsu.niigata.med.or.jp/guideline/ よりダウンロード可能）では，機能障害の評価・生活機能評価・生活目標がおおむね網羅されており，在宅での管理に活用できる．

2．個別ケースでの治療・管理のポイント

意識障害（JCS Ⅱ-2）を伴う，重度障害例

- 原因：心原性脳塞栓による左中大脳動脈領域の広範な脳梗塞
- 後遺症：意識障害，左への共同偏視，嚥下障害，右片麻痺（完全麻痺）と感覚低下，体幹の姿勢保持不能（左に崩れる），膀胱直腸障害
- 合併症：症候性てんかん，誤嚥性肺炎

【管理のポイント】
① 合併症の予防
　誤嚥性肺炎　⇒口腔ケア，座位保持
　褥瘡　　　　⇒座位保持，栄養管理，皮膚観察
　関節の拘縮　⇒座位保持，適切な関節可動域（ROM）訓練
　けいれん発作⇒抗けいれん薬の処方と調整
② 栄養管理　　⇒経管栄養（胃瘻造設）
③ 再発予防　　⇒ワルファリンカリウム使用と血圧管理
④ 事故の防止
　経管チューブ抜去⇒健側手ミトン着用．ミトン着用は，身体拘束に相当するのでご家族への説明と同意が必要である．
⑤ 残存機能の維持・向上
　肩/股関節を中心としたROM訓練
　寝たきり→座位保持を目標に．
　体幹の姿勢保持機能が低下した場合でも，ヘッドレスト付きの車いすやリクライニング式・チルト式など姿勢変換機能付きの車いすを使い，座位を保持する時間をできるだけ長くもつように働きかける．姿勢が崩れないように枕なども有効に使う．

治療の経過・予後

基本的には合併症の併発が予後を規定する．

肺炎，褥瘡，低栄養を予防できても，患側四肢の拘縮や体幹のねじれ/変形が進み，おむつ交換などの介助に時間がかかるようになることが多い．在宅でのリハ専門職が不足している現状では，拘縮・痙縮への対策が在宅療養での重要な課題である．

急な発熱など，急性の病状の変化については，改善の可能性があるので，基本的には，急性期の治療を行う病院に紹介する．ただし，全身の状態が悪化しており，病院での集中した治療でも改善の見通しが立たないときには，ご家族との相談で，在宅での看取りになるケースもある．

患者・家族とのコミュニケーション

1. 介護者への支援を前面に

特に重度障害の場合，ご家族に在宅療養の意義や楽しみを感じていただかないと，在宅療養を継続することができない．

当初，熱意をもって在宅療養を開始しても，精神的・肉体的な負担が徐々に介護者を苦しめていく場合もある．また，医師に対し精神的・肉体的な負担をなかなか吐露できないケースもあり，ケアマネジャーや訪問看護師に，介護負担に関する情報を積極的に入手するようにお願いしておく必要がある．

介護者は，自分が介護することに対し責任感とともにプライドをもって行っている．実際，患者をいちばん長い時間観察し，ケアしているのは介護者なのであるから，ケアの方法などについては，まずは介護者なりの方法を尊重・理解することが大切である．

以下にポイントをまとめる．
①精神的な支援：訪問診療時に，必ずねぎらいの言葉をかける．多少，ケアの方法が通常と違っていても否定しない．
②時間的な負担軽減：ショートステイ，通所サービスの積極的な利用．
③介護内容別の負担軽減：訪問介護による定時の排泄介助，経管栄養を半固形化タイプにすることの検討，注入薬剤の簡易化・簡易混濁法の検討など．

2. 在宅療養の意欲の維持・向上のために

本人・家族の在宅療養の意欲を維持向上させるには，適切な目標を設定することが重要である．

重度の左不全片麻痺と左半側空間無視のあるアテローム血栓性脳梗塞後の男性を例に考える．回復期リハ病院で，実用歩行は無理といわれていても，訪問リハなどで，短下肢装具をつけて数歩の歩行練習を行うことがある．実際の生活目標は軽介護で車いすやポータブルトイレへの移乗ができることなのだが，歩くことを確認することが本人・家族の励みになっている．本人・家族ともに，生活を楽しむ余裕がないことが多く，そのうえ機能の向上は不可能であるというマイナスイメージを強調することはデメリットが大きい．いかにプラス思考をしてもらえるかが在宅療養では大切である．

また，実際の訪問診療の場面では，後遺症に関係のない部分で，生活を楽しむこと（趣味のCDや絵の話，自慢のお孫さんの話など）について尊敬の念をもって話を伺う．興味や関心が，機能訓練に集中しないように，参加や活動の範囲を拡大できるように励ます．

3. ICFを意識した，活動・参加の拡大を促すコミュニケーション

脳幹部梗塞により軽度の右片麻痺と体幹の姿勢保持能力が低下した78歳女性（要支援2）の例を紹介する．移動に時間がかかるため室内ポータブルトイレの状態で退院した．

能力としては，夜間もトイレでの排泄が可能で，外出も見守り下に十分可能であった．機能訓練方法についてセラピストからアドバイスを受けた訪問看護師の働きかけで，夜間もトイレでの排泄が可能になり（＝活動の拡大），正月に息子さん宅に外泊しお孫さんたちと過ごすことができた（＝参加の拡大）．

在宅では転倒リスクを最小限にしながら，廃用症候群を予防することが重要である．その意味では，機能訓練よりも安全な活動を繰り返し行うことを強く勧める（ベッドから食堂までの数メートルの歩行を食事やおやつのときに必ず行う，移乗動作を頻回に行うなど）．

概して，脳卒中後の在宅療養者はすでに家庭での役割がないと本人・家族が考えており，心身機能での障害というより，個人・環境因子が活動・参加を制限している．このカルチャーを変えていくことも医師の役割の1つである．

介護サービスについて

介護サービス担当者会議の重要性

リハの目標と方法は，関与するすべての介護サービス事業者間で共有する必要がある．1年に1回でも，本人・家族・かかりつけ医を含めたサービス担当者会議の開催は必須である．前頁「2. 在宅療養の意欲の維持・向上のために」で紹介した重度左不全片麻痺の男性のケースでは，訪問リハが導入され，自力で行うベッド上のメニューと車いすで介護スタッフと一緒に行う機能訓練メニューを作成した．1年後のサービス担当者会議では，横の介助バーでのベッドからの立ち上がり動作ができるようになるとサービス事業所でも移乗動作の練習が行いやすいとの話があり，短期目標になった．多職種の連携はケアマネジャーだけでは困難であり，医師の積極的な関与が必要である．

運動器障害
Musculoskeletal Disorders

太田秀樹
Hideki Ota

運動器疾患

　保険診療上で規定されている在宅医療の対象者は，通院困難であることを条件としている．通院困難な理由や根拠は，身体的な障害だけでなく，社会的な諸要件が複雑に絡み合う．たとえば，バリアフリーなど整備が遅れ，車いすで移動ができない地域における車いす生活者は，通院困難とみなしてもよい．

　運動器疾患は，移動障害の重要な原因疾患であり，在宅医療の現場でかかわりを避けることは困難といえる．

　移動が障害される骨・関節疾患は，膠原病も含め，ほとんどが整形外科領域の疾患といえる．加齢に伴って罹患頻度は著しく増加し，変形性関節症と骨粗鬆症に限っても，推計患者数は4700万人（男性2100万人，女性2600万人）とされる．

　そこで，運動器の障害を原因として要介護状態となるリスクの高い状態に対して運動器症候群〔ロコモティブシンドローム（locomotive syndrome）〕とする概念が提唱されている（図1, 2）．

　早期に発見して，適切な運動療法など行って，生活機能低下を予防しようというものである．

　ロコモティブシンドロームの原因疾患は，変形性膝関節症，変形性股関節症，骨粗鬆症，骨粗鬆症に伴う易骨折性（病的骨折を含む），変形性脊椎症，脊柱管狭窄症や，関節リウマチに基づく関節拘縮などである．これらの疾患群に脳血管障害や脊髄疾患による麻痺や認知機能低下などが複合的にかかわり，さらに骨折の後遺障害などが重度化し，在宅医療の対象となっている．

治療・管理のポイント

　運動器疾患の主訴は，関節痛，腰痛，下肢痛といった疼痛である．そして，疼痛や変形に基づき機能障害が生じる．したがって治療は，疼痛の原因を的確に診断し，適切な薬物療法をはじめとした疼痛コントロールである．機能障害に対しては運動療法やリハビリテーションの指導も欠くことができない．なお，骨関節疾患の痛みの多くが，運動時疼痛であるため，安静時疼痛は，感染などの炎症，骨折などの外傷，悪性腫瘍の転移などを考える必要がある．

1．痛みの管理

　痛みに対して薬物療法で対応することが多い．慢性的疼痛に漫然と消炎鎮痛薬の投与を継続しない注意が必要である．在宅医療の対象となる虚弱な要介護高齢者の体格は，小学

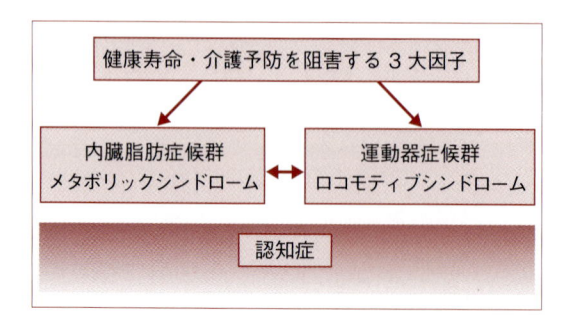

図1　ロコモティブシンドロームの概念
（日本臨床整形外科学会：ロコモティブ症候群 ver2009/3/11 http//:www.jcoa.gr.jp/locomo/teigi.html より引用）

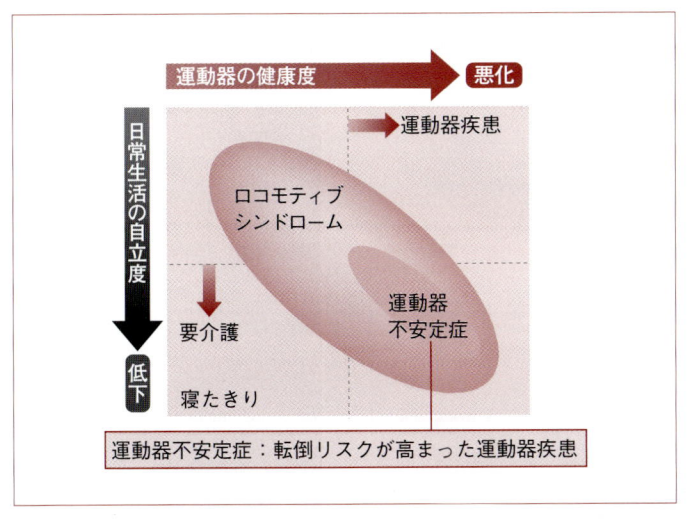

図2 ロコモティブシンドロームと日常生活自立，運動器の健康

ロコモティブシンドローム：運動器の機能不全による要介護状態のみならず，要介護リスクが高まった状態を広くさす．
①運動器は毎日造りかえられている
②その分解と形成のバランスに使用程度（必要度，力学負荷の程度）が影響する
③使用程度（力学負荷の程度）は適正である必要がある（過少だと維持されない，過剰では損傷につながる）
④自覚症状なしに進行する（サイレントな器官）
⑤頻度は高い
⑥運動器の障害は要介護につながる
（日本整形外科学会：2009年記者説明会資料「ロコモティブシンドロームの概念図」より引用）

生高学年レベルのことも多く，肝・腎機能低下なども勘案した投与量への配慮も忘れてはならない．3回／日投与する薬剤の投与回数を減らしても，効果が確認できる症例も多い．

在宅でのブロック注射や関節注射については，かかわる医師の専門性や医療理念によって判断すべきである．

運動療法の指導は，介護保険制度を利用し，理学療法士（PT）や作業療法士（OT）による訪問リハビリテーションの活用がよい．温熱療法に電子レンジを応用するなど，在宅医療ならではの工夫もある．

2. 骨粗鬆症への対応

活動性が低下すると廃用も伴い，在宅医療の対象例の多くは骨密度が低下している．薬物治療においては，加療の意義を慎重に判断すべきで，脊柱変形が高度な寝たきりに近い症例へのビスホスホネート製剤投与は控えたほうがよい．

3. 脊椎圧迫骨折など外傷

在宅療養中には，車いすからの移乗の失敗など，軽微な外力でも容易に骨折が生じる．車いすからずり落ちて尻もちをついた程度でも背腰部痛が持続するときは，脊椎圧迫骨折を疑う．ただし，受傷直後のX線検査で，新鮮な脊椎圧迫骨折を診断することは専門医でも困難なことがある（図3）．

経過・予後

運動器疾患だけで要介護認定を受けると，要支援Ⅰ・Ⅱと予防給付区分に判定されることが多い．介護給付区分に認定されるのは，

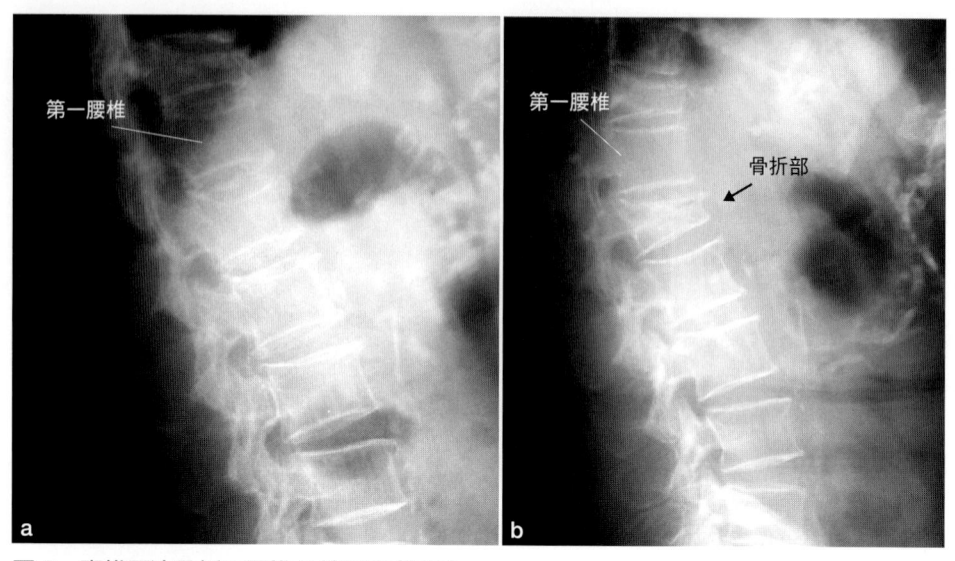

図3 脊椎圧迫骨折の腰椎X線写真（側面）
a：受傷直後．第二腰椎の圧迫骨折の診断は困難である．
b：受傷後3カ月経過時．椎体の圧潰が始まり楔状に変形している．

表1 リウマチ性多発筋痛症の診断基準

1. 両側性肩の疼痛および(または)こわばり
2. 発症から2週間以内の症状完成
3. 初回赤沈1時間値40 mm以上
4. 朝のこわばり持続時間1時間以上
5. 年齢65歳以上
6. うつ状態および(または)体重減少
7. 両側性上腕部圧痛

上記診断基準項目7項目中3項目以上を満足する場合，または少なくとも1項目と側頭動脈炎を示す臨床的あるいは病理組織学的異常が共存する場合には「リウマチ性多発筋痛症と考えられる」(probable PMR)としてよい．

認知機能低下や他の慢性疾患を合併している場合である．疼痛が活動性を制限して介護を必要としている例には，適切な加療により，疼痛がコントロールできれば状態像の改善がみられる．

たとえば，正確な診断にいたらないままで活動性が低下したリウマチ性多発筋痛症（polymyalgia rheumatica; PMR）例（診断基準，表1）では，副腎皮質ホルモンが著効し外来通院可能なまでに改善することもある．入院によって廃用症候群が増悪したときには，自宅療養でリハビリテーションへの意欲が高まると介護度が2段階以上改善することもある．認知症や脳血管障害が原因で要介護状態となっている例と異なる予後の特徴といえる．

疼痛などのいわゆる炎症症状には，局所の安静が一般的であるが，虚弱な高齢者の場合は，可及的に離床させ，入浴なども含めてADLの制限を行わずに経過をみるのが，在宅療養の治療原則といえる．上肢の骨折にもかかわらず，入院によって寝たきりとなる例

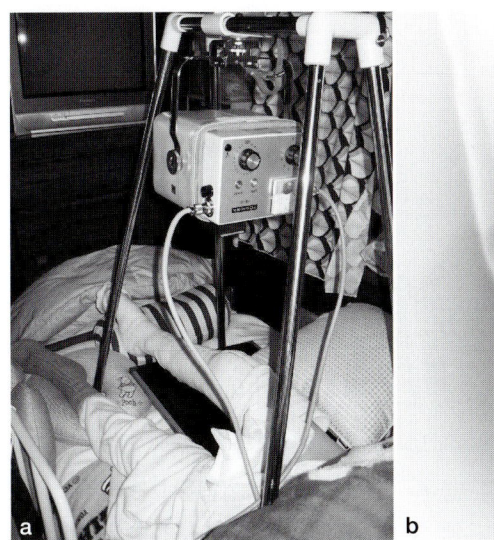

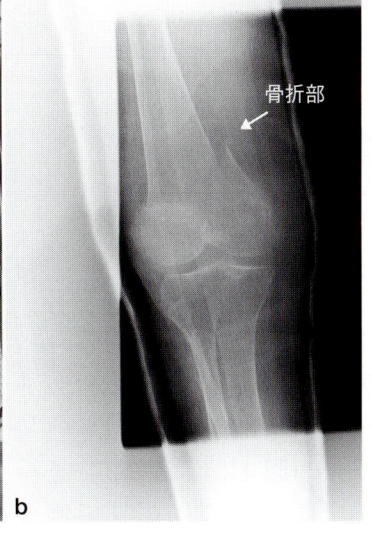

図4 自宅でのX線撮影
a：撮影風景．在宅療養中の症例で，認知機能の低下を認めるため，家族の希望で在宅で大腿骨遠位端骨折の保存的治療を行った．
b：X線写真．診断精度は高い．

などは，過度の安静の弊害といえる．

患者・家族とのコミュニケーション

複数の疾病を併せもち，認知機能が低下し，症状を正確に訴えることが困難な状況もあり，治療法の選択は家族に委ねられていることが多い．介護家族とのコミュニケーションの大切さはいうまでもないが，症状によっては，家族が整形外科専門医による入院加療を希望されることもある．

筆者は整形外科医であるが，介護力を補完する地域ケアシステムが機能すれば，あらゆる整形外科疾患の保存的加療は在宅で適切に確実に行えると考えている（自宅でのX線撮影，図4）．観血的加療の適応については，患者自身の意向が確認できない場合の入院加療で，後味の悪い体験も少なくない．在宅医療の現場では，いわゆる臓器別専門医らが考える手術適応を当てはめられない状況も多いからである．

介護サービスとの連携

ロコモティブシンドロームをはじめ，高齢者における運動器疾患治療の中心は運動療法である．一方，患者・家族は，過剰な期待を薬物療法に抱いている．間欠性跛行の治療や，関節軟骨の再生を薬物療法に求めるのである．

運動器疾患は，加齢とともに発生頻度が増え，在宅医療の対象者においては根本的な加療が困難な病態といってもよい．疾病治療だけに目を奪われると，骨折は治癒したが認知症が増悪して歩行ができなくなったというような事態を招く．

骨密度のデータを重視するより，QOLを高めるかかわりこそが大切である．介護保険サービスを活用し，外出の機会を保証するなど，社会交流の場を提供し，生きる意欲を損なわないような支援が大切である．廃用症候群増悪の予防が，結果的に運動器疾患の治療につながっていると考えている．

褥瘡
Pressure Ulcer

種田明生
Akio Taneda

　まず在宅療養者における皮膚疾患および褥瘡の割合であるが，日本臨床皮膚科医会の調査によれば在宅療養者566人中70%の方が皮膚疾患を有する（図1），筆者の在宅患者322人中褥瘡の率は36%．2カ月間で延べ141回往診した内容では，褥瘡が51%と褥瘡の往診頻度は非常に高い（図2）．筆者の訪問先での介護状態は老老介護「75歳以上の方が介護」（男性が介護）6%，老老介護（女性が介護）18%，独居11%，娘さん30%（ほとんど65歳以上）（図3）であり介護力の厳しい状態が浮き彫りになっている．家族へのアンケートでは66%の方が介護疲れ，体調不良を訴える（図4）．われわれ医師は外に出てこれらの方を診察・治療することが必要なのである．

褥瘡の病態

　3大要因は局所の外力，局所の状態，全身的な栄養状態である．

1. 局所の外力

　褥瘡は骨突出部への圧力と考えられているが，局所に作用するいくつかの圧力が関係する．垂直方向の圧力（圧縮応力），横方向の力（引っ張り応力），さらに縦横にずれる力（せん断応力）である．高齢者では低栄養などにより筋肉，脂肪がなくなり骨突出部において垂直方向の圧力だけではなく，これらいくつかの応力が作用する．いわゆるすわり褥瘡では必ずしも体圧を受けない場所でも引っ張り応力などにより褥瘡が生じることもしばしばある．好発部は仙骨部，大転子部，踵部であるが，他にも骨の突出部には生じやすい（図5, 6）．

2. 局所の状態

　局所の状態は褥瘡の発生に大きく影響を与える．高齢者では皮膚が薄く，組織間の結合

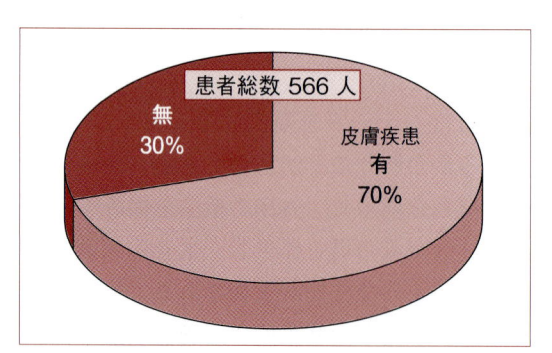

図1　在宅療養者における皮膚疾患の現状調査
患者は日本看護協会の訪問看護ステーションの方
（種田明生編：皮膚科在宅マニュアル．Monthly Book Derma 2006；112 より引用，一部改変）

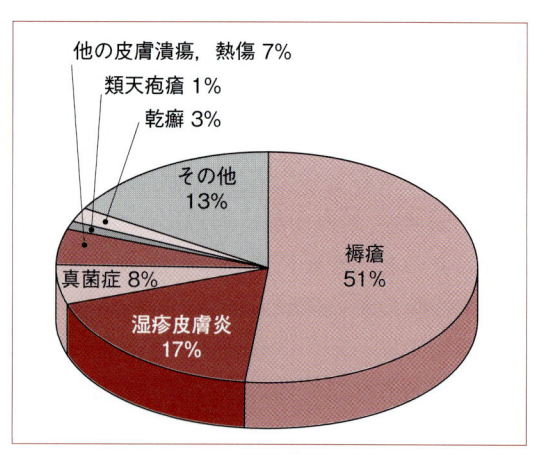

図2　往診の頻度が高い疾患（2006年6, 7月）延べ141回の往診の内容
（種田明生編：皮膚科在宅マニュアル．Monthly Book Derma 2006；112 より引用，一部改変）

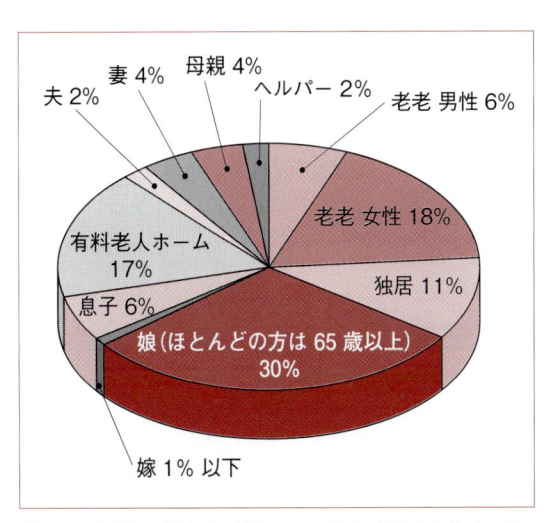

図3 介護をどなたがしているか(2006年7月, 54人中)
(種田明生編：皮膚科在宅マニュアル. Monthly Book Derma 2006；112 より引用，一部改変)

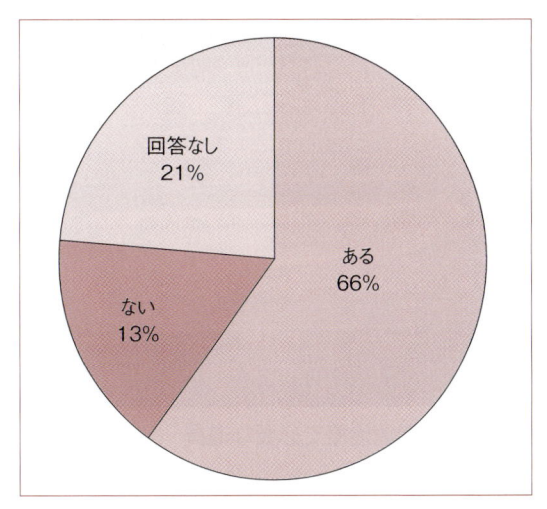

図4 介護をしている方へのアンケート―介護疲れ，体調不良はありますか
(種田明生編：皮膚科在宅マニュアル. Monthly Book Derma 2006；112 より引用，一部改変)

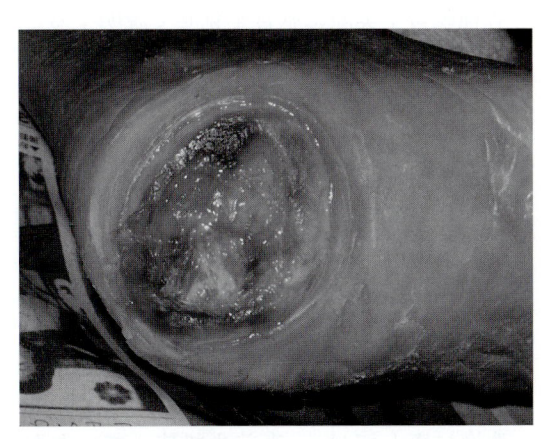

図5 かかとの褥瘡
(種田資料)

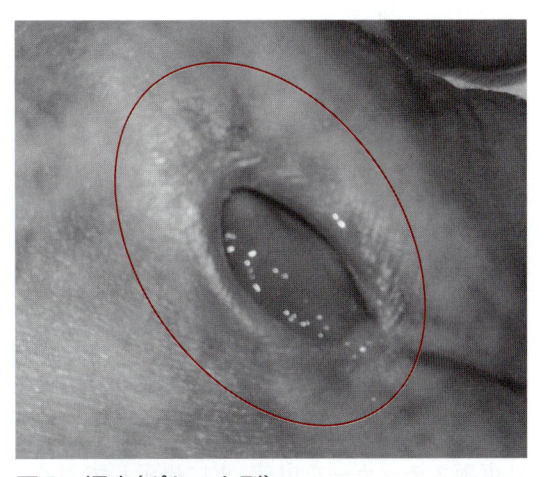

図6 褥瘡(ポケット型)
赤い丸の範囲は内部にポケットを有している．このようなタイプは治療に時間がかかる．
(種田資料)

が弱いため，ずれによる影響が出やすくなる．尿，便などの失禁が加わることで湿潤状態が続く場合は褥瘡が生じやすく，褥瘡予備群と考え，日ごろからのスキンケアが必要である．

3. 全身状態

全身の栄養状態は褥瘡の発生に大きく関係する．低アルブミンは，組織の浮腫を生じるので 3.0 g/dl 以上が望ましい．貧血も創傷治癒を障害，脱水も循環障害を助長する．

在宅における褥瘡の治療・管理のポイント

家族ができるシンプルな処置を指導することが大切である．在宅褥瘡の治療には，ベッド，褥瘡予防用マット，車いす用マットなどの知識，他科主治医，訪問看護師，ケアマネジャー，ヘルパー，家族との連携が最も重要である．

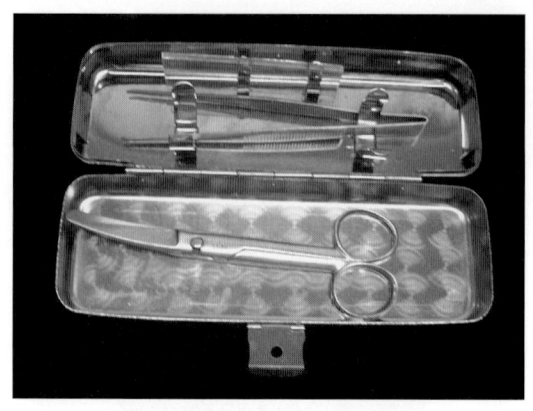

図7 在宅褥瘡治療で必要な道具

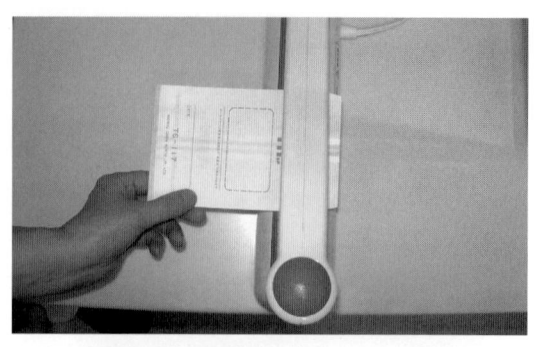

図8 患家へガーゼの提供
寝たきり老人処置指導管理料を算定する場合，ガーゼ，テープなどの衛生材料を十分量患家に供給する必要がある．

1. 褥瘡の在宅治療が外来と異なる点

(1) 自宅を訪問する前の準備
1) カルテの記載事項
　保険負担割合，介護度など高齢者が多いため変更があっても連絡のないことが多く時々確認する．また，電話は独居老人，老老介護では難聴，認知症などで電話での会話が十分できないこともあるため，家族の電話，携帯電話番号も記載する．訪問看護師，ケアマネジャーなどの連絡先も必要となる．

2) 事前準備
　都市部では駐車禁止地域の取り締まりが厳しいため，医師会で緊急往診・駐車禁止区域除外車両ステッカーを申請，車に提示しておく．

3) 訪問日と時間
　療養規定に「往診，訪問診療は患家の求めにより行う」とあり，ケアマネジャー，訪問看護師からの依頼でも必ず患者家族へ連絡し日時の打ち合わせを行う．

(2) 褥瘡患者の訪問診療に何を持っていくか
1) 小手術セット，滅菌ガーゼ
- 褥瘡のデブリドマンなどの際に使用する，最小限滅菌クーパー，滅菌ピンセットを持参し，滅菌カストに入れるとよい（図7）．
- 滅菌ガーゼ：ガーゼをパックにし滅菌したものを持参する（訪問診療料の寝たきり老人処置指導管理料1,050点を算定した場合はガーゼ，テープなどを十分量看家に渡す必要があり，これは別に算定できないという療養規定のルールを理解しておく必要がある）（図8）．
- 各種軟膏：実際に軟膏を見せて説明することが多い．
- 明るいペンライト（照明が暗い家庭が多い），ディスポーザブル手袋，創面洗浄用生理食塩水．

2) 患者，家族用に渡す訪問医名刺
　医院の住所，電話，FAX，緊急用の携帯電話番号，医院地図などが記載されているもの．

(3) 訪問時介護の中心となる人物と話をする
　洗浄に際しては，直前まで使っていたおむつを下に敷いておくとよい．壊死組織があればこれを除去，状態に応じて薬剤を選択する（外来，入院での選択と変わらないため，他著書参考）．処置を目の前で行い，実際にできるか，一緒に行うことが必要である．手順はメモ書きする（1.洗浄　2.ガーゼに軟膏など，3.その上におむつあるいは生理用パッド，4.テープで固定など）．また処置に必要なものを菓子箱などにまとめておく．
　ベッド，エアマット，車いす用のマットなど除圧のために必要な機材があるため，ケアマネジャーの連絡先を聞いておく．

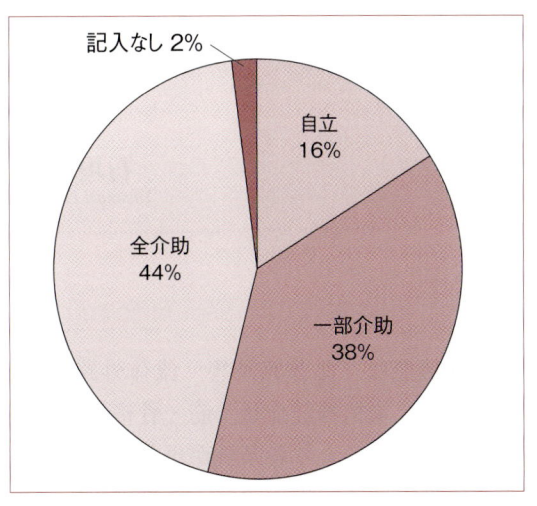

図9 訪問看護資料1―入浴

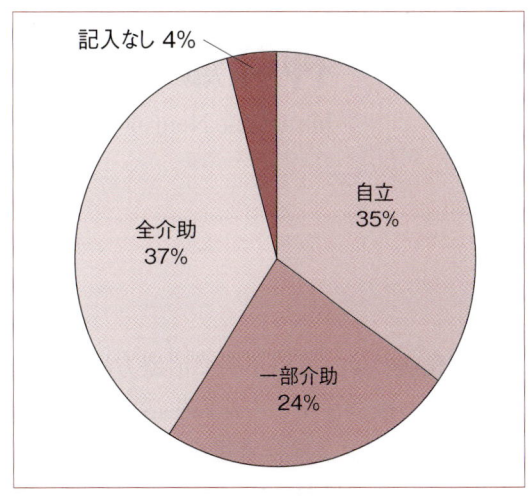

図10 訪問看護資料2―排泄

経過，予後

褥瘡の経過は非常に長い．また全身状態によりどんなに努力しても褥瘡が拡大，ポケットなどを生じることがある．大きいものでは治癒までに数年かかることもあることを家族にしっかり説明する必要がある．

患者，家族，他職種とのコミュニケーション

在宅での褥瘡治療というのはチーム医療である．以下に要点をまとめる．
① 他科の医師と連絡を取り合う．皮膚科医は内科医と，内科医であれば皮膚科医と連携．
② 家族，ケアマネジャーと連絡を取り褥瘡用のエアマットあるいは自動体位変換機能付きのエアマット，褥瘡予防用マットの相談をする．処置が高度で医療知識を要する場合などには，訪問看護を依頼する．看護師は患者，医師の間に入り多くの悩みを抱え仕事をしていることを理解し，よき相談相手になることが必要．
③ 入浴サービス，ヘルパーの方たちからも相談がある．日常の生活面に関しても相談を快く受けることが重要（図9, 10）．

すでに述べたが褥瘡の治療は職場が離れ

1	まず，多くの医師が往診をする姿勢が必要．在宅医療に参加する医師がいなければ何も進まない．もちろん在宅にかかわる保険診療を知る必要あり．
2	各地区医会，地域医師会などでホームページより在宅医が探せるようなシステムを作る．患者・家族，看護師，医師の間での連携が必要．
3	大学，病院も在宅医療に目を向け，今後の高齢社会において医師が何をすべきか考える必要がある．往診する各科医師のリストを把握する必要がある．

図11 褥瘡予防のためにこれからすべきこと

てはいるがチーム医療である，これら多職種の方たちとコミュニケーションを取りながら一緒に治療を行い，方針を決めることが必要である．筆者は他職種の方からいつでも気軽に電話相談を受けるようにしており，携帯電話番号も知らせてある．診療所にかかってくる電話の約3割程度は在宅医療関係である．今後，各医師会で在宅のネットワークを作ることが急務であり，在宅が必要な家族，在宅医療関係他職種の方がどこへ相談したらよいのかがわかるよう広報が必要である（図11）．最後に皮膚科の在宅医がわかるサイトも紹介しておく．

日本臨床皮膚科医会ホームページ
http://www.jocd.org/
東京都皮膚科医会ホームページ
http://www.tcda.jp/

神経難病
Intractable Neurological Disease

石垣泰則
Yasunori Ishigaki

　神経難病とは，原因不明で治療方法も未確立であり，後遺症などのため生活面で長期に支障がある希少な神経疾患をいう．さらに，経済面や介護面において，家族の肉体的・精神的負担が著しく大きく，社会的支援を必要とする疾患である．難病は英訳すると intractable disease（治療不能な疾患・不治の病）であり，特定疾患研究事業における対象疾患をはじめとした疾患を指す．

神経難病に共通する病態

1．神経学的病態

　神経難病においては，精神機能，運動機能，感覚機能が系統的かつ広範に障害される．多系統にわたる障害が生じた場合，日常生活能力の低下が著しく，介護負担が増大する．

　精神機能には，意識，心理，認知機能などが含まれ，認知機能の要素として記憶，思考，見当識などがある．疾患により様々な組み合わせで精神機能が障害されてくる．在宅療養の場合，家族の思いが症状コントロールを困難にするケースはしばしば遭遇する．実際，在宅生活を継続できるか否かは，精神・認知機能が維持されているか否かによるところが大きい．また独居の場合，認知機能障害は比較的軽度であったとしても，失火などの大きな事故につながることも想定され，危険である．また，患者に被害的妄想が現れた場合など，介護する家族の精神的ストレスはきわめて大きなものとなり，深刻な場合には家族関係の破綻に至ることもある．

　運動機能は，錐体路障害，錐体外路障害，小脳症状，末梢神経症状，筋・骨格系に分類される．疾患により各系統が単独あるいは複合的に障害され，筋力の低下や筋緊張異常をきたし，運動の遂行と日常生活に障害をきたす．運動機能障害に対しては，原疾患の治療に加え，リハビリテーション（以下，リハ）が重要である．リハは専門病院における入院あるいは通院リハ以外にも介護サービス事業所が提供する通所リハ，訪問リハがある．神経難病の多くは長期かつ継続的なリハを必要とし，日常生活における自立の維持・獲得を目指して行われる．神経難病では，障害の進行を予防するためにも早期からリハを導入し，自主訓練などで自ら病気に負けない姿勢を培うことが重要である．

　神経難病の感覚障害は，中枢神経と末梢神経，感覚器に起因するものがあり，特殊感覚と体性感覚が障害される場合がある．筋萎縮性側索硬化症（ALS）の患者が最初に気がついた自覚症状が手足のしびれであったり，パーキンソン病患者が明らかな運動障害発症前に味覚の低下を自覚していたりすることもある．また，感覚障害の患者では，手足の痛覚が低下することで火傷や外傷を被りやすくなり，時に重篤な障害に至ることも念頭においておかなければならない．

　自律神経障害はしばしば患者のQOLや生命に大きく関与することが知られている．便秘は最もよくみられる自律神経症状であり，適切な排便管理は快適な生活を送るためには非常に重要である．起立性低血圧もQOLに

影響を与える重要な症候で，立位や歩行時に著しく血圧が下がり失神し，寝たきり状態を強いられる場合もある．薬物治療と弾性ストッキングの装着などが勧められる．自律神経系は心臓や呼吸器といった生命維持に直結しており，神経難病患者の突然死に関与するものと考えられている．このことは早い時点で説明する必要がある一方，繊細な問題のためラポールを確立したうえで行うことが望ましい．

2. 全身的病態

神経難病はADL全般に支障をきたすため，共通する全身的病態がある．その最も重要と思われるのは廃用症候群である．廃用症候群は，安静によってもたらされた障害であり，骨・筋系から精神に至る全身に起こりうる．

骨・筋系の廃用症候群において，筋萎縮は骨格筋の過度の安静でもたらされ，筋力低下は1日で2～3％，1カ月で筋力は半分になるといわれている．関節拘縮は関節軟骨の栄養障害のために引き起こされる．関節包，関節周囲組織，筋の伸展性が低下し，関節面が癒合して関節強直に至る．異所性骨化や骨粗鬆症も神経難病にしばしば伴う廃用症候群である．

呼吸・循環器系の廃用症候群は生命予後に影響する．沈下性肺炎は背臥位により気道分泌物が肺野に貯留し，感染を契機に発症する．循環器系では，起立性低血圧が重要な病態である．臥床が続き，姿勢変換時に脳への血流を維持する反射が鈍化することにより引き起こされる．そのほか，血栓性静脈炎や深部静脈血栓症は肺塞栓の発症の引き金となる．静脈血栓症の原因となる静脈瘤など静脈壁の異常，静脈うっ血，血液凝固能亢進などの徴候に留意する必要がある．

皮膚の廃用症候群は褥瘡と皮膚萎縮である．褥瘡とは血液灌流が一定時間以上途絶えることで発症した皮膚と皮下組織の阻血性壊死のことをいう．年齢(高齢)，全身状態(貧血，低蛋白)，麻痺の程度，肥満度(皮下組織が少ない)が要因となる．

排尿障害や排便障害は，自律神経系の機能不全のほか，食事内容，水分摂取，運動不足，過剰な安静，不規則な排泄習慣などで生じる．

外出の機会が少なくなり，刺激の少ない閉じこもりの状態におかれると，精神機能が低下し，認知機能障害や覚醒障害をきたす．原疾患に認知機能障害が重複した場合，その傾向は一層強く現れる．

3. 社会的病態

神経難病患者は身体的・社会的ハンディキャップを負っており，家族にも多大な負担を負わせている．ボランティアなどを複合的に活用することが必要であるが，地域によって差があり，サービス自体がきわめて不足しているのが現状である．

小児・若年発症する神経難病患者の場合，教育と社会適応の問題が挙げられる．障害をもった子どもを抱えた親は，時に仕事を犠牲にし，子どもの治療・介護に専心するが，それを支える社会的支援が不十分である．神経難病の小児のなかにはきわめて重度の障害をもち，24時間体制での介護を必要とする例がある．介護負担のほとんどは親が担っており，核家族化はこのような状況に拍車をかけている．

壮年期に発症する神経難病患者の場合，家族の大黒柱として働いている場合も多く，患者の治療だけでなく，扶養される家族の生活を含めてのケアが必要となる．難病患者や障害者の就労支援は自治体によって異なるが，多くの場合ハローワークに相談窓口が設置されている．実際には，障害者の雇用状況は経済状況により大きく左右され，昨今きわめて厳しい情勢であるといわれている．

老年期に発症する神経難病患者の場合，比較的整備された公的支援を有効に利用することが重要である．

患者会は，互いに慰め，励まし合いながら，病気と闘い，ともに生きる重要な場である．近年，公共建物などにおいてユニバーサルデザイン化が徐々に進んできているが，その整備状況はいまだ不十分である．差別こそが最も根深い社会的病態である．

4. 共通する治療管理のポイント

神経難病治療の難しい点に，初期診断の難しさ，病状が進行する変性疾患の確定診断の困難さ，多彩な合併症対策などがある．神経変性疾患は，近年の遺伝子診断技術の進歩とあいまって，診断基準が以前と比べ大幅に変わっている．在宅医と専門医は積極的に連携して診療にあたる必要がある．最新の薬物療法やリハ，遺伝子レベルでの疾患分析についての知識は患者，家族も大いに知りたいと願っている．

在宅療養の現場では，医学的治療とともに，生活指導や介護指導が重要である．医師は看護職，ケアマネジャーを通して知識を啓蒙する必要がある．リビングウィルや治療法選択の自己決定，延命治療の是非などいまだ解決されていない問題は山積しているが，今後の議論で展望が開けてくると期待する．よい在宅医のいるところではよい在宅医療が行われることは普遍的事実である．

5. 患者・家族とのコミュニケーション

患者・家族とのコミュニケーションは，医療者・患者間の信頼関係の基礎である．コミュニケーションを通じ，医療者は様々な情報収集を行い，患者が迷ったときの道標になることもできる．神経難病の患者・家族は，しばしば悩み，迷い，立ち止まる．その際，医療者は常に患者の味方であり，病気とともに闘っているというメッセージを普段のコミュニケーションのなかで伝えることが重要である．単に医学的情報を伝えるだけでなく，情報を患者・家族の状況に合わせて加工し，目的に応じた伝え方をする必要がある．コミュニケーションスキルは，医療者にとって重要な治療手段の１つである．

6. 神経難病患者の在宅での看取り

終末期が近い神経難病の患者の病態は不安定で，在宅での看取りは困難と思われがちである．在宅看取りを行うための必要条件の第1は，在宅で最後まで過ごしたいという強い患者本人の意思とそれを最期まで支えようとする家族の思い，そして最期までその思いを理解し支える医療者・介護者の姿勢と技術的裏付けである．

神経難病終末期には医療的依存度の高い状況になることが多い．そのため，通常介護施設の入所やショートステイの利用は困難で，病院に一時的に預けるレスパイト入院が必要となる．

看取りに必須の緩和医療はがんの診療において確立し，在宅看取り技術は飛躍的に進歩した．一方，モルヒネは一部神経難病患者に使用されてはいるが，欧米ほど普及は進んでいない．在宅療養で患者・家族が願うことは，できるだけ最期まで話（コミュニケーション）ができ，食事を味わうことができ，そして苦しくないことである．生きる期間より生きる中身を大切にしたいという切なる希望をしばしば耳にする．神経難病の緩和医療はがんの緩和医療と一致する点もあるが，痛み以上により多彩な症状緩和が求められる点で多方面からのアプローチを必要とする．

現状では様々な課題があり，自宅での看取りはまだ難しい部分があるが，人々の難病ターミナルケアの意識が変わり，適切な緩和ケアを受け，介護負担を軽減する社会資源と人員が整備されることで，在宅での看取りが普通のことになるであろう．

代表的神経難病

1. 変性疾患

変性疾患は系統的に神経が脱落する原因不明の疾患である．錐体路系，錐体外路系，小脳・脊髄系に分類がなされているが，近年は遺伝子異常の内容により分類されるものもある．

(1) パーキンソン病ならびに関連疾患

1) 病態

特定疾患の分類では，パーキンソニズムを主とする疾患をパーキンソン病関連疾患とし，パーキンソン病，進行性核上性麻痺，大脳皮質基底核変性症の3疾患を指す．後2者の治療効果はパーキンソン病ほどでないことが多いが，治療はパーキンソン病に準じて行われる．

パーキンソン病では中脳黒質におけるメラニン神経細胞が脱落し，レビー小体と呼ばれる封入体が認められる．中核症状は，中脳黒質から線条体に至るドパミンニューロンネットワークの障害に基づく．振戦，筋固縮，寡動・無動，姿勢反射障害・歩行障害といった運動症状が出現し，徐々に進行する．病期が進行すると，自律神経症状，認知機能障害，精神症状などが伴うようになる．顕著な前屈前傾姿勢，突進現象，すくみ足現象のため転倒しやすくなり，廃用の進展を招く．症状の日内変動やジスキネジアが出現し，ドパミン作動薬により誘発される幻覚妄想や固有の精神症状であるうつ，むずむず足症候群や悪夢が現れる．次第に薬剤による症状緩和が困難となり，ADL，QOLは低下し，様々な援助が必要になってくる．

2) 治療

現在わが国で用いられている薬剤は，L-ドーパおよびドーパ脱炭酸酵素合剤，ドパミン受容体刺激薬，抗コリン薬，ドパミン放出促進薬，モノアミン酸化酵素阻害薬，カテコール-O-メチル転移酵素阻害薬，ノルアドレナリン補充薬などである．病状が進行するとこれら薬剤に自律神経系や精神神経系に作用する薬剤が加わる．L-ドーパ長期投与の諸問題を予防するため，早期の段階で治療選択を行う．70歳以上の高齢者および認知症発症患者に対しては，第一選択薬をL-ドーパとし，改善不十分なケースにはドパミン受容体刺激薬を追加する．また，非高齢者および非認知症患者に対しては，第一選択薬をドパミン受容体刺激薬とし，改善不十分なケースにL-ドーパを投与する．長期L-ドーパ投与症候群はジスキネジアやwearing-off現象などの運動問題症状がある．これらの現象に対しては服薬時点や回数の工夫，低蛋白食摂取，ドパミン受容体刺激薬の併用，モノアミン酸化酵素阻害薬やカテコール-O-メチル転移酵素阻害薬の投与などが有効とされている．

リハを行う意義は，身体機能面のみならず，うつや睡眠障害などの精神症状や認知症，さらにいえば老化に対する対応も含め，生活機能の改善とQOLの向上を目指すところにある．早期から生活のなかで毎日実施することが望ましい．

脳外科的治療はL-ドーパ療法が開発される以前より行われており，わが国では楢林博太郎らが定位脳手術装置を用いて優れた治療結果を得ていた．近年，ガンマナイフを用いた定位的破壊術や脳深部刺激法が普及しつつある．脳外科的治療の適応基準は，患者のADL，QOL，環境，年齢，病状を十分踏まえるよう定められている．

現在，ウイルスベクターを用いた遺伝子治療の実験が行われ，将来の実用化が期待されている．

3) 在宅医療のポイント

在宅医療の原点は「生活の場」である日常を尊重し，生活のなかで治療を進めることにある．治療者は生活のために治療があることを常に念頭におき，診療を行うことが重要である．発病初期はドパミン作動薬の効果が良

好であるため，正確な早期診断・治療を行うことが重要である．日常生活指導でパーキンソン体操を取り入れ，散歩，ストレッチ，筋力強化を図り，生活のなかで運動機能訓練が自然にできるよう働きかける．さらに，薬剤の使用量は必要かつ十分量を投与することが重要である．進行期ではL-ドーパの長期服薬による弊害も現れてくるため，パーキンソン病治療に精通した医師と協働し多剤併用療法を行う必要がある．在宅医は日常における患者の生活能力や介護状況などを専門医に情報提供し，診察場面のみならず生活場面において適正な治療が行われるように援助することが患者の利益につながる．高度障害パーキンソン病患者の治療と介護には，本人・家族に多大な負担が強いられる．在宅医は種々の制度や社会資源の活用を勧め，負担の軽減を図らなければならない．終末期においては内服薬の見直しが必要となる．経口服薬困難となった場合，昏迷を助長する鎮静薬や抗コリン薬は中止するほうが望ましい．

(2) 脊髄小脳変性症
1) 病態

脊髄小脳変性症は小脳あるいは脊髄後索性の運動失調を主徴とする．遺伝性のものと非遺伝性のものに分類され，前者のうち常染色体優性遺伝形式をとるものには，小脳・脳幹萎縮をきたす脊髄小脳失調1型(SCA1)，筋萎縮，眼球運動障害や人格障害をきたす脊髄小脳変性症2型(SCA2)，従来Machado-Joseph病といわれたSCA3，歯状核赤核・淡蒼球ルイ体萎縮症といわれたSCA6，網膜色素変性症を伴うSCA7などがあり，常染色体劣性遺伝形式をとるものに，フリードライヒ(Friedreich)失調症，ビタミンE単独欠乏性失調症やアプラタキシン欠損症がある．遺伝性痙性対麻痺は優性，劣性，非遺伝性形式をとるものがある．非遺伝性脊髄小脳変性症は皮質性小脳萎縮症と多系統萎縮症に分けられる．皮質性小脳萎縮症は従来晩発性小脳皮質萎縮症と呼ばれていた．多系統萎縮症は，オリーブ橋小脳萎縮症，シャイ・ドレーガー症候群，線条体黒質萎縮症を総括した疾患概念である．

皮質性小脳皮質萎縮症は下肢優位に失調症状が現れ，錐体路徴候や錐体外路徴候は伴わない．多系統萎縮症は小脳症状のほか，錐体路症状，錐体外路症状，自律神経症状を呈し，突然死をきたすこともしばしばある．

2) 治療

確実な効果を期待できる治療法はなく，薬物療法として，小脳症状に対し甲状腺刺激ホルモン放出ホルモン(TRH)，タルチレリン水和物，クロナゼパムなどが用いられ，パーキンソニズムに対し抗パーキンソン病薬，痙性に対し鎮痙薬，自律神経症状に対症療法が用いられる．リハは重要な治療法であり，一部経頭蓋磁気刺激療法が有効なケースもある．

3) 在宅医療のポイント

診療場面において重要なことは，失調症状を呈する疾患の病型を見極め，的確な経過と予後の判断を行うことである．早期においては，薬物療法が効果的なケースもあり，的確な薬物治療が患者のQOLに寄与する．また，リハも早い段階で導入すべきである．進んだ障害を改善することは困難であり，数十年にわたるきわめて長い経過をとるケースもあるため，早期から生活能力や社会活動能力の開発・維持を図るべきである．

(3) 運動ニューロン病
1) 病態

運動ニューロン病は，運動系に選択的変性を生じる疾患である．一次運動野から脳神経核ならびに脊髄前核に至る上位運動ニューロンと，脳神経核ならびに脊髄前核細胞から支配筋に至る下位運動ニューロンのいずれの障害も呈するALSと下位運動ニューロンのみ障害される脊髄性進行性筋萎縮症に大別される．

ALSは，一側上肢の筋力低下から発症し，

2〜3年の経過で全身の筋力低下と筋萎縮をきたす．球麻痺や呼吸筋麻痺を生じるころには，経管栄養法の導入や気管切開，人工呼吸器装着の時期の検討など，非常に重要な課題を克服する必要がある．末期に至るまで意識清明で，感覚，眼球運動や括約筋機能は障害されにくく，褥瘡も形成されにくい．認知機能は従来障害されないとされてきたが，近年前頭葉機能を中心に障害されるという報告がある．

2）治療

有効な治療法はなく，グルタミン酸拮抗薬であるリルゾールが進行を遅らせる目的で使用される．リハによる生活機能の維持と廃用の進行予防が重要である．症状が進行すると現れる，呼吸，摂食，コミュニケーション障害に対し対症療法が行われる．

3）在宅医療のポイント

予後は不良であり，発症から死亡に至る期間は平均約3.5年である．球麻痺型の進行が最も速いとされるが，呼吸器を使用せず10年以上の経過をとる例もあり個人差が著しい．そこで，診断がついた早い時点で，疾患にかかわる正確な情報を患者家族に提供し，受容を促す．病態受容は容易にできないが，根気よく相談を受け止めることが重要である．そのうえで，介護環境を整え，在宅生活での生活支援が開始される．患者本人だけでなく，家族介護者への支援は必須であり，介護保険などの公的サービスでは不十分な場合も多いため，患者会や家族会を通じ横のつながりを促し，ボランティアに取り組んでいる団体などを紹介することも必要である．

2．筋疾患（ミオパチー）

ミオパチーとは骨格筋を障害する疾患の総称で，神経筋伝導障害を起こす疾患も含まれる．

（1）デュシェンヌ型筋ジストロフィー症
1）病態

ミオパチーを代表する筋ジストロフィー症は厚生労働省の定める特定疾患には含まれていないが，その病態，経過からみればまぎれもない難病である．筋ジストロフィー症とは，遺伝性で筋線維の壊死・再生を繰り返し，進行性の筋力低下・筋萎縮をきたす疾患である．近年分子生物学的解析が進み，病因となる物質が同定されている．代表的疾患は重篤な経過をとるデュシェンヌ型筋ジストロフィー症（Duchenne muscular dystrophy；DMD）である．DMDは筋ジストロフィー症のなかで最も発症頻度が高く，2/3は伴性劣性遺伝，1/3は突然変異で男児に発症する．病因は筋細胞膜と筋原線維を橋渡しするジストロフィンという蛋白の異常である．走れない，転倒しやすいなどが初発症状として5歳以下に現れる．筋力低下と筋短縮は体幹筋や四肢の近位筋から出現する．関節拘縮は9歳ごろから現れ，車いす生活になると急速に進行し，脊柱側弯症も多くみられるようになる．上肢機能に障害が進むとADLは低下し，心筋や呼吸筋の障害による心不全，呼吸不全，その他合併症で平均27歳ごろ死亡する．知的障害を伴う例もしばしばある．

2）治療

根治的治療はなく，筋線維の破壊を抑えるために副腎皮質ホルモンを投与することや心不全の治療などが対症的に行われる．リハは生活能力の維持や廃用症候群の予防のために重要である．気管切開術や呼吸補助装置の装着なども行われることがある．遺伝子の同定や遺伝子産物の異常が解明されているため，将来の遺伝子治療が期待される．

3）在宅医療のポイント

小児発症のため，初期診断が小児科でつけられるとそのままフォローされることも多い．在宅療養においては，家族が囲い込む傾向がみられるが，人としての尊厳をもつこと

ができるように支援することが重要で，教育，心理的支持を行い，社会福祉が享受できるよう指導する必要がある．また，遺伝相談は以前から行われてきたが，倫理的な配慮を必要とする．

(2) 重症筋無力症

1) 病態

重症筋無力症(myasthenia gravis; MG)は，神経筋接合部の後シナプス膜にあるアセチルコリン受容体に対する自己抗体が神経筋伝導をブロックする自己免疫疾患である．主な症状は眼瞼下垂や複視などの眼症状，四肢近位筋の筋力低下，構音障害，嚥下障害などの球麻痺症状や呼吸障害などである．症状の特徴として，骨格筋の筋力が反復運動で低下しやすいことや，夕方症状が増悪する日内変動をきたすことである．胸腺異常，甲状腺機能亢進症や自己免疫疾患を合併することが多い．悪性胸腺腫を合併する場合，予後は不良である．

2) 治療

胸腺腫例は全例に摘除術を施行する．眼筋型はコリンエステラーゼ阻害薬とステロイド療法，全身型は胸腺摘除術，ステロイド療法を行う．難治例は血漿交換療法，タクロリムス水和物などの免疫抑制薬を併用する．

3) 在宅医療のポイント

約80%の症例は軽快または寛解する一方，ADLやQOL観点から不満も多い．感染症などを契機に急性増悪(クリーゼ)をきたすこともあり，普段の体調管理や適切な服薬を指導することが重要である．クリーゼの際は呼吸管理が必要なため，救急対応を必要とする．

3. 多発性硬化症

1) 病態

多発性硬化症(multiple sclerosis; MS)は中枢神経系の慢性炎症性脱髄疾患であり，時間的，空間的に多発するのが特徴である．若年成人に発症し，長期にわたり寛解増悪を繰り返す慢性再発型と視力障害をきたす視神経脊髄炎(Devic病)が多い．視神経脊髄型のなかに近年報告例が挙がっているneuromyelitis opticaがあり，注目されている．病因は，病巣にはリンパ球やマクロファージの浸潤があることから，炎症機序により生じる脱髄である．感染症，過労，ストレス，出産後などに比較的多くみられるため，遺伝的素因，環境的要因，感染因子などの多様な要因が発症に関与していると考えられている．

初発症状としては視力障害が比較的多く，球後視神経炎の約20%が同疾患に発展するといわれている．脱髄巣を生じた病変部位の機能障害をきたすため，症状は多岐にわたり，視力障害，複視，小脳失調，四肢の麻痺(単麻痺，対麻痺，片麻痺)，感覚障害，膀胱直腸障害，歩行障害などである．両側の内側縦束症候群や体温の上昇に伴い症状が増悪するUhthoff徴候はMSにおいて特異的といってよく，診断的価値がある．

2) 治療

MSの治療は急性憎悪期の治療，再発防止および進行防止の治療，急性期および慢性期の対症療法，リハ，合併症の治療からなる．急性増悪期にはステロイドパルス療法が推奨される．再発を予防する有効な治療はないが，インターフェロンベータが効果を認められている．感染，ストレス，過労などの増悪因子を避けるよう指導する必要がある．進行性MSに対してはシクロホスファミドパルス療法が試みられ，有効であったとの報告がある．対症療法は痙縮，神経因性膀胱，有痛性強直性痙攣などに対し行われ，リハはMSの回復期から慢性期にかけて廃用症候群の予防と改善ならびに生活機能の改善や就労にとってきわめて重要な治療法である．

3) 在宅医療のポイント

比較的若年者の多いMSの診療において，寛解・再発を繰り返す病態を理解し，生活面

での管理を行い，病状の変化に応じすみやかな診療を行うことはいうまでもない．障害を残した患者には，障害の受容と克服を促し，自信を取り戻し，家庭生活や就労に向けての援助を行うことが重要である．介護保険の対象疾患ではないため，障害者自立支援法や社会福祉の諸制度を有効に用いることが必要である．

4. ギラン・バレー症候群

1) 病態

ギラン・バレー症候群では自己免疫性機序により末梢神経の脱髄を生じ，急性の運動麻痺をきたす．多くの場合，呼吸器や消化器感染の後に発症するため，ヒトのガングリオシドに似た感染因子の糖鎖構造に対する抗体が産生されるという「分子相同性仮説」が提唱されている．

症状は四肢筋力低下であるが，発症初期にしびれ感など感覚障害を伴うこともある．急性期を過ぎれば回復に向かうが，脳神経障害から，眼球運動障害，顔面麻痺や嚥下・構音障害をきたし，重篤例では呼吸筋麻痺から人工呼吸器を必要とする．急性期には重篤な自律神経障害を呈する症例もあるので，全身管理が重要である．

2) 治療

免疫療法として血漿交換療法や免疫グロブリン大量療法を行う．血漿交換療法には，単純血漿交換療法，二重膜濾過法，免疫吸着法があり，わが国では二重膜濾過法と免疫吸着法が行われることが多い．免疫グロブリン大量療法は 0.4 g/kg/日の免疫グロブリンを5日間静注する．副腎皮質ホルモンの効果に関するエビデンスはない．経過は単相性であり，発症2～4週で症状はピークに達する．その後症状は軽快し，6～12カ月で寛解することが多いが，約20%の症例で何らかの後遺症を残し，約5%が死に至る．

急性期を過ぎると免疫療法は行わないため，対症療法や合併症に対する治療となる．リハも重要な後療法で，筋力の増強や日常生活能力の再獲得を目指す．筋力増強訓練は低負荷反復訓練を行い，過剰な負荷をかけることを避けなければならない．

3) 在宅医療のポイント

ギラン・バレー症候群では，比較的筋力低下の軽い軽症例では機能的予後も良好である．一方，脳神経障害から呼吸筋麻痺に至る重症例においては，その罹病期間が長いほど予後は不良である．知的機能障害をきたすことがないために，原状回復を期待するあまり過剰な訓練をする患者がいるが，オーバーワークを戒めることも重要である．

代表的神経難病と神経難病全般に共通する病態，治療，在宅医療におけるポイントについて概説した．在宅医は，神経難病はいずれも難治性かつ進行性であり，介護負担が非常に大きい点など共通する基本的課題を十分に知ったうえで医療にあたらなければならない．神経難病の在宅医療では，神経内科専門医と多職種との連携を十分行い，患者・家族をサポートする社会資源とフォーマルならびにインフォーマルサービスを駆使することが最大のコツである．

認知症
Dementia

苛原 実
Minoru Irahara

認知症の病態

認知症とは，成人の記憶を含む複数の認知機能が後天的に低下して，社会生活に支障をきたすようになった状態である．すなわち，その方の社会的地位や役割により相対的に気づかれる病気でもある．常に判断を求められる地位の方が認知症になると，周囲はすぐにおかしいと気がつくが，隠居をして家事もする必要がなくなった高齢者ではなかなか認知症と気づかれないことも多い．その点において，高齢者を診ることの多い在宅医療では，常に意識をしておくべき疾患である．症状の説明がうまくできない，診察でのやりとりがかみ合わない，同じことを何度も繰り返す，服薬がきちんとできていないなどの症状がみられた際には，一度は認知症を疑うべきである．

また，認知症は症候群であり，様々な疾患を起因として起こってくる（図1）．最も多いのは脳細胞の変性疾患であるアルツハイマー病であり，約半数を占めている．次いで脳血管障害によって起こる脳血管性認知症，さらには幻視などの症状が出るレビー小体型認知症などがある．また，認知症を呈する疾患のなかには，慢性硬膜外血腫のように治る認知症もあるので，診断を確定する際には医療機関での頭部CT検査や採血検査などが必要である．

認知症の際に起こる症状は，中核症状と周辺症状に分けられる（図2）．中核症状とは認知症になると必ず認められる症状のことで，記銘力低下，見当識障害，あるいは失行・失認・失語などの認知機能障害のことである．周辺症状とは中核症状を主因とした不安感や不適切な介護による不満，怒りなどを原因として起こる症状である．周辺症状が強く出ると，認知症が悪化したと思われやすいが，周辺症状の出現と認知症の進行程度はさほど関

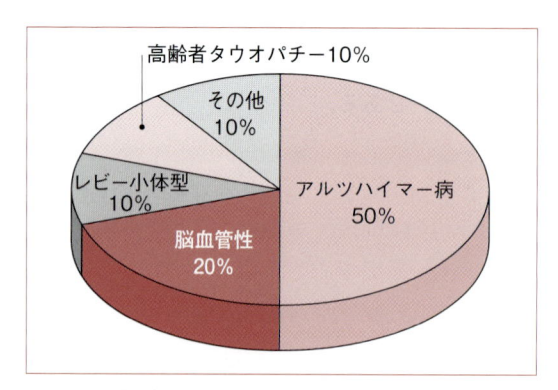

図1 認知症の原因疾患

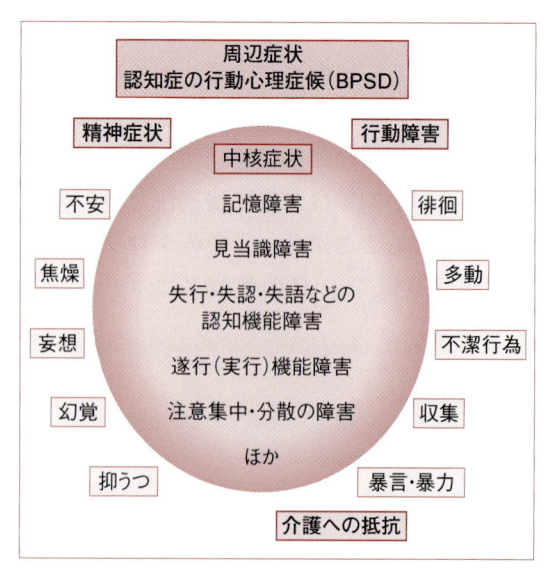

図2 中核症状と周辺症状

係がない．

最近では軽度認知機能低下（mild cognitive impairment; MCI）が注目されているが，これは記銘力低下を主症状とした病態で社会生活上の不自由はないものを指す．約半数が認知症になるといわれており，そのような病態があることも理解しておくべきである．

治療・管理のポイント

現在200万人を超えるといわれる認知症患者は，かかりつけ医が診ていくべき疾患となっている．もちろん，診断上の判断が困難な場合は，専門医との連携が必要になる．いずれにしても，認知症の方を診ていくうえで，かかりつけ医の役割はとても重要である．

第1に，高齢になるにしたがって認知症の罹患率は上がっていき，かかりつけ医が初めて認知症と診断する機会も増えていく．特に認知症の方は，見知らぬ人に対しては自分の症状を隠す傾向が強いため，いつも診ている医師が状態の変化に気がつくことはよくあることであろう．さらに，信頼している医師の言うことならば素直に従う認知症の方も多く，家人では嫌がる専門医への紹介などをスムーズに行いやすくなる．

第2に，認知症には治る認知症もあるが，アルツハイマー病などは現在のところ完治することはない．そのために認知症そのものの治療だけではなく，高齢者が合併しやすい高血圧や糖尿病などの管理をかかりつけ医が行う必要がある．また，自分の症状をうまく言えない認知症の方は，普段から診ている医師が健康管理するほうが，早期に肺炎など身体の異常を見つけることができるなどの利点がある．

第3に，認知症の進行により歩行困難となり，通院が困難となった場合でも，かかりつけ医ならば往診対応で患者の自宅で診ていくことができる．

また，行動障害への対応でも，半数以上は

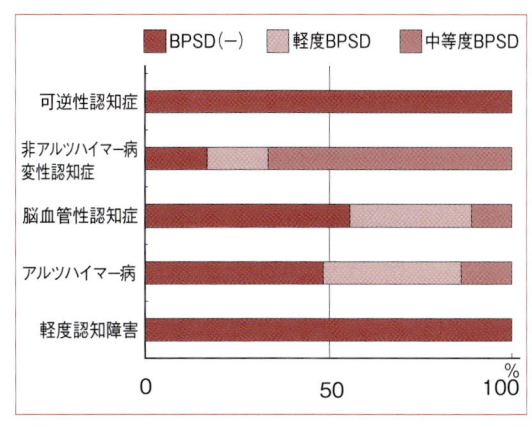

図3 認知症に伴う行動心理症候（BPSD）の多くは地域医療で対応可能（n＝82）
1. 50％の方はBPSDを認めない．
2. 31％は対応や環境を変えるだけで改善する．
3. 19％に向精神薬が必要な中等度のBPSDが出現した．
 （BPSDが原因で入院に至る頻度は全体の1％程度）

（梶原診療所 平原医師）

行動障害を認めず，専門医に紹介をしなければならないケースはそれほど多くなく，かかりつけ医の対応で十分可能なことがほとんどである（図3）．

治療の経過・予後

以下に認知症で最も頻度の高い，アルツハイマー病の経過と予後を示す．認知症には治るものもあるが，多くの場合健康な高齢者よりも早くに死に至る病気である．特にアルツハイマー病は5年から10年程度の経過で，認知機能だけでなく身体機能が低下していき，最後には失外套症候群となり昏睡状態になる．アルツハイマー病の病期を7段階に分けた，functional assessment staging of Alzheimer's disease（FAST）を図に示す（図4）．患者の状態と対応させることにより，現在の病気の進行がおおよそわかるようになっている．しかし，多くの場合最終段階にいく前に，誤嚥性肺炎や事故などで亡くなることが多いのも事実である（図5）．

アルツハイマー病の進行を止めるドネペジル塩酸塩という薬剤はあるが，これも病気そのものは治らない．治療の基本は穏やかに暮

① 正常

② 年齢相応
　物の置き忘れなど

③ 境界状態
　熟練を要する仕事の場面では機能低下が同僚によって認められる．新しい場所に旅行することは困難

④ 軽度のアルツハイマー病
　夕食に客を招く段取りをつけたり，家計を管理したり，買い物をしたりする程度の仕事でも支障をきたす

⑤ 中等度のアルツハイマー病
　介助なしでは適切な洋服を選んで着ることができない．入浴させるときにもなんとかだめすかして説得することが必要なこともある

⑥ やや高度のアルツハイマー病
　不適切な着衣．入浴に介助を要する．入浴を嫌がる．トイレの水を流せなくなる．失禁

⑦ 高度のアルツハイマー病
　最大約6語に限定された言語機能の低下．理解しうる語彙はただ1つの単語となる．歩行能力の喪失．着座能力の喪失．笑う能力の喪失．昏迷および昏睡

図4　FASTにおけるアルツハイマー病の経過

らしてもらうように，適切な介護の提供と合併症の医学的管理が主体となる．したがって，かかりつけ医には介護者へ適切なアドバイスができるように心がけ，医療だけでなく介護の知識をもってほしい．

患者・家族とのコミュニケーション

　認知症の方の特性として，自分が認知症であることを認めない傾向がある．認知症であることを告知するかどうかについては，議論が多いが，筆者は社会的な責任がない認知症の高齢者へは，認知症であると診断名を告げないことが多い．もし話をしたとしても，患者はそのことをすぐに忘れてしまうためあまり意味がないからである．しかし，家族へはきちんと告知して，自動車の運転などは決してさせないように明確に話しておかなければならない．いずれにしても，患者の信頼を獲得することがコミュニケーションをよくする第一歩であることは間違いない．そのためには，時間をとって話を聞く必要がある．特に

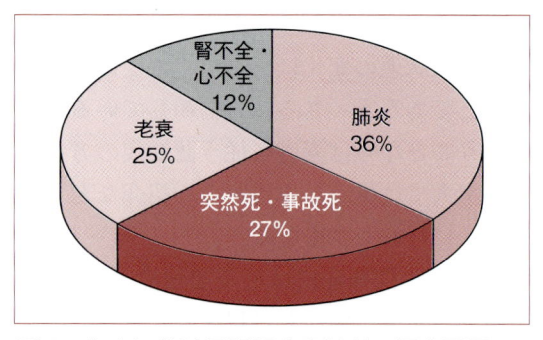

図5　在宅における認知症高齢者の死亡原因
（n＝60）

過去の話をして，本人に話を促すようにするとうまくいく場合が多い．その際には決して否定したり，話を途中でさえぎったりしてはいけない．認知症の方は医療者の態度には敏感であり，こちらが真摯な態度で話を聞けばそれなりに心を開いてくれるものである．逆に忙しくしていたり，真剣に話を聞いていないと感じるといらだってくることもある．このような点からも，比較的時間に余裕のある，訪問診療で認知症の方を診ていくことは，合理的な診察方法だと思われる．

患者を支える家族支援もかかりつけ医の役割の1つである．なかには自分の親族が認知症であることを認めたがらない家族もいるが，決めつけるように話すのではなく，そのような可能性もあるという話し方でもよい．また，家族のなかにはかつて父や母として自分を育ててくれた人が，行動障害行為を起こすことで，混乱してしまう方も少なくない．24時間休みなく介護をされている家族に過度の介護負担をかけるわけにはいかないが，相談に乗って介護のアドバイスをするのも，かかりつけ医の重要な役割であろう．専門医にそこまでの期待はできないが，かかりつけ医であれば家族構成なども理解しており，適切なアドバイスが可能となると思われる．その際にはなるべく，自分たちで負担を抱え込まずに，介護保険サービスを利用したり，家族会などで共通の悩みを話し合う場を作ったりするように，アドバイスを行うべきである．

介護サービス

介護保険サービスは単に家族のレスパイトだけではなく，利用者にとっても認知症の進行を緩やかにして，心身の状態を良好に保つために役に立つ．様々なサービスのなかで基本となるのは，通所サービスと短期入所サービスであろう．その観点からは，この2つのサービスが揃っており，顔なじみの同じヘルパーが介護をする小規模多機能居宅介護は，まさに認知症の方のためにあるといっても過言ではない．地域密着サービスである小規模多機能は，重度となっても地域のなかで暮らしていけるサービスでもある．

認知症グループホームは共同生活をすることで，認知症の方に役割をもってもらい，認知症の進行を抑えていく地域密着サービスである．介護保険制度がスタートしてから，グループホームは急速に増えて，現在は1万軒を超えるホームがある．認知症の高齢者の老化が健康な高齢者よりも早く起こるという事実からも，グループホーム内での認知症高齢者の身体的自立度の低下や重症化が近年目立っている．長年一緒に生活をした高齢者を，重症化を理由にホームから退出してもらうことは困難であり，看取りを行うホームも最近では出てきている．2008年のデータでは，約2割のグループホームで看取りの経験があった．すなわち，その役割が共同生活の場から終の棲み家へと徐々に変わってきているのである．このように，重症化した認知症高齢者への往診による医療提供が求められており，これもかかりつけ医の役割といえる．

精神疾患・うつ・せん妄の在宅医療
Treating Psychiatric Patients at Home

片山成仁
Shigemasa Katayama

精神疾患の病態

精神科では病識欠如による治療拒否や意欲低下によるひきこもり・自室閉居など，症状そのものが原因で通院できず，在宅医療の対象となるケースが多い．また，激しい精神症状があるのに入院させられない状況にあったり，精神症状としては軽症でも薬物治療に対して頑強に抵抗する人もいる．他方，本人は治療意欲はあっても，家族が治療を拒否してしまうケースも少なくない．このような精神科特有の疾病構造を前提にして，各病態の説明を行う．

疾病構成としては，統合失調症とせん妄が多数を占め，自閉症，てんかん，知的障害など器質性精神病・小児精神病がそれに次ぐ．単純な感情病圏は少ないものの，パーソナリティ障害患者からの依頼も目立つ．

統合失調症は幻覚・妄想などの陽性症状と，感情鈍麻や意志・欲望の障害などの陰性症状の2大症状に分類される．また自分が治療の必要がある統合失調症であるということを認めない，いわゆる病識の欠如も代表的な症状である．在宅医療が要請される主訴としては，長年自室閉居し家族とコミュニケーションをもたないこと，幻覚妄想状態の結果家族や近隣に対して攻撃的となるなど多彩である．抗精神病薬による薬物療法を行うが，在宅医療ならではの家族調整や環境調整にも力点をおく．

うつ病は，家族に促されて自発的に通院するものが多いので比較的少ないものの，パーソナリティ障害や摂食障害などに伴ううつ症状は珍しくない．患者宅での治療なので，治療者との心理的距離が近くなりがちなので注意が必要である．

自閉症，てんかん，知的障害など小児精神病や器質性精神病は若いうちは家族によって通院治療させてもらえるが，患者が壮年となって体力が尽き，同時に家族が高齢化すると通院に抵抗したりして通院困難になる．これらのケースでは興奮などを緩和するための抗精神病薬を処方するが，病気の本態を改善させるわけではないので限界がある．

せん妄は意識の混濁に伴って幻覚や興奮がみられる比較的急性の症状で，認知症や脱水，薬物摂取に伴って発症するケースが多い．夜中じゅう眠らずに動き回った結果「突然に認知症が発症した」と家族が驚いて往診を要請するのが特徴である．環境改善とともに少量の抗精神病薬の投与が効果的である．

治療・管理のポイント

初診のルートとしては保健所，福祉事務所など行政からの紹介が多いことが特徴である．精神症状があるにもかかわらず，通院する意思がないなどの家族からの相談や近隣からの迷惑行為や不潔行為の相談がきっかけとなるケースが多いためである．初診は保健師やケースワーカーと同行で訪問する場合もあるし，医療機関だけで訪問する場合とがある．また同居の家族がいる場合と独居者の場合とがあり，それぞれのケースで異なる対応が要求される．医療を強く拒否するケースで

は示し合わせて「健康診断に参りました」「保健所の方から参りました」などと説明しないと会ってくれないこともあるが，これは話し始める際のきっかけ作りであり，最後まで押し通さない．うまく話を展開させて，「治療が必要な状況ですよね．私が主治医になります」と話をもっていくことを目指す．

症状によって病識を失ったときには非同意医療が精神保健福祉法の下で認められている．入院治療の場合の「医療保護入院」の手続きでは，配偶者などの家族が同意し，精神保健指定医が入院の必要を認めると，本人同意なき入院や身体拘束が可能となる．それに対して在宅医療の場合は，本人を隔離したり身体拘束するわけではないが，非同意治療であることには変わりはないので，家族の同意は必要と解す．また，うつ病やせん妄では，治療の拒否というよりも，そもそも治療の意味を理解していない場合もある．この場合も本人の理解なしに治療をすることになるので，同様に家族の同意を得る．病名告知や予後予測，治療方針を詳しく説明し，書面にて同意をもらうことが重要である．

初診の段階から症状が激しく，入院が必要なときは，入院先の病院と事前に受け入れの可否を打ち合わせておく．家族だけで病院に連れてこられない場合も多く，医師が病院に同行する場合もある．

服薬の拒否や怠薬によって増悪することが多いためアドヒアランスは予後を決める最大のポイントである．そのため，薬物治療の必要性を粘り強く指導することが大切である．それでも患者が服薬を受け入れない場合，家族の同意を得て，リスペリドンやハロペリドール液剤を飲み物や食べ物に入れて，隠し飲みさせることもまれにある．ある程度症状が改善した時点で，病識を取り戻すことも多いので，服薬の必要性を再度説明し，自発的服薬につなげることを目的にする．

また薬物治療の習慣付けが困難な患者には，リスペリドンやハロペリドールデポ剤を筋肉注射する．

自発的服薬を行っている患者に対しても油断せず絶えず働きかけることが必要である．その場合は，精神科訪問看護や訪問薬剤師と連携して服薬指導することも多い．定期処方をカレンダーに貼り付けたり，曜日別の服薬ケースに入れたりなどの基本的な方法がかなり有効である．

精神科の訪問診療は看護師と同行することが原則である．「押しかけられた．被害を受けた」と訴えることを避ける意味もあるし，精神症状によって精神運動興奮となったときに対応もできる．また，その看護師が別の機会にじっくり時間をかけて指導できるし，医師には相談しづらい内容の相談に乗れる．

統合失調症の治療導入時には，訪問してきた医師を予想外の突然の侵入者と認識したり，うろたえてしまうので，治療者として患者の味方であることを着実に伝えていくことが必要である．また，最初の段階では，治療に同意しないケースも多く，繰り返しの訪問で同意を得るようにもっていく．そのため，2回目の訪問につなげられるか否かが，病状改善の大きな鍵となる．「次は来週11時に来ますから」と伝えるだけでなく，カレンダーに書き込んだり，事前に確認のための電話をしてもらう．

治療が軌道に乗ると症状も緩和され，普通の会話ができるようになる．部屋の様子から患者の興味のあることなどが見て取れるのでそれらをきっかけとして会話が弾みやすい．料理や好きなスターの話などしていくうちに社会復帰への意欲が出てくるきっかけともなりうる．「私も何度かお邪魔したのですから，今度は病院のほうに来ていただけますか？」というような話し方で通院を促すと結構な頻度で通院してもらえるものである．

せん妄では，睡眠覚醒リズムが狂う．昼夜逆転していたり，症状の発現にも一定の周期

性があり，その把握のために，家族に睡眠・症状表を付けてもらうとよい．1日24時間のなかでどの時間帯に眠り，症状が出現するのかを帯の形で，毎日書いてもらう．表を参照してせん妄が出現する数時間前に処方をしておくと効果的である．老人では抗不安薬や睡眠導入薬を多院で重畳して処方されているケースでの発症例が目立つ．その場合は急に断薬するのではなく，クエチアピンやリスペリドンなどの抗精神病薬で置き換えたりする．油断できないのは血管病変や腫瘍などが症状のベースにあったりすることで，なるべく早期に頭部MRIの検査をする必要がある．

中高年の器質性精神病や小児精神病のケースは能力面で服薬が不規則なケースが多く，服薬管理だけでかなりの改善が認められる．家族の介護力が低下している場合に訪問診療を要請されるので，ホームヘルパーの導入をも検討する．

治療の経過・予後

漫然とした訪問では，患者はその状況に依存して，自発的な通院の意思を失ってしまう．これは決して治療的とはいえない．そのために，訪問診療の出口の設定が重要となる．

急性期の患者は薬物治療の効果が期待できるために，自発的通院にさせることを第1ステップとし，その次は復学や就労などさらなるステップアップをも目指す．比較的慢性だが，社会復帰の可能性も考えられる患者には，デイケア，作業所などの通所施設の導入を図る場合が多い．発病以前は活躍していた人でも疾病受容したうえでの生活の再設計が求められるケースもある．以下4つの経過が代表的である．

① **急性期治療型**：せん妄や急性の幻覚妄想などは，薬物投与に成功すれば比較的早期に症状が改善する．すみやかに自発的通院や，家族同行の通院に移行するのが原則である．

② **介入型**：通院中の患者が通院を中止してしまうことがある．患者によっては，訪問することをきっかけに再通院にこぎつける者も多い．通院中止したこと自体を「先生に悪いから」という意識があって，「わざわざ来てもらって恐縮」という感覚で戻ってもらえる．

③ **リハビリ型**：慢性期では部屋の片付けやゴミ捨てすらできなくなり，数カ月前からの食べ残しや，床が見えないほどの埃とゴミに1人分の寝床があるだけという「ゴミ屋敷」に住んでいる者は珍しくない．その場合，最初はヘルパーを導入したりして，片付けてもらうのだが，逆戻りさせないために，本人に整理整頓の重要性を教えていくことが必要である．栄養面では，毎日同じ菓子パンを食べているなど，栄養の偏りのある人も目立つ．そのため配食サービスを導入したり，通所施設で食事をとることを勧める．

④ **低め安定型**：何十年も慢性化すると意欲低下によって自室に閉居し通院が途絶える．この場合は，訪問診療が世間との唯一の接点となり，ほぼ終生にわたる訪問を必要となる．整容したり片付けたりすることすらできない人も多いので，訪問看護による指導や訪問介護による援助を併用する．

患者・家族とのコミュニケーション

家族にはまず治療の代諾者としての側面がある．通院と比較すると在宅医療は非自発的である．当初は家族の同意によって治療を進めるが，病状が改善するにつれ，本人同意の部分を大きくし，家族は見守り側というように役割の交代をさせていくのである．

また，家族が増悪因子になっている場合がある．その背景には医療に対する疑念や薬物に対する拒絶，単なる精神病の無理解，患者に対する過介入など様々であるが，在宅医療では外来治療場面より早期に把握しやすい．

表1 在宅医療の科による特徴

	精神科	身体科
通院困難事由	同意の不在 病識欠如 意欲低下 家族のネグレクト	歩行外出困難 同行者不在
初動	家族 近隣 保健所など行政	家族 ケアマネジャー 他医療機関
同意	本人・代諾者	原則本人
増悪時	指定医による入院判断	連携病院への転送
予後	改善例が比較的多い 通院・デイケア・就労＞入院・入所	徐々に悪化するケースが多い 入院・死亡・入所＞改善・通院
医療機関数	非常に少ない	増えてきた
連携先	精神科病院・行政・作業所・デイケア	介護事業所・訪問看護・病院

また家族がアドヒアランス協力してくれたり，疾病・障害を受容して，治療に協力的な場合は治療もはかどる．

家族内の葛藤の解消が必要なケースもある．長年の経過のなかで，何度も精神運動興奮となったりして家族とトラブルを起こしたり，閉じこもりによって家族と接点を失ったりする．また，長年の看病自体に家族が疲れ果ててしまっていることも多い．そのため家族がいるにもかかわらず，生活保護を受けて独居生活しているケースも目立つ．このことを念頭に，家族の長年の悩み，苦しみを受け止めたうえで，治療によって改善する希望を与え続けることが重要である．

逆に，本人によかれと思って口やかましくお説教する親もいる．いわれてそのとおり行動することは難しく，患者側からすると非難されている気分になって反治療的な結果につながる．訪問診療の場面ではこういう過干渉を早期に発見し介入する必要がある．

長い目でじっくりと改善を見守ってもらえること，また，増悪のサインを敏感に感じ取り医師に伝えてもらえることを目標にする．

他の介護医療サービス

精神科分野では自立支援法の下での訪問介護サービスはあるが，介護保険のホームヘルパーが兼任している場合が多く，十分に機能するにはまだ時間がかかる．また，自分の身の回りのことができる患者が制度を聞きつけて申し込んでくる場合もあって，本来の自立支援から逸脱したケースも多い．作業所への通所はわずかながらも賃金がもらえ，社会復帰への動機付けになる．医療機関のデイケアは全国的にも普及しているので利用しやすい．

老年症候群
Geriatric Syndrome

新田國夫
Kunio Nitta

老年症候群の病態

老年学(gerontology)，老年医学(geriatric medicine)，そして老年症候群(geriatric syndrome)と，様々な概念が使われてきたが，老年学は1944年米国でgerontology学会が設立され，高齢者に関する研究分野をすべて包括する学問として位置付けられるようになった．そのなかには高齢者の人口動態，高齢者の行動心理，福祉，社会学を研究する老年社会学，老化の生物学的基礎学問としての生物学，そして高齢者に特有な疾患の原因，予防，治療の研究をする老年医学が統括される．

現代の日本は高齢社会に突入している．65歳以上の高齢者人口が7%に達すると高齢化社会といわれ，14%を超えると高齢社会といわれている．わが国では1970年に7%，1994年に14%を超えた．1990年に厚生労働省が全国自治体にゴールドプラン計画を作成したのはこうした高齢時代に向けた政策であった．2007年の高齢者人口は22%であり，80歳以上の人口は713万人となっている．こうした高齢時代は，主要死因を変遷せしめている．死因の主要統計をみると悪性新生物，心疾患，脳血管疾患，肺炎の順位の変わりはないが，75歳以上の後期高齢者の脳血管疾患が悪性新生物を上回り，さらには肺炎死が増加している(図1)．

在宅における死因の1位は肺炎死と思われる．高齢者在宅医療の基本的な視点は老年学そのものである．従来の医療は，生命重視，延命を第1に考えてきた医療である．先端医療は障害をできる限り軽減することが重大な使命である．しかしながらどのような先端医療が行われても障害が残る場合がある．

障害が残った状態で生きることには介護，看護の力が必要となる．介護看護の技術，方法のみでなく制度，財源，社会的な視点，そして地域の情報のトータルな研究と実践により活かされるのが在宅医療である．

1982年に高齢者の原因不明の意識消失が記述された．その後現在までに，50以上の症候が存在することが明らかになり，それらが相互的に影響し放置するとADLの低下がみられる症候群を老年症候群と考えるようになっている．

管理のポイント

高齢者は複数の疾患を併発する．認知症，脳血管疾患，心不全，骨関節疾患などから廃用状態になりやすく，結果として不顕性誤嚥などを併発する．この意味で在宅高齢者は老年医学の対象患者である．

性・年齢別に，介護が必要となった原因別の要介護者の割合を表1に示す．在宅の対象高齢者も脳卒中が多くを占め，さらには高齢に伴う身体機能の低下の結果，または適切なリハビリテーション(以下，リハ)が行われなかったために廃用症候群となっている症例が多い．在宅高齢者を在宅主治医として従来のかかりつけ医ができうる限り，元の状態像を維持するための方法を理解し適切なリハを導入し，たとえ脳卒中にて障害を得たとして

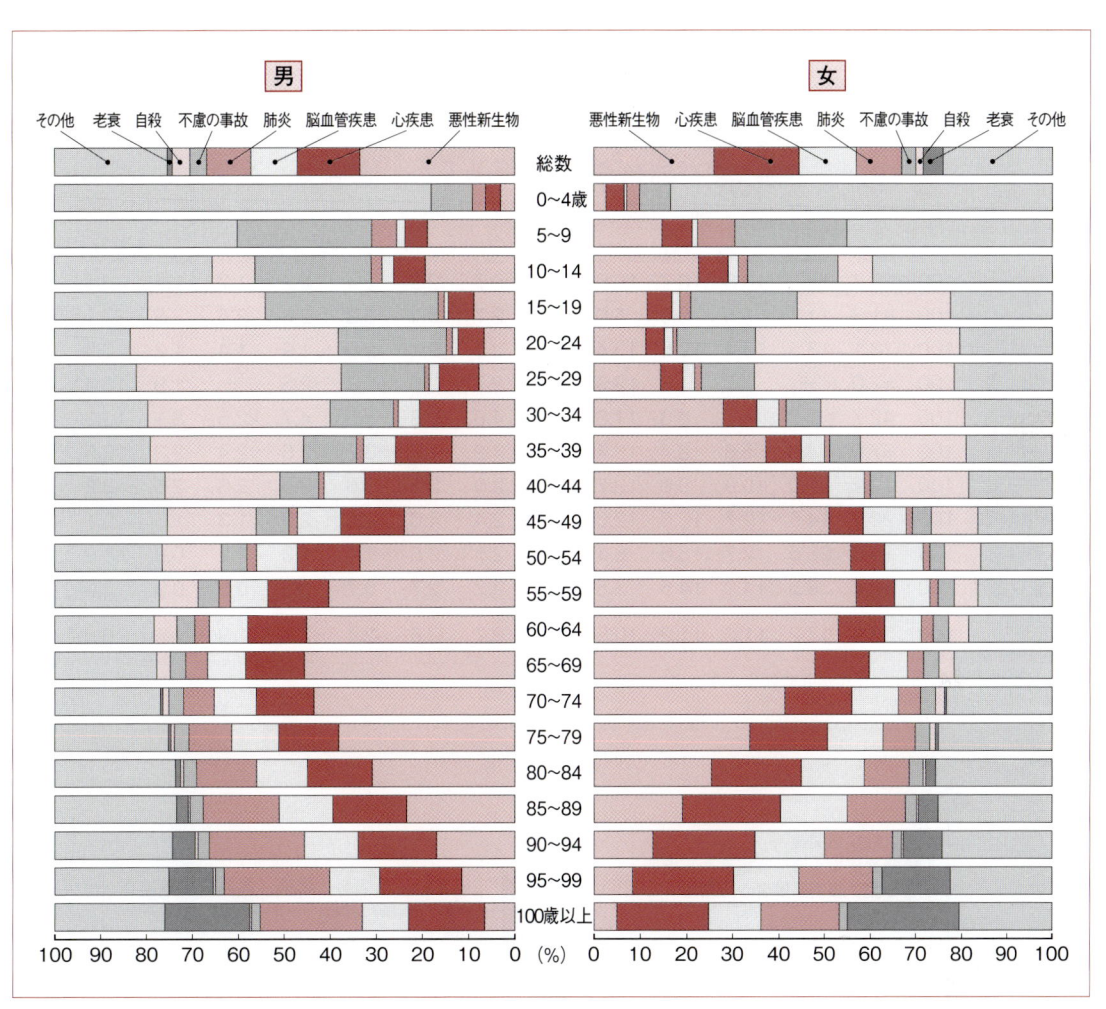

図1 性・年齢階級別にみた主な死因の構成割合(平成19年)
(平成19年厚生労働省人口動態月報年計より引用)

も，本来あった機能が失われないように多層的な対応が求められる．

多層的対応には，活動，機能，構造関連としては機能と構造を変えるための過負荷の法則がある．生物の機能と構造は通常は適切な活動レベルに調整されている．このことは廃用予防の原則である．たとえば，最大筋力は日常活動で発揮する筋力の約3〜4倍であるが，日常活動を制限すると最大筋力はそれに見合った低下を示す(廃用性筋力低下は1週間で20%低下)．大きな負荷を与えると筋力は増加する(過負荷の法則)．最大収縮力の60%を与えると最大筋力は増強する．このことを利用した筋力増強訓練が行われる必要がある．

在宅リハを老年症候群概念のなかに挿入することにより，老年症候群の医療モデルを生活モデルへ転換することを目指す．表1に示すように，脳卒中は年齢とともに減少するが，高齢による衰弱，骨折，転倒は増加する．両者の解決法は生活モデルへのリハ概念の導入である．疾病の治療，救命からQOLの向上，健康から自立へ，生理的正常の維持よりはADLの維持が目的とならねばならない．

老年症候群

図2は老年症候群を大きく3つに分類し

V 病態別・疾患別の在宅医療

表1 性・年齢別にみた，介護が必要になった原因別介護を要する者の割合

性・年齢階級	総数	脳血管疾患（脳卒中など）	高齢による衰弱	骨折・転倒	認知症	関節疾患（リウマチなど）	心臓病	視覚・聴覚障害	呼吸器疾患（肺気腫・肺炎など）	糖尿病	脊髄損傷	がん（悪性新生物）	パーキンソン病	その他	不明
総数	100	25.7	16.3	10.8	10.7	10.6	4.1	2.7	2.5	2.4	2.2	1.7	1.6	6.9	0.8
男	100	41.3	11.7	5.5	6.6	5.0	4.3	2.7	3.4	3.3	2.6	2.5	2.5	7.1	0.5
女	100	18.1	18.5	13.4	12.6	13.4	4.1	2.7	2.1	2.0	1.9	1.4	1.2	6.8	0.9
40〜64歳	100	57.0	—	3.7	1.3	12.9	1.3	2.7	0.6	2.8	2.5	—	1.9	13.4	—
65〜69歳	100	42.7	1.5	4.7	6.3	11.8	2.6	4.8	0.8	3.6	4.7	2.5	3.1	10.3	—
70〜74歳	100	37.6	4.0	5.8	6.4	13.4	3.7	4.2	1.2	3.7	2.5	2.4	2.3	10.5	1.1
75〜79歳	100	29.2	7.0	10.9	8.6	12.7	5.6	2.0	2.3	3.6	2.5	2.8	2.6	8.2	1.0
80〜84歳	100	22.2	14.6	12.7	12.6	12.0	4.9	2.4	4.0	2.6	2.9	1.3	1.5	5.1	0.8
85〜89歳	100	16.0	26.5	12.7	13.6	8.1	3.8	2.7	2.5	1.4	1.3	2.1	0.9	5.9	1.1
90歳以上	100	12.4	38.5	14.0	14.5	5.5	3.7	2.2	2.7	0.7	0.3	0.5	0.3	2.9	0.4
（再掲）65歳以上	100	23.9	17.2	11.2	11.2	10.5	4.3	2.7	2.6	2.4	2.1	1.8	1.6	6.5	0.8

（厚生労働省：平成16年国民生活基礎調査より引用）

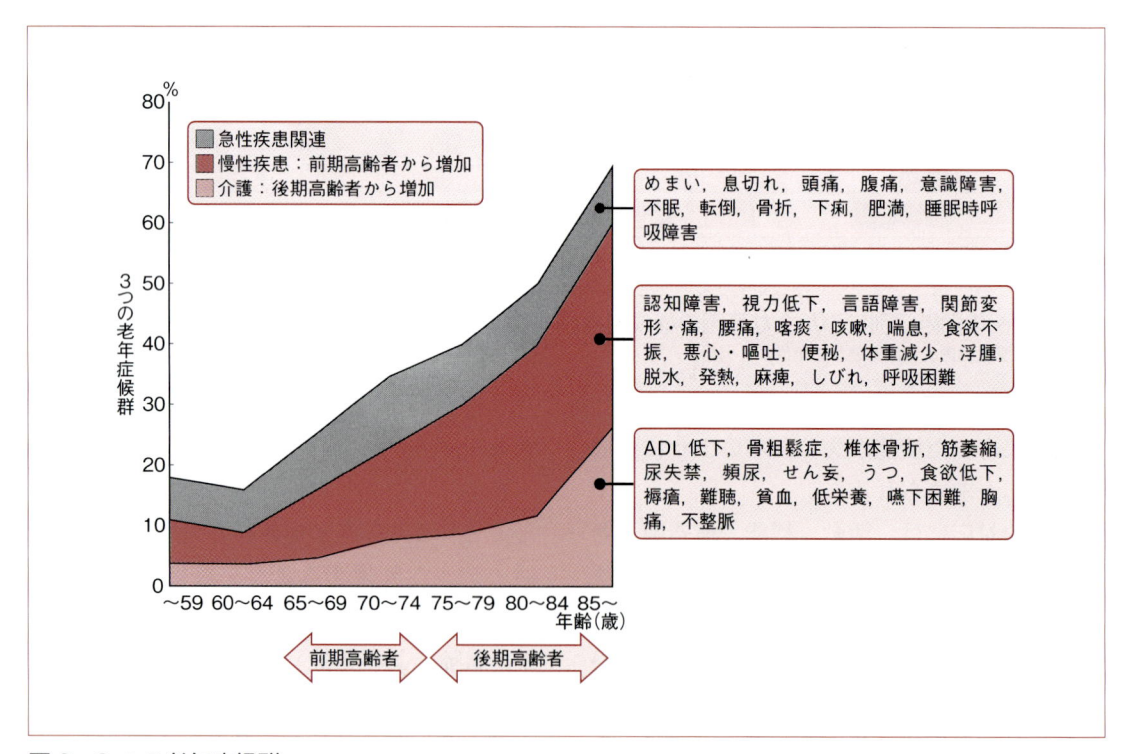

図2 3つの老年症候群
［神崎恒一：高齢者診療マニュアル．日医雑誌 2009；138〔特別号（2）〕：29 より引用］

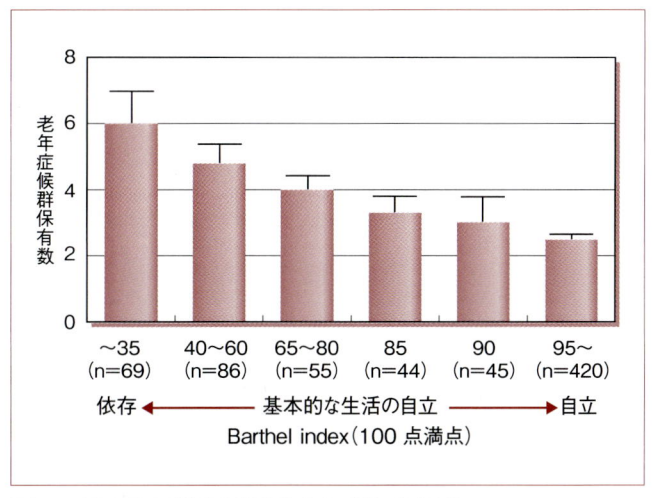

図3 基本的日常生活活動度と老年症候群
[鳥羽研二：高齢者診療マニュアル．日医雑誌　2009；138〔特別号(2)〕：2より引用]

たものである．
① 年齢に関係なく急性期に付随するもの：症状は年齢に関係なく起こるが，治療法は異なることが多い．
② 65歳ぐらいより出現し，慢性疾患としてとらえられているもの：食欲不振，便秘などは若年者でも存在するが，ADLの低下，活動力の低下，意識的な水分制限などによって起こり，このなかに組み入れられたものと思われる．
③ 85歳以上に起こりやすい病態像：これらは廃用症候群になりやすい．

　上記の3つの分類は，複合的な要素をもつ．在宅高齢者は主たる疾患以外の多疾患を併発している．その結果多くの症状を併せもっている．老年症候群の定義はいわば，臓器別医療では対応できない医療分野の新しい概念ともいえる．80歳を超えると1人の患者は平均して8種類の疾患をもつといわれている．もちろん在宅高齢者の多くは，認知症，脳血管障害，骨粗鬆症，白内障などを併発しており，その結果，失禁あるいは尿閉などの排尿障害，さらには便秘，あるいは嚥下障害が日常の対策となる．こうした症状に対しては，多くの医師，あるいは医療機関が必要とされるよりは，老年症候群を理解した医師が対応することを必然として要求される．外来通院していた患者は，もちろん高齢になるに従い多くの疾患をもつ．まずはこうした患者に適切に対応し，重大な疾患を予防することが必要である．残念ながら，入院を必要とする病的状態になり，障害を併発した場合であっても，在宅で必要な医療を適切に行い，障害をもっても生きがいのある生活を助けるべく診療し，そのうえで終末期を迎えるという人間のあり方にも熟知し，地域にて生活し安心して看取ることが可能な医療が，老年症候群に対する医療と考える．

　高齢社会を迎えた今日，老年医学を理解しない医療はありえない．老年医学，老年症候群を理解することは単に1人の患者が多数の疾患を抱えていることのみを理解することではない．後期高齢者に老年症候群は著増し，基本的ADLの低下に比し老年症候群は増加する（図3）．このために在宅への復帰率は低下することになる．このことをよく考えれば在宅，あるいは外来患者として診ていた老年症候群をもった患者が急性変化を起こしたと

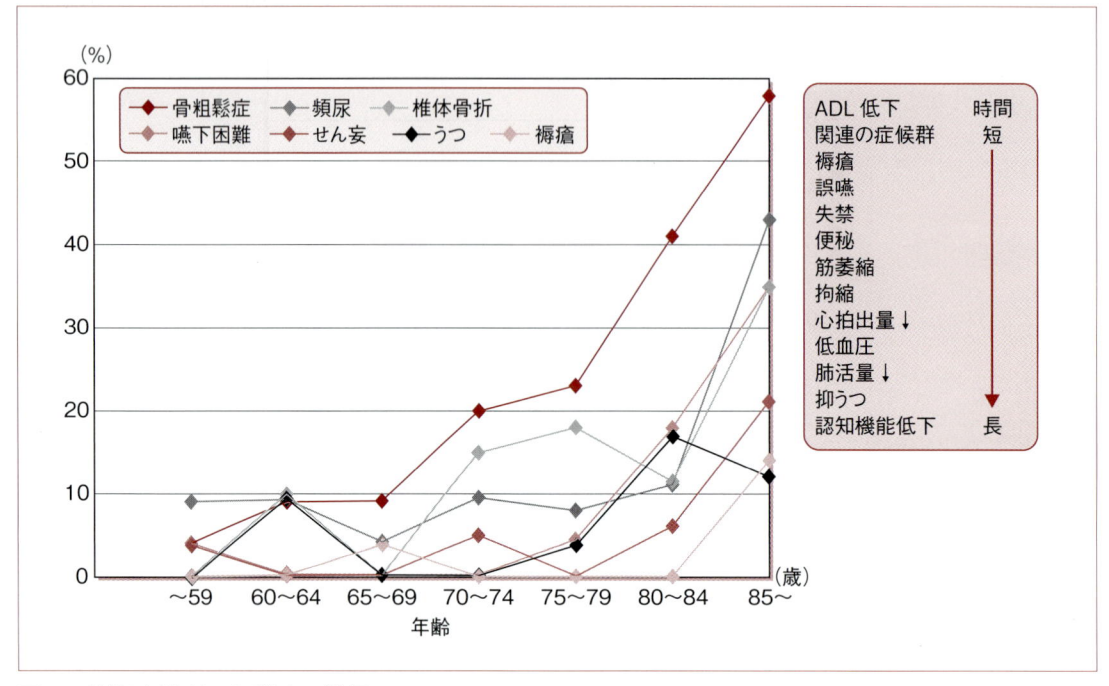

図4　後期高齢者で急増する徴候
[鳥羽研二：高齢者診療マニュアル．日医雑誌 2009；138〔特別号(2)〕：2より引用]

きにいかなる治療法を選択したかが問われることになる．さらに，治療はできたがADLの低下をきたし，結果として寝たきり状態になることは後を絶たない．後期高齢者のなかに含まれる疾患として生理的必然として生じるものと，適切な医療の導入にて防げるものが混在する．在宅リハの概念はADLの低下を防ぎ，筋萎縮，椎体骨折を防ぐ．在宅リハは機能障害に対するアプローチではなく活動制限や参加制約に対するアプローチから日常活動能力，移動動作能力を考え生きる目標を探すことであるから，食欲低下，うつの予防にも有効となることもある．さらに嚥下困難患者には在宅にて口腔ケア，口腔リハを行う

ことが可能であり，老年症候群の医学的概念を中心とした在宅における後期高齢者の生活モデルへの転換となる．このように，われわれの医療の基本を見直し，まず第1に後期高齢者の医学的治療の必要性がいかに従来の状態像と関係なく決定されうるのかを在宅にかかわる医師と病院医師の間で議論し，さらに地域在宅主治医は新たな概念を共有する必要がある．

誰もがいつまでも家で過ごしたいのは共通の思いである．そのためには老年学に習熟し，今ある結論からではなく新しい医療の創設が求められる．

高次脳機能障害
Higher Brain Dysfunction

長谷川　幹
Miki Hasegawa

高次脳機能障害の病態

　哺乳類の脳を解剖学的に比較してみると，図1のようにネズミは嗅覚，聴覚の領域が大きく，メガネザルは体性感覚，視覚の領域が大きい．それに対して，チンパンジー，ヒトはそれらの領域は小さく，連合野すなわち高次脳機能の領域が大きい．いかにヒトの高次脳機能の領域が他の動物に比較して大きいかが理解できる．

　高次脳機能障害の原因は様々であり，東京都の実態調査によると，脳卒中が約8割，脳外傷が約1割，低酸素脳症，脳炎などが約1割を占めていて，脳卒中が大部分を占める．

　高次脳機能は左右の半球が役割分担をしているのが大きな特徴である．高次脳機能障害の代表的な症状として，右利きの場合，左半球の中大脳動脈領域の病巣の失語症，右半球の中大脳動脈領域の病巣の左半側空間無視，そして前頭前野の病巣の記憶（記銘力）障害などがある．

1. 失語症

　歴史的には，失語症は1863年，ブローカ（仏）が発話の障害が重度な症例を報告し，1874年，ウェルニッケ（独）が理解に重度な障害をもつ症例を報告した．失語症は，日本語が外国語のようになった感じで，「聴く」「読む」「話す」「書く」の言語の4つのモダリティが何らかの障害を受け，「話す」だけの障害である構音障害とは全く違う．「聴く」に関しては，早い話し方，長い文は理解しにくく，また，復唱できても理解できないことがある．「読む」に関しては，表意文字の漢字よりも表音文字の仮名が難しく，声を出して読めても理解していないことがある．「話す」に関しては，思ったことと違う「錯語」があり，同じ言葉が言えたり言えない場合があり，固有名詞が出にくく，最初の言葉をヒントにすると話しやすいが，五十音表は役立たない（構音障害は役立つ），などの特徴がある．「書く」に関しては，一般的に仮名が難しく，書き誤りがある．そして，「計算」も障害を受ける．ただし，記憶装置や，判断力などは問題ない．

2. 左半側空間無視

　左半側空間無視は注目した視野の左半側を見落とし，かつその認識がないか薄い状態で

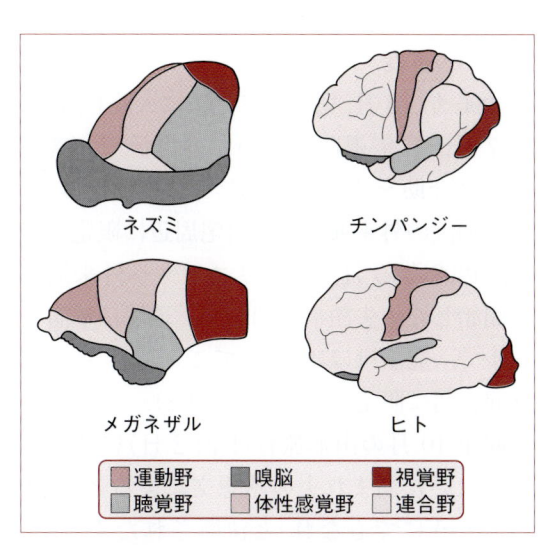

図1　各種動物の連合野の位置と広がり
（Penfield著，岩井榮一訳：脳―学習の記憶のメカニズム．朝倉書店，東京，1984；12より引用，改変）

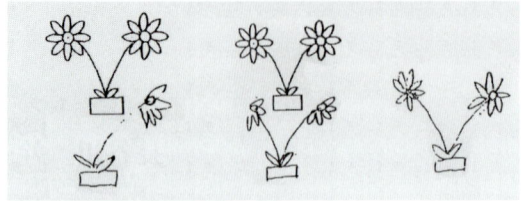

図2　事例2の図形模写
a. 1994年9月　　b. 1996年1月　　c. 1995年6月

ある．左半身の動きや姿勢の認識の障害を合併している場合が多い．実際の場面では，寝返りの際に左上肢が体の下に入っていても気づかない，食事の際に左側の器に手をつけない，手をつけた器の左側部分を残す，車いすや歩行での移動時に左側の扉や物にぶつかってから気づく，文章を読んでいて左側の行にスムーズに移れない，文章を書いていて横書きの場合徐々に右寄りになり，縦書きの場合まっすぐにならない，上着・ズボンの左側が乱れていても気づかず一見だらしがないと誤解されやすい．そして，注意しても本人は自覚が乏しいため，口論になることもある．家族が「言うことを聞かない性格に変わった」という左片麻痺の人にはこの症状があると考えたほうがよい．そして，距離感，体の傾きの認識に問題があるため，転倒の危険性が高く，歩行なども周囲の見守りが必要な場合が多い（図2）．

3. 記憶障害

記憶の分類に関して，陳述（顕在）記憶と手続き（潜在）記憶に大きく分かれ，前者はさらに意味記憶（知識的な情報）とエピソード記憶（個人的記憶）に分かれる．後者は，知覚-運動課題を学習する能力，すなわち自転車，水泳，ピアノなど体が覚える記憶である．

記憶の時間軸での分類は，作業記憶（一時的な能力で数唱範囲．前頭前野が関係），短期記憶（数分から数日後に再生する能力．海馬，嗅周囲皮質が記憶の固定に関係），長期記憶（数日以前の記憶で，生年月日など）に分

けられる．

記憶障害は（受障少し前から受障以降の）新しいことを記憶することで障害を受けるが，それ以前の長期記憶は問題ない．

治療の経過・予後

高次脳機能障害は重症度の評価および予後予測が確定していない段階であり，経験知から述べる．回復に関して，高次脳機能の部位は脳の大きな領域を占めていて，病巣周囲に新たなネットワークが形成されるか，あるいは反対側の領域が代償するのではないかといわれている．

1. 失語症

失語症は，入院中は言語聴覚士が言語療法を担うが，在宅では本人が生活上でコミュニケーションをいかに主体的にとっていくかが重要である．ただし，言語機能が十分に発揮できない状態では，人前に出るのが億劫になりやすいので，失語症友の会のような当事者同士の集まりから参加するとよい．そのような体験を経て，徐々に様々な集まりに参加し，自ら役割をもつなどを実践することが重要である．

事例1：59歳時脳出血，失語症，右片麻痺重度

1996年10月，発病して近医に入院し，1997年7月，自宅退院．車いすの生活で，食事以外は介助を要した．そして，生活圏は近くの病院の外来通院と，自宅周辺に限定された．1998年9月，当クリニックへ外来通院を開始した．失語症に関して，理解は単語レベルで，発話はほぼ「やってごらんなさい」の常同言語に限定されていた（図3）．

同年10月の山形旅行（1泊2日）に誘ったが，大いに悩まれ夫の感想文によると「ええい，どうにでもなれ」と決断されたようだ．東京駅では，病み上がりの表情であったが，蔵王の頂上へ行き，夜の宴会ではうれし涙

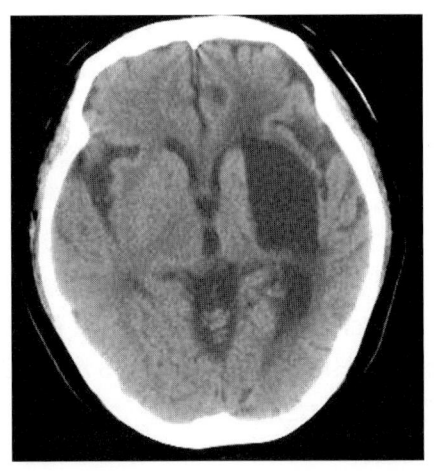

図3　左脳出血後の低吸収域

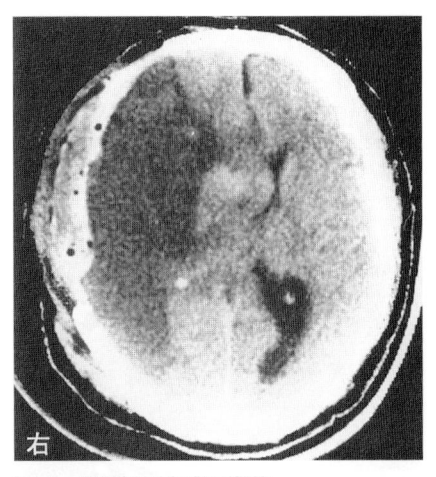

図4　頭蓋骨外減圧術後

（？）があった．これをきっかけに，障害者・家族の自主グループに加わり，1999年1月の新年会には化粧をし，爪にはマニキュアを塗って参加された．同年10月には，山形グループが上京した際の歓迎会では，黒を基調にした帽子とドレスの華美な姿で登場された．これほどに変身するのかと筆者は感嘆した．このころ，自信がついたのか，おむつがはずれた．さらに，試行錯誤はあったようだが，夜の尿器の操作ができるようになり，夫は夜の介助からまもなく解放された．

8年後には，グループの会長となり，新年会のあいさつで「ハッスル，ハッスル」と発言され，「やってごらんなさい」と思っていた筆者はまたも感嘆した．後日談として，1カ月くらい夫婦で猛練習したと．その後の，月1回の定例会でも「こんにちは」などの言葉が増えていった．「役割」が原動力になったようである．

2. 左半側空間無視

左半側空間無視の療法は医療機関で様々な工夫をされているが，筆者は生活上での様々な行動，たとえば，食事，着替え，歩行など実践的な動作を通じて改善していることが多くあると考えている．

半年〜年単位で左半側空間無視は改善し，左片麻痺は変化なくても歩行能力は改善する．

事例2：59歳発病，脳梗塞，左半側空間無視・病態失認・左片麻痺重度

1994年7月，発病し，右中大脳領域の広範囲な病巣で2日後に頭蓋骨外減圧術施行（図4）．同年9月玉川病院へ転院し，立位，歩行は重介助で，理学・作業療法などを施行したが，1995年7月の退院時には，家族との介助歩行はできず，外来通院で歩行練習などを継続した．そして，地域の障害者・家族同士の集まりの責任者となり，多摩川の川遊びや歌舞伎座へも出かけた．こういう体験を通して，4年後に家族との室内介助歩行が実用的になった．6年後，川原の遊歩道についたスロープの開通式に正装して出かけた際，「手すりがあるから歩こう」と初めて外を歩いた．筆者の予想を超えた．その後，毎日妻と一緒に歩く練習をするようになり，歩行能力が改善した．

3. 記憶障害

記憶障害に対して，記憶することを書き込むノート，計画表を作成しておく，などがある．筆者は時期別に，①障害の認識がない時期には，周囲が見守りすること，あるいは行動をパターン化する．②質問すると「ものを

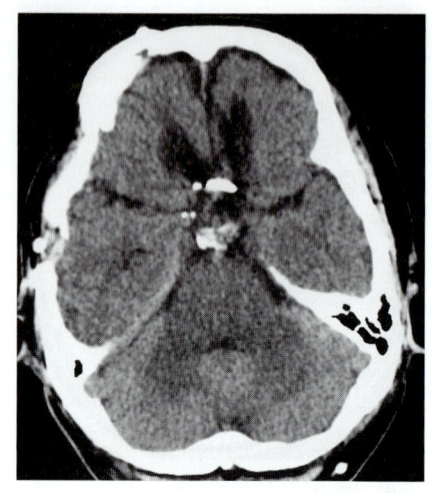

図5 前頭前野の両側の底内側の低吸収域

忘れやすい」などと時々認める時期から，メモ帳などの利用が有効になると考えている．

事例3：50歳代でくも膜下出血，麻痺なし，記憶（記銘）障害

2001年5月に発病し，翌日クリッピング術施行．血管れん縮により両側前頭前野に梗塞が出現した（図5）．同年7月，正常圧水頭症のV-Pシャント術施行．2002年2月，長谷川(H)式9点，三宅式有関係1-1-3，夜間は尿失禁があった．同年5月，当クリニック外来通院開始．

(H)式11点(遅延記憶2/6)．2003年4月，(H)式19点(遅延記憶0/6)．2006年6月，(H)式19点(遅延記憶0/6)三宅式有関係6-5-5であった．2007年5月19点(遅延記憶2/6)．2008年12月，(H)長谷川式25点(遅延記憶3/6)，三宅式有関係7-7-7と，途中注意力が関係しているのか，波がありながらも全体的に改善した．

患者・家族とのコミュニケーション

患者・家族とのコミュニケーションに関して，いかに肯定的に説明できるか，そして高次脳機能障害の症状を理解しているかを確認することが重要である．

筆者は，一般的に「高次脳機能障害は半年～年単位で着実に変化していく」ことを伝え，「当面1年後までを考えましょう」と説明することが多い．「変化する」と言っている理由は，「改善する」と言った場合，「改善の先には治る」と誤解されることがあるからである（実際に体験した）．

失語症者へのコミュニケーションの基本に関して；顔を見て，ゆっくり，はっきりと；短く，わかりやすい言葉で；先回りしないで，しばらく待つ；話題を急に変えない；「はい」「いいえ」で答えられる質問；用意した答えから選んでもらう；実物を見せる；文字や絵を書く，身振りをする；反対の質問をして確認すること；などを説明する．

左半側空間無視に関して，重度な場合に夜間が不穏状態になり家族が何度も起きざるをえない状態では，「発病から3年後には変化すると考えられる」と説明しているが，大きく外れることは少ない．

記憶（記銘）障害に関しては，短期記憶障害があるが，長期記憶障害はない．しかし，このことを現実の場面で分けて考えるのはきわめて難しい．ただ，この点が理解できないと家族は「おちょくられているのでは」と疑心暗鬼になりやすい．筆者は，日常的に矛盾を感じた場面をメモして持ってきてもらい，外来時にそれを説明することを心がけている．

いずれにしても，本人・家族はもとよりわれわれも年単位の根気が求められる．

嚥下障害
Dysphagia

武原　格
Itaru Takehara

　在宅医療において，栄養管理は非常に重要な位置を占める．そのなかで食べるという行為は，単に生きるために栄養や水分を摂取するという意味だけでなく，生活に彩りを添える楽しみでもある．しかし，在宅患者にとって経口摂取は誤嚥性肺炎や窒息を生じる危険もある．窒息や肺炎による死亡者数は近年増加しており，嚥下障害を早期に発見し，適切に管理することは急務である．

嚥下障害の病態

　加齢に伴う生理的変化によって嚥下機能は低下する．その原因として，歯の欠損による咀嚼力低下，唾液分泌量減少に伴う食塊形成不良，咽頭知覚の低下に伴う嚥下反射惹起遅延，喉頭低位に伴う嚥下反射時の喉頭挙上距離の延長，認知機能低下に伴う注意障害などが挙げられる．

　嚥下障害は，5期に分けて考える．食物を目で認識する先行期，口腔内で食物を咀嚼し食塊を形成する準備期，食塊を口腔から咽頭に運ぶ口腔期，嚥下反射で食塊を咽頭から食道へと移送する咽頭期，食道蠕動で胃まで運ぶ食道期に分けられる．嚥下障害は，この5期のいずれが障害されても発症する．先行期の障害では，意識障害や認知機能低下により注意力が低下し，食事に集中できず誤嚥を生じる．準備期・口腔期の障害では，歯の欠損や唾液分泌低下により十分な食塊を形成することが困難となり，顔面神経麻痺を伴うと口腔から食塊がこぼれ，麻痺側の口腔粘膜と歯の間に食塊が残留する．舌がん術後や舌下神経麻痺では食塊を咽頭に送り込むことが困難となり，口腔内に食塊が残留し誤嚥の原因となる．咽頭期は，誤嚥性肺炎や窒息の原因として特に重要である．咽頭期の障害では，嚥下反射惹起遅延や咽頭残留，食塊や唾液の気管への誤嚥などを生じる．食道期は，食道がんによる通過障害や胃食道逆流症による誤嚥性肺炎などが問題となる．嚥下障害を引き起こす疾患により，この5期のどの部分が問題かを評価し，対応策を検討する．

　嚥下障害を引き起こす疾患は，器質的原因と機能的原因の大きく2つに分類できる（表1）．器質的原因には，食塊の通過路そのものを障害するか，食塊通過路の周辺病変により通過路の狭窄を生じる疾患が含まれる．機能的原因には，解剖学的構造変化はないものの，中枢および末梢神経障害や神経筋疾患により嚥下運動を障害する疾患が含まれる．器質的原因を生じる疾患では，食塊通過路の狭窄部位が嚥下障害の病因であるが，機能的原因を生じる疾患では，嚥下障害の病因は複雑である．特に中枢性疾患では，先行期から食道期のすべての期に関与し，嚥下障害の原因となる期も1つとは限らない．

治療・管理のポイント

　嚥下障害に対して訓練をスムーズに進めるためには，①口腔ケア，②良好な全身状態，③姿勢保持能力の向上，④呼吸機能の向上が重要である．口腔ケアが不十分な場合，食事

表1 嚥下障害の原因疾患

1. 器質的原因	口腔・咽頭	腫瘍 腫瘍術後 炎症性疾患(扁桃炎, 扁桃周囲膿瘍, 喉頭蓋炎) 頸椎骨棘による圧迫 甲状腺腫大による圧迫 その他
	食道	食道炎 腫瘍 食道裂孔ヘルニア その他
2. 機能的原因	中枢性障害	脳血管障害(脳出血, 脳梗塞, くも膜下出血) 炎症性疾患(脳炎, 脳幹炎) 脳外傷 脳腫瘍 変性疾患(パーキンソン病, 筋萎縮性側索硬化症) その他(多発性硬化症, 奇形)
	末梢神経障害	末梢神経炎 外傷 Guillain-Barré症候群 舌咽迷走神経麻痺(水痘帯状疱疹ウイルス) その他
	神経筋疾患	重症筋無力症 筋ジストロフィー症 膠原病(多発筋炎, 皮膚筋炎) 代謝性筋疾患(甲状腺ミオパチー, 糖尿病性ミオパチー) その他

(武原 格編:Monthly Book Medical Rehabilitation 2008;88:2, 表1より引用, 一部改変)

を行っていなくても唾液の誤嚥により, 誤嚥性肺炎を生じる. 特に摂食を行っていない患者では, 唾液分泌が低下し唾液による自浄作用も低下するため, より口腔内に細菌が繁殖しやすい. 全身状態の管理はきわめて重要であり, 適時採血や体重測定, 皮膚の状態確認などを行い, 継続した評価が大切となる. 嚥下障害患者は脱水や低栄養状態になりやすく, それにより嚥下障害が増悪する悪循環に陥りやすい. そのため, 適切な代替栄養法で不足分を補う必要がある. 点滴や経管栄養法などいくつか方法があり, それぞれに利点と欠点がある(表2). 使用する期間や時期, 経口摂取状況などから, 最も適切な方法を選択する. 座位などの姿勢を保持する能力が低下すると, 摂食・嚥下に適した体位を保つことができないため, 嚥下障害に対し不適切な体位となり誤嚥を生じやすい. 摂食訓練を開始したときは, 嚥下障害に対して適した体位から開始したが, 徐々に疲労や筋力低下などにより, 開始時の体位を保つことができず, 安全に摂食訓練を継続できないという場合は多い. 嚥下と呼吸は解剖学的にも共有している部位が多く, 嚥下反射時には呼吸換気が一時停止する調整が行われる. 不整な呼吸リズムや頻呼吸の場合などでは, 嚥下反射と呼吸とのタイミングが合わず, 誤嚥や咽頭残留の原因となる. また, 誤嚥物を喀出するためには, 十分な呼吸機能が必要となる. 臥床時間を減らし食事時間以外にも車いすに座ることにより, 座位耐久性などの基礎体力が向上し, さらに呼吸機能の向上も期待できる.

嚥下訓練は, 食物を用いない基礎訓練と食物を用いる摂食訓練に分けられる(表3). 基

表2 代表的な代替栄養の利点と欠点

	利点	欠点
末梢静脈栄養	簡便，安価 手技に慣れている 短期間の使用に便利	短期間で刺し替えが必要 十分なカロリー補給困難
中心静脈栄養法	カロリーと水分の管理が可能	感染，気胸のリスク 挿入手技に熟練が必要 高価
経鼻経管栄養法	簡便，安価 手技に慣れている	嚥下反射を阻害 咽頭が不潔になりやすい 入れ替えの手間 気管への誤挿入のリスク
胃瘻	長期間の管理に適する 管理が比較的容易である	入れ替え時の誤挿入のリスク 感染，下痢
間欠的経管栄養法	短期間の使用に便利 摂食・嚥下訓練を妨げない	食道の器質的疾患は禁忌

礎訓練は，意識障害や重度の嚥下障害患者にも適応があり，摂食訓練前にも行われる．基礎訓練と摂食訓練は，嚥下障害の重症度に合わせてその割合を変えながら並行して行われる．つまり，重度の嚥下障害患者では基礎訓練の時間が長く，軽度の嚥下障害患者では摂食訓練の時間が長い．摂食訓練は，Japan Coma Scale でⅠ桁の状態になって開始する．ただし，Ⅰ桁であっても食物を食物として認識されていない場合もあり，注意が必要である．傾眠の場合は，食事時間を一定にせず覚醒している時間に合わせて摂食を行う．注意障害では，食事に集中できず他のことに注意がそれてしまうため，テレビを消すなど食事に集中できる環境を設定する．食事形態は，重度の嚥下障害患者ではゼラチンゼリーが適しているとされているが，嚥下反射惹起が遅延している場合では，ペースト食のほうが安全な場合も多い．摂食体位は，30°ギャッチアップ頸部軽度屈曲位が誤嚥しづらい体位とされている．自力摂取を行うためには，60°ギャッチアップ以上でないと困難であり，安全性を考慮しつつ，家族の介助量軽減を検討する必要がある．

表3 基礎訓練と摂食訓練

基礎訓練	摂食訓練
のどのアイスマッサージ	摂食体位の検討
空嚥下訓練	食事形態の検討
咳嗽訓練	嚥下の意識化
呼吸・発声訓練	横向き嚥下
構音訓練	複数回嚥下
嚥下体操	交互嚥下
	息こらえ嚥下

治療の経過・予後

嚥下障害患者の経過や予後は，嚥下障害の原因や重症度，基礎体力など様々な要因により影響されるため，一定ではない．嚥下障害患者の多くは体力が低下しているため，適切な全身管理と基礎体力向上により嚥下障害が改善し，経口摂取可能となる場合も少なくない．しかし，高齢者や重度の嚥下障害患者では，改善が困難であり経管栄養の離脱が困難な場合も多い．しかし，そのような場合でも「楽しみ」としての経口摂取は可能である．患者の食べたい食べ物に近い形で食事を工夫することで，患者・家族の満足度を満たすことができる．長期的には加齢に伴い誤嚥性肺炎

や窒息による死亡数は増加する．患者の状態を注意深く観察し，食事形態も体調に合わせて変化させ，場合によっては代替栄養法も併用するなど臨機応変に対応することで，誤嚥性肺炎や窒息のリスクは軽減される．窒息は，様々な食物で生じる危険性があり，救急処置を誤れば致命的となる．重度の誤嚥性肺炎では，入院加療が必要となる．経口摂取再開時には，嚥下造影検査などで嚥下機能評価が行われる．嚥下リハビリテーションを行っても経口摂取が困難な場合は，代替栄養が必要となる．

患者・家族とのコミュニケーション

嚥下障害患者の管理として最も重要なことは，必要な水分と栄養を安定して摂取する方法を決定することである．いくつもの選択枝のなかで患者・家族とコミュニケーションをとり，患者の病態だけでなく，希望や介護力，社会環境なども考慮して，摂取方法を決定する．在宅医療では，家族が安全に継続して行える必要があるため，患者・家族が納得したうえでの指導は欠かせない．在宅における摂食嚥下訓練の指導は，家族を中心に限られた数人に対して行うため，条件設定が守られやすい．食事形態や摂食体位，注意するべき点などを記載した紙をベッドサイドに貼り付けると，より安全に摂食訓練が進められる．また日ごろと何か違うといった微妙な変化については，毎日介護している家族からの情報が貴重である．体力のない嚥下障害患者では，少しの体調変化で誤嚥を生じる危険性が高くなるため，情報を収集して訓練を行うべきである．食事形態や摂食体位を変更したときは，変更後の状態について情報を得て方針を決定する．また，いろいろな食べ物を食べさせたいという気持ちが強く，条件設定を守れない場合は，誤嚥性肺炎や窒息の危険性について，繰り返し説明が必要となる．

在宅という医療設備が限られた環境では，詳細な嚥下機能評価は困難である．しかし，最近は内視鏡検査を用いて，在宅でも嚥下機能を評価する訪問診療も行われている．限られた医療設備のなかで，安全に食の喜びを患者・家族とともに感じられるのが在宅医療の醍醐味である．

脊髄損傷
Spinal Cord Injury

前田浩利
Hirotoshi Maeda

病態と疫学

脊髄損傷の患者は，社会的活動性の高い年齢の方も多く，在宅生活に対する希望も強いが，そのケアには特有の配慮が必要となる．外傷性の脊髄損傷患者は，現在わが国で推定10万人以上おり，年間新たに5,000人（人口100万人当たり40人）の新しい患者が発生しているといわれている．受傷原因としては，交通事故，転落，転倒，下敷き，落下物，スポーツ，自殺企図，その他の順で多いが，近年，転倒による脊髄損傷の数が増加し，最も多くなっている．これは，高齢者の転倒が増加したためで，高齢者は頸椎症性変化や，頸椎後縦靱帯骨化症などの脊柱管狭窄の状態があったり，立ち直り反応など運動能力低下のために軽微な外力でも脊髄損傷が起こりやすいためと思われる．

脊髄損傷には，損傷部位より下位で随意運動や感覚が脱出した「完全損傷」と，何らかの運動や感覚がある「不全損傷」とに分類される．さらに「不全損傷」は，ほぼ横断状に損傷されているが一部に損傷を免れた部分が残っている「不全横断型」，灰白質中心に損傷された「中心部損傷型」，前方部分が損傷された「前部損傷型」，後方部中心の「後部損傷型」，左右一側だけが損傷された「脊髄片側損傷型」に分類される．

脊髄損傷患者の退院までの一般的経過

脊髄が損傷されると，受傷直後に損傷高位以下ではすべての反射機能が抑制される時期がある．頸髄の場合は，持続性の血圧変化を伴うことが多く「脊髄ショック」と呼ばれる．脊髄ショックは，受傷後平均3～4週だが，遷延することもある．この時期を脱すると，呼吸麻痺，運動麻痺，知覚麻痺などについて評価を行い，リハビリテーションが始まることになる．まず，病棟で行われるのは，体位変換の介助や，臀部の保清処置，自己導尿の指導である．さらに受傷から6～8週経過した時点で，主治医から後遺障害に関しての説明が行われ，移動訓練やベッド・車いすへの移乗訓練，車いすの駆動訓練が開始され，上肢機能が温存された対麻痺の患者では退院を視野に入れた訓練へと移行していく．

一般的に受傷後6カ月で対麻痺の患者は退院となる．退院前に自宅改修や，車いすの手配，身体障害者手帳の申請，自動車免許の申請，家族指導などの最終調整が行われる．受傷後9カ月で，四肢麻痺の患者も退院となることが多い．四肢麻痺の患者では，呼吸筋の麻痺の有無によって，在宅での管理も全く異なる．第4頸髄（C4）より上位の完全麻痺で人工呼吸器が必要となる．その場合は，人工呼吸器の取り扱い，呼吸器ケアなどの指導も行われる．

治療・管理のポイント

脊髄損傷の患者では，様々な後遺障害を発症する．脊髄損傷の患者の在宅ケアはこれらの後遺障害に対するケアといってもよい．その代表的なものを挙げ対応について述べる．

1. 自律神経障害

脊髄損傷の患者では様々な自律神経障害が起こるが、一人ひとり症状が異なっている。これが脊髄損傷患者の在宅ケアを難しくしているといってもよい。**起立調節障害**は、脊髄損傷患者で非常によく経験する自律神経障害による血圧調節障害である。ギャッチアップやリハビリテーションの際に、ふらつき、だるさなどを訴える脊髄損傷の患者は多い。これは臥床時間を減らして活動量を増やし、循環血液量を増やすことで解決する。また、麻痺域に痛み、寒冷などの刺激が加わった場合、血圧が急に上昇し、心拍数が低下する反応を**自律神経過反射**という。実際には、膀胱に尿が溜まりすぎたり、排便がうまくいかなったりするときに多いが、放置すると脳出血に至ることもあり注意を要する。**体温調節障害**も脊髄損傷患者でよくみられる。これは、皮膚血流調節障害と発汗調節障害による。高温になるか、低温になるかは環境温と風速により、気温が高いと高体温になり、気温が低いと低体温になる。この原理を理解し、ケアに活かす必要がある。

これらの様々な自律神経障害に有効なのが運動であり、活動量の増加である。脊髄損傷患者が、日常生活のなかで運動、特に有酸素運動を行うのは困難であろう。しかし、積極的に運動を行うことで、糖代謝、高脂血症などの予防にもつながると思われ、その意義は大きい。

2. 呼吸機能障害

呼吸は横隔膜と外肋間筋が主となり、胸鎖乳突筋、斜角筋、肋骨挙筋、大・小胸筋、僧帽筋などの呼吸補助筋によって行われている。横隔膜は、C3～C5の支配を、肋間筋はT1～T12の支配を受けている。したがって、C4より高位の脊髄損傷では呼吸障害が起こり、人工呼吸器の装着が必要となる。しかし、C5以下の脊髄損傷でも、呼吸筋の筋力が低下し、様々な程度の呼吸障害を起こすことになる。このような場合、呼吸筋トレーニングや自己排痰法、介助排痰法などを指導する。ここでは紙面の都合上詳細は割愛するが、成書を参照されたい。

3. 膀胱機能障害

仙髄より高位の脊髄損傷で膀胱機能障害が起こる。現在は、脊髄損傷の患者には自己導尿法が確立しており、退院前に指導を受け、手技を確立して在宅へ移行することがほとんどである。在宅医は、感染や水腎症、尿路結石などの合併症に配慮し、定期的に腎エコーなどを行い評価する必要がある。できるだけカテーテルの持続留置は避けるべきだが、介護環境などによって、持続留置を行わざるをえない場合もある。その際は、慢性尿路感染がほぼ必発となる。これは、全身状態への影響は少なく、腎盂腎炎や前立腺炎などを起こさない限り、抗菌薬の投与や抗菌薬による膀胱洗浄などを安易に行わないほうがよい。

4. 直腸機能障害

排便は、大腸における、①便の形成、②直腸への便の貯留、③便意の知覚、④トイレへの移動、⑤排出の5つのステップで成立している。脊髄損傷では、感覚障害のため便意の知覚ができない、筋力低下のためにふんばれないという現象が起こり、排便困難になってしまう。したがって、対応としては、肛門の近くまで十分な量の便が降りてきているときに、腹圧やいきみ、または浣腸、坐薬の下剤などで直腸の収縮を引き起こし、便意を呼び起こす刺激を加えることが主になる。ただ、この際、タイミングが重要で、一定の量の便が溜まらないと、これらの刺激を加えても排便はみられないことに注意する。

5. 性機能障害

男性脊髄損傷患者の性機能障害に関する実態は，反射勃起を含む勃起可能者は62%，性交可能者は15%で，パートナーの女性が妊娠に成功した割合は2%であり，受傷後も勃起機能が残存しているのに対し，射精機能が障害されている患者が多い．勃起障害の治療では，非侵襲的治療と侵襲的治療があるが，まず，非侵襲的なシルデナフィル（バイアグラ®）やバルデナフィル（レビトラ®）が第1選択薬になる．また，女性の脊髄損傷患者の性機能障害に関しては，男性ほど問題にされることは少ないが，実際には多くの患者が悩んでいるようである．生殖機能は，脊髄損傷ではダメージを受けないため，若年者では妊娠，分娩が可能であることも認識し，産科医への適切なコンサルテーションを行うことも在宅医の重要な役割であろう．

6. スキンケアと褥瘡対策

脊髄損傷患者は，感覚も運動も麻痺するため，褥瘡の発生のリスクが非常に高い．在宅医においても予防と対応は非常に重要な仕事になる．褥瘡発症の原因としては，強い圧力が長時間加わり，循環障害を起こすことが最も多い．また，移動の際に無理な歪み力が加わり皮下に損傷を与えることも原因となる．さらに毛囊炎などの感染やテープかぶれ，糖尿病などの血管障害による褥瘡も注意を要する．褥瘡ができやすいのは，まず後頭部，肩甲骨，脊椎の棘突起部，骨盤の後上方の両側，仙骨部，膝関節の外側の腓骨小頭部，踵部と外くるぶしである．側臥位を取る場合は，大腿骨上端の大転子部にできやすくなる．また，脊髄損傷患者は日常的に車いすで生活するので，座面と接触する坐骨結節や尾骨にもできやすい．褥瘡は，徐圧と保清，そして栄養管理によって予防することが第一義である．在宅医は，褥瘡の発症を常に念頭におき，診療のたびに後発部位をよく観察することと，適切な予防のアドバイスを行う必要がある．また，褥瘡以外にも，白癬，陥入爪，凍傷，熱傷などの皮膚のトラブルの発生の可能性が高いため常に注意を要する．

7. その他の二次障害

上記以外にも脊髄損傷患者には様々な二次障害が発症する．そのなかでも重要なものをいくつか挙げる．

(1) 痛み

脊髄損傷患者が痛みを訴えることがある．痛みの訴えは，完全麻痺が圧倒的に多い．また痛む部分は，麻痺域および非麻痺域，その境界部であるが，非麻痺域が65%，麻痺域が31.7%と，非麻痺域が多いものの，麻痺域の痛みを訴える患者も相当数いることがわかる．対応としては，まず痛みの原因を評価し，筋性の痛みや関節の拘縮あるいは内臓疾患などを検討し，それに合わせて治療を行う．物理療法と薬物療法を組み合わせるのが一般的であろう．薬物療法は，NSAIDsを第一選択とし，三環系の抗うつ薬（トリプタノール®）や抗けいれん薬（テグレトール®，リボトリール®）を用い，コントロールできない場合は，塩酸モルヒネの使用も検討すべきであろう．

(2) 痙性

脊髄損傷の2～3カ月後から筋肉のトーヌスが亢進し，刺激によって筋肉が収縮し，ADL障害を増悪させる．痙性には，屈曲痙性と伸展痙性があり，一般的に屈曲痙性のほうがADLの障害が大きい．誘発部位，誘発因子を検討して取り除くことと，薬物療法，理学療法によって対応する．また，難治例に対して筋，腱の切離や延長，神経根の切離などの手術療法を行うこともある．薬物療法では，ダントロレン（ダントリウム®）やバクロフェン（リオレサール®），ジアゼパム（セルシン®）を用いる．

(3) 脊髄空洞症

脊髄空洞症とは，種々の原因により脊髄に脳脊髄液を満たした空洞が形成され，運動障害や知覚障害を起こす疾患であり，疼痛，反射の左右差，発汗異常，麻痺の上向，麻痺の増悪，筋萎縮の進行などの症状を起こす．治療は，シャント術を行い，空洞の縮小を目指す．

(4) 深部静脈血栓症

第5胸椎より高位の脊髄損傷では，血管収縮機能の自律性が障害され，静脈系の血流が停滞し，血栓症を起こすことがある．わが国での発生頻度は少なく1.4%という報告があるが，従来考えられていた以上に多いともいわれている．

その他にも異所性骨化症，骨萎縮，拘縮などの二次障害のほか，糖尿病などの生活習慣病の発症にも注意する必要がある．

患者・家族とのコミュニケーションと社会資源の活用

脊髄損傷患者には若年者も多く，人生の活動期にありながら，身体機能の多くを突然失い，その後，様々な合併症に苦しめられるということがもたらす本人への苦痛，また家族への負担は計り知れない．

映画スーパーマンで主演を務めた米国の俳優のクリストファー・リーブは転落事故により脊髄損傷を受け，24時間人工呼吸器を付けながら，全米を飛び回り，脊髄損傷の治療の研究推進のための財団を立ち上げたことは非常に有名である．また，筆者の担当する13歳の脊髄損傷の男の子は，5歳のときに受傷．最重度のC1の損傷であったが，人工呼吸器をつけながら普通中学に通い，小学校6年生のときには同級生に学級委員に選ばれた．海外旅行にも数回行っている．

脊髄損傷患者で，様々な障害があっても，本人の意志とそれを支える支援の体制があれば，社会参加を果たし，その人にしかできない仕事ができる可能性がある．それを引き出すため，患者や家族の想いをしっかりと聴き，介護保険，身体障害者手帳，傷病手当金，障害年金の制度など活用できる社会資源をすべて活用しつつ，患者の「こころ」と生活，そして家族を支えることができるのが在宅医療の強みといえる．

脳性麻痺などの先天性疾患
Congenital Disease Including Cerebral Palsy

吉野浩之
Hiroyuki Yoshino

この稿では，在宅医療の対象となる疾患のうち，周産期・新生児期に起因する疾患や，遺伝子・染色体異常による疾患，神経筋疾患など，先天性疾患の小児在宅医療について取り扱う．こうした疾患は非常に数が多くその症状も多彩であるため，代表的病態である脳性麻痺や他の先天性疾患も含め在宅医療の対象となるような，医療的ニーズが高く，社会的にも特別の支援を要する子どもについて解説する．

在宅小児の病態

在宅小児の疾患は脳性麻痺，遺伝子・染色体に起因する疾患，神経筋疾患など実に多くの疾患がある．出生直後から人工呼吸を永続的に必要とするような重度の身体障害をもつ疾患（重度の脳性麻痺や先天性ミオパチーなど），出生時は大きな問題はなくとも進行して死に至る疾患（デュシェンヌ型筋ジストロフィーなど），先天的な身体障害はあっても知的な障害がないような疾患（二分脊椎の一部など）まである．また小児の難病・希少疾患といわれる病気は，専門書にさえ記載が乏しいようなまれな疾患も多く，レッシュ・ナイハン症候群（脳・腎障害，高尿酸血症を呈する 20 万～30 万人に 1 人の先天性代謝性疾患）や，有馬症候群（非常にまれな脳-眼-肝-腎症候群）といった，小児科医でさえめったに診ることがないというような疾患もある．

最も頻度の高い疾患である脳性麻痺は，脳の発達が不十分な時期における脳の非進行性病変と，それに基づく運動と姿勢の障害とされ，極端な低体重出生，低酸素脳症，感染症，核黄疸など様々な原因による．症状は脳障害の程度・部位によって様々であり，運動障害以外に知的障害，聴覚・視覚障害，諸臓器の疾患を伴う重複障害や，やや改善が見込める症状から，二次的に加わる障害もある．脳性麻痺も含めたほとんどの先天性疾患では，その症状の多くは永続的なもので，在宅での療養期間は非常に長期間にわたる患児もおり，数十年ということも決してまれではない．

一般に小児の在宅医療は成人の在宅医療と比較して医療的ニーズが高い．筆者らが群馬県において平成 21（2009）年に行った調査（n=57）では，人工呼吸器を装着したような 24 時間医療の助けなしには生命を保つことができない"非常に医療依存度が高い"患児が 21％，経腸栄養や在宅酸素など医療の助けがなくては生命の維持が困難な"常時医療を要する"患児が 67％ を占め，このような超重症・重症の子どもが全体の 88％ と圧倒的多数であった（図 1）．

こうしたことからも，小児の在宅医療を考える際には疾患別の病態を考えるよりは，重症心身障害児という枠でとらえ，その子が必要とする医療，福祉・教育などの社会的支援の程度を基準とするほうが現実的である．つまり，①医療依存度，②病態の安定度，③ QOL 向上のための支援を基に病態を把握するとよい．

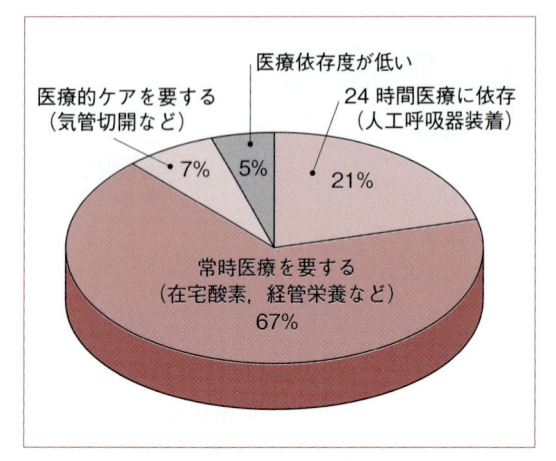

図1　在宅小児の医療的ニーズ
(吉野浩之：2008年度在宅医療助成勇美記念財団報告書より引用，一部改変)

1. 医療依存度

　小児は成人の在宅医療に比べ，医療依存度が著明に高いが，そのために在宅医療が困難であるということでは決してない．小児では主たる介護者は患児の親であることが多いが，一般に子どもの親は非常に熱意があり，体力や理解力も高く，病院から在宅に移行するにあたって十分な指導を受けているため，子どもにとって必要な医療行為のほとんどを行うことができ，日常的なケアはほとんど問題ないことが多い．

2. 病態の安定度

　長期間の小児在宅医療は「いかに病態が安定しているか」がカギとなる．感染症などで頻回に急変を繰り返すようでは安定した在宅生活は期待できない．そのため，在宅移行にあたっては「安定した病態を作る」ことを念頭におき，手術なども含めた病院での治療を行っておくことが望ましい．実際，在宅の小児は医療依存度が高い割には夜間や休日のコールが少ないという印象がある．

3. QOL向上のための支援

　日常的な医療的ケアに技術的な問題がなく，患児の病態が安定しているときは，患児の活動の範囲を広げQOLを上げていくことが大切である．医療者は活動を医療的に支援するという視点が重要である．

在宅小児の治療・管理のポイント

　在宅移行後も通院を続ける成人の在宅患者は少数だが，在宅の小児の多くは在宅移行後も大学病院や小児医療センターといった，もともと入院していた病院の外来に通院することが多い．人工呼吸器や経鼻胃管，胃瘻などの特別な物品や，抗けいれん薬のように血中濃度の管理を要する薬剤を服用していることも多いうえ，定期的な通院を続けていることで緊急時の入院がスムーズにいくなどのメリットも多い．このため，ほとんどの患児が「在宅主治医」と「病院主治医」をもつことになり，両者の役割分担と緊密な連携という，「真の病診連携」が求められる．実際の役割分担は在宅医の得意分野や技能によって変わるが，患児の通院負担，病院医の診療負担を減らすことを考え，たとえば，日常的な処方（去痰薬や抗菌薬など）や気管カニューレの交換，胃瘻カテーテルの交換などの手技のうち在宅医が行うことが可能なものはなるべく在宅医が行い，訪問看護師との連携のもとで創傷処置や人工呼吸器の回路交換なども積極的に引き受けていくべきであろう．

　日常的な健康管理や衛生管理は在宅医の仕事であり，体調の変化を予見し急変時に的確に病院への搬送を判断する．体調不良の早期発見には，訪問看護師が役立つのはもちろんであるが，在宅生活が長くなると介護者である親の成長も見逃せない要素となる．熟練した在宅患児の親は，時として医療者顔負けの知識や観察力をもっていることがあり，親の意見に耳を傾けることも大切である．

治療の経過，予防

多くの先天性疾患では，症状が安定期に入った状態では病態に大きな変化がみられないことが多い．これらの疾患では治療により疾患が治癒することは少なく，現在の身体機能，全身状態を維持することが大切である．四肢のリハビリテーションのみならず，呼吸や摂食嚥下など，機能の温存を図るべく継続して行っていく必要がある．また，日常的な管理に加え，夏の暑さ・脱水対策や冬のインフルエンザ予防接種などの季節ごとの管理を行うことや，重症心身障害児は肺炎によって命を落とすことが多いため肺炎予防の指導を行うなど，幅広い配慮が必要である．

近年の医療の進歩により，脳性麻痺をはじめとする重症心身障害児の生命予後は著明に改善してきた．そのため，数年から10年程度の長期的な視野も必要である．特に栄養管理は重要であり，栄養状態が低下し全身状態の悪化をきたすことがないよう，5～10年先を見越して必要ならば早期に胃瘻を造設し栄養状態を保ちつつ，本人の可能な範囲で経口摂取を続けていくというような発想が大切である．

一方，生命予後の改善によって，障害児・者においても高齢化という新たな問題が起こってきている．頸椎症や骨粗鬆症，認知症などの加齢に伴う変化に加え，種々の悪性腫瘍の発生もみられており，障害に伴う合併症などのリスクを勘案しながらの治療方針決定が模索されている．

患児・家族とのコミュニケーション

在宅医療では家族の信頼が重要であることは当然だが，特に小児において親は患児のケアの中心でもあり，その信頼を得ることがきわめて重要である．親は患児の在宅生活を通じて成長していくものであり，病院における初期トレーニングに引き続き，在宅移行後の指導・教育も在宅医の役割の1つといえよう．ケアに熟練した親は患児の微妙な変化を感じることができるようになり，徐々に重要な医療スタッフの1人となっていくものである．一方で，親は時として介護熱心のあまり自身の健康を損なうことがあり，介護疲れへの配慮を怠ってはならない．

小児在宅医療において忘れてはならないのが「きょうだい児」である．親や周囲の眼は，重い障害や病気をもつ子どもに集まりがちで，その兄弟姉妹へ向かないことは珍しくない．近年，きょうだい児への支援は注目されており，ぜひ念頭においていただきたい．

地域連携—医療・福祉・教育

成人と同様，小児においても地域連携は重要である．特に重症障害児は多くの医療支援や社会的支援が必要であり，様々な職種がかかわっている(図2)．しかし，小児は介護保険制度の適応でないため介護保険の様々なサービスを使うことができず，地域で独自の連携を作る必要がある．この地域の支援体制は，病院のメディカル・ソーシャルワーカー(MSW)を中心に，可能な限り在宅移行前に整えておく必要がある．在宅移行後，親は子どものケアに手一杯で諸機関を訪れたり，相談したりという時間が十分にとれなくなるからである．特にケアマネジャーに相当するような，子どもの制度に詳しく，地域の機関の連絡役を務めてくれるような"ケアコーディネーター"がカギとなる．このコーディネーターは制度としては存在しないため，われわれは地域で最も意欲がある人になってもらっている．たとえば，障害福祉の相談員，障害福祉課の職員，保健師のような公的な人や，訪問看護師が担当するケースもある．

成人と小児の最も大きな違いは"教育"であろう．その子の能力にあった適切な教育を受

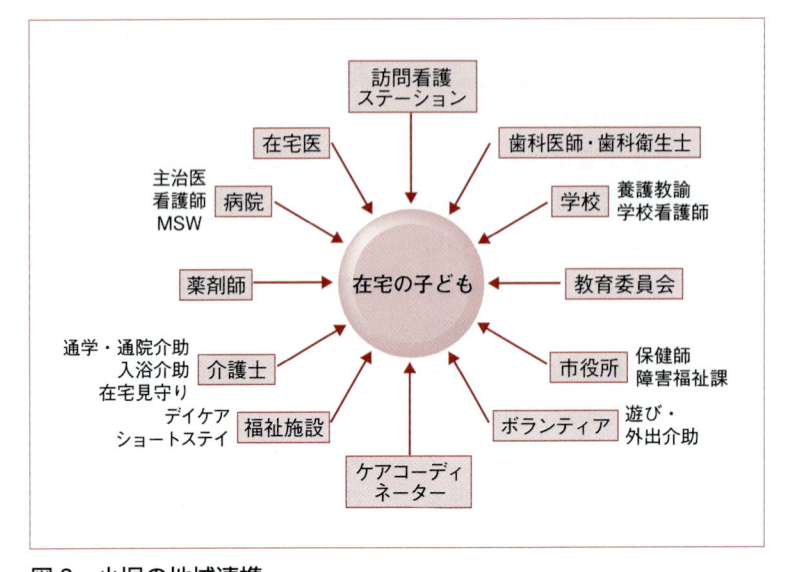

図2　小児の地域連携
〔吉野浩之他：訪問看護と介護　2006；11(2)：116 より引用，一部改変〕

けることは子どもにとっての権利である．近年，障害児に対する教育は個々の子どもに対してその子に合わせた個別の支援を行うという体制に変わってきている．特別支援教育は教員という障害児の専門家が手厚く配置されており，小学校から高校までの12年間を支えてくれるため，特別支援学校(養護学校)は最も重要な支援機関の1つといえよう．これからは，医療・福祉の連携に加えて，教育との連携を重視すべきで，たとえば，摂食嚥下訓練や呼吸リハビリテーションなどに学校教員がかかわって大きな成果を上げているところもある．学校への支援は，在宅医の行う地域連携の最大のポイントであり，大いに期待されているところである．

VI

注意すべき病態の急変とその対応

脱水
Dehydration

新田國夫
Kunio Nitta

症状

一般的な脱水の症状は水分量が1l以上の欠乏時に出現するが，在宅においては，早期の症状は様々である．①食欲がない，②何となく元気がない，③認知症症状が悪化している，④微熱がある，などの不定の症状の出現時に気づく必要がある．また環境因子にも十分気をつける．夏にもかかわらず，窓を閉め切っている，冬でも過剰な暖房，一人暮らしである，部屋が雑然としている，などの環境因子は，認知症症状や精神状態の変化が隠されていることがあるために注意を必要とする．

原因

脱水は日常の様々な病態によって認められるが，在宅高齢者の脱水は特殊な病態だけではなく，日常性のなかに認められることが多い．基本的条件として，加齢に伴う体内脂肪量の増加，含水量に富む筋肉量の減少により，体内総水分量の低下が存在する．体内の水分は，細胞内，細胞外に分布しているが（表1），若年者と比較して，細胞外液量は保たれているものの，細胞内液量は30〜40%減少しているからである．高齢者の腎濃縮能は若年者の約60%であり，水分保持能力が低下している．在宅患者は上記のような高齢者の特徴を顕著に併せもっている．

一般的に高齢者が脱水を起こしやすい背景疾患として，感染症27%，脳血管障害15%，悪性腫瘍10%との報告がある．発熱，発汗，あるいは下剤の乱用，さらには尿失禁の恐れからくる飲水・摂食制限による高ナトリウム（Na）血症が多い傾向がある．加齢，脳血管疾患による口渇中枢の機能低下によることも原因である．

病態

脱水の病態は水，あるいはNaのいずれかが不足した状態である（図1）．高齢者に多く認められるのは，水分欠乏性，あるいはNa欠乏性脱水というよりは混合性脱水が一般的である．口渇感の低下あるいは様々な危険因子により，飲水が十分でないことが多いのが水欠乏である．いわゆる高張性脱水（高Na血症）である．高張性脱水の場合は細胞内から細胞外へ水が移行し，循環血液量は保たれるために末梢循環不全は生じにくい．したがって細胞内脱水は認められるものの，口渇感が低下しているために症状として現れにくい．

水分よりは電解質，Naの欠乏が認められる場合には細胞外液の浸透圧が低下するために細胞内へ水分が移行することから，末梢循環不全が起こる．これが低張性脱水である．低張性脱水は相対的な水分増加のこともある．

表1 体液の分布（体重60 kg）

全体の水分量	体重の60%	36 l
細胞内液	40%	24 l
細胞外液	20%	12 l
組織間液	15%	9 l
血漿	5%	3 l

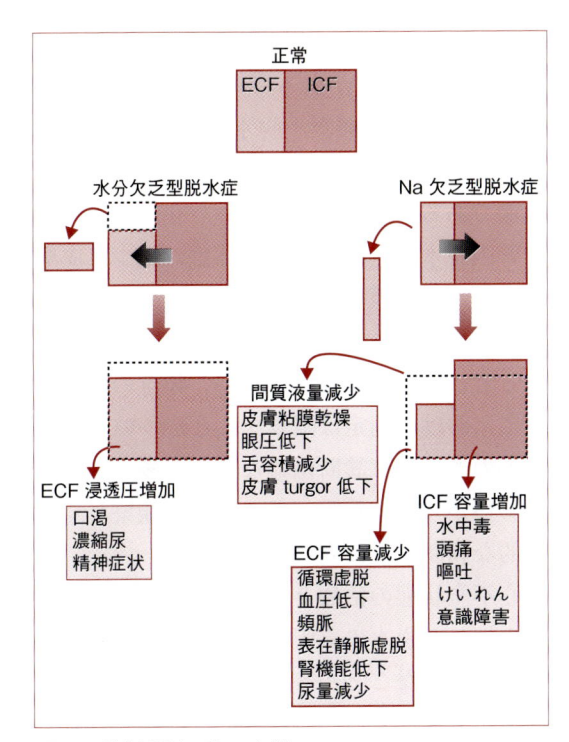

図1 体液量欠乏の病態
〔北岡建樹：脱水症の管理の実際 脱水症とは. 治療 1999；81(7)：8 より引用〕

表2 Marriottの徴候

A 水分欠乏性（高張性脱水）	
	水分の欠乏量
口渇感，体重減少	1〜2*l*
粘膜乾燥，欠尿	2〜4*l*
体温上昇，全身衰弱	4〜6*l*

B Na欠乏性（低張性脱水）	
	生理的食塩水としての欠乏量
頭痛，脱力感，倦怠感	2〜4*l*
めまい，悪心，嘔吐，起立性低血圧	4〜6*l*
血圧低下，無関心	6〜10*l*

抗利尿ホルモン（antidiuretic hormone; ADH）分泌症候群についても注意が必要である．

高齢者には病的要因はなくても，移動制限にて座位姿勢をとることが多く，浮腫が認められる．その軽減目的で抗利尿ホルモンをたびたび使用する結果，投薬による低Na血症をきたす．

原因

脱水症の原因は様々であるが，主な原因は生活にあることが多い．水分摂取の方法，たとえば，夜間頻尿や尿失禁を恐れるために水分摂取を減らす，室温調整ができないなどである．

症状と診断

在宅における脱水症の診断は教科書における脱水診断とは異なる．教科書における診断はすでに著明な脱水症に陥っており，生命の危険がある状態である．入院を必要とする脱水症は生命の危険をもたらし，在宅復帰の可能性も少なくなる．早期の発見，早期の対応が求められる．さらに，口腔内，舌の乾燥，皮膚所見に注意して予防を行うことが重要である．

鑑別診断

脱水症の初期診断には生活の把握が必要となる．水分摂取量が制限されていないか，水分摂取の習慣の把握が重要である．そのうえで下痢，嘔吐，発熱，利尿薬の使用の有無について，生活状況を理解している家族や介護者から聞く必要がある．

脱水症にはMarriott分類がある．Marriottの分類の混合性の分類にNa欠乏型と混合性の違いが困難であるとして，ScribnerはNa欠乏と混合性欠乏を併せて食塩水欠乏（saline depletion）と単純化して区別するという報告がある（表2，図1）．

しかしながら，こうした脱水症の原理に従っても，脱水症の症状は重篤にならないと教科書のようにはいかないことが多い．

在宅でも多くみられ，認知症患者は単に食欲の低下，あるいは何となくいつもの元気がないといった不定の症状をもつ．家族，あるいはその他の介護者の気づきが早期発見につながる．月曜日の朝，デイサービスの利用者が何となく元気がない，食欲がないなどが観察されたときは，まずは脱水を考えることも

必要である．嚥下障害のある患者は誤嚥性肺炎も第1に考えることが必要であるが，1本の点滴後とても表情が良くなることがある．点滴には，どのような脱水にも適合するとされるハーフ生理食塩液が有効である．最近では経口補水液が簡易であり経口摂取が可能のときは有効である．高齢者の脱水を誘発させる因子として，病的誘因を考えがちであるが，実際には生活のなかに多くの原因が存在する．

変形性疾患などの運動機能障害をもつ人は，尿意を感じてからトイレに行くことが遅れ，切迫性尿失禁を起こしやすい．そのために尿失禁を嫌がり水制限により身を守ろうとする．脳卒中後では尿意の低下のために失禁を恐れる．認知症では尿失禁は後期になってからであるが水分の摂取が不可能となったり周辺症状の出現が原因となることも多い．あるいは動くことが少なく，両下腿の浮腫のために利尿薬治療を受けている人は，結果として脱水傾向になる．うつ状態では食欲不振，摂飲低下を伴うことが多い．

高齢者の特徴

日常の水分欠乏に気づかないなか，発熱，発汗，嘔吐，下痢により急速な脱水症状が現れることがある．嘔吐，下痢，発熱の場合は従来脱水ぎみであること，細胞内液が少なく症状が急速に現れることに注意し迅速な対応を考える必要がある．

さらに在宅高齢者の多くは心不全をはじめ，脳血管障害，その他多くの疾患を併せもっているために脱水を誘発しやすい．心不全の在宅における医学管理はきわめて精妙であり，微調整を必要とする．

心不全の症状は，心拍出量の低下と，うっ血の2つの病態がある．うっ血は頻脈，呼吸数の増加，低酸素，胸水貯留などである．現在酸素の測定が在宅でも容易であり，診断可能であるが，脱水は難しい．在宅における血管内脱水有無の診断は，体重の減少，皮膚の乾燥，腔粘膜の乾燥，尿量の減少とされるのが一般的であるが，どれもが的確な指標であるとはいえないことが多い．体重の減少は在宅における測定は困難なことが多い．皮膚，粘膜の乾燥度は診断困難なことが多く，日常の診察から口腔粘膜，舌の状態を観察し，相対的な判断が役に立つことが多い．

心不全状態の治療としての水分制限，利尿薬の投与が脱水の原因になる．本人に対する聴取が困難なことが多く，さらには服薬も不確実なことが多い．家族に聞くことも多いが，実際には家族も正確な把握ができていないこともある．このような場合は，在宅の現場で投薬がどのように行われているのか確認し，さらには投薬袋の中身を確認することも重要なことであり，看護師への指示も忘れてはならない．

脳血管障害は様々な原因で脱水の誘発因子となる．嚥下障害の54%が脳血管障害であるという報告もある．嚥下障害，さらには異物誤嚥を恐れての経口摂取量の低下，さらには口渇中枢の感受性の低下も多く認められる．脳血管障害に起因する高次脳機能障害も重要な因子となる．日常生活の判断能力の低下，食事摂取量が低下するため，的確にその内容を把握し，看護師への指示とケアマネジャーのプランのなかで全身管理を行う必要がある．

呼吸困難
Dyspnea

新田國夫
Kunio Nitta

　呼吸困難の症状は，息が苦しい，呼吸ができない，息が荒い，ぜいぜいしている，ヒューヒューしている，痰が絡み苦しそうだ，などのような表現で状態を表している．

　呼吸困難は，本人の身体，あるいは心因的な症状の総体を示していると考える．大きな口を開けて呼吸困難を訴える患者でも，心因性に由来する場合にはSpO_2は90％以上であることがある．

　患者は呼吸困難を様々に表現する．表情としての呼吸困難であっても身体症状と呼吸困難が心因発作を引き起こし，さらに苦痛の表現も現れる．在宅での評価について，現在ではパルスオキシメーターを用いて，容易に酸素飽和度の評価が可能であり，鑑別を行うことができる．しかしながら，循環障害を併発している患者の場合は，手指からの測定値が信用できないこともある．特にショック症状時は困難となる．

在宅医療における呼吸困難

　在宅での呼吸困難の重症度診断においては入院を必要とするか，現状における状態像から在宅が維持可能であるかの判断が求められる．在宅酸素療法を日常生活のなかで必要としている患者が呼吸困難を訴えたときは，基本的病態像の把握が必要となる．COPDの患者が通常の酸素供給を受けているにもかかわらず呼吸困難を訴えた場合は，肺炎の併発，さらに重度な状態像では，心疾患の併発も考えられる．

　呼吸困難の原因疾患として，呼吸器疾患75％，心疾患10％，心因性5％との報告があるが，在宅での判断はSpO_2が90％以下になる状態像は避けなければならない．在宅酸素療法の供給体制は地域により差があるが，都市部では，現在は数時間にて配置が可能となる．酸素投与3l以上にもかかわらずO_2が90％以下の場合は，原因究明のための入院も考慮が必要となる．高齢者，寝たきりの患者の突然の呼吸困難では，逆流性食道炎による誤嚥性肺炎も考えられる．

　在宅患者の呼吸困難は筆者の経験では，呼吸器，心疾患の割合は30～40％である．在宅患者はすでに何らかの呼吸器疾患，あるいは心不全の末期の状態にあるからである（表1）．

診断の進め方

　在宅での処置の基本は，血圧，SpO_2を測定しながら，症状の軽減と原因の検索することである．在宅におけるこの判定には，単に疾患としての判断のみではなく，あらかじめ本人の意思，家族，本人の同意がどのようになっているかが問われる．

1. 在宅救急が必要なとき

　低酸素により意識障害を併発し，血圧の低下が認められる状態がいつでも起こりうることを考慮し，あらかじめ家族，あるいは意思疎通が可能な場合には，本人と，いかなる処置が必要であるか検討しておく必要がある．

VI 注意すべき病態の急変とその対応

表1 呼吸困難となる病態・疾患

呼吸困難の機序	原因	病態・疾患
①換気(労作)の増加	低酸素血症(hypoxemia)	・チアノーゼをきたすCHD：Fallot四徴症など ・高山病 ・肺動静脈瘻 ・肺実質病変：肺炎，腫瘍など ・無気肺 ・肺塞栓症 ・新生児呼吸窮迫症候群
	高炭酸ガス血症	・閉塞性肺機能障害，肺胞低換気(「②換気能力の低下」参照)
	アシドーシス(anaerobic and metabolic acidosis)	・心疾患：肺動脈弁狭窄症，MSによる心拍出量の低下 ・重症貧血 ・妊娠 ・腎不全 ・糖尿病
	発熱	・感染症など
②換気能力の低下	閉塞性肺機能障害	・気道の閉塞・咽頭炎，声帯麻痺，異物など ・閉塞性肺疾患：慢性気管支炎，慢性肺気腫，気管支喘息，DPB
	拘束性肺機能障害	・肺高血圧症：左心不全，MS ・肺切除 ・胸水の貯留 ・気胸 ・腫瘍，肺炎 ・食道裂孔ヘルニア ・胸郭成形，脊柱後弯・側弯，強直性脊椎炎 ・間質性肺炎(特発性，続発性) ・塵肺，過敏性肺炎，サルコイドーシス，BO ・反復性誤嚥性肺炎 ・Langerhans肉芽腫症
	肺胞低換気	・神経・筋機能不全：ポリオ，多発性神経障害，MG，筋ジストロフィー，低K血症など
③心因性呼吸困難	不安，抑うつ，医原性	・過換気症候群

CHD：先天性心疾患，MS：僧帽弁狭窄症，DPB：びまん性汎細気管支炎，BO：閉塞性細気管支炎，MG：重症筋無力症
(海老名雅仁：内科診断学．第2版，福井次矢他編，医学書院，東京，2008；438, Ⅲ-164より引用)

その場合，在宅での救急蘇生には限界があるため，入院の是非についても打ち合わせておく．医師に対して救急コールが求められたときに，電話での状況把握は困難なことがしばしばである．救命が必要なときには，救急隊の対応も考慮する必要がある．

救命処置を要する場合の所見を表2にまとめる．

筆者が経験した在宅における外傷性緊張性気胸の例では，皮下気腫と突然の血圧低下が起こった．絶えず緊急セット(挿管セットなど)を持ち運ばない限り，このような例への緊急対応は困難となる．

表2 救命処置を要する場合の所見

気道閉塞
・呼吸に伴う雑音
・呼吸運動の減弱，停止
　・胸郭の呼吸運動の減弱，停止
　・肋間・鎖骨上窩，胸骨上軟部組織の陥凹
・呼吸音の消失
・口，鼻付近の気流の消失
・会話，咳嗽の突然の消失(気道内異物)

緊張性気胸
・突然の呼吸困難
・突然の血圧低下
・チアノーゼ
・皮下気腫
・患側の頸静脈怒張

表3 NYHAの呼吸困難重症度分類

Ⅰ度	日常の活動になんの制限を受けないもの
Ⅱ度	日常生活に多少の制限を受け，過度の運動に際して呼吸困難，動悸などが出現するもの
Ⅲ度	日常生活にかなりの制限を受け，軽度の体動でも症状が出現するもの
Ⅳ度	安静時にも症状を有し，わずかの体動でも症状が増強するため，病床を離れることができないもの

表4 Hugh-Jonesの呼吸困難重症度分類

Ⅰ度	同年齢の健常者と同様の労作ができ，歩行，階段昇降も健常者なみにできる
Ⅱ度	同年齢の健常者と同様に歩行はできるが，坂，階段の昇降は健常者なみにはできない
Ⅲ度	平地でさえ健常者なみに歩けないが，自分のペースでなら1マイル(1.6km)以上歩ける
Ⅳ度	休みながらでなければ50ヤード(約46m)も歩けない
Ⅴ度	会話，着物の着脱にも息切れを自覚する．息切れのため外出できない

2. 在宅救急が必要でないとき

あらかじめ行っておいた家族，本人との打ち合わせの結果に基づき，予測される状態像が引き起こされた場合には，その状態像における医療措置がなされなければならない．患者・家族からの求めがない場合でも，苦痛を軽減する緩和医療は必要である．

3. 重症度判定

ニューヨーク心臓協会(New York Heart Association; NYHA)分類(表3)におけるⅠ度は在宅医療の適応とはならない．Ⅱ度は外来受診可能である．Ⅲ，Ⅳ度が在宅患者として適応となる．Hugh-Jones分類(表4)ではⅣ，Ⅴ度が適応となる．日常生活に制限はあるが，最善のQOLの維持に努める医学的努力が求められる．

4. 診察の考え方

表情，呼吸状態(腹式，胸式)，姿勢(仰臥位，座位)，酸素の状態，SpO_2が90%以上を保っているか，血圧は保たれているか，呼吸音が静かであるか，あるいは喘鳴が聞こえているかを確認する．そのうえで，基本となる疾患を考慮したうえでの情報収集が重要となる．予測される呼吸困難の中で鑑別していく．

聴診所見ではあらかじめ観察された身体所見の鑑別をしなければならない．COPD併発患者は従来の聴診所見との比較が重要である．発熱し，低酸素血症であれば，肺炎の併発による悪化が考えられる．喘鳴の強い患者は，聴診にて左，右上肺野，および，前壁のみではなく，誤嚥性肺炎の好発部位であるS9,10の聴診も必要である．

患者が寝たきり状態のときは体位変換での聴診の必要が生じる．聴診所見は湿性ラ音かあるいは乾性ラ音かを見極める．心臓因子の鑑別には慢性心不全かどうかをみる聴診が必要となる．第4音を聞くことは慣れないと難しいが，在宅での診察に必要となる手技であり，習熟しておきたい．

5. 胸部X線検査

在宅患者でもぜひ必要な検査である．緊急を要しない場合の除外診断としても重要になる．X線写真では異常のない割には状態像が悪いためである．肺血栓塞栓症の診断にも有用である．

在宅患者における呼吸困難

在宅患者では常に急性変化を想定することが必要である．在宅高齢者の患者は上述のような症状を訴えないことが多い．また，慢性の呼吸困難はその原因を特定することが容易で，在宅における慢性閉塞性肺疾患の急性呼吸困難は予想がつく．しかしながら，急性あるいは突発性に生じた呼吸困難は，呼吸不全か循環不全か，あるいはそれ以外であるかの

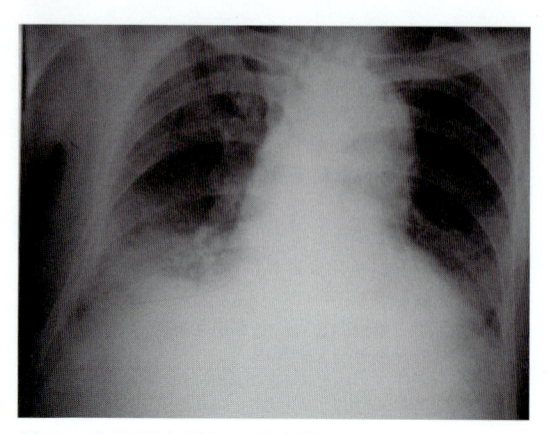

Ⅵ 注意すべき病態の急変とその対応

図1 症状が出現した肺炎像

鑑別は困難であることが多い．

　図1は強い喘鳴を伴い家族が初めて様子がおかしいと気づいたときの胸部X線写真である．前日はデイケアにて問題なく，楽しく過ごした翌日である．SpO_2は82%と低下しO_2 7 lにてSpO_2 93%となっている．上述の症状は認められない．この例のように在宅患者では急性期症状を呈する病態と，呼吸困難，咳，発熱，痰などの症状が現れないなかで，呼吸不全をきたすことを多く経験する．20〜30%の症例において典型的な症状は認められない．むしろ，いつもより元気がない，食欲低下，意識障害，せん妄など，脱水の症状にも認められるような類似症状が出現することが多い．もちろんこの場合は，著明な肺炎から，軽度の肺炎まで様々である．

　現在，わが国の肺炎による死亡率は高齢者全体の95%を占めている．さらに在宅高齢者の死因のほとんどが肺炎によるものと思われる．これは，在宅高齢者の主たる疾患が，脳血管障害，脳の変性疾患，認知症であり，こうした疾患は不顕性誤嚥を併発しやすいからである．特に大脳基底核障害があると夜間の嚥下機能が低下し，不顕性誤嚥が高くなる．これは，ドパミンが少なくなることでサブスタンスPが低下し，その結果，嚥下反射と咳反射が低下し防御機構が低下するためである．この状態像は結果として口腔内細菌を気管，肺に吸引することになる．現在口腔ケアの重要性が高まっているが，筆者は口腔ケアをしっかりできる環境にある在宅高齢者は何年も肺炎を併発することがないことを経験している．

症例にみる診療のポイント

　以下に具体例を挙げながら在宅での診療のポイントをまとめる．

1．在宅高齢者の肺炎の例

　在宅高齢者の肺炎患者では脳血管疾患や認知症，不十分な口腔ケアにより，嚥下評価が的確にされていない状態の患者，逆流性食道炎を伴うことが多い．このため在宅医療における肺炎は，市中肺炎とは異なる疾患として管理しなければならない．経鼻胃管（NGチューブ）の存在，嚥下機能障害，不十分な口腔ケア，喀痰排出能力の低下が背景となり，口腔内分泌物が気道に入り込むために肺炎を併発する．ここで紹介した患者は十分な口腔ケアにより発症しなかったと思われる．

　治療は症状の早期発見，ADLの低下が軽度な在宅患者は市中肺炎の起炎菌と同じに考え，肺炎球菌あるいはインフルエンザ桿菌を考えた抗菌薬の投与を行う．誤嚥性肺炎では嫌気性菌も考えた抗菌薬の治療が望ましい．経口投与が困難なこともあり，点滴治療が必要なことが多いが，点滴の抜去は家族に委ねることが多い．できれば1日1回の投与で済む抗菌薬が望ましい．

2．胸水による呼吸困難の例

　図2は，夜間突然に吸気性，呼気性の喘鳴をきたした患者の胸部X線像である．認知症に肝硬変症を伴った，グループホームの利用者である．腹水はなく安定した状況と思われたが，肺の右葉が胸水に満たされていたため，急性心不全が考えられた．家族には想

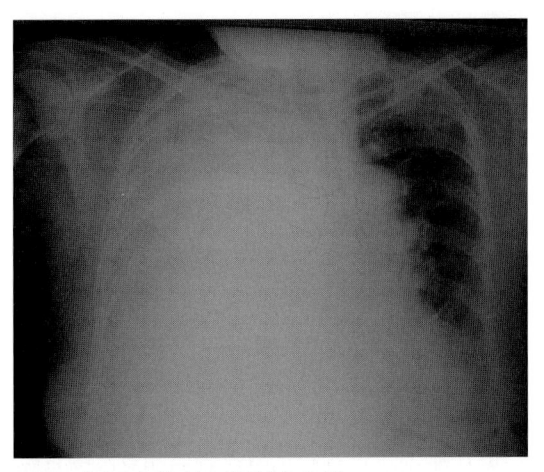

図2　認知症患者の肝硬変症例

図3　肺梗塞の例

定される疾患を説明し，血圧のコントロールを行った．酸素の状況から身体症状は安定，認知症の周辺症状もない状況から様子を観察した．夜間帯は酸素投与し，翌朝の胸部X線撮影にて右の胸水を確認した．胸腔穿刺を行った当日から従来どおりの安定した状況となった．

3. 肺梗塞の例（図3）

グループホームにて生活，ピック病，73歳，かなりの肥満．

日常はピック病の典型的症状を示し，部屋と居間を行ったり来たりしながらも元気に生活していた．夜間帯いつもの元気がなく，苦しそうな表情であるとの報告があり，訪問診療を行う．SpO_2 は79と低値．聴診所見では肺雑音を軽度聴取した．発熱 36.7℃ で酸素投与 3 l にても改善がみられず，肺梗塞を疑い，緊急入院を要請する．

救急車が来ても本人が拒否し，3時間にわたり入院の必要について説明を行った結果，ようやく理解してもらい，午前3時ごろ入院となる．検査にて肺炎，うっ血性心不全と診断され，抗菌薬と利尿薬投与となった．本人は入院時より帰りたいとずっと言っており，さらに酸素マスクも外し，翌日帰宅となった．退院後，酸素療法，抗菌薬，利尿薬で様子を観察する．CRP 1.13 mg/dl，WBC 8,800/mm^3 と軽度炎症状況であるが，SpO_2 は上昇なく，何となく元気がない．食欲もなく，入院先の病院では上記の診断であったが，現状を考えると肺梗塞の疑いがあり，家族と今後の話をする．家族は肺梗塞の診断治療を望み，他の病院紹介とする．本人の理解を得て，再度入院となる．入院時の造影 CT にて肺梗塞の診断．ヘパリンの投与開始，その後ワルファリンカリウム（ワーファリン®）を PT-INR 1.5〜2.5 に調整される．

その後退院され，再度グループホームにて生活されている．

意識障害
Consciousness Disturbance

新田國夫
Kunio Nitta

在宅における意識障害の特徴

在宅医療における意識障害に対する報告は家族，介護者，訪問看護ステーションの看護師など在宅医療を支える様々な人から入る．在宅患者における意識障害は予測不可能な緊急性と，予測可能な亜急性の鑑別が重要である．

予測可能な疾患として慢性呼吸不全により在宅酸素療法を行っていた患者が意識障害に陥った場合が考えられる．治療には低酸素，あるいは CO_2 ナルコーシスが考慮される．もちろんこうなる以前に喀痰の排出が著明になったり，発熱が続くなどの症状が認められる．

原因と対応

1. 低酸素血症

在宅で遭遇する低酸素血症は，吸入カテーテルが外れてしまったという単純な原因によるものもあり，まずはこれを確認する．そのうえで，低酸素に対する酸素療法を開始する．SpO_2 を測定しながら低流量から開始する．この状況で意識の回復が認められれば，経過観察が可能となる．心不全，感染症などの増悪因子の特異的治療を行うことは在宅でも可能である．しかしながら，低酸素血症の改善が得られない場合は，家族に状態像を話さなければならない．たとえば感染症を併発して呼吸不全を引き起こし，その結果低酸素症状をきたしている状況では，人工呼吸管理，あるいは NPPV（noninvasive positive pressure ventilation）が必要となる．家族に対して，人工呼吸は救命のために必要な医療処置であることを説明しておく．

摂食障害の患者が意識障害に陥った場合は誤嚥，窒息が考慮される．予測が可能な場合はあらかじめ吸引器を用意し家族にその使用法を教えておくことが重要である．誤嚥からの低酸素血症による意識低下の場合は吸引のみで改善することが多い．このように意識障害の報告は意識障害になった人の病歴，そのときの状態像の把握がいかに日常なされているかが重要な問題である．在宅患者の様々な状態像が意識障害を予測させる．

2. 脳血管障害後遺症

脳血管障害後遺症をもちながら在宅療養されている患者も多い．脳梗塞の再発率は高い．脳卒中患者の1年までの累積死亡率は22％，2年以降は年7〜9％が死亡し，7年までの累積死亡率は52％である．また脳梗塞後では入院，外来患者の集団では3年以内に20〜30％，一般市民では5年以内に20〜40％といわれている．さらには脳塞栓後の再発は1年以内に多い．また，脳出血後は年間5.3％と他の病型よりは低い統計がある．こうした状況から脳梗塞の既往歴がある方は再発をまず考えるのは当然である．さらにはシャントが詰まり水頭症が出現することもある．その前段には認知状態の悪化，歩行障害，体幹機能障害を併発することもある．すなわち意識障害は脳卒中が原因となり，視床下部，大脳皮質，脳幹部が侵され障害がもたらされることによって生じる．脳梗塞後遺症としての仮

性球麻痺を併発し，嚥下能力の低下があり意識障害が併発した場合は，誤嚥，窒息も考えられる．この場合は緊急の入院が必要となる．早期退院が望ましいが，退院後の早期リハビリテーション（以下，リハ）が求められ，地域によってはその体制がないことも多く，地域リハ体制の充実が求められる．

3. 心不全

心不全治療後在宅に帰ることもしばしばある．心不全はよくなっているが，様々な要因により意識障害を併発させる．筆者は心不全治療薬投与による血圧低下で，退院後1週間以内の意識障害を数度経験している．心不全治療後も心不全末期にはしばしば胸痛発作を繰り返す．予測できる意識障害であれば，急性期の心筋梗塞でない限り，在宅での治療，経過観察は可能である．肝不全での意識障害は意識状態の変化が先行する．

4. 低 Na 血症

低 Na 血症においても意識障害を併発するが，それは Na 濃度が 120 mEq 以下の場合であり，在宅患者において 120 mEq 以下になることは，著明な下痢が数日間起こり，放置されていない限り原因とはならない．抗がん剤の使用により，下痢，嘔吐が継続するために大量の点滴が必要なこともある．

筆者は，スキルス胃がん，胃全摘出，食道瘻造設，がんによる腸管閉塞にて 4,000 ml 廃液があり，5,000 ml の輸液を行って脱水と低 Na 血症を防いだという症例を経験している．また，当初は輸液量を 3,000 ml としたが，Na の補充が少なく，軽度意識障害を併発した例も経験している．副腎機能不全の患者の意識障害の例では，副腎皮質ホルモンが適切に投与されないと，低 Na 血症からたびたび意識障害をきたすことがある．軽度の認知症があり，投薬のコントロールが難しい例では，投薬管理を家族や介護者に頼むまではしばしば意識障害を起こす例もある．甲状腺機能低下は意識障害の前に認知症状が現れ，傾眠，昏迷がみられることがある．

せん妄

高齢者において低 Na 血症の頻度が高く，高齢者自身が低 Na 血症を起こしやすい状態にあるのに加えて，悪性疾患，糖尿病など種々の病気をもっている場合が多いことに起因していると考えられ，せん妄はしばしばみられる意識障害の1つである．

せん妄がみられる高齢者は認知症患者だけとは限らない．急性疾患を併発した場合，発熱から脱水へ容易に移行し，せん妄を引き起こす．転倒による骨折で手術となり，入院を余儀なくされた場合など，環境の変化への対応が困難で混乱した結果，せん妄をきたすことがある．さらに，入院中の不適切な投薬のためにせん妄が悪化することもある．

環境要因の変化による場合は，不適切な投薬ではなく，本人の納得のもと，できるだけ早期にもとの環境に戻すことである．身体変化に伴う場合，発熱，便秘，脱水など些細な身体の変化がせん妄を引き起こす．大腿骨頸部骨折による痛みのためにせん妄を併発し，家族が初めて骨折に気付くという例もある．

医薬原性によるせん妄もある．抗コリン薬（レビー小体型認知症に使用される抗パーキンソン薬），H_2 ブロッカーなど使用頻度の高い薬剤が原因であることもある．

1. 症状と診断

せん妄は意識障害である．それによる思考の混乱，徘徊，昼夜逆転，放尿などの行為が見られる．妄想，幻覚がある．

せん妄は現実の把握ができない，あるいは適切に状況を把握していない状況であり，会話にまとまりがなくなる．浮動性で基本的には継続しないが，数時間から数週間引き続く例もある．慢性硬膜下血腫によっても会話に

表1 意識障害の原因

1. 一次性中枢神経障害	外傷：頭部外傷 血管障害：脳出血，くも膜下出血，脳梗塞 感染：髄膜炎，脳炎 脳腫瘍 けいれん重積
2. 二次性中枢神経障害	低酸素症 高血圧脳症 代謝障害：心肺停止，低酸素，低血糖，代謝性ケトアシドーシス，肝性脳症，尿毒症，低Na血症，粘液水腫，高Ca血症，低Ca血症 中毒，薬剤：一酸化炭素中毒，アルコール，神経安定剤，重金属，アスピリン 環境因子：熱疲労，低体温 欠乏症：ビタミンB欠乏

まとまりがなくなり，適切な状況把握ができないという認知症に似た症状が出現する．硬膜下血腫は歩行障害や失禁を起こすため，せん妄と鑑別できるが，正確な診断にはCT検査が必要となる．

2. 基本的な治療方針

認知症を伴わない高齢者に対して処方した薬剤が，せん妄の原因となることがある．抗パーキンソン薬，抗コリン薬，抗不安薬，抗うつ薬のような神経系の作用薬，あるいは循環器用薬のジギタリス，β遮断薬，利尿薬も頻回にせん妄を引き起こす．消化薬ではH₂ブロッカーがある．

発熱，脱水も，認知症を伴わない場合に併発する．認知症を伴う場合，上記の原因に加え環境要因が誘発因子となる．睡眠障害，身体拘束は，入院施設への入所が原因であることが多く，生活環境の調整が必要となる．

それでも改善が困難な場合は下記のいずれかを用いる．

【処方例】
・クエチアピンフマル酸塩(セロクエル®)：幻覚，妄想，不安焦燥感が強く鎮静が必要なケースに1日25 mgから処方する．50 mgでコントロールが可能だが，100 mg，場合により200 mgまで使用可能とされている．

・リスペリドン(リスパダール®)：精神症状や不穏暴力行為が目立つ患者に使用する．幻覚妄想に効果があり，鎮静効果が得られやすい．水液があるので食事に混ぜることもできる．1日量0.5 mgから開始し0.5〜1 mgで調節する．

・他の薬剤：ペロスピロン塩酸塩(ルーラン®)，オランザピン(ジプレキサ®)

意識障害の鑑別に際して

意識障害の鑑別は脳血管疾患とそれ以外の疾患との鑑別になる．表1に示すように，原因は多様である．全身状態の観察と評価が求められる．在宅におけるあらかじめ予測される意識障害では，神経障害では脳卒中が挙げられる．二次性中枢性障害では低酸素血症，低血糖，代謝性ケトアシドーシス，肝性脳症，低Na血症，大量の薬剤投与など限られてくる．ショックに伴う意識障害もある．

1. 身体神経学的所見からの鑑別

在宅患者は多彩な病歴を抱えている．予測可能な基本的な病歴情報の確認が必要となる．意識障害以外の身体所見では，基本的にはバイタルサインのチェックによる状況把握が必要である．脳卒中であれば，血圧が異常に高いこともある．心疾患からの意識障害であれば，ショックのために血圧は低いことがある．脈の所見(頻脈，徐脈，不整脈)も意識障害の鑑別に役立つ．低酸素に伴う意識障害であれば，SpO₂の低下を示す．肝性脳症における意識障害ではあらかじめアンモニアの数値から状況が把握可能である．

身体所見では，麻痺の有無，病的反射，瞳孔反射，瞳孔の大きさ，瞳孔の左右差の所見，項部硬直が重要な所見となる．脳卒中の評価については図1に示す．

在宅では，認知症や脳血管障害の後遺症を抱えている高齢者，さらには廃用症候群に陥っている患者も多い．すべての病態像に共

顔面下垂（笑ったり，歯を見せたりするよう患者に指示する）：
・正常—顔面の両側が同じように動く
・異常—顔面の片側が反対側と比べて動きが悪い

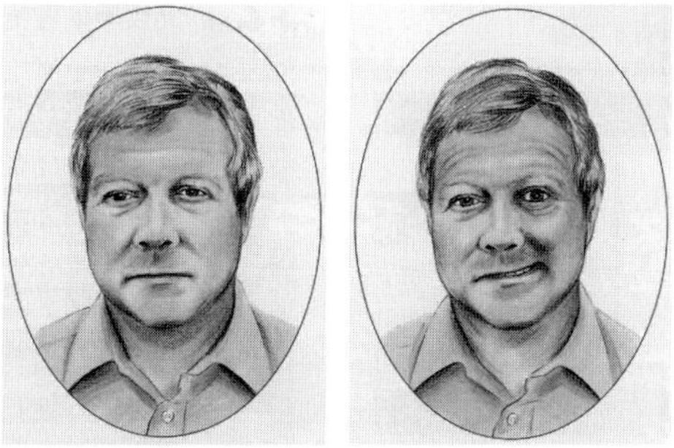

左図：正常
右図：顔面下垂を示す脳卒中患者（顔面の右側）

上肢の脱力（患者は目を閉じ，手のひらを上にして両手をまっすぐ前に出し，10秒間その状態を保持する）
・正常—両腕が同様に動くか，「あるいは」まったく動かない（回内筋の変位のような他の所見も有用である）
・異常——方の腕が動かないか，「あるいは」他方の腕より下がる

言語障害（患者に次のように言わせる "You can't teach an old dog new tricks"）：
・正常—不明瞭な発語はなく，正確な言葉を用いる
・異常—発語が不明瞭であったり，間違った言葉を使ったり，話すことができない

「判定」：上記の3所見のうち「1つ」でも異常である場合，脳卒中である確率は72%である

図1　脳卒中の評価：シンシナティプレホスピタル脳卒中スケール
(Kothari R et al : Acad Emerg Med 1997 ; 4(10) : 986-990 より引用，改変)

通することだが，すべてが入院の適用とはならない．不可逆的な進行になることが予測される場合には，これ以上の検査を必要としない場合もある．

2. 画像検査

在宅で可能な検査として末梢血，血糖，電解質，生化学的検査，CRP，尿検査は必須である．心電図，胸部X線，頭部CTが必要と考えられる場合は，入院が必要となる場合が多い．

3. 応急処置

在宅における応急処置は，現状では，医師，看護師よりも救急隊の到着のほうが早く，救急処置にも慣れている．筆者も何回か現場に立ち会っているが，迅速に呼吸，循環，気道が確保されすみやかに蘇生術が行われている．在宅の主治医は最後まで患者に責任をもたなければならず，緊急時となる前から家族に説明しておかなければならない．それでも，家族は突然のことに驚き，気が動転して救急車を呼ぶことが多い．仮に心停止の状態であっても，駆けつけた救急隊員は蘇生術を行い病院へ搬送する．心停止が継続すれば病院での死因は不明で異状死となる．主治医が救急隊と連絡を取り，死亡診断を行えば，主治医が死亡診断書を書くことが可能である．終末期医療のあり方が問われるところである．いずれにしても事前指示が必要となる．

表2　Glasgow Coma Scale(GCS)

開眼機能(Eye opening；E)	
4点	自発的に，または普通の呼びかけで開眼
3点	強く呼びかけると開眼
2点	痛み刺激で開眼
1点	痛み刺激でも開眼しない
言語機能(Verbal response；V)	
5点	見当識が保たれている
4点	会話は成立するが見当識が混乱
3点	発語はみられるが会話は成立しない
2点	意味のない発声
1点	発語みられず
運動機能(Motor response；M)	
6点	命令に従って四肢を動かす
5点	痛み刺激に対して手で払いのける
4点	指への痛み刺激に対して四肢を引っ込める
3点	痛み刺激に対して緩徐な屈曲運動
2点	痛み刺激に対して緩徐な伸展運動
1点	運動みられず

「E　点，V　点，M　点，合計　点」と表現する．正常は15点満点で深昏睡は3点となり，点数が小さいほど重症である．

表3　Japan Coma Scale(JCS)

Ⅰ．覚醒している(1桁の点数で表現)	
0	意識清明
1	見当識は保たれているが意識清明ではない
2	見当識障害がある
3	自分の名前・生年月日が言えない
Ⅱ．刺激に応じて一時的に覚醒する(2桁の点数で表現)	
10	普通の呼びかけで開眼する
20	大声で呼びかけたり，強く揺らすなどで開眼する
30	痛み刺激を加えつつ，呼びかけを続けると辛うじて開眼する
Ⅲ．刺激しても覚醒しない(3桁の点数で表現)	
100	痛みに対して払いのけるなどの動作をする
200	痛み刺激で手足を動かしたり，顔をしかめたりする
300	痛み刺激に対して全く反応しない
R(不穏)・I(糞便失禁)・A(自発性喪失)	

　在宅での応急処置が必要となることもある．予期しない突然の意識障害に遭遇した場合には，気道確保，嘔吐に備えた体位を指示し，循環動態を確認し，必要に応じて心肺蘇生術を施す．意識はGlasgow Coma Scale(GCS)(表2)，またはJapan Coma Scale(JCS)で評価する(表3)．血管確保，パルスオキシメーター，血圧測定を行い，低血糖が予測される場合に対しては50%ブドウ糖20 ml，2アンプル静脈注射を行う．脳卒中の診断となった場合には，24時間の意識状態，全身状態の把握が必要となり，さらにはt-PA治療の適応も含めて迅速な対応が必要になる．

　筆者はウェルニッケ脳症例を経験したことがあるが，重度身体障害者で一人暮らしの男性で，本人は偏食が著明にて，すべての食事をヘルパーが作っていた．嫌いなものは食べず，誰もがそれを問題としていなかった．さらには栄養のトータルの管理が行われていなかった．その結果として脳症を発症した．治癒後は訪問看護ステーションを導入し，栄養管理を行った．予測され，診断が確実とされる場合は在宅でも栄養管理可能となる．

　意識障害の治療はその原因に応じて治療を行うことが必要であるが，脳の障害は短時間にて非可逆性となるために症状からこの療法を選択してもよいと考える．

　脳卒中は現在約75%が脳梗塞に由来し，次にくも膜下出血，脳出血が占める．増悪防止の治療はそれぞれに異なる．脳梗塞では不必要な降圧は危険である．くも膜下出血は再出血の予防が大切であり，積極的な降圧が必要である．鎮痛，鎮静化にて全身管理が必要となり，的確な診断がなされなければならない．在宅高齢者の診断は，もちろん在宅では十分ではなく治療も困難である．

　90歳の重度認知症患者が脳幹梗塞による意識障害になった例を紹介する．身体所見ではJCSスコアは200であった．CT検査では出血は認められず，一時入院するも退院となる．意識障害は継続していた．経管栄養，PEGはしないでほしいというのが本人・家族の意思であった．迅速診断を行い，最善の医療処置を行ってもこうした例は存在する．

体温の異常
Hyperthermia

新田國夫
Kunio Nitta

在宅における発熱の特徴

在宅における発熱は原因不明なことも多い．視床下部の体温調節中枢の異常とされるが，体温調節中枢が異常をきたしている場合がある．高齢者はラクナ梗塞を併発していることも多く，正確な反応は期待できないことも多い．しかしながら，微熱，中等度発熱，そして高熱は疾患の鑑別を行うための情報源となる．1日1℃以上変動する弛張熱，1℃以上の差がなく，38℃以上の発熱が継続する稽留熱，あるいは間欠的に熱発するものなど，疾患により特徴がある．

高齢者の感染症では熱が出ないことが多いのは，代謝の低下だけではなく，様々な投薬（消炎鎮痛薬，副腎皮質ホルモン）を受けているのでマスクされることが多いためである．また，高齢者は体温調節機能が低下しているために，発熱の程度と重症度とが相関しないことが多い．肺炎では無熱のことが多い．38℃以上になれば，重症肺炎である．

感染症の全身症状としての発熱の出現率は20～30%との報告がある．高齢者では感染症の特徴である発熱よりも，食欲不振，せん妄，意識の低下が認められる．また感染症から脱水をきたした結果の発熱もみられる．

在宅高齢者は様々な疾患を抱え，低栄養による免疫障害が重なり感染症を引き起こしやすいということを常に念頭におく必要がある．

診断の進め方のポイント

在宅患者の発熱の原因には感染性疾患のほかにも，様々な病態が考えられる．たとえば体温調節障害による高体温，低体温がある．そのうち環境要因として，部屋の温度が高温のための発熱がある．第1には感染症を考えるが，それ以外の非感染性疾患も併せて考慮しなければならない．

近年，感染症医療は培養検査を行う米国式医療が重視されてきている．たとえば肺炎が疑われたら，喀痰のグラム染色，喀痰の培養，血液培養を行い，尿路感染を疑った場合は，尿のグラム染色，尿の培養，血液培養を行う．その結果を活かし，抗菌薬の変更，減量をすること（デ・エスカレーション）が特徴となっている．この場合にはCRPやWBCを重視しない．培養検査で起因菌を決定し，その後の治療に役立てる方法である．

CRPは在宅医療では重要であると思っている．培養検査は発熱のたびに頻回に行うことはできない．治癒できない感染症には上記の検査が有用であり，CRPに依存することは避けるが，CRPの軽減は治療の有意性を示し，治療期間を想定可能にする．

さらに抗菌薬の体内動態〔薬物動態学（pharmacokinetics; PK）〕と抗菌活性〔薬力学（pharmacodynamics; PD）〕のパラメーターにて投与法を考える．たとえばセフェム系，ペニシリン系はPK/PDの観点からすると時間依存性で短い持続効果のために投与回数の増大が必要である．マクロライド系は殺菌作用が長く持続する効果で，血中の総薬物量が影響するために，1回投与量を増量する必要があることになる．

現在の日本においては用量・用法に制限があり，現実的にはPK/PDの観点から回数を増やすと効果がある抗菌薬では，点滴時間を延長することにより同様のtime above MIC（MICを超える濃度が維持される時期）が得られるとされており，この方法は有用である．

在宅医療では，寝たきり，認知症，がんの終末期，難病など様々な高齢者を対象とする．患者の情報も家族，訪問看護師，ヘルパーなど様々なところから入る．発熱のみではなく食欲不振，あるいは認知症患者であれば，不穏，妄想，意欲の低下などの周辺症状を呈することも少なくない．まずは診断の前に，感染症を疑う気づきが必要となる．

その後，系統的総合的診察が必要になるが，その場合レビュー・オブ・システム（review of systems; ROS）が有用となる．ただし，現実は在宅では，明確な所見が取れない，あるいは表現できないことも多い．聴診所見では明確でなくとも，軽度の肺炎は多く存在し，この時期に治療することにより重度化を防ぐことが何よりも必要になる．

1枚の胸部X線写真も撮れず，情報はCRP，WBCにならざるをえないという場合もある．まず必要なことは初期治療であり，入院を防止するためには早期の抗菌薬投与が必要となる．この場合には旧来のCRPに頼るべきである．WBCは抗菌薬の投与により信頼すべき数字とはならない．血液培養を行うためには，在宅では，時間調整も含めて困難であるが，SpO_2が低下し，在宅酸素療法が必要となる状況で，かつ入院が困難な症例では血液培養が必要となることも考えられる．何度も患家へ足を運ぶことはできないため，抗菌薬の投与は基本的にはゆっくり点滴にて行い，血中濃度を維持することになる．高齢者のWBCは，予備能が少ないために，重症感染早期には減少し，高度の核左方移動を伴い，次いで増加する．しかしながら抗菌薬の投与と同時に正常化してしまう．CRPは急性炎症の程度をより正確に反映する．筆者はCRPを抗菌薬投与の指標としている．

赤沈は正常化が遅れるが結核などの観察には有用である．

身体診察

身体診察は，高齢者ではきわめて困難なことが多い．発熱を引き起こす原因疾患を診断するうえでは細菌感染，特に尿路感染，呼吸器感染，胆道系感染を疑うことが大切である．また，胸部聴打診，腹部触診はあらかじめ疑いをもって行うことが必要である．誤嚥性肺炎を疑った場合は右側胸部下葉の聴診，胆嚢炎の疑いをもって右季肋の触診を丁寧に行う．39～40℃の発熱の場合は腎盂腎炎も考えられ，背部の打診が求められる．

以下は筆者が経験した例であるが，COPDの主婦を在宅にて診ていたところ，あるとき奇妙な咳が別の部屋から聞こえてきた．尋ねたところご主人の咳であることがわかった．今まで一度も医療機関に受診したことがなく，微熱が続いているとのことであった．環境は陰湿で，何年もこうした状態であったとのことである．聴診などの身体観察にて重度の結核症が疑われた．このように結核症は進行が穏やかで明瞭な局所症状を呈さない場合が多く，放置されていることが多い．

必要なスクリーニング検査

1. 尿検査

尿路感染症の診断に必要となる．在宅患者は失禁などの理由で尿の検査がしにくいことがあり，家族に採尿してもらうことが多いが，家族への負担はなるべく避けるべきである．

2. 血液生化学検査

体温上昇と血液生化学検査を指標として相互評価しなければならない．血液生化学データはそれほど頻回に検査することができな

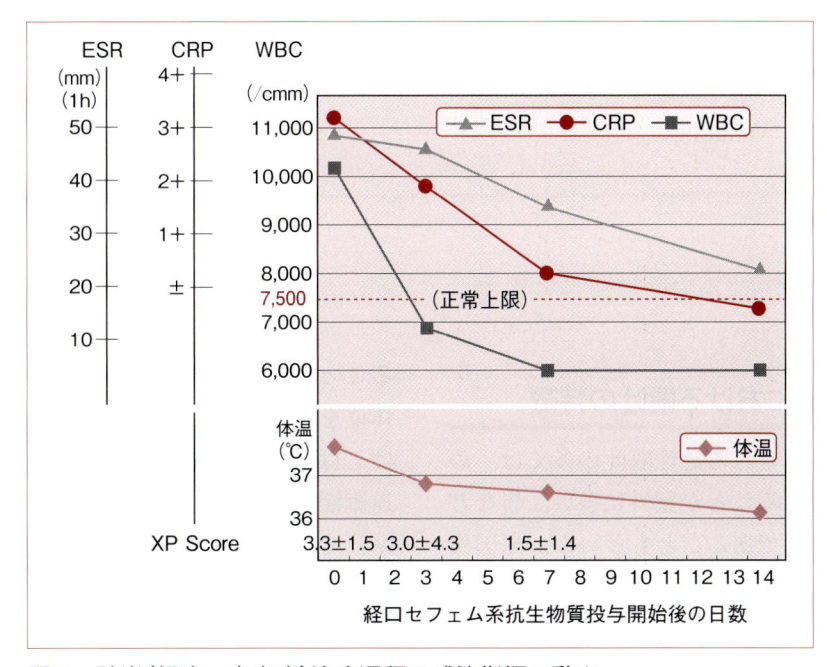

図1 肺炎（軽症〜中毒症）治癒過程の感染指標の動き
（稲松孝思：老年医学テキスト．改訂第3版，メジカルビュー社，東京，2008；535より引用）

い．異常を見つけたときの客観的評価のために血液生化学検査を行う．がんの終末期において血液生化学検査の値が正常に出ることも珍しくはない．一方，発熱がなくてもCRPが異常なことはある．このような場合には即座に感染症を疑って抗菌薬投与することはない．しかしながら，体温が37.5℃以上の場合には感染症を疑い治療適用となる．培養検査の結果が出るまで1週間かかり，その間に感染症が重症化してしまうことも経験する．在宅高齢者はできうるかぎり早期に治療を開始し，不必要な入院を避けねばならない．

3. 胸部X線検査

肺炎を疑うときに行うが，どうしても必要なとき，普段SpO_2が90％台で80％台に低下したときは酸素の吸入をしながら胸部X線写真の撮影が必要である．また，重度化した心不全の際にも求められる．

確定診断のために

感染症の確定診断には一般的に発熱，頭痛，倦怠感といった全身症状を訴えるが，高齢者，特に在宅患者はほとんど訴えがない．しかしながら，筆者は突然のショックなどの敗血症症状を呈した胆嚢炎を経験したことがある．初発症状は血圧低下であった．発熱は軽度，それ以外に食欲低下があり家族も軽度のかぜ症状と考えていた．血圧の低下が認められたがそれほどの重症感がなく，血液検査にて肝，胆道系酵素の上昇が著明，WBCは正常，右側の季肋部の圧痛が確定診断となった．

高齢者は遷延しやすく，そのために重症化する以前の早期発見，早期診断が重要である．症状が出にくいため家族，介護者からの情報が何よりも重要であり，日常変化がみられたらまず感染症を疑うことである．

在宅高齢者の感染症の治療はできる限り在宅で行うことが望ましい．認知症患者は環境変化により周辺症状をきたし，感染症治療は終了しても，ADLの低下に伴い従来の生活が不可能になる可能性がある．在宅高齢者の感染症が入院を必要とするときは，介護力の低下が病状より重要な要素となる（図1）．

嘔吐
Vomiting

新田國夫
Kunio Nitta

在宅高齢者における嘔吐の特徴

在宅で日常みられる急性嘔吐の多くは，めまいが原因であることが意外に多い．胃などの消化器が原因であることも多いが，原因疾患の鑑別には検査が必要となり，除外診断が重要である．

食後1時間を経過しても胃に食物が停滞して嘔吐する場合も多く，消化器の機能低下があることは鑑別をするうえで考慮しなければならない．腸閉塞による嘔吐は鑑別疾患の1つであるが，嘔吐症状以前に腹部の膨満などの症状が早く出現する．入院中にモルヒネの処方を出されたがん患者が，退院時から悪心・嘔吐を訴える場合は，制吐薬が処方されていないか，あるいは適量でないことが考えられる．

続発性の合併症，嘔吐に伴う誤嚥の予防が必須となる．側臥位や前屈位を保持して，窒息や肺炎を防止するが，一方で診断を遅らせてはならず最小限度の早期診断を行う．

1. 悪心・嘔吐

在宅における主訴として多い表現である．食欲がないのと同様に不快感として表現される．認知症患者からの訴えは，BPSDの症状であることが多い．様々な抗精神病薬の投与は副作用として現れる．あるいは症状そのものがBPSDの原因となるため，その原因疾患を鑑別することが必要である．寝たきり患者を含め，高齢者の嘔吐は逆流性食道炎であることも多い．原因を考慮し，日常の姿勢，体位を整えることにより改善をみることもしばしばである．在宅ではPEG患者の胃食道逆流症にもしばしば遭遇する．座位や右下側臥位で対応したり，栄養剤を固形化するか流動食を注射器で注入する方法もある．食事の際，顎関節が伸展位となっていると嚥下が困難なことがあり嘔吐を誘発する．顎関節が伸展位しかとれない場合には，体位を座位にすることで改善することもある．

腹部の診察では，腹部の膨満，圧痛を観察する．腸管の張りを痛みとして感じるため，いつ，どこを触診しても痛みを感じる人が多い．日常の所見との比較が重要である．S状結腸軸捻症は時々観察されるが，単に便秘としての症状も多く，嘔吐，疼痛を訴えないことがあり，鑑別診断の際には考慮しておく必要がある．

麻痺性腸閉塞の原因は腹膜炎，疼痛が原因となるが，聴診所見で雑音の消失が認められれば機械的腸閉塞との鑑別となる．日常的な疾患では急性腸管感染症が多いが，高熱，嘔吐下痢症ではノロウイルスの鑑別も必要である．

悪心をきたすもののなかにジギタリス中毒がある．高齢者のジギタリス製剤の使用頻度は高く，原因が見当たらないときはジギタリスの使用の有無も確認する．その他，抗腫瘍薬，NSAIDsによる原因も多くみられる．

2. 内臓，腹膜の刺激による反射性嘔吐

嘔吐は延髄の外側網様体が刺激されることにより起こるが，直接刺激により起こる中枢性嘔吐は脳圧亢進が原因となる．在宅では脳卒中が多く認められるが，脳卒中後の再発作が多い．先ほど述べたジギタリスなどの薬剤など化学的刺激も中枢への刺激症状である．

消化管などの身体各部から迷走神経を介した反射性嘔吐も考えられるが，高齢者では反応が遅く，症状出現時の状態像は悪く，嘔吐以前の症状の把握が必要となる．

大脳皮質を介する心因性の嘔吐もあり，外来ではよく遭遇するが，在宅でみることは少ない．ただし，考慮しておく必要はある．

原因の精査は重要であるが，嘔吐を放置すると，特に認知症患者では脱水症状からせん妄を誘発することがある．さらに，血清電解質異常が起こり様々な症状の出現，さらには嚥下能力の低下による誤嚥性肺炎を生じる．嘔吐の原因の究明と，その治療を優先しなければならない．

嘔吐の薬物治療

原因疾患の検索が必要であるが，薬物投与が結果として原因の究明にもなる．嘔吐以外の諸症状，所見から診断を行う．数日の間に全身症状の悪化をみるときには，補液の有効性よりも病態像の重大性が考えられる．全身状態には変化がなくても症状が改善しない場合もある．すなわち意識が正常で，嘔吐が続く場合である．そのときは消化管の持続閉鎖を考慮し精査を必要とする．ただし，がんの末期によることも多い．この場合は嘔吐の原因にはモルヒネの副作用，抗がん剤治療後の神経毒，消化管の閉塞が考えられる．消化管の閉塞に際しては経管チューブを胃に挿入することもある．

筆者が経験した90歳の女性で，がんによる消化管の完全閉塞例では，2日に1回胃チューブ挿入，最後は家族が看護師に教えてもらい行うことも可能であった．持続的挿入は家族・本人も拒否し，間欠的挿入により嘔吐は回避された．

在宅医療では，夜間の急変には十分注意しながら全身の観察が必要である．がん以外の状態像が不安定な場合は家族の不安も増し，入院治療が考慮される．入院すれば，専門の医療者による全身観察が行える．たとえ在宅が可能であると判断された場合でも，予想される症状を事前に詳細に説明すると，本人・家族が不安を増すことがあり，その場合はまた入院が考慮される．

高齢者が嘔吐を繰り返すと，全身状態の低下が激しく，意識障害を合併することもある．誤嚥を防止する体位を保持し，夜間も嘔吐に対する観察が必要となる．

【処方例】
- 経口摂取が可能なとき：ナウゼリン®錠（10 mg）3錠 分3
- 経口摂取が不可能なとき，脱水も併発していると考えられるとき：点滴500 mℓ プリンペラン（アンプル10 mg混合），あるいは坐薬（30・60 mg）

投与する坐薬は薬剤効果が長く，2回投与で効果がある．また，輸液量は状態像にて変更する．できうる限り在宅での治療を優先することが望ましい．病態像により違いを見せるが，入院の必要性の判断は，介護力，病態像によっても異なる．

腹痛
Abdominal Pain

新田國夫
Kunio Nitta

在宅高齢者の腹痛の特徴

　腹痛は在宅患者においてもよくみられる症状である．在宅高齢者は疼痛の感受性が低く，さらには腹痛の原因が，消化器疾患だけではなく，泌尿器，婦人科，さらには循環器疾患でも起こる．さらには，病的ではない便秘，心因性反応もある．このような症状のなかで，軽微なものと，急性腹症との鑑別が重要となる．

　腹痛は内臓痛，すなわち管腔臓器の筋層，実質臓器では臓側腹膜に存在する自律神経末端を介して知覚する疼痛である．管腔臓器の痛みは伸展，拡張，収縮により起こる．イレウス，過剰な収縮反応が痛みの原因となる．臓側腹膜の痛みは臓器の腫大によるものである．体性痛は虫垂炎，胆嚢炎など，疾患臓器から周囲の壁側腹膜への炎症の波及であり，局在性が明確である．その他関連痛がある．

腹痛の鑑別診断

　一般的には病歴の聴取が重要であるが，認知症を併発していたり，あるいは言葉を発しない患者も多く，丁寧な診察が重要である．急性，慢性の鑑別は発症にて判断可能である．急性で，進行性であれば，入院などの処置も考慮されるため慎重な対応が求められる．

　腹部診察においては解剖学の知識が重要である．

　腹痛の随伴症状である嘔吐，下痢，発熱，さらには血便からも部位診断が容易である．黒色便は上部消化管出血，灰白色便は肝，胆道系疾患が考えられる．

　視診（イレウス，腹水による腹部の膨隆，急性膵炎の特殊な徴候），聴診（血管雑音，蠕動音の有無），打診，触診（腹部の圧痛の最強点，腹膜刺激徴候の有無）によりある程度の臓器診断が可能となる．しかしながら，腹痛の鑑別診断のなかで疼痛発現部位と臓器の鑑別は容易ではない．在宅患者は自ら表現ができず，正確な疼痛の場所を明確に言えないことが多い．ある程度診断は可能であると述べたが，実際は圧痛を感じる患者は少なく，あくまでも「疑い病名」となる．当院では診断不明な患者については，在宅への往復可能な検査機関に頼ることもしばしばある．

　筆者が経験した一人暮らしの認知症患者の例では，上腹部痛のために胃が原因と考え，投薬していたが改善されず，急速な黄疸が出現，胆管結石を疑い，抗菌薬治療を行うも改善されず，腹部CTにて膵頭部がんが判明した．

　腹痛の診断には迅速な対応を迫られる．高齢者の状態像を理解しながら，どのような問題があり，何に起因しているのかの推論が必要になる．

　高齢者にみられる胆石症はほとんど無症状である．典型的な症状を示さず，上腹部の違和感，不定愁訴を示すことが多い．急性胆嚢炎の症例は抗菌薬にて治療を行い，治療効果が認められる．胆管炎を併発した場合はドレナージ（経皮経肝ドレナージ，内視鏡的経乳頭経胆管的ドレナージ）も考慮されなければ

ならない．胆管炎は胆管が閉塞しているために起こるため，抗菌薬投与も全身投与が望ましい．

治療法とともに「科学的根拠に基づく急性胆管炎・胆嚢炎の診療ガイドライン」（急性胆道炎の診療ガイドライン作成出版委員会　編，医学図書出版，東京，2005）に沿って病態と診断，治療方針を解説する．

急性胆嚢炎

1．病態と診断

急性胆嚢炎は，胆嚢頸部または胆嚢管の機械的閉塞により，胆汁うっ滞，血流循環障害が生じ，二次的に細菌感染(*E. Coli*, *Klebsiella* などのグラム陰性桿菌が多い)が加わり発症する．約90%は胆嚢結石に合併する．症状は右季肋部痛と発熱，血液検査ではWBC，CRPの上昇に加え肝胆道系酵素能の軽度上昇をみることが多い．肝胆道系酵素能の高度の上昇や黄疸を認めた場合は総胆管結石・胆管炎あるいはその合併を疑う．腹部超音波検査，CTにより，胆嚢腫大(長軸径＞8 cm，短軸径＞4 cm)，debris，壁肥厚(＞4 mm)，壁内低エコー帯(sonolucent layer)，胆嚢の圧痛(sonographic Murphy sign)などを認めれば，診断が確定する．

2．治療方針

(1) 軽症例

中等症，重症に該当しない例．鎮痛薬，抗菌薬の保存的治療を行う．初期治療に反応しない例では手術や胆嚢ドレナージの適応を検討する．

(2) 中等症例

①高度の炎症反応(WBC ＞14,000/mm^3 または CRP ＞10 mg/dl)，②胆嚢周囲液体貯留，③胆嚢壁の高度炎症性変化(壁不整や高度肥厚)のいずれかを伴う例．迅速に手術(腹腔鏡下胆嚢摘出術が望ましい)や胆嚢ドレナージ(経皮経肝胆嚢ドレナージや経皮経肝胆嚢吸引)などの適応を検討する．

(3) 重症例

①黄疸，全身状態不良，②重篤な局所合併症(胆汁性腹膜炎，胆嚢周囲膿瘍，肝膿瘍)，③胆嚢捻転症，気腫性胆嚢炎，壊疽性胆嚢炎，化膿性胆嚢炎のいずれかを伴う例．①では鎮痛薬，抗菌薬とともにすみやかに胆嚢ドレナージを行い，②，③では全身管理の下に緊急胆嚢摘出術を行う．

急性胆管炎

1．病態と診断

胆汁うっ滞に細菌感染(*E. Coli*, *Klebsiella*, *Enterobacter* などのグラム陰性桿菌，次いで *Streptococcus* spp, *Pseudomonas*, *Proteus*, 嫌気性菌では，*Clostridium*, *Bacteroides* の検出が多い)が加わり発症する．胆管結石，胆嚢炎，悪性腫瘍(膵がんや胆管がん)による胆道狭窄，胆道外科手術後の胆管吻合部狭窄に続発する．症状は，腹痛，発熱，黄疸のCharcotの3徴，血液検査ではWBC，CRP，肝胆道系酵素，直接ビリルビンの上昇をみる．進行すると，急性閉塞性化膿性胆管炎に移行し，意識障害とショックを加えたReynolds 5徴を呈し，エンドトキシンショック，DIC，多臓器不全に陥る．

2．治療

(1) 軽症例

中等症，重症に該当しない例．抗菌薬治療を行う．総胆管結石が存在する場合や初期治療(24時間以内)に反応しない場合には中等症と同様に対応する．

(2) 中等症例

①黄疸(T.Bil ＞2 mg/dl)，②低アルブミン血症(＜3.0 g/dl)，③腎機能障害(Cr＞1.5 mg/

dl，BUN＞20 mg/dl），④血小板減少（＜12万/mm³），⑤39℃以上の高熱のいずれかを伴う例．初期治療（絶食，補液，電解質補正，抗菌薬投与）とともにすみやかに胆道ドレナージ（内視鏡的経鼻胆管ドレナージや経皮経肝胆管ドレナージ）を行う．

（3）重症例

①ショック，②菌血症，③意識障害，④急性腎不全のいずれかを認める例．適切な臓器サポート（十分な輸液，抗菌薬，DICに準じた治療など）や呼吸循環管理（気管挿管，人工呼吸管理，昇圧薬の使用など）とともに緊急胆道ドレナージを行う．

胆道ドレナージや重症患者の管理ができない施設では，対応可能な施設に緊急搬送すべきである．

患者説明のポイント

根本的な原因疾患を確かめる必要が在宅医療においてもあるが，胆囊炎，胆管炎の可能性を考慮し中等度以上では入院ドレナージの治療も考えるべきである．

在宅での診断・治療のポイント

前述のガイドラインでは，病態に即した治療方針が示されているが，総じての基本姿勢は迅速なドレナージ術と全身管理を躊躇なく最優先すべきことである．また，軽症との評価例においても病態の変化には細心の注意を払う．胆囊炎，胆管炎は早期に診断し救命することが可能であるために，在宅から上記治療が可能な病院への搬送が必要となる．ドレナージで効果があれば劇的に症状が改善することも多くあり，早期の在宅復帰が可能となる．

高熱，下腹部痛，背部痛があり，腹部所見にて筋性防御はない場合で，仮に尿道カテーテルが挿入してあれば，腎盂腎炎などの尿路感染症が鑑別診断として考慮されねばならない．尿の検査にて膿尿があれば感染源と考えてよいが，膿尿がない場合は発熱の原因は別にあると考えてよい．カテーテルが留置されていると30日以上ではほぼ細菌尿であるが，尿路感染の原因にならないこともあり，診断は難しいこともある．

急速な臍周囲の疝痛で始まり，痛みは徐々に腹部全体に広まり持続性となる．悪心，嘔吐，下血，下痢をすることも多い．腹部所見としては発症時には腹部の激痛がみられるが，腹部は軟らかく，膨満，筋性防御がないことが特徴である．時間とともに腹膜刺激症状，麻痺性イレウスとなる．さらに進むとショック症状になる．虚血性大腸炎など虚血性腸疾患は高齢者に好発し，致死率も高い．

消化性潰瘍に関して高齢者は症状に乏しく，腹痛を主訴とすることは少なく，無症状も多い．特にNSAIDsを使用している高齢者では少ない．胃潰瘍では胃体部から高位の潰瘍が多く巨大潰瘍もしばしば認められる．貧血を主訴として，しばしば発見される．NSAIDsは在宅療養の高齢者には多用される．閉塞性動脈硬化症（ASO）の患者の疼痛解除の目的でNSAIDsを使用していたところ，それまで消化器症状には何の訴えもなかったが，夜中に突然急性腹症となり，緊急往診，上腹部は板状硬であり，結果として胃穿孔であった．突然に併発する急性腹症には，NSAIDsの使用を含めての診察が必要である．

外傷
Trauma

新田國夫
Kunio Nitta

高齢者の運動器障害の特徴

要介護となる原因疾患は年齢により差がある（図1, 2）.

高齢者は様々な疾患を複数もっている（⇒S 190「老年症候群」参照）. 運動器障害は要介護状態になる危険性のある疾患であり, そして要介護状態になればさらに転倒の危険性が多くなる. 運動器障害による要介護状態は全体の20%を占める. 運動器障害のなかで特に歩行, 移動能力の低下した状態は運動器不安定症と定義され, 日本整形外科学会, 日本運動器リハビリテーション学会, 日本臨床整形外科学会の3学会から診断基準が提案されている（表1）. この概念は転倒, 骨折を念頭においたものとされる. さらに高齢者の運動器障害により, 暮らしのなかの自立度が低下し, 要介護あるいは要介護状態になる危険がある状態はロコモティブシンドロームと呼ばれる. これは要介護予備群に対する予防的概念である. 在宅患者の90%以上は運動器不安定症をもっている.

転倒, 転落の年間発生率は在宅高齢者10～25%という統計がある. 運動器障害が外傷の主要な原因であるが, 運動器障害に合併した疾患の他に, 在宅患者の多くを占める脳血管障害では見える障害としての片麻痺, 見えない障害としての高次脳機能障害が原因となることが多い. 適切な評価と維持期のリハビ

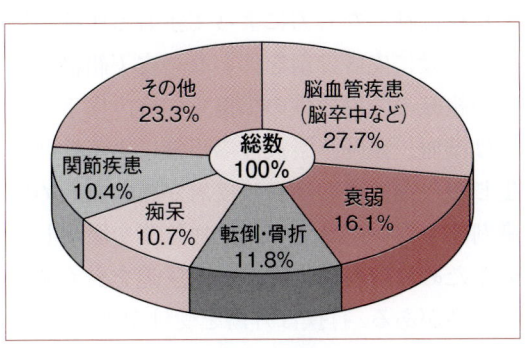

図1 介護が必要になった原因
（厚生労働省大臣官房統計情報部：国民生活基礎調査 平成13年より作成）

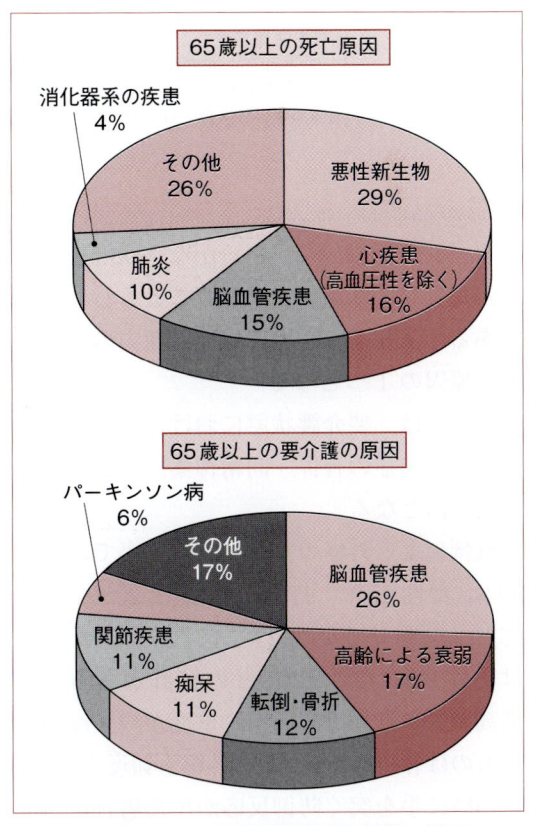

総数100%
- 脳血管疾患（脳卒中など）27.7%
- 衰弱 16.1%
- 転倒・骨折 11.8%
- 痴呆 10.7%
- 関節疾患 10.4%
- その他 23.3%

図2 65歳以上の死亡原因と要介護の原因
資料：人口動態統計及び国民生活基礎調査（2001年）から65歳以上高齢者について作成

65歳以上の死亡原因
- 悪性新生物 29%
- 心疾患（高血圧性を除く）16%
- 脳血管疾患 15%
- 肺炎 10%
- 消化器系の疾患 4%
- その他 26%

65歳以上の要介護の原因
- 脳血管疾患 26%
- 高齢による衰弱 17%
- 転倒・骨折 12%
- 痴呆 11%
- 関節疾患 11%
- パーキンソン病 6%
- その他 17%

表1 運動器不安定症の診断基準(2006年4月)

I　運動器不安定症の定義
高齢化などにより，バランス能力および移動・歩行能力が低下し，その結果閉じこもり・転倒のリスクが高まった状態
II　診断基準
下記の運動機能低下をきたす11疾患の既往があるか，または罹患している者で，日常生活自立度あるいは運動機能が下記に示す機能評価基準1または2に該当する者 　運動機能低下をきたす疾患 　　1　脊椎圧迫骨折および各種脊柱変形（円背，高度脊柱後弯・側弯など） 　　2　下肢骨折（大腿骨頸部骨折など） 　　3　骨粗鬆症 　　4　変形性関節症（股関節，膝関節など） 　　5　腰部脊柱管狭窄症 　　6　脊髄障害（頸部脊髄症，脊髄損傷など） 　　7　神経・筋疾患 　　8　関節リウマチおよび各種関節炎 　　9　下肢切断 　　10　長期臥床後の運動器廃用 　　11　高頻度転倒者 　機能評価基準 　　1　日常生活自立度：ランクJまたはA（要支援，要介護1，2） 　　2　運動機能：1）または2） 　　　1）開眼片脚起立時間；15秒未満 　　　2）3m Timed up and go test；11秒以上

日常生活自立度ランク
J：生活自立；独力で外出できる
A：準寝たきり；介助なしには外出できない
（日本整形外科学会，日本運動器リハビリテーション学会，日本臨床整形外科学会提案）

リテーション（以下，リハ）がない状況で，拘縮が進行して転倒につながることもしばしばである．認知症，視力障害，判断力の低下なども原因の1つとなる．

さらには，要介護状態における身体機能の低下，認知症の合併，向精神薬，睡眠薬が相互的原因となる．

転倒による外傷の割合は，擦り傷では男性20％，女性15％；打撲では男性20％，女性23％；捻挫では男性2％，女性7％；骨折では男性9％，女性12％との統計がある．在宅高齢者の転倒は多いが，重度かつ頻度の高いものは骨折である．頭部外傷も頻度が高い．転倒時に手を突く防御反応が出た場合は，前腕骨遠位端骨折，上腕骨外科頸骨折を生じ，防御反応が低下している場合には大腿骨頸部骨折，頭部外傷を生じる．

打撲，挫傷，捻挫

1．外傷時の身体診察

(1) 打撲(contusion)，挫傷(bruise)（表2）

打撲は鈍的な外力によって生じる圧挫損傷で，一般に皮膚に創を伴わない皮下組織など軟部組織の非開放性の損傷をいう．皮下組織には溢血，血腫，漿液性滲出液による浮腫を生じる．高齢者の場合は皮膚が脆弱なため皮膚剥離を伴い，さらには抗血栓薬を服用しているために容易に止血できず圧迫を長くする必要性がある．打撲は外傷を受けやすい四肢，特に下肢に好発する．

挫傷は皮膚損傷を伴っている場合の表現と

表2 大腿四頭筋挫傷の分類（Jacksonら）

腹臥位で膝関節を屈曲させ，その屈曲可能角度で重症度を決定する．
- 軽症：膝関節屈曲可動域 90°以上
- 中等症：膝関節屈曲可動域 45〜90°
- 重症：膝関節屈曲可動域 45°以下

表3 捻挫の分類（O'Donoghue）

第1度	靱帯の一部の線維の断裂で，関節包は温存されている
第2度	靱帯の部分断裂で，関節包も損傷されることが多い
第3度	靱帯の完全断裂で，関節包の断裂も伴う

して使用されている．広義には筋挫傷も含み，筋挫傷は高齢者では大腿四頭筋のみでなく，下腿筋，上腕筋にも起こる．

（2）捻挫（sprain）（表3）

捻挫は関節の可動域を超える動きを強制され，関節包，靱帯などの関節の支持組織が損傷した状態である．足関節，膝関節　手指関節など関節の可動域が一定方向に制限されている部位に多い．固定された解剖学的状況が，転倒，あるいは単につまずくといった状況で一定方向以外に外力が加わり，関節支持組織が損傷する．足関節の捻挫は日常よく認められるが，膝関節，手指の関節も多い．関節支持組織の損傷が軽度の場合は1週間から2週間程度にて治癒し，予後良好であることが多いが，靱帯の一部断裂を伴い，高度の場合は予後は不良である．

2．必要となる検査

単純X線撮影は骨折の鑑別診断に必要であるが，いかにしてX線写真を撮るかが問題となる．在宅患者の場合，誰でにも移動の問題があり，できる限り不必要な検査は避けたい．外傷後に予測される診断に対して，ADLに支障をきたすかどうかが検査の判断材料となる．骨折の際，入院による手術を必要とし，予後が良好であるかが問われたときに，検査の必要性を判断し，その患者のもつ多種の病態像から総合的に判断する．超音波検査は在宅でも可能であり，外傷時には外傷，挫傷の程度を判断することができる．

3．診断のポイント

①皮膚挫傷，筋挫傷：局所に限局した圧痛，出血斑，腫脹，硬結の確認が必要であるが，筋挫傷か皮下組織の挫傷かという，外傷の深部への深達度の判断には超音波検査が必要となる．筋挫傷は治癒までに時間を必要とする．

②捻挫：損傷靱帯や関節包に一致する限局的な圧痛を確認するとともに，愛護的なストレスによる疼痛の再現と関節不安定性をみる．

　第1度の捻挫は腫脹，硬結，圧痛を伴い，第2度では出血斑を伴う．1度，2度の鑑別は予後判定に必要である．

4．治療

打撲，捻挫，挫傷ともに，出血を抑え，炎症と浮腫・腫脹を最小限にすることが初期の応急処置として重要であり，RICE療法〔rest（安静），ice（冷却），compression（圧迫），elevation（挙上）〕が用いられる．アイシングは1回20分をめどとして，その後は皮膚の色や感覚を確認しながら続ける．

（1）筋挫傷

軽症例の場合，RICE療法後できるだけ早期に疼痛のない範囲での自動可動域訓練，等尺性筋収縮訓練を行う．中等症以上では，血腫のあるものは穿刺の必要があることもあるが，抗血栓予防薬を服用していることが多く，十分な注意を必要とする．外固定（弾性包帯，副子など）を行ったりすることもある．

(2) 捻挫

損傷の程度に応じて，弾性包帯やテーピング，プラスチック包帯などを使い分け，1～3週間固定する．近年は装具療法も盛んに行われている．

在宅患者の外傷時の注意点と高齢者の特徴

できる限り非損傷部位の廃用性筋萎縮を予防する．また固定していない関節は積極的に動かすことを指導する．再度の転倒を怖がり動かないことが多く，その結果，廃用になることもあるため，基本的な治療は行いながらも，できる限り元の生活を維持することが重要である．

骨は加齢とともに脆弱化し，微力な外力でも骨折が生じるが，脊椎椎体骨折は特別な機転がないことが多い．腰部痛は高齢者にとっては日常的なことであり，変形性腰椎症を伴って腰痛を発症し，圧迫骨折は見逃されることが多い．骨密度の減少と骨折発生率の間には相関関係がみられるとされるが，脊椎骨折発生率は欧米白人より高い．その理由は椎体の大きさ，骨強度が関与しているといわれている．四肢の骨折の好発部位は，上腕骨近位部，橈骨遠位端部，大腿骨頸部または転子部である．転倒時に手をつき防御できるかどうかで骨折部位が異なる．発症率からみると橈骨遠位部骨折は50歳代からであり，上腕骨近位部骨折は60歳以上から直線的に上昇する．転倒時に反射的に手をついて防御できる年齢と，防御できずに大腿骨近位部を骨折したり，肩関節から直接落ちて挫傷する年齢とに分かれる．

在宅でよくみられる骨折への対処

1. 上肢の骨折

受傷起点は上述のとおりである．心身の各疾患が転倒の原因となる．不安定，ふらつき，失調などの神経症状や，環境要因，薬剤性など原因は様々である．また80歳以上の高齢も因子となる．転倒により手をつき発症する．上腕骨は近位部から遠位部にかけての諸骨折が多く，橈骨遠位端では，通常は骨折線が関節包外にある橈骨遠位端骨折が多い．

(1) 上腕骨近位端骨折

原則的には保存治療を選択し，三角巾で簡単に上肢を保持しておくとよい．骨接合術は，骨が脆くなっているために強固な固定が得られにくい．保存治療では上腕骨骨頭は内反変形癒合することが多く，肩の挙上制限をきたすが，高齢者では日常生活への支障は少ない．通常はギプス固定にても日常生活に影響することがなく，偏位を残しても生活復帰が可能である．上腕骨外科頸骨折の場合は，保存的に経過観察することが多く，その後上肢の挙上に影響する（図3,4）．

(2) 橈骨遠位端骨折

保存治療が原則となる．局所麻酔剤を骨折箇所に注射して解剖学的な徒手整復を行い，整復位を保つようにギプス固定を行う．受傷直後は局所の腫脹が著しいので，当初はギプス副子で循環障害を避ける．その後，腫脹が消退した後に改めてギプス包帯を巻くが，指は動くようにしておくことが大切である．骨折治癒後の変形遺残があっても機能的な予後にはあまり影響しない．

侵襲を少なくし，かつ解剖学的な整復固定を目的とした，経皮ピン固定法，創外固定法による治療も一般的に適応とされるが，在宅患者に対しては通常適応しないことが多い．

2. 下肢の骨折

大腿骨近位部骨折は70歳代の後半から発症率が上昇する．転子部骨折と頸部骨折に分類される．後期高齢者に多く，100人に1人以上の割合で受傷しているとの報告がある．

(1) 大腿骨頸部・転子部骨折の治療方針（図5）

X線撮影後，患者の受傷前の状況と，抱え

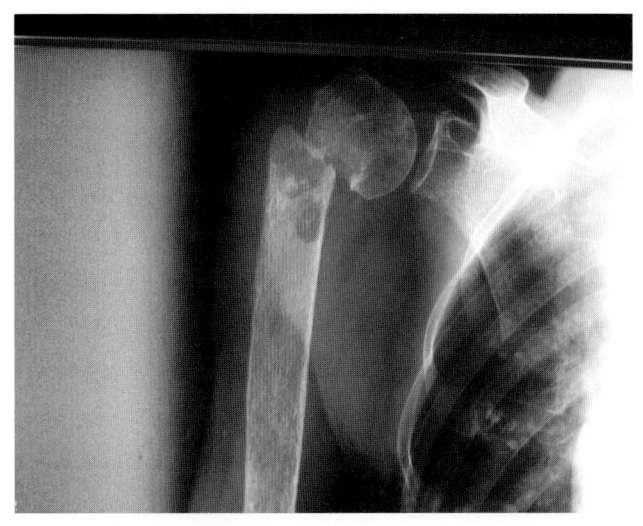

図3　上腕骨外科頸骨折

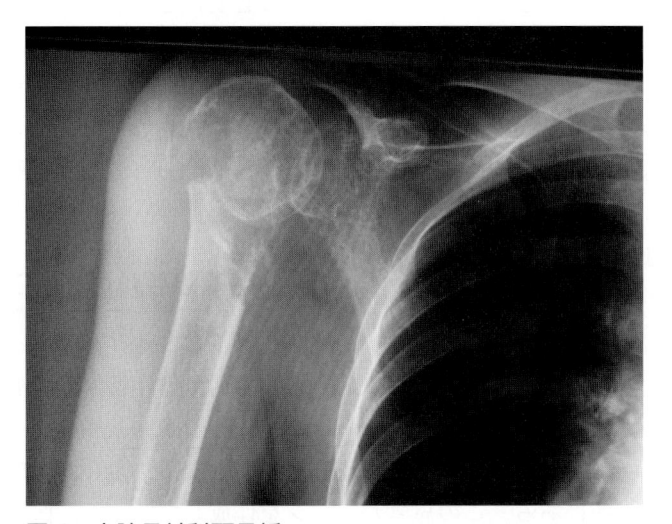

図4　上腕骨外科頸骨折

ている疾患からの総合判断が求められる．受傷前に歩行が可能であった患者に対しては，基本的には手術の適応となる．転位の少ない頸部骨折では3本の螺子固定か dynamic hip fixation が適応となり，70歳以上の年齢では転位の大きさにより手術法が異なるが，在宅の立場からみる手術は，完璧な補正でなくとも，機能的に受傷前の日常生活レベルに戻すということが第1の目的となる．機能の低下による廃用症候群の防止が最大限に求められる．1日でも早いベッドからの離脱を目的とした手術が最善の手術である．受傷者の多くは後期高齢者である．できる限り早期の離脱が必要で，そのための手術でなければならない．

(2) 認知症患者の場合

この場合問題となるのは認知症の有無である．認知症のない高齢者は早期離床し，早期リハを必要とする．在宅高齢者で1週間で退院し，在宅リハを行い現状復帰したものの，再度反対側を骨折し，再度1週間で退院し，在宅生活が可能であった例を経験しているが，病院と地域の信頼関係が重要と考える．

また受傷以前から車いす状態の患者であれ

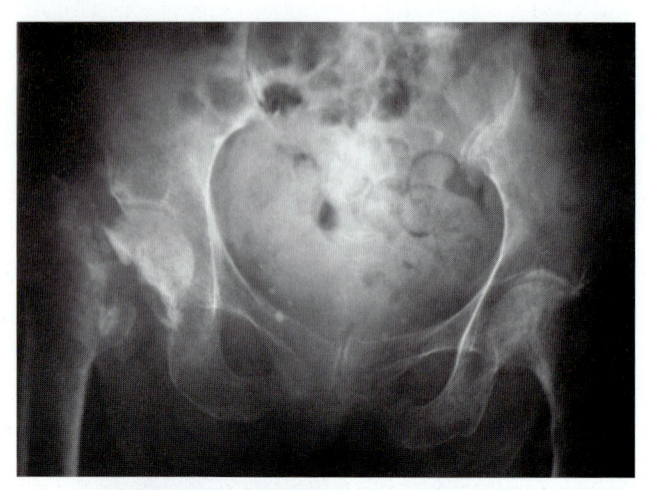

図5 大腿骨頸部・転子部骨折

ば，そのまま経過観察が望ましい．

術後は速やかに在宅復帰しリハ体制を整える．病院サイドにも理解してもらうことが必要である．大腿骨頸部骨折のクリニカルパスを有効に使用するためには，病院から早期在宅リハへ移行できる環境を整える必要がある．認知症患者ではさらに上記の経過が必要となる．

骨折の後遺症

廃用症候群が最も多く，この防止が第1となる．日本の医療界，家族の意思には安全，安心，安静思考が基本的にある．この思考が日本の医療供給システムの問題に加わり，廃用症候群を生む一因となる．後期高齢者が転倒で骨折し，障害をもった段階から，地域での生活が拒まれてしまう環境にある．本来，骨折による障害は生活を防げるものではない．しかしながら，医療供給体制の不備が廃用症候群を生み，在宅復帰が不可能となる要因につながる．廃用症候群の患者は肺炎を併発させ，さらに寝たきりとなり，尿路感染症をも併発させ，褥瘡も生じさせる．この悪循環を防止するためには，1週間で退院できる環境を作ることである．1週間で在宅復帰した場合は，退院当日より，在宅リハを導入する．家族，あるいは介護者に基本的な生活リハの必要性を理解していただき，ベッド上生活からの離脱のためにリハが可能なデイケアを翌日より利用し，短期リハを行うことにより感染を防止できる．

認知症については本書「意識障害」の項を参照のこと．

在宅でのリハのポイント

在宅におけるリハのポイントは，受傷前の日常生活動作，特に歩行能力の回復を目指すことにあるが，多職種の一致した意思と関与が必要となる．現在，ケアマネジャーがプランを作成しているが，医療的知識の素養に乏しい場合もあるため，よく理解してもらい，家族も含めたリハのプランとモニタリングが必要である．油断すると在宅でも廃用症候群を生じさせてしまう．絶えず日常生活活動能力を評価しなければならない．

患者・家族の共有意識

骨折後は適切な医療行為が必要であり，たとえ高齢であってもその治癒能力は低下しない．患者・家族にリハのポイントとケアについてよく説明したうえで目標を設定する．治療法については予後も含めての説明が望ましいが，本人・家族，多職種の協力が必要であることを理解してもらう．

VII

在宅医療と診療報酬

在宅医療にかかわる診療報酬
―在宅医療点数一覧表

Medical Fees for Home Healthcare Services
— List of Home Visit Fee Points

三上裕司
Hiroshi Mikami

㊉印は別に厚生労働大臣が定める施設基準に適合している旨，地方厚生（支）局長へ届け出る必要があるものを示す．

第1節　在宅患者診療・指導料

【通則】下記項目の同一日の併算定は不可（「特別の関係」にある他の保険医療機関においても算定不可．ただし，訪問診療等のあとの病状急変による往診の場合は算定可）．

C000	往診料
C001	在宅患者訪問診療料
C005	在宅患者訪問看護・指導料
C005-1-2	同一建物居住者訪問看護・指導料
C006	在宅患者訪問リハビリテーション指導管理料
C008	在宅患者訪問薬剤管理指導料
C009	在宅患者訪問栄養食事指導料
I012	精神科訪問看護・指導料

項目	点数	要件
C000　往診料	720点	患家の求めに応じ，不定期的・訪問計画に基づかず患家に赴いた場合
緊急往診加算 　在宅療養支援診療所等 　（※1）	325点 650点	概ね午前8時〜午後1時の間の診療時間内に緊急往診した場合に算定 ※1：在宅療養支援診療所若しくはその連携保険医療機関又は在宅療養支援病院の保険医が行う場合（以下同じ）
夜間加算 　在宅療養支援診療所等	650点 1,300点	夜間（概ね午後6時〜午前6時まで，または午後7時〜午前7時までのように，12時間を標準として各都道府県で統一的取扱いをし，その12時間から深夜を取り除いた時間帯）に往診した場合に算定
深夜加算 　在宅療養支援診療所等	1,300点 2,300点	深夜（午後10時〜午前6時）に往診した場合に算定
診療時間加算	100点	診療時間が1時間を超えた場合，30分又はその端数を増すごとに算定
在宅看取り加算	200点	死亡日に往診を行い，死亡診断を行った場合に算定可
C001　在宅患者訪問診療料 （1日につき） 1　同一建物居住者以外の場合 2　同一建物居住者の場合	 830点 200点	通院困難なものに対して，その同意を得，計画的な医学管理の下に定期的に訪問して診療を行った場合に週3回を限度〔末期悪性腫瘍や難病等の厚生労働大臣が定める疾病等の患者を除く〕として算定 急性増悪等により一時的に頻回の訪問診療が必要な場合は，1月に1回に限りその診療後14日以内に14日を限度に算定可 初診料・再診料・外来診療料・往診料との併算定不可 往診料を算定する往診の日の翌日までに行った訪問診療の費用は算定しない（在宅療養支援診療所等が行ったものを除く）
乳幼児加算・幼児加算	200点	3歳未満の乳幼児又は3歳以上6歳未満の幼児の場合に加算
診療時間加算	100点	診療時間が1時間を超えた場合，30分又はその端数を増すごとに算定

項目	点数	要件
在宅ターミナルケア加算 　在宅療養支援診療所等の保険医が看取った場合	2,000点 10,000点	死亡日前14日以内に往診又は訪問診療を2回以上実施した場合に2,000点を加算(往診又は訪問診療を行った後24時間以内に在宅以外で死亡した患者を含む) ただし,在宅療養支援診療所等の保険医が,死亡日前14日以内に往診又は訪問診療を2回以上実施し,かつ,死亡前24時間以内に訪問して患者を看取った場合は10,000点を加算(往診又は訪問診療を行った後24時間以内に在宅以外で死亡した患者を含む)
在宅看取り加算	200点	死亡日に往診又は訪問診療を行い,死亡診断を行った場合に算定 上記在宅ターミナルケア加算のただし書きの加算(看取り加算10,000点)を算定する場合は算定不可
C002　在宅時医学総合管理料(月1回に限り)届 1　在宅療養支援診療所又は在宅療養支援病院 　イ　処方せんを交付する場合 　ロ　処方せんを交付しない場合 2　「1」以外の場合 　イ　処方せんを交付する場合 　ロ　処方せんを交付しない場合	 4,200点 4,500点 2,200点 2,500点	届出保険医療機関(診療所,在宅療養支援病院及び許可病床数が200床未満の病院(在宅療養支援病院を除く)に限る)において,在宅での療養を行っている患者(特定施設入居者等を除く)であって通院が困難なものに対して,月2回以上の定期的な訪問診療を行った場合に算定 C003 在宅末期医療総合診療料と同一月の併算定は不可 B000 特定疾患療養管理料,B001「5」小児科療養指導料,同「7」難病外来指導管理料,同「8」皮膚科特定疾患指導管理料,同「18」小児悪性腫瘍患者指導管理料,C109 在宅寝たきり患者処置指導管理料及び投薬の費用は含まれる C002-2 特定施設入居時等医学総合管理料を算定する場合は算定不可
在宅移行早期加算	100点	在宅医療に移行後3月以内,月1回に限り100点を加算
重症者加算 (患者1人につき1回限り)	1,000点	特別な管理を必要とする患者(厚生労働大臣が定める状態等にあるものに限る)に対して,1月に4回以上の往診又は訪問診療を行った場合
C002-2　特定施設入居時医学総合管理料(月1回に限り)届 1　在宅療養支援診療所又は在宅療養支援病院 　イ　処方せんを交付する場合 　ロ　処方せんを交付しない場合 2　「1」以外の場合 　イ　処方せんを交付する場合 　ロ　処方せんを交付しない場合	 3,000点 3,300点 1,500点 1,800点	届出保険医療機関(診療所,在宅療養支援病院及び許可病床数が200床未満の病院(在宅療養支援病院を除く)に限る)において,特定施設入居者等であって通院が困難なものに対して,月2回以上の定期的な訪問診療を行った場合に算定 C003 在宅末期医療総合診療料と同一月の併算定は不可 B000 特定疾患療養管理料,B001「5」小児科療養指導料,同「7」難病外来指導管理料,同「8」皮膚科特定疾患指導管理料,同「18」小児悪性腫瘍患者指導管理料,C109 在宅寝たきり患者処置指導管理料及び投薬料の費用は含まれる C002 在宅時医学総合管理料を算定する場合は算定不可
在宅移行早期加算	100点	在宅医療に移行後3月以内,月1回に限り100点を加算
重症者加算 (患者1人につき1回限り)	1,000点	特別な管理を必要とする患者(厚生労働大臣が定める状態等にあるものに限る)に対して,1月に4回以上の往診又は訪問診療を行った場合
C003　在宅末期医療総合診療料(1日につき)届 1　院外処方せん交付 2　「1」以外	 1,495点 1,685点	在宅療養支援診療所又は在宅療養支援病院において,末期の悪性腫瘍患者であって通院が困難なものに対して,総合的な医療を提供した場合に1週を単位として算定 ①訪問診療と訪問看護を行う日が合わせて週4日以上,②週1回以上の訪問診療,③週1回以上の訪問看護 【包括】診療に係る費用(看取り加算及び特に規定するものを除く)
在宅看取り加算	200点	死亡日に往診又は訪問診療を行い,死亡診断を行った場合に算定
C004　救急搬送診療料	1,300点	患者を救急用の自動車等で保険医療機関に搬送する際,医師が同乗して診療を行った場合に算定
新生児加算 乳幼児加算	1,000点 500点	新生児の場合に算定 6歳未満の乳幼児の場合に算定

VII 在宅医療と診療報酬

項目	点数	要件
C005　在宅患者訪問看護・指導料（1日につき） 1　保健師・助産師・看護師 　イ　週3日目まで 　ロ　週4日目以降 2　准看護師 　イ　週3日目まで 　ロ　週4日目以降	 555点 655点 505点 605点	通院が困難なものに対して，診療に基づく訪問看護計画により，保健師・助産師・看護師・准看護師が訪問して，看護又は療養上必要な指導を行った場合，週3日を限度（末期悪性腫瘍や難病等の厚生労働大臣が定める疾病等の患者以外の患者）に算定 急性増悪等により頻回の訪問看護指導が必要な場合は，医師の診断に基づき1月1回に限り14日を限度に算定可 介護保険の要支援または要介護認定を受けた患者のうち，末期悪性腫瘍や急性増悪等により一時的に頻回の訪問看護が必要な患者のみ医療保険の点数を算定する．その他は介護報酬を算定
難病等複数回訪問加算 　2回 　3回以上	 450点 800点	末期悪性腫瘍や難病等の厚生労働大臣が定める疾病等の患者又は14日を限度に算定する患者（頻回の訪問看護指導が必要な急性増悪等の患者）に1日2回又は3回以上訪問看護・指導を実施
緊急訪問看護加算 （1日につき）	265点	在宅療養支援診療所又は在宅療養支援病院の医師の指示により，保険医療機関の看護師等が緊急に訪問看護・指導を実施した場合に算定
長時間訪問看護・指導加算 （週1回限り）	520点	厚生労働大臣が定める長時間の訪問を要する者に対し，保険医療機関の看護師等が長時間にわたる訪問看護・指導を実施した場合に算定
乳幼児加算・幼児加算	50点	3歳未満の乳幼児又は3歳以上6歳未満の幼児の場合に加算
複数名訪問看護加算（週1回限り） 　イ　看護師等が他の保健師，助産師又は看護師と行った場合 　ロ　看護師等が他の准看護師と行った場合	 430点 380点	同時に複数の看護師等による訪問看護・指導が必要な者に対して，保険医療機関の複数の看護師等が同時に訪問看護・指導を実施した場合に算定
在宅患者連携指導加算 （月1回限り）	300点	訪問診療を実施している保健師，助産師又は看護師が，在宅での療養を行っている患者であって通院が困難なものに対して，患者の同意を得て，訪問診療を実施している保険医療機関を含め，歯科訪問診療を実施している保険医療機関又は訪問薬剤管理指導を実施している保険薬局と文書等により情報共有を行うとともに，共有された情報を踏まえて療養上必要な指導を行った場合に算定
在宅患者緊急時等カンファレンス加算（月2回限り）	200点	保健師，助産師又は看護師が，通院が困難なものの状態の急変等に伴い，その患者の在宅療養を担う他の保険医療機関の保険医の求めにより，当該他の保険医療機関の保険医等，歯科訪問診療を実施している保険医療機関の保険医である歯科医師等，訪問薬剤管理指導を実施している保険薬局の保険薬剤師又は居宅介護支援事業者の介護支援専門員と共同で患家に赴き，カンファレンスに参加し，それらの者と共同で療養上必要な指導を行った場合に算定
在宅ターミナルケア加算	2,000点	医師の指示により，死亡日前14日以内に2回以上訪問看護・指導を実施し，かつ，訪問看護におけるターミナルケアに係る支援体制について患者及び家族等に対して説明した上でターミナルケアを行った場合に算定（ターミナルケアを行った後，24時間以内に在宅以外で死亡した患者を含む）
在宅移行管理加算 （患者1人につき1回限り）	250点	特別な管理が必要な患者（※2）の退院後1月以内に4回以上の訪問看護・指導等を実施した場合に算定
在宅移行管理加算（重症度等の高い患者）	500点	末期悪性腫瘍患者等（※2の(1)の状態にある者）に対して実施した場合に，患者1人につき1回に限り算定

項目	点数	要件
C005-1-2 同一建物居住者訪問看護・指導料 （1日につき） 1 保健師・助産師・看護師 　イ 週3日目まで 　ロ 週4日目以降 2 准看護師 　イ 週3日目まで 　ロ 週4日目以降	 430点 530点 380点 480点	通院が困難なものに対して，診療に基づく訪問看護計画により，保健師・助産師・看護師・准看護師が訪問して，看護又は療養上必要な指導を行った場合，週3日を限度（末期悪性腫瘍や難病等の厚生労働大臣が定める疾病等の患者以外の患者）に算定 急性増悪等により頻回の訪問看護指導が必要な場合は，医師の診断に基づき1月1回に限り14日を限度に算定可 介護保険の要支援または要介護認定を受けた患者のうち，末期悪性腫瘍や急性増悪等により一時的に頻回の訪問看護が必要な患者のみ医療保険の点数を算定する．その他は介護報酬を算定
難病等複数回訪問加算 2回 3回以上	 450点 800点	末期悪性腫瘍や難病等の厚生労働大臣が定める疾病等の患者又は14日を限度に算定する患者（頻回の訪問看護指導が必要な急性増悪等の患者）に1日2回又は3回以上訪問看護・指導を実施
緊急訪問看護加算 （1日につき）	265点	在宅療養支援診療所又は在宅療養支援病院の医師の指示により，保険医療機関の看護師等が緊急に訪問看護・指導を実施した場合に算定
長時間訪問看護・指導加算 （週1回限り）	520点	厚生労働大臣が定める長時間の訪問を要する者に対し，保険医療機関の看護師等が長時間にわたる訪問看護・指導を実施した場合に算定
乳幼児加算・幼児加算	50点	3歳未満の乳幼児又は3歳以上6歳未満の幼児の場合に加算
複数名訪問看護加算（週1回に限り） イ 看護師等が他の保健師，助産師又は看護師と行った場合 ロ 看護師等が他の准看護師と行った場合	 430点 380点	同時に複数の看護師等による訪問看護・指導が必要な者に対して，保険医療機関の複数の看護師等が同時に訪問看護・指導を実施した場合に算定
同一建物居住者連携指導加算 （月1回限り）	300点	訪問診療を実施している保健師，助産師又は看護師が，在宅で療養を行っている患者であって通院が困難なものに対して，患者の同意を得て，訪問診療を実施している保険医療機関を含め，歯科訪問診療を実施している保険医療機関又は訪問薬剤管理指導を実施している保険薬局と文書等により情報共有を行うとともに，共有された情報を踏まえて療養上必要な指導を行った場合に算定
同一建物居住者緊急時等カンファレンス加算 （月2回限り）	200点	保健師，助産師又は看護師が，在宅で療養を行っている患者であって通院が困難なものの状態の急変等に伴い，その患者の在宅療養を担う他の保険医療機関の保険医の求めにより，当該他の保険医療機関の保険医等，歯科訪問診療を実施している保険医療機関の保険医である歯科医師等，訪問薬剤管理指導を実施している保険薬局の保険薬剤師又は居宅介護支援事業者の介護支援専門員と共同で患家に赴き，カンファレンスに参加し，それらの者と共同で療養上必要な指導を行った場合に算定
同一建物居住者ターミナルケア加算	2,000点	医師の指示により，死亡日前14日以内に2回以上訪問看護・指導を実施し，かつ，訪問看護におけるターミナルケアに係る支援体制について患者及び家族等に対して説明した上でターミナルケアを行った場合に算定（ターミナルケアを行った後，24時間以内に在宅以外で死亡した患者を含む）
在宅移行管理加算 （患者1人1回に限り）	250点	特別な管理が必要な患者（※2）の退院後1月以内に4回以上の訪問看護・指導等を実施した場合に算定
在宅移行管理加算 （重症度等の高い患者）	500点	末期悪性腫瘍患者等（※2の(1)の状態にある者）に対して，月4回以上訪問看護を実施した場合に，患者1人1回に限り算定
C005-2 在宅患者訪問点滴注射管理指導料 （週1回に限り）	60点	週3日以上の点滴注射を行う必要を認め，訪問を行う看護師等に対し，点滴注射に際し留意すべき事項等を記載した文書を交付し，必要な管理指導を行った場合に算定

項目	点数	要件
C006　在宅患者訪問リハビリテーション指導管理料 （1単位につき） 1　同一建物居住者以外の場合 2　同一建物居住者の場合	 300点 255点	通院が困難なものに対して，診療に基づき，計画的な医学管理を継続して行い，かつ，その診療を行った保険医療機関の理学療法士，作業療法士又は言語聴覚士が訪問して基本的動作能力，応用的動作能力，社会的適応能力の回復を図るための訓練等について必要な指導を行った場合，週6単位を限度（末期悪性腫瘍患者を除く）に算定 退院日から起算して3月以内では週12単位まで算定可 「1単位」は20分以上行った場合 要支援または要介護認定を受けた患者は介護報酬を算定
C007　訪問看護指示料 （患者1人につき月1回限り）	300点	主治医が訪問看護ステーションに訪問看護指示書を交付した場合に算定
特別訪問看護指示加算 （患者1人につき月1回限り）	100点	急性増悪等による週4回以上の訪問看護を行う旨記載した指示書を交付した場合に，患者1人につき月1回に限り算定
C008　在宅患者訪問薬剤管理指導料 1　同一建物居住者以外の場合 2　同一建物居住者の場合	 550点 385点	薬剤師が訪問して薬学的管理を行った場合に，月2回（間隔6日以上）に限り算定 患者ごとに薬剤管理指導記録を作成し，最低3年間保存 要支援または要介護認定を受けた患者は介護報酬を算定
麻薬管理指導加算	100点	麻薬の投薬が行われている患者に対して，麻薬の使用に関し，その服用及び保管の状況，副作用の有無等について患者に確認し，必要な薬学的管理指導を行った場合に，1回につき算定
C009　在宅患者訪問栄養食事指導料 1　同一建物居住者以外の場合 2　同一建物居住者の場合	 530点 450点	特別食を必要とする在宅患者に対して，管理栄養士が訪問して具体的献立で30分以上実技を伴う指導をした場合に月2回に限り算定 要支援または要介護認定を受けた患者は介護報酬を算定
C010　在宅患者連携指導料	900点	訪問診療を実施している保険医療機関（診療所，在宅療養支援病院及び許可病床数が200床未満の病院（在宅療養支援病院を除く）に限る）の保険医が，在宅での療養を行っている患者であって通院が困難なものに対して，患者の同意を得て，歯科訪問診療を実施している保険医療機関，訪問薬剤管理指導を実施している保険薬局又は訪問看護ステーションと文書等により情報共有を行うとともに，共有された情報を踏まえて療養上必要な指導を行った場合に，月1回に限り算定 A000初診料を算定する初診の日に行った指導又は当該初診の日から1月以内に行った指導の費用は，初診料に含まれる 当該保険医療機関を退院した患者に対して退院の日から起算して1月以内に行った指導の費用は，「入院基本料」に含まれる B001「1」ウイルス疾患指導料，B001「6」てんかん指導料，B001の「7」難病外来指導管理料又はB001の「12」心臓ペースメーカー指導管理料を算定している患者については算定しない 在宅患者連携指導料を算定すべき指導を行った場合においては，B000特定疾患療養管理料及びB001「8」皮膚科特定疾患指導管理料を算定すべき指導管理の費用は，所定点数は含まれる B009診療情報提供料（Ⅰ），C002在宅時医学総合管理料，C002-2特定施設入居時等医学総合管理料及びC003在宅末期医療総合診療料を算定している患者については算定しない
C011　在宅患者緊急時等カンファレンス料	200点	訪問診療を実施している保険医療機関の保険医が，在宅での療養を行っている患者であって通院が困難なものの状態の急変等に伴い，その保険医の求め又はその患者の在宅療養を担う保険医療機関の保険医の求めにより，歯科訪問診療を実施している保険医療機関の保険医である歯科医師等，訪問薬剤管理指導を実施している保険薬局の保険薬剤師，訪問看護ステーションの看護師等又は居宅介護支援事業者の介護支援専門員と共同で患家に赴きカンファレンスを行い又はカンファレンスに参加し，それらの者と共同で療養上必要な指導を行った場合に，月2回に限り算定

※1 在宅療養支援診療所：その要件は下記のとおり．① 24 時間連絡を受ける医師又は看護職員をあらかじめ指定し，その連絡先を文書で患家に提供している，②当該診療所において，または別の医療機関の医師との連携により，24 時間往診が可能な体制を確保している，③当該診療所において，または別の医療機関もしくは訪問看護ステーションの看護職員との連携により，24 時間訪問看護の提供が可能な体制を確保している，④当該診療所において，または別の医療機関との連携により，緊急時に入院できる病床を常に確保している—など

※2 特別な管理が必要な患者(C005 在宅患者訪問看護・指導料の「在宅移行管理加算」および C005-1-2 居住系施設入居者等訪問看護・指導料の「居住系施設移行管理加算」)：次のいずれかに該当する患者(このうち「重症度等の高い患者」は(1)に該当する患者)
  (1) C108 在宅悪性腫瘍患者指導管理料，C112 在宅気管切開者指導管理料を算定している患者，気管カニューレもしくは留置カテーテルを使用している患者
  (2) C102 在宅自己腹膜灌流指導管理料，C102-2 在宅血液透析指導管理料，C103 在宅酸素療法指導管理料，C104 在宅中心静脈栄養法指導管理料，C105 在宅成分栄養経管栄養法指導管理料，C106 在宅自己導尿指導管理料，C107 在宅人工呼吸指導管理料，C107-2 在宅持続陽圧呼吸療法指導管理料，C110 在宅自己疼痛管理指導管理料，C111 在宅肺高血圧症患者指導管理料—のうちいずれかを算定している患者
  (3) ドレーンチューブを使用している患者
  (4) 人工肛門又は人工膀胱を設置している患者であって，その管理に配慮が必要な患者
  (5) C005-2 在宅患者訪問点滴注射管理指導料を算定している患者
  (6) 以下の(イ)又は(ロ)のいずれかの真皮を越える褥瘡の状態にある者
    (イ) NPUAP(The National Pressure Ulcer Advisory Panel)分類Ⅲ度又はⅣ度
    (ロ) DESIGN 分類(日本褥瘡学会によるもの)D3，D4 又は D5

第 2 節　在宅療養指導管理料

第 1 款　在宅療養指導管理料

【通則】
1. 特に規定する場合を除き月 1 回に限り算定する．
2. 2 以上の指導管理を行っている場合の同月内の併算定不可(主たる指導管理料を算定)．ただし，在宅療養指導管理材料加算，薬剤料，特定保険医療材料は算定可．
3. 退院時に行った指導管理は算定できる．この場合，同一月内に限り，同一医療機関が退院後に行った指導管理の費用は算定不可．
4. 以下の項目は同一月の算定不可．

B000　特定疾患療養管理料
B001　「1」ウイルス疾患指導料
B001　「4」小児特定疾患カウンセリング料
B001　「5」小児科療養指導料
B001　「6」てんかん指導料
B001　「7」難病外来指導管理料
B001　「8」皮膚科特定疾患指導管理料
B001　「17」慢性疼痛疾患管理料
B001　「18」小児悪性腫瘍患者指導管理料
B001　「21」耳鼻咽喉科特定疾患指導管理料
C100〜C114　在宅療養指導管理料
I004　心身医学療法

項目	点数	要件
C100　退院前在宅療養指導管理料	120点	入院患者の在宅療養に備えた一時的外泊に当たり指導管理を行った場合
乳幼児加算	200点	6歳未満の乳幼児に行った場合に加算
C101　在宅自己注射指導管理料	820点	インスリン製剤など（※）の自己注射を行っている外来患者に対して，指導管理を行った場合に算定 当該指導管理料を算定している患者については，外来受診時のG000皮内，皮下及び筋肉内注射の費用は算定不可（当該指導管理料に係るものに限る） 当該指導管理料を算定している患者については，C001在宅患者訪問診療料を算定する日に行ったG000皮内，皮下及び筋肉内注射，G001静脈内注射，G004点滴注射の費用は算定不可
C101-2　在宅小児低血糖症患者指導管理料	820点	12歳未満の小児低血糖症患者に，重篤な低血糖予防のために適切な指導管理を行った場合に算定
C102　在宅自己腹膜灌流指導管理料	3,800点	在宅自己連続携行式腹膜灌流に関する指導管理を行った場合に算定 人工腎臓，腹膜灌流（連続携行式）はいずれか一方を算定できる（週1回を限度）
頻回の管理が必要な場合	2,000点	同一月内2回目以降1回につき，月2回に限り算定 同一月内に人工腎臓，腹膜灌流（連続携行式）を算定する場合は2回目以降は算定不可
C102-2　在宅血液透析指導管理料届	8,000点	在宅血液透析に関する指導管理を行った場合に算定 当該施設での人工腎臓は別に算定不可（薬剤・材料は算定可）
頻回の管理が必要な場合	2,000点	同一月内2回目以降月2回につき算定．最初の算定日から2月までの間は2,000点を月2回まで算定可 同一月内に人工腎臓を算定する場合は2回目以降は算定不可
C103　在宅酸素療法指導管理料		在宅酸素療法に関する指導管理を行った場合 酸素吸入，突発性難聴に対する酸素療法，酸素テント，間歇的陽圧吸入法，体外式陰圧人工呼吸器治療，喀痰吸引，干渉低周波去痰器による喀痰排出，鼻マスク式補助換気法（これらに係る酸素代も含む）は別に算定不可 経皮的動脈血酸素飽和度測定器，経皮的動脈血酸素飽和度測定・終夜経皮的動脈血酸素飽和度測定の費用は所定点数に含まれており別に算定不可
1　チアノーゼ型先天性心疾患	1,300点	小型酸素ボンベ，クロレート・キャンドル型酸素発生器の費用は算定不可
2　その他の場合	2,500点	高度慢性呼吸不全例，肺高血圧症，慢性心不全の患者が対象
C104　在宅中心静脈栄養法指導管理料	3,000点	在宅中心静脈栄養法に関する指導管理を行った場合に算定 中心静脈注射の費用，C001在宅患者訪問診療料の算定日に保険医療機関で行なった静脈内注射，点滴注射の費用は算定不可
C105　在宅成分栄養経管栄養法指導管理料	2,500点	経口摂取不能又は困難な者に対して在宅成分栄養経管栄養法に関する指導管理を行った場合に算定 アミノ酸，ジペプチド，トリペプチドを主なタンパク源とした（未消化態タンパクを含まない）ものを用いた場合であって，単なる流動食の鼻腔栄養は対象外 鼻腔栄養の費用は算定不可
C106　在宅自己導尿指導管理料	1,800点	自然排尿困難な患者に在宅自己導尿に関する指導管理を行った場合に算定 間歇導尿用ディスポーザブルカテーテルを使用した場合は加算点数が算定できるが，カテーテルの費用は所定点数に包括 導尿（尿道拡張を要するもの），膀胱洗浄，後部尿道洗浄（ウルツマン），留置カテーテル設置の費用は算定不可

項目	点数	要件
C107　在宅人工呼吸指導管理料	2,800点	在宅人工呼吸に関する指導管理を行った場合に算定 人工呼吸装置は貸与し，回路部分その他の附属品等の費用は所定点数に包括 酸素吸入，突発性難聴に対する酸素療法，酸素テント，間歇的陽圧吸入法，体外式陰圧人工呼吸器治療，喀痰吸引，干渉低周波去痰器による喀痰排出，鼻マスク式補助換気法，人工呼吸の費用（これらに係る酸素代を除く）は算定不可 睡眠時無呼吸症候群の患者は対象外（次のC107-2を算定）
C107-2　在宅持続陽圧呼吸療法指導管理料	250点	睡眠時無呼吸症候群の患者に対して在宅持続陽圧呼吸療法に関する指導管理を行った場合に算定 持続陽圧呼吸療法装置は貸与し，装置に係る費用（附属品等の費用含む）は所定点数に包括
C108　在宅悪性腫瘍患者指導管理料	1,500点	鎮痛療法又は化学療法を行っている末期悪性腫瘍患者（化学療法は末期でなくても可）に対して当該療法に関する指導管理を行った場合に算定 皮内，皮下及び筋肉内注射，静脈内注射，点滴注射，中心静脈注射は，当該指導管理に係るものに限り算定不可． C001在宅患者訪問診療料の算定日に当該保険医療機関で行った上記注射は算定不可
C109　在宅寝たきり患者処置指導管理料	1,050点	創傷処置等を行なっている寝たきり（準ずるもの含む）の患者が対象 患者が家族等に付き添われて来院した場合も例外的に算定可 創傷処置等とは，創傷処置（気管内ディスポーザブルカテーテル交換含み，熱傷処置除く），爪甲除去（麻酔を要しないもの），穿刺排膿後薬液注入，皮膚科軟膏処置，留置カテーテル設置，膀胱洗浄，後部尿道洗浄（ウルツマン），導尿（尿道拡張を要するもの），鼻腔栄養，ストーマ処置，喀痰吸引，干渉低周波去痰器による喀痰排出，介達牽引，矯正固定，変形機械矯正術，消炎鎮痛等処置，腰部又は胸部固定帯固定，低出力レーザー照射，肛門処置，のことで，これらの費用については算定不可 B001「8」皮膚科特定疾患指導管理料とは併算定不可
C110　在宅自己疼痛管理指導管理料	1,300点	疼痛除去のため埋込型脳・脊髄刺激装置を埋め込んだ難治性慢性疼痛の患者に対して在宅自己疼痛管理に関する指導管理を行った場合に算定
C111　在宅肺高血圧症患者指導管理料	1,500点	肺高血圧症患者に対してプロスタグランジンI_2製剤の投与等に関する医学管理等を行った場合に算定
C112　在宅気管切開患者指導管理料	900点	気管切開患者に対して気管切開に関する指導管理を行った場合に算定 創傷処置（気管内ディスポーザブルカテーテル交換含み，熱傷処置除く），爪甲除去（麻酔を要しないもの），穿刺排膿後薬液注入，喀痰吸引，干渉低周波去痰器による喀痰排出の費用については算定不可
C114　在宅難治性皮膚疾患処置指導管理料	500点	皮膚科又は形成外科の医師が在宅で皮膚処置を行っている表皮水疱症患者に処置に関する指導管理を行った場合に算定

※ C101在宅自己注射指導管理料，C151注入器加算，C152間歇注入シリンジポンプ加算，C153注入器用注射針加算の対象薬剤：インスリン製剤，性腺刺激ホルモン製剤，ヒト成長ホルモン剤，遺伝子組換え活性型血液凝固第Ⅶ因子製剤，遺伝子組換え型血液凝固第Ⅷ因子製剤，遺伝子組換え型血液凝固第Ⅸ因子製剤，乾燥人血液凝固第Ⅷ因子製剤，乾燥人血液凝固第Ⅸ因子製剤，顆粒球コロニー形成刺激因子製剤，性腺刺激ホルモン放出ホルモン剤，ソマトスタチンアナログ，ゴナドトロピン放出ホルモン誘導体，グルカゴン製剤，ヒトソマトメジンC製剤，インターフェロンアルファ製剤，インターフェロンベータ製剤，エタネルセプト製剤，ペグビソマント製剤，スマトリプタン製剤，グリチルリチン酸モノアンモニウム・グリシン・L-システイン塩酸塩配合剤，アダリムマブ製剤

第2款　在宅療養指導管理材料加算

【通則】
1. 第1款の各区分のいずれかを算定する場合に月1回に限り算定する．
2. 第1款の指導管理料を2以上行っても併算定できないが，この場合にあって，第2款の在宅療養指導管理材料加算・薬剤・特定保険医療材料はそれぞれ算定できる．

項目	点数	要件
C150　血糖自己測定器加算 （3月に3回に限る） 1　月20回以上測定 2　月40回以上測定 3　月60回以上測定	 400点 580点 860点	①インスリン製剤又はヒトソマトメジンC製剤の自己注射を1日に1回以上行っている外来患者（1型糖尿病以外），②インスリン製剤の自己注射を1日1回以上行っている在宅患者（1型糖尿病），③12歳未満の小児低血糖症患者に対して，血糖自己測定器を使用した場合に算定
4　月80回以上測定 5　月100回以上測定 6　月120回以上測定	1,140点 1,320点 1,500点	インスリン製剤の自己注射を①1日1回以上行っている外来患者（1型糖尿病），②12歳未満の小児低血糖症患者に対して，血糖自己測定器を使用した場合に算定
C151　注入器加算 （C101への加算）	300点	厚生労働大臣が定める注射薬（インスリン製剤等）の自己注射（性腺刺激ホルモン放出ホルモン剤の自己注射を除く）を行っている外来患者に対して，ディスポーザブル注射器（注射針一体型），自動注入ポンプ，携帯用注入器，針無圧力注射器を処方した場合に，処方した月に限って算定 針付一体型製剤では算定不可
C152　間歇注入シリンジポンプ加算 （C101への加算）	1,500点	厚生労働大臣の定める注射薬（インスリン製剤等）の自己注射を行っている外来患者に対して，インスリン又は性腺刺激ホルモン放出ホルモン剤を間歇的かつ自動的に注入する間歇注入シリンジポンプを使用した場合に算定
C153　注入器用注射針加算 （C101への加算） 1　1型糖尿病・血友病等の患者 2　「1」以外の患者	 200点 130点	厚生労働大臣の定める注射薬（インスリン製剤等）の自己注射を行っている外来患者に対して，注入器用注射針を処方した場合に，処方した月に限って算定 針付一体型製剤，針無圧力注射器では算定不可
C154　紫外線殺菌器加算 （C102への加算）	360点	在宅自己連続携行式腹膜灌流を行っている外来患者に対して，紫外線殺菌器を使用した場合に算定
C155　自動腹膜灌流装置加算 （C102への加算）	2,500点	在宅自己連続携行式腹膜灌流を行っている外来患者に対して，自動腹膜灌流装置を使用した場合に算定
C156　透析液供給装置加算 （C102-2への加算）	10,000点	在宅血液透析を行っている外来患者に対して，透析液供給装置を使用した場合に算定
C157　酸素ボンベ加算 1　携帯用酸素ボンベ 2　「1」以外の酸素ボンベ （C103への加算）	 880点 3,950点	在宅酸素療法を行っている外来患者（チアノーゼ型先天性心疾患の患者を除く）に対して，酸素ボンベを使用した場合に算定 同一月内に同一患者に対して，酸素ボンベ，酸素濃縮装置，設置型液化酸素装置を併用した場合は主たる装置に係る加算のみを算定 同じく，携帯用酸素ボンベと携帯型液化酸素装置を併用した場合も，主たる装置に係る加算のみを算定
C158　酸素濃縮装置加算 （C103への加算）	4,000点	在宅酸素療法を行っている外来患者（チアノーゼ型先天性心疾患の患者を除く）に対して，酸素濃縮装置を使用した場合に算定 同一月内に同一患者に対して，酸素ボンベ，酸素濃縮装置，設置型液化酸素装置を併用した場合は主たる装置に係る加算のみを算定 同じく，携帯用酸素ボンベと携帯型液化酸素装置を併用した場合も，主たる装置に係る加算のみを算定

項目	点数	要件
C159　液化酸素装置加算 （C103への加算） 1　設置型液化酸素装置 2　携帯型液化酸素装置	 3,970点 880点	在宅酸素療法を行っている外来患者（チアノーゼ型先天性心疾患の患者を除く）に対して，液化酸素装置を使用した場合に算定 設置型液化酸素装置に係る加算と携帯型液化酸素装置に係る加算は併算定可 同一月内に同一患者に対して，酸素ボンベ，酸素濃縮装置，設置型液化酸素装置を併用した場合は主たる装置に係る加算のみを算定 同じく，携帯用酸素ボンベと携帯型液化酸素装置を併用した場合も，主たる装置に係る加算のみを算定
C159-2　呼吸同調式デマンドバルブ加算 （C103への加算）	300点	在宅酸素療法を行っている外来患者（チアノーゼ型先天性心疾患の患者を除く）に対して，呼吸同調式デマンドバルブを使用した場合に算定
C160　在宅中心静脈栄養法用輸液セット加算 （C104への加算）	2,000点	在宅中心静脈栄養法を行っている外来患者に対して，輸液セットを使用した場合に算定 輸液セットとは，輸液用器具（輸液バッグ），注射器，採血用輸血用器具（輸液ライン）をいう
C161　注入ポンプ加算 （C104またはC105，C108への加算）	1,250点	在宅中心静脈栄養法又は在宅成分栄養経管栄養法を行っている外来患者，もしくは悪性腫瘍の鎮痛療法又は化学療法を行っている末期悪性腫瘍の外来患者に対して，注入ポンプを使用した場合に算定 C162在宅成分栄養経管栄養法用栄養管セット加算との併算定可（それぞれ月1回に限る）
C162　在宅成分栄養経管栄養法用栄養管セット加算 （C105への加算）	2,000点	在宅成分栄養経管栄養法を行っている外来患者に対して，栄養管セットを使用した場合に算定 C161注入ポンプ加算との併算定可（それぞれ月1回に限る）
C163　間歇導尿用ディスポーザブルカテーテル加算 （C106への加算）	600点	在宅自己導尿を行っている外来患者に対して，間歇導尿用ディスポーザブルカテーテルを使用した場合に算定
C164　人工呼吸器加算 （C107への加算） 1　陽圧式人工呼吸器 2　人工呼吸器 3　陰圧式人工呼吸器	 7,000点 6,000点 7,000点	在宅人工呼吸を行っている外来患者に対して，人工呼吸器を使用した場合に，「1」〜「3」のいずれかを算定 「1」は気管切開口を介した陽圧式人工呼吸器を使用した場合に算定 「2」は鼻マスク若しくは顔マスクを介した人工呼吸器を使用した場合に算定 「3」は陰圧式人工呼吸器を使用した場合に算定
C165　経鼻的持続陽圧呼吸療法用治療器加算 （C107-2への加算）	1,210点	在宅持続陽圧呼吸療法を行っている外来患者に対して，経鼻的持続陽圧呼吸療法治療器を使用した場合に算定
C166　携帯型ディスポーザブル注入ポンプ加算 （C108への加算）	2,500点	在宅において悪性腫瘍の鎮痛療法又は化学療法を行なっている末期悪性腫瘍の外来患者に対して，携帯型ディスポーザブル注入ポンプを使用した場合に算定
C167　疼痛管理用送信器加算 （C110への加算）	600点	疼痛除去のため埋込型脳・脊髄刺激装置を埋め込んだ後に，自己疼痛管理を行っている難治性慢性疼痛の外来患者に対して，疼痛管理用送信器を使用した場合に算定
C168　携帯型精密輸液ポンプ加算 （C111への加算）	10,000点	肺高血圧症の外来患者に対して，携帯型精密輸液ポンプを使用した場合に算定
C169　気管切開患者用人工鼻加算 （C112への加算）	1,500点	気管切開を行なっている外来患者に対して，人工鼻を使用した場合に算定
C170　排痰補助装置加算 （C107への加算）	1,800点	人工呼吸を行っている神経筋疾患患者に排痰補助装置を使用した場合に加算

第3節 薬剤料

C200　薬剤　薬価が15円を超える場合　$\dfrac{薬価-15円}{10円}$ 点（1点未満切り上げ）＋1点	薬価が15円以下である場合は，算定しない 使用薬剤の薬価は，厚生労働大臣が定める

第4節 特定保険医療材料料

C300　特定保険医療材料　$\dfrac{材料価格}{10円}$ 点（1点未満四捨五入）	使用した特定保険医療材料の材料価格は，厚生労働大臣が定める

運営面・経営面からみた在宅医療診療所

A Case of Management of a Home Medical Care Clinic

辻 博司
Hiroshi Tsuji

在宅診療所の具体例

在宅支援診療所であるなかじま診療所(所長 中嶋啓子)を本部とする医療法人啓友会の概要を表1に記す.在宅支援診療所は都市部を中心に展開している訪問診療のみに専門特化したタイプから,当診療所のような外来・在宅・介護事業を三位一体として提供している複合的タイプに至るまで諸形態がある.利益率は医師および看護師の最小構成で訪問診療のみに専門特化した支援診療所が最大となり,介護事業などの附帯事業が加われば加わるほど利益率は下がる.また事業運営は医療保険単独の場合と比べるとはるかに難しくなる.しかしながら患者の満足度という評価基準からすると後者のほうが「頼りがいのある診療所」ということになるであろう.どのような形態を選択するかは所長医師の在宅医療に対する哲学や理念による.ここでは後者の複合的経営を行っている当診療所の運営・経営上のポイント・課題について総合事務職の立場から考えてみる(図1).

訪問診察の状況について

図2,3は平成21(2009)年10月の実績である.訪問患者は計4つの認知症対応型共同生活介護(他法人含む)と関連法人経営の集合住宅居住者で半数近くを占めている.訪問診察の月次の延べ件数は230件となり,これを診療所所長医師と非常勤医師の2名体制で担当している.現状の医師体制ではこれがほぼマックスの件数であり,これ以上の件数をこなすことは難しい.在宅に至ったルートではもともと外来で診ていた方が高齢化し訪問診察に切り替わるケースが半数以上となっている.外来診療を丁寧に行っていくことが肝心と考える.

在宅支援診療所の24時間・365日対応については,制度前からほぼ同様の対応をして

表1 医療法人啓友会の沿革

1986年	なかじま診療所(内科・小児科)開設 往診,訪問看護,服薬相談開始
1989年	無認可デイケアを開始 訪問リハビリテーション開始
1992年	啓友クリニック(精神・神経科)開設 老人デイケアⅡ併設 ボランティアグループ「ヘリオフレンド」と協働し介護,送迎,調理,配食サービスなどを開始
1996年	高槻うの花訪問看護ステーション開設
1999年	啓友クリニック移転(有床診療所化),地域ミニ多機能施設めぐみの家としてスタート
2000年	(介護保険法施行) 居宅介護支援,通所リハビリテーション,短期入所療養介護開始 介護老人保健施設洛西けいゆうの里(京都市)開設
2001年	グループホーム めぐみ 開始 通所介護なかじまデイサービス開始 訪問介護事業開始
2003年	グループホーム めぐみ2 開始 啓友クリニックにてパワーリハビリテーション開始
2006年	なかじま診療所を在宅支援診療所へ
2007年	小規模多機能型居宅介護事業ゆ〜らり開始

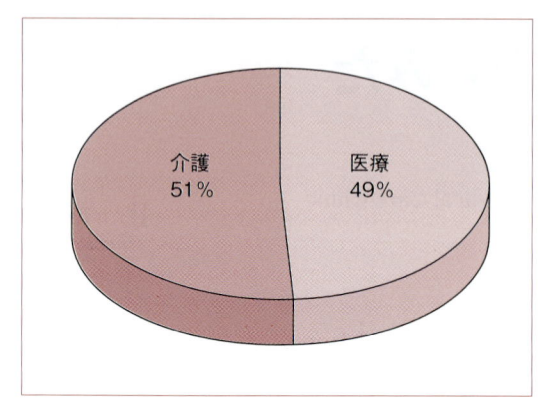

図1 医療保険と介護保険の収入比

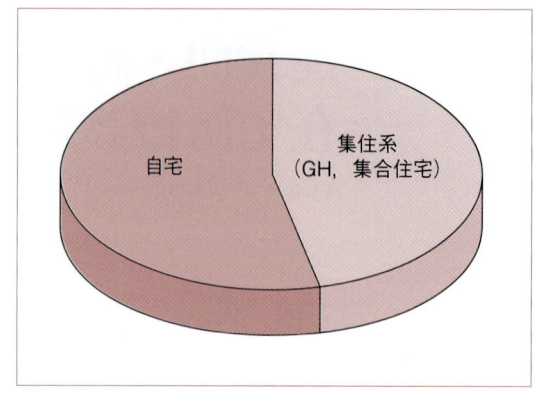

図2 訪問患者の居住形態 (n=104)

いたこともあり，さほど重圧にはなっていない．法人内の有床診療所(啓友クリニック 15 床)を利用してターミナルや急性期の患者には対応するようにしている．また土日の出張などの不在時は，携帯電話でほとんどの場合対応できる．ここ数年の自宅での看取りの件数は，年間で 3〜5 件と思いのほか少ない．自宅に代わる場所として，有床診療所，グループホーム，小規模多機能施設での看取りケースが多いのが特徴である．

介護保険事業との連携について

診療圏全体が高齢化している今日，患者の生活を支える介護サービス抜きに在宅医療を語ることはできない．自前の介護サービスであれ，他事業所による外付けサービスであれ，介護事業との連携は在宅支援診療所の重要な役割の1つである．当診療所の場合，活動の中心に在宅支援診療所(なかじま診療所)があり，介護保険事業として，居宅介護支援事業，訪問看護，通所リハビリテーション・通所介護，短期入所，訪問介護，認知症対応型共同生活介護，小規模多機能型居宅介護，の複数の介護保険事業を行っている．いわゆる法人内サービス完結型であるといえよう．このような事業内容は無認可や無報酬時代を含めた 20 年を超える在宅医療活動を積み重ね

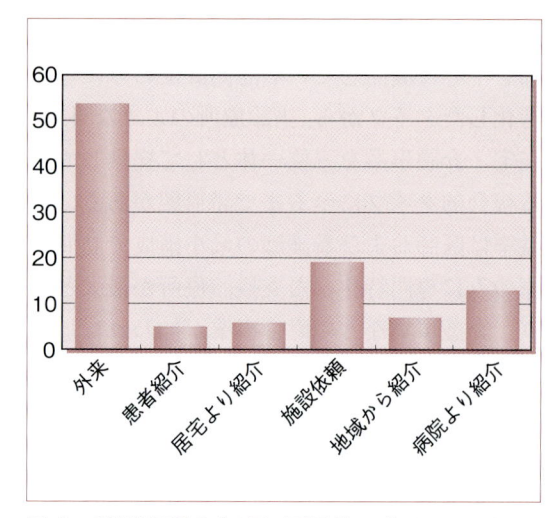

図3 訪問患者の在宅に至るルート (n=104)

た歴史の結果としてある．事業別の収支では，居宅介護支援，訪問介護，小規模多機能型居宅介護は赤字となっている．

集住機能の活用について

病状の進行や転倒などのアクシデント，加齢に伴う機能全般の衰え，介護者の入院などといった要因により介護条件が破綻し自宅での生活が困難になるケースは年々増加している．特別養護老人ホームは 100 人待ちといわれる状況であり，有料老人ホームや高齢者専用住宅などは入居一時金や月々の費用が利用者の年金収入ではまかなえないほど高額

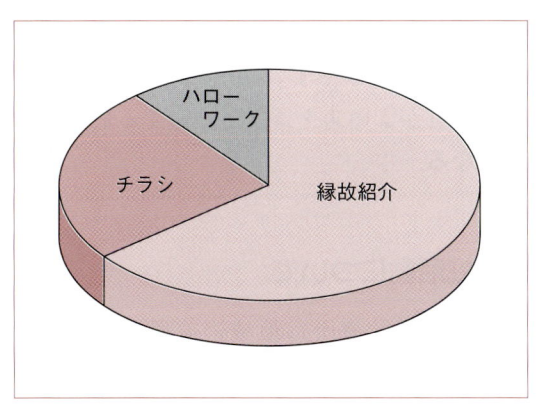

図4　看護師の採用ルート (n=17)

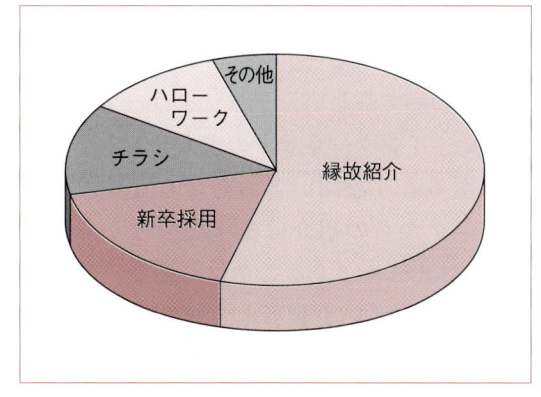

図5　介護職員の採用ルート (n=44)

である．行き場に窮した利用者に対して当法人では集住機能を利用し半ば在宅半ば施設といったニュアンスで対応している．一見サービスの持ち出しのようだが，医療保険，介護保険併せて30万〜40万円の収益が見込め，グループホームや短期入所などのフォーマルな制度を利用した場合と比べ同等かそれ以上の収益が見込める．問題は職員の側の意識である．処遇に対する意識がバラバラだったり，責任の所在が分散化してしまいがちである．既存の制度によらないオリジナルなシステムを創意工夫して積極的に作っていこうとするスタッフの姿勢が求められる．

医師のサポートについて

どの在宅支援診療所の医師もそうだと思うが，所長医師のハードワークぶりは並ではない．1日当たり50〜80件の外来診察をこなし，週3日は午後から訪問診察を行う．合い間に携帯電話に訪問看護師から患者の状態報告が入ってくる．加えて地域医師会の諸活動も精力的にこなしている．医師は同時に法人のトップに立つ経営者である．医業と経営の分離といわれて久しいが，実際のところは稼ぎ頭も医師であれば100人のスタッフを束ねる経営者も同じ医師である．経営管理業務，労務管理，法改定への対応，中長期ビジョン策定と実行など組織の枢要な仕事がすべてその両肩にかかっている．

100名を超える在宅患者の介護保険の意見書・療養計画書・訪問看護指示書・情報提供書・特定疾患や障害年金関係の診断書など依頼される文書類は数も種類も年を追うごとに増えていっている．訪問時に「いついつまでに先生お願いします」と締め切りを切られても，あっという間に期日を過ぎてしまい，「先生まだですか」と催促される事態は増える一方である．もはや履歴参照可能なデータベースを作成し文書管理しなければにっちもさっちもいかなくなっているのが実情である．

かくして医療秘書業務は在宅支援診療所の必須業務となっている．当診療所ではベテラン看護師2人と在宅レセプト担当事務員で医師をサポートしている．

スタッフの採用について

当法人のようなスタイルの在宅支援診療所では多職種による総合的なマンパワーが生命線となる．求人方法としては，
①職員や患者利用者さんからの紹介
②チラシ
③ハローワーク
④養成学校新卒者募集
⑤インターネットの求人サイト

⑥人材紹介会社

などを試みている(図4,5).看護師の採用状況はきわめて厳しい.チラシをうっても反応がない.インターネットの求人サイトでも面接に至るような問い合わせすらない.ナースバンクからの紹介は様々な会社から紹介FAXやメールがくることはくるが,年収の20%という高い手数料と,短期間で辞められてはかなわないという心理から採用には慎重にならざるをえない.介護職については厳しい雇用情勢を反映してかハローワーク経由の転職組の応募は結構多い.しかし実際採用してみると,数カ月の紆余曲折の末「この職業に自分は向いていません」と辞めていく人も多い.巷間でいわれるように3Kの職場が原因とは限らない.介護にあっては利用者との密な関係性が求められ,この関係が上手に結べない人が去っていく傾向がある.結局,長続きし,よく働いてくれるのは①の「知り合いからの紹介」により採用された職員である.回り道になるようだが,様々な機会を通して地域の方々に法人の理念と実践を丁寧に紹介し,「あそこであれば紹介できる」との社会的評価を獲得すること,職員にとって働きがいがあり働きやすい職場環境であること,結局これがよいスタッフを獲得する最良の方法となる.

地域活動について

在宅支援診療所は地域密着型なので,地域と積極的に交流するスタッフの存在は大きい.交流により患者・利用者間の思いがけないつながりやプライベートな情報など,地域の様々な情報が入ってくる.当診療所の設立時に生協活動やPTAや自治会活動を通して築いた地域交流は,協働する住民組織「NPO囲む会ヘリオフレンド」の原点となっている.同会には通所サービスでのボランティアやお花見,バス旅行,バザーなどの行事で協力してもらっている.在宅患者を地域で支えていくうえでの貴重な力となっているばかりか,先に述べた患者スタッフの紹介もこのような交流あってこその賜物である.地域活動への取り組みは在宅支援診療所の基本的な運営方針の1つである.

VIII

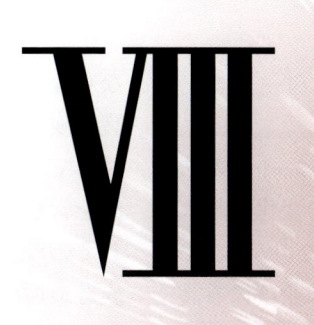

在宅医療と介護保険制度

介護保険制度の理念
The Idea of the Public-Care Insurance System

野中　博
Hiroshi Nonaka

介護保険制度の目的

　介護保険法の第一条（目的）には，「この法律は，加齢に伴って生ずる心身の変化に起因する疾病等により要介護状態となり，入浴，排せつ，食事等の介護，機能訓練並びに看護及び療養上の管理その他の医療を要する者等について，これらの者が尊厳を保持し，その有する能力に応じ自立した日常生活を営むことができるよう，必要な保健医療サービス及び福祉サービスに係る給付を行うため，国民の共同連帯の理念に基づき介護保険制度を設け，その行う保険給付等に関して必要な事項を定め，もって国民の保健医療の向上及び福祉の増進を図ることを目的とする」とあり，第二条には「介護保険は，被保険者の要介護状態又は要支援状態に関し，必要な保険給付を行うものとする」，2には，「前項の保険給付は，要介護状態又は要支援状態の軽減又は悪化の防止に資するよう行われるとともに，医療との連携に十分配慮して行われなければならない」，3には「第一項の保険給付は，被保険者の心身の状況，その置かれている環境等に応じて，被保険者の選択に基づき，適切な保健医療サービス及び福祉サービスが，多様な事業者又は施設から，総合的かつ効率的に提供されるよう配慮して行われなければならない」，4には「第一項の保険給付の内容及び水準は，被保険者が要介護状態となった場合においても，可能な限り，その居宅において，その有する能力に応じ自立した日常生活を営むことができるように配慮されなければならない」と記載されている．すなわち，介護保険制度は介護や社会的支援が必要な人に対して，その人の能力に応じ自立した日常生活を営むことができるように，さらに人間としての尊厳が尊重され，住み慣れた地域で家族と地域の人々とともに暮らし続けることを保健・医療・福祉の連携によって支援することを目的としている．

要介護認定と介護サービス計画

　介護保険制度を利用する際には，利用者はまず市町村の窓口に申請する必要がある．その後，認定調査と医師の意見書により要介護認定が実施される．その認定作業で，要介護と認定されれば介護サービス計画（以下，ケアプラン）に沿って施設サービス，居宅サービス，地域密着型サービスが介護給付として提供される．要支援と認定されれば同様にケアプランに沿って介護予防サービスあるいは地域密着型介護予防サービスが予防給付として提供される．また非該当と認定されても市町村の介護予防事業などの地域支援事業としてサービスが提供されるのである（図1）．このように要介護認定とケアプラン作成は2つの大切な作業である．現状では要介護認定作業には多くの関係者の関心は強いが，残念ながらケアプラン作成作業については十分な理解が得られず関心も向けられていない．

1. 要介護認定

　要介護認定には，適切な訪問調査と主治医

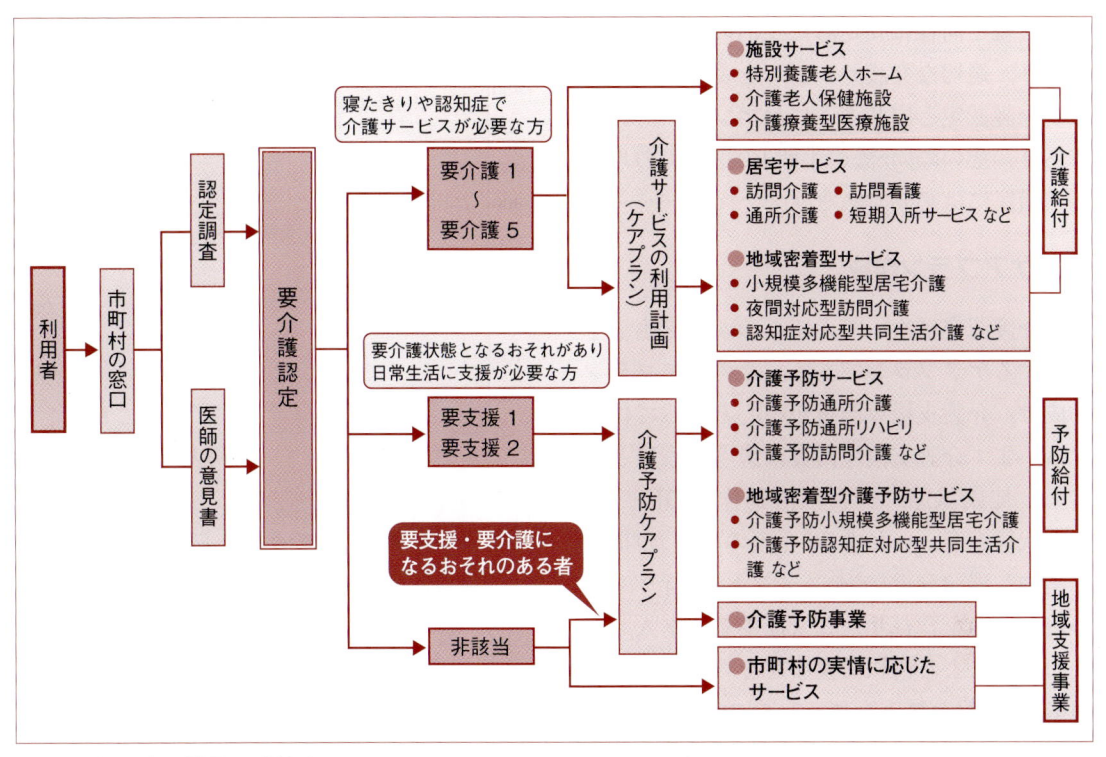

図1　サービス利用の手続き

意見書が必要である．訪問調査は市町村の委託を受けた訪問調査員が，申請者を訪問し74項目〔平成21(2009)年4月現在〕と特記事項について調査する．平成21年4月に要介護認定の見直しが実施されたが，全国各地よりあらためての見直しの声が上がった．そのため，「要介護認定の見直しに係る検証・検討会」が厚生労働省に設置された．その結果，様々な改正が行われたが，一方で訪問調査での特記事項に「介護の手間」の記載を十分行うことが留意点として示された．すなわち，現場での「介護の手間」の把握に対する特段の配慮が求められたのである．

この「介護の手間」の把握は必ずしも訪問調査においてだけで求められるのではなく，主治医意見書にも適切な記載が求められる．適切に記載された主治医意見書も大切な資料であり，この主治医意見書には「病状」だけではなく生活するうえでの「介護の手間」の記載が必要である．この「介護の手間」を適切に記載するためには，患者の実際の生活を見ることができる主治医が必要であり，できる限りこのような主治医を介護保険利用者は選択することが大切である．主治医には患者の実際の生活を見て「介護の手間」を把握することが期待されるが必ずしも容易ではない．初回の主治医意見書の記載が不十分でも，その後の地域の多職種連携による情報共有により可能になることへの理解が望まれる．また特に病院医師の主治医意見書の「介護の手間」の記載が不適切との声が各地で聞かれるが，これとて病院内の多職種による情報共有により解決ができるので，病院内の医師や看護師にはこのことを理解されることを期待する．特に近年，病院からの退院の際の退院調整カンファレンスの役割とその必要性が叫ばれており，このカンファレンスにおいても「介護の手間」の把握が大きな意味をもつはずである．介護保険制度では確かに主治医意見書は医師が記載するとされているが，その内容は多職種連携による情報共有の成果として記載される意義が理解される必要がある．特に在宅医療には医

療の継続と同様に安定した生活の継続が必要であり，適切な介護サービスを受けるためには要介護認定と同じようにケアプランも大切であり，その際「介護の手間」の把握への理解が主治医には必要である．

2. ケアプラン作成

要介護認定に次いで大切なのが日常生活を支援するケアプランである．このケアプラン作成は，介護支援専門員が中心となって作成する．まず介護支援専門員は患者や家族と面接し，健康状態，日常生活動作（ADL），家族の状態調査，いわゆる「介護の手間」の把握を実施し課題分析（アセスメント）を行う．その後，医師を含むサービス提供者，本人，家族の参加による情報交換などを行うサービス担当者会議（ケアカンファレンス）を開催しケアプランを調整検討し，さらに利用者の承諾を得てケアプランは実施される．指定居宅介護支援事業者，すなわち介護支援専門員の介護サービスの基本取扱方針には次のように記載されている．「加齢による病気等で日常生活での介護や支援を必要とする人に，心身の能力を生かし自立した生活を営めるように，保健・医療・福祉の面から総合的・一体的にサービスは提供され，特に介護の軽減や悪化防止そして予防に観点が置かれ，そのため医療との連携が重視される」．このようにケアプラン作成には医療との連携は不可欠であり，特に在宅医療の主治医にはサービス担当者会議への参加あるいは介護支援専門員に対する情報提供は欠かせない．

居宅療養管理指導

介護支援専門員などに対する「情報提供」には，介護保険の「居宅療養管理指導」と医療保険医科点数表の診療情報提供料（I）がある．居宅療養管理指導は，通院が困難な利用者に対して，医師が当該利用者の居宅を訪問して

	H12年4月末	H21年10月末
第1号被保険者数	2165万人	2869万人（33％増）
要介護認定者数	218万人	479万人（120％増）

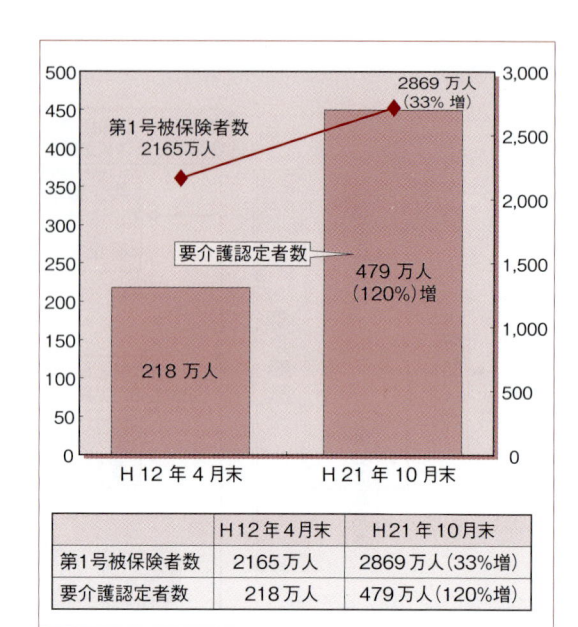

図2　第1号被保険者数（65歳以上の被保険者）と要介護認定者数の推移

行う計画的かつ継続的な医学的な管理に基づき，指定居宅介護支援事業者その他の事業者に対するケアプランの策定などに必要な情報提供，または利用者もしくはその家族などに居宅サービスを利用するうえでの留意点，介護方法などについて指導および助言を行うことを評価し，現状では医師は月2回を限度として介護報酬を請求できる．

この居宅療養管理指導は，通院が困難な利用者，すなわち在宅医療を受ける患者に対して医師が訪問して算定するのであるが，要介護認定を受けた患者すべてが通院困難な患者ではなく，これらの患者には，指定居宅介護支援事業者，いわゆる介護支援専門員に情報提供して医科点数表の診療情報提供料（I）にて算定するのが適切である．このように医師の介護支援専門員への情報提供は介護保険や医療保険の両制度でも評価されている．

介護保険制度の現状

2000年に施行された介護保険制度は約10年経過した．65歳以上の被保険者である第

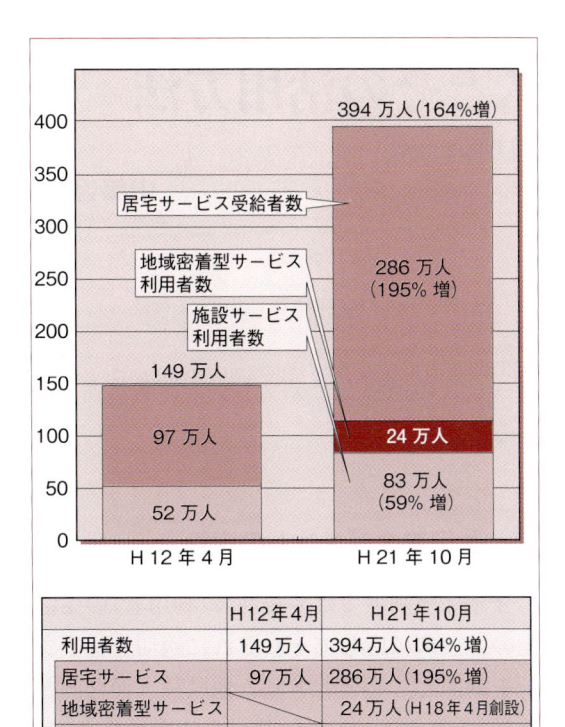

図3 サービスの受給者数の推移

	H12年4月	H21年10月
利用者数	149万人	394万人(164%増)
居宅サービス	97万人	286万人(195%増)
地域密着型サービス		24万人(H18年4月創設)
施設サービス	52万人	83万人(59%増)

1号被保険者数は図2のごとく，2000年4月の2165万人から2009年10月には2869万人に増加し，要介護認定者数は218万人から479万人へと増加している．要介護認定を受けても介護サービスを必ずしも受けているわけではないが，2000年4月の居宅サービス受給者は97万人，施設サービス受給者は52万人であった(図3)．2009年10月には居宅サービス受給者は286万人，施設サービス利用者は83万人に増加した．また2006年4月の改定で設定された地域密着型サービス利用者は24万人存在した．以上のように介護保険制度施行により住み慣れた地域で様々な介護サービスを利用して生活を続けることが可能となり，その利用者は今後も増加すると予測されている．この介護サービスの利用と医療との関係は密接であり，特に住み慣れた家で在宅医療を受ける患者には介護サービスの提供は不可欠である．在宅医療の主治医はこの点を理解し，介護サービス提供者と協働して介護保険そして医療保険を活用し患者の生活を支えることが期待されている．

介護保険制度と在宅医療

病気や障害を抱えた患者の住み慣れた家での生活を医療保険と介護保険の制度の両面において支援しており，今後の在宅医療の積極的な推進が期待されている．特に地域の医師には患者の地域での生活を支える「かかりつけの医師」としての機能の充実，さらには診療所医師と病院医師の互いの機能や役割を十分に認識した連携，さらには医療・介護関係者の多職種連携が期待されている．在宅医療の主治医には医療のみならず患者の住み慣れた家での生活を支えることが期待されており，介護保険の積極的な活用が必要である．すなわち「治す医療」のみならず「支える医療」が「かかりつけ医機能」には求められている．そのためには前述の適切な主治医意見書の記載ならびに居宅療養管理指導の活用により多職種協働を実践することも望まれる．また，患者の病状に応じて入院医療が必要な際には，地域の様々な医療機関や施設と継続した医療連携も必要であり，その際にも医療保険や介護保険の制度を理解してその理念に沿った行動が期待される．

介護保険サービスとその活用方法
Nursing Care Insurance Service and Utilization

中嶋啓子
Keiko Nakajima

　高齢社会の到来を背景に医療制度としては在宅医療推進の方向にある．しかし，在宅療養の広がりには幾多の困難が横たわっている．何が在宅療養を困難にさせているか，調査によれば，最も多い理由は「介護してくれる家族がいない」，次は「病状が急変したときに不安がある」と挙げられ，「医療」と「介護」の体制に対する不安が2大要因となっている．一方，高齢になると疾病罹患率や受診率が増加し医療サポートが必要になる．また，加齢自体が生活機能（排泄，食事，歩行，認知など）を低下させ介護など生活援助が必要となる．したがって，住み慣れた地域で最期までその人らしく過ごしたい高齢者の要望を満たすには，医療サポートに加えてしっかりした生活支援（介護サポート）が必要である．今日，在宅療養が成り立つためには，高齢者の特性を踏まえた医療と介護を一体として提供できるケアマネジメント能力が問われている．

ケアマネジメントとは

　ケアマネジメントは，歴史的には米国で精神障害者のコミュニティケアで使われたのが最初である．それが長期ケアや感染者のケアに拡大して，英国へ移り，英国で法制化しケアマネジメントという用語が世界へ広まった．わが国では2000年，介護保険制度導入とともにケアマネジメントを介護支援サービスとして使い始めた．この2つの用語は全くの同義語ではないが，わが国では介護支援サービスの過程をケアマネジメントと表している．

1. ケアマネジメントの定義

　介護保険制度では要援助者（利用者）の生活上のニーズに応じてそれぞれに適切な社会資源を調節し，必要とされる他職種，他機関と連携（チームケア）しながら全体を統合させ，サービス計画（ケアプラン）を策定し実行していくシステムの総体をケアマネジメントという．基本理念として，①自己決定の尊重，②自立支援，③生活の継続の支援を挙げ，要介護者の希望を尊重し，その人らしい自立した生活が送れるよう社会的に支援することを目標に高齢者が適切なサービスを円滑かつ容易に手に入れられるような利用者本位の仕組みにしている．

2. ケアマネジメント機能

　介護保険でケアマネジメントを利用できるのは被保険者に限られるが，4つの領域をもっている．①課題分析（アセスメント）をしてニーズを掘り起こす，②ニーズを解決するため介護サービス（ケアプラン）の作成，③計画の実行段階で，サービスの種類や，頻度，内容に関して各サービス事業者などとの調節仲介，④実施サービスの継続的把握，評価，監視（モニタリング）の段階と，その循環からなっている．この機能を中核的に担うのが介護支援専門員（ケアマネジャー）である．豊か

アセスメント → 居宅サービス計画の原案作成 → サービス担当者会議の主宰（要介護者・家族およびサービス提供者の参加）→ 居宅サービス計画の修正 → 居宅サービス計画の完成（決定）

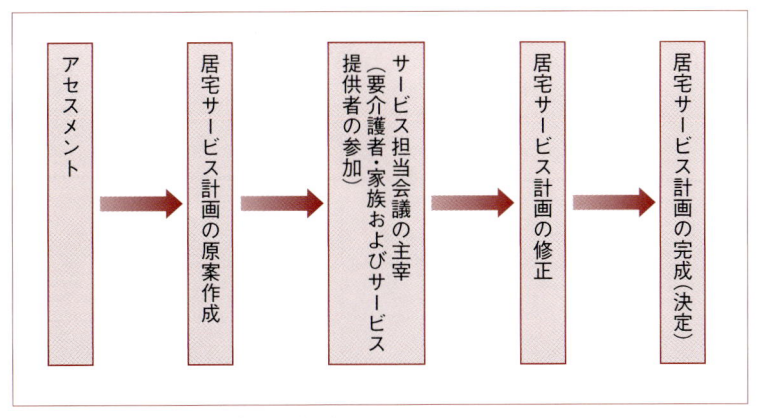

図1　居宅サービス計画の作成

な高齢社会の実現のための重要な役を担っているのである（図1）．

3. ケアマネジメントの基本目標

　介護保険では，①高齢者介護に対する社会的支援，②高齢者自身による選択，③在宅介護の重視，④予防リハビリテーションの充実，⑤総合的，一体的，効率的なサービスの提供，⑥市民の幅広い参加と民間活力の活用，⑦社会連帯による支え，⑧安定的かつ効率的な事業運営と地域性の配慮，が挙げられている．そのなかでの重要な理念は在宅重視である．高齢者，要介護の利用者の多くが住み慣れた家庭や地域での生活の継続を望んでいることは証明されているが，複雑な家族構成・関係，核家族化の進行で家族介護が望めない現状に加え人口構成も独居高齢者世帯の増加のなか，住まいの問題もあり，また多種多様な事業者間同士や本人・家族の希望との違いを調整して在宅ケアを組み立てる必要がある．在宅医療では多様なマネジメント能力が問われている．

〈ケアプランの例〉

　医療ニーズの高い在宅医療のケアマネジメントの例を示す．
　パーキンソン病で気管切開，あふれる唾液，痰の吸入，ストーマ，バルーンカテーテル，胃瘻，殿部・両大転子部の褥瘡，全身の飛び上がるけいれん様大型振戦あり，四肢の硬直性麻痺，コミュニケーション不能などのADL全介助で寝たきりの71歳の男性．本例のケアプランは計画書(1)，(2)と週間スケジュールから成り立つ（図2）．

ケアマネジャー

　介護保険制度においてはケアマネジメントを担う重要な要は介護支援専門員と位置付けられている．高齢者自身が地域の多種多様なサービス事業者を理解して選択することは困難であるうえ，利用者の自立を促すには，介護保険の区分支給額の理解と効率的利用をサポートする機関が必要である．このために特別に専門的に独立化したものが居宅介護支援事業所である．ケアマネジャーは居宅介護支援事業所または介護保険施設などにおいて，介護サービス計画の作成などに従事している．指定を受ける居宅介護支援事業所には，運営規程やケアマネジャーの勤務体制，個人情報保護，秘密の保持，事故発生時の対応や苦情処理の体制などを重要事項に記載し，わかりやすい説明書，パンフレットを交付し，利用者の同意を得，契約する義務がある．法の遵守を謳い，それができない場合，指定取り消し，返還なども明記されている．

VIII 在宅医療と介護保険制度

週間サービス計画表

利用者名　○○　○○　様　　　　　　　　　　　　　　　　　　　　　　　　　作成年月日　2010年　○月　×日

		月曜日	火曜日	水曜日	木曜日	金曜日	土曜日	日曜日	支援上の留意点など
深夜早朝	4:00								
	6:00								
	8:00								
午前	9:00								
	10:00		訪問看護 うの花ST		訪問看護 うの花ST		訪問看護 うの花ST		
	11:00	デイケア 啓友クリニック			デイケア 啓友クリニック				
	12:00								
	13:00								
午後	14:00			訪問看護 うの花ST					
	15:00		訪問リハ うの花ST			訪問リハ うの花ST			
	16:00								
	17:00								
	18:00								
夜間	19:00								
	20:00								
	22:00								
深夜	0:00								
	2:00								
	4:00								

週単位以外のサービス：往診2回/月　ショート4日程度/月
福祉用具貸与：車椅子・ベッド・エアーマット・スロープ・体位変換器

居宅サービス計画書(1)

作成年月日　2010年　○月　×日

要介護状態区分	要介護1・要介護2・要介護3・要介護4・**要介護5**　有効期間　2010年○月×日〜2012年△月□日
利用者及び家族の生活に対する意向	妻氏：病状をなるべく遅らせ，今の状態を維持しながら夫と共に安心して暮らしていきたい． （H21年1月に娘さんが2人目のお子さんを出産予定．産後の手伝いで，ショートを増やして対応予定）
介護認定審査会の意見及びサービスの種類指定	
総合的な援助の方針	通所リハビリと月1回のショートの生活のペースが安定されています． 訪問看護とリハビリ，往診にて日々の状態の変化に細かくケアを相談していきましょう． 状態が安定して過ごされるよう各サービスと連携を取っていきます． 緊急連絡先：うの花ST　中嶋医師　ケアマネ 　　　　　　○○○様（娘氏）
生活援助中心型の算定理由	1．1人暮らし　2．家族等が障害，疾病等　3．その他（　　　　　　　　　　　　　　　）

この計画に同意します．　平成　　年　　月　　日　　氏名　　　　　　　　　　　　　　　　　印

居宅サービス計画書(2)

作成年月日　2010年　○月　×日

被保険者No.：0000　　利用者名：○○　○○　様

生活全般の解決すべき課題(ニーズ)	目標				援助内容					
	長期目標	期間	短期目標	期間	サービス内容	※1	サービス種別	※2	頻度	期間
健康状態を維持していきたい．	健康状態が安定して過ごせる．肺炎や炎症をおこさず過ごせる．	H21.○ 〜 H22.△	①日々の状態を把握し，健康に過ごせる．	H21.○ 〜 H22.△	状態のチェック 胃ろう・気切・人工肛門・尿バルーンの管理		往診 訪問看護（難病対応・医療）	なかじま診 うの花ST	2回/月 4回/月	H21.10 〜 H22.9
進行をなるべく遅らせ今の状態(身体面・精神面)を維持したい．	身体面・精神面の現状が維持できる．	H21.○ 〜 H22.△	②身体面・健康面の現状が維持できる．	H21.○ 〜 H22.△	拘縮予防・離床の機会の確保，座位保持能力の維持	医	訪問看護	うの花ST	1回/週	H21.10 〜 H22.9
					健康管理・入浴介助 外出による離床時間確保，気分転換・介護負担の軽減		通所リハビリ	啓友クリニック	2回/週 月・木	H21.10 〜 H22.9
					介護負担の軽減・利用時間の確保 入浴の機会の確保	○	ショートステイ	啓友クリニック	月4日	H21.10 〜 H22.9
身体能力及び今の生活状態をなるべく維持したい．	身体能力及び今の生活を維持できる．	H21.○ 〜 H22.△	身体能力及び今の生活を維持できる．褥瘡を予防できる．	H21.○ 〜 H22.△	福祉用具を用いて，離床しやすい環境作りの提供．外出時の安全な移動の確保		福祉用具貸与	パナソニックエイジフリー	適宣	H21.10 〜 H22.9

※1 「介護保険給付対象かどうかの区分」について，保険給付対象内サービスについては○印を付す．
※2 「該当サービス提供を行なう事業所」について記入する．

図2　ケアプランの例

1. 基本姿勢

　介護保険給付が利用者，家族のニーズに沿って有効・適切に利用されるよう，また保健医療福祉などのサービスが効果的に利用されるように，ケアマネジャーには以下のような基本姿勢が求められている．①社会的にも弱い立場の高齢者の人権を尊重し，身近な代弁者でなければならない，②高齢者を人生の先輩として仰ぎ，主体性を尊重し，対等な関係を維持し，誤りのない自己決定ができるよう助言する，③自分の価値観や行動様式をもった利用者や家族であっても公平に対応する，④家族や親族の間の葛藤や，利用者とサービス事業者の利害の対立など様々な相違があり利害が対立する場合，利用者の立場を尊重した中立の姿勢が大切である．

　この基本姿勢を通して介護保険法のもとで社会的責任が問われているという自覚をもつことが大切である．

2. 課題分析（アセスメント）

　ケアマネジャーの仕事はどれも重要であるが，とりわけ課題分析（アセスメント）を通してのニーズの特定は重要である．アセスメントとは，要介護者の身体や心理的な状態，介護状況，生活環境など評価し，生活課題（ニーズ）を把握し，それらに対応する社会資源（サービス含む）を明らかにすることである．米国，英国など諸外国も包括的，多次元的な課題分析項目を研究している．これらの標準項目として平成11(1999)年に厚生省老人保健福祉局企画課長通達（図3）が出され，23項目の身体機能状況，精神心理的状況，社会環境的状況を関連させながら要介護者を全人的総合的にとらえている．身体や精神の健康状況のアセスメントを行うことにより自然医療の必要性がみえてきて，健康の悪化が，ADL低下につながっていることを発見することがしばしばある．医療介護両面からのアセスメントは重要であるが，医療サービスを取り込むことに不慣れなケアマネジャーが多いといわれる．垣根を取り払うためには医療と福祉が平場で向かい合えるサービス担当者会議を頻回に行い，意思疎通を図ることが必要である．

3. サービス担当者会議の意義

　ケアマネジメントはチームアプローチといわれ，多職種多機関が協働連携して進めることになっている．ケアプランの作成はケアマネジャーが中心となるが，保健，医療，福祉サービス関係者，時には本人・家族が一堂に会して行うサービス担当者会議を開催して検討することを義務付けている．サービス担当者会議の目的の第1は利用者本人と家族の生活全体を共通把握し，お互いが生活ニーズを共有化すること，第2は利用者本人・家族の意向と，援助者側の総合的な援助内容をすり合わせ，共通理解をすること，第3はケアプランの確認とサービス提供日時と相互の役割分担の確認をすることである．各機関の考え方，サービスの力量などについての理解が深まり，より連帯感が高まり，有意義なものである．専門用語の多い医療について理解も深まり共通言語が生まれる場となる．

4. 高齢者の自立とQOL

　介護保険では基本理念として高齢者の自立支援が強調されている．自立とは何かを考えてみると，歩けなければ補助具を使う，食べられなければ食形態の検討や経管栄養，呼吸ができなければ人工呼吸器を用いるように，人的物理的援助で実現可能になることは多い．したがって自立とは援助が前提となる．自立してその人らしい人生を全うするために生活の質（QOL）の向上が重要である．QOL

▶課題分析標準項目

客観的な課題分析を行うための目安として、課題分析標準項目が示されています〔「介護サービス計画書の様式及び課題分析標準項目の指示について」（平成11年11月12日老企第29号厚生省老人保健福祉局企画課長通知）の別紙4〕.

基本情報に関する項目

No.	標準項目名	項目の主な内容（例）
1	基本情報（受付,利用者等基本情報）	居宅サービス計画作成についての利用者受付情報（受付日時、受付対応者、受付方法等）、利用者の基本情報（氏名、性別、生年月日、住所・電話番号等の連絡先）、利用者以外の家族等の基本情報について記載する項目
2	生活状況	利用者の現在の生活状況、生活歴等について記載する項目
3	利用者の被保険者情報	利用者の被保険者情報（介護保険、医療保険、生活保護、身体障害者手帳の有無等）について記載する項目
4	現在利用しているサービスの状況	介護保険給付の内外を問わず、利用者が現在受けているサービスの状況について記載する項目
5	障害老人の日常生活自立度	障害老人の日常生活自立度について記載する項目
6	認知症である老人の日常生活自立度	認知症である老人の日常生活自立度について記載する項目
7	主訴	利用者及びその家族の主訴や要望について記載する項目
8	認定情報	利用者の認定結果（要介護状態区分、審査会の意見、支給限度額等）について記載する項目
9	課題分析（アセスメント）理由	当該課題分析（アセスメント）の理由（初回、定期、退院、退院時等）について記載する項目

課題分析（アセスメント）に関する項目

No.	標準項目名	項目の主な内容（例）
10	健康状態	利用者の健康状態（既往歴、主傷病、症状、痛み等）について記載する項目
11	ADL	ADL（寝返り、起きあがり、移乗、歩行、着衣、入浴、排泄等）に関する項目
12	IADL	IADL（調理、掃除、買物、金銭管理、服薬状況等）に関する項目
13	認知	日常の意思決定を行うための認知能力の程度に関する項目
14	コミュニケーション能力	意思の伝達、視力、聴力等のコミュニケーションに関する項目
15	社会との関わり	社会との関わり（社会的活動への参加意欲、社会との関わりの変化、喪失感や孤独感等）に関する項目
16	排尿・排便	失禁の状況、排尿排泄後の後始末、コントロール方法、頻度などに関する項目
17	じょく瘡・皮膚の問題	じょく瘡の程度、皮膚の清潔状況等に関する項目
18	口腔衛生	歯・口腔内の状態や口腔衛生に関する項目
19	食事摂取	食事摂取（栄養、食事回数、水分量等）に関する項目
20	問題行動	問題行動（暴言行動、徘徊、介護の抵抗、収集癖、火の不始末、不潔行為、異食行動等）に関する項目
21	介護力	利用者の介護力（介護者の有無、介護者の介護意思、介護負担、主な介護者に関する情報等）に関する項目
22	居住環境	住宅改修の必要性、危険個所等の現在の居住環境について記載する項目
23	特別な状況	特別な状況（虐待、ターミナルケア等）に関する項目

図3　課題分析標準項目（平成11年11月12日老企第29号厚生省老人保健福祉局企画課長通知）

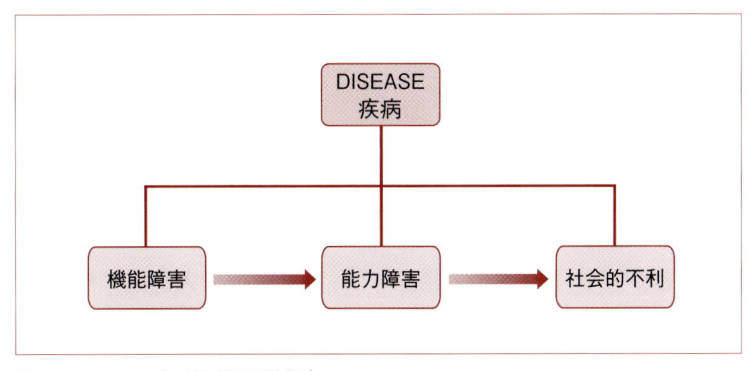

図4　ICIDH（国際障害分類）(WHO, 1980)

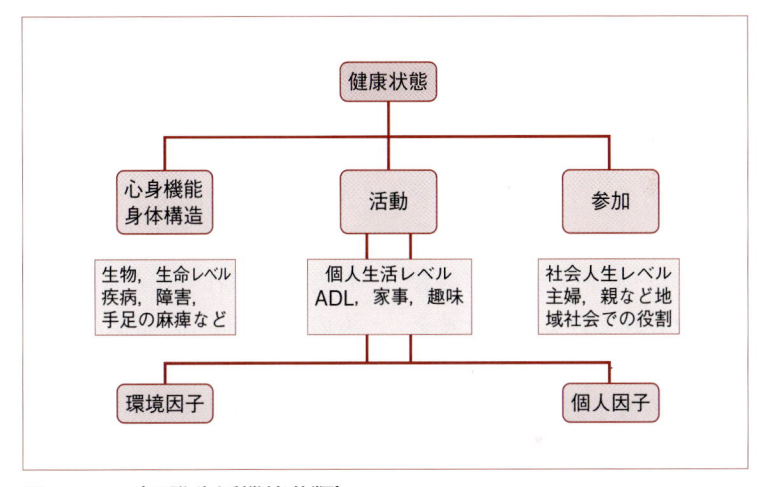

図5　ICF（国際生活機能分類）(WHO, 2001)

の向上は ADL だけの満足にとどまらず，生きがいや充実感，楽しさが増えることである．生活空間を広げ，社会参加（デイケアなど），社会交流（人と交流）が増えることで，本人の好き嫌いに関係なく「外に出ること」は QOL の維持向上の一歩となる．

5. ICF の視点

障害に対する国際的な分類として，WHO 国際障害分類（ICIDH）（図4）が使われてきたが，ICIDH はマイナス面を分類することと，一方向の考え方が実態にそぐわなくなり 2001 年から「心身の機能・身体機能」「活動」「参加」の3つの次元に「環境因子」「個人因子」を加えた，国際生活機能分類（ICF）（図5）が使われ始めた．2003 年にはわが国に導入され，介護支援専門員要請研修に取り入れられた．1,500 項目という膨大な分類を，介護保険のケアプランにどう結びつけるかに関する混乱が生じ，ICF を使いこなすまでには至っていない．しかし，利用者の「～したい」という希望を聞くという，生活機能のプラス面からの視点が取り入れられたことは画期的であり，今後，医療福祉保健全般が活用する意義あるものである．

ホームヘルパー

ホームヘルパーとは，介護を必要とする高

齢者や障害者，難病患者などの家（施設を含む）を訪問してホームヘルプサービスを提供する者をいう．厚生労働省令第2章第1節には基本方針として「指定訪問介護事業所は，要介護状態になった利用者が可能な限りその居宅においてその有する能力に応じて自立した日常生活を営むことができるように入浴，排泄，食事の介護，その他の生活全般にわたる援助を行うものでなければならない」と規定している．在宅重視の考えである．仕事内容は調理，洗濯，掃除など家事援助や入浴，食事，排泄などの身体介助，生活などに関する相談，助言である．資格は，①2級ホームヘルパー養成研修を終了したもの，②介護職員基礎研修を終了したもの，③介護福祉士の国家試験に合格したもの，④看護師の国家試験に合格したもの，に付与される．

ホームヘルパーはゴールドプラン（高齢者福祉計画）において使われている訪問介護を表す言葉であり，訪問介護員は介護保険法において訪問介護および介護予防訪問介護を行う人を指しているため両者は同義語ではないが，介護保険のなかでもホームヘルパーと呼んでいる．ホームヘルパーはケアマネジャーが作成した居宅サービス計画（ケアプラン）に沿った訪問介護を提供しなければならない．そして独自に利用者の意向や心身の状況などのアセスメントを行い，援助の目標に応じて具体的なサービス内容を定めた訪問介護計画を策定し，身体介護，生活援助（図6）を実行する．

また，禁止行為としては①医療行為，②金銭，預金通帳，証書などの預かり，③同居家族に対するサービス提供，④日常生活を超えた大掃除，庭仕事などサービス，⑤利用者の居宅での飲酒，喫煙，飲食，⑥金銭，物品，飲食の授受，⑦身体拘束その他の行動を制限する行為（利用者や第三者の生命や身体を保護するため緊急やむをえない場合を除く），⑧利用者や家族に行う宗教活動，政治活動，営利活動その他の迷惑行為，などが明記されている．

1. 最近のホームヘルパーの役割（医療行為について）

高度医療や大病院医療の発展に伴い最近の在宅医療の特徴として，医療ニーズの高い患者〔呼吸器装着，酸素吸入，痰の吸引，嚥下障害のためPEG（経管栄養），尿管カテーテル，褥瘡処置，IVH，TPH，傷など皮膚の処置，浣腸摘便など〕の退院が増えている．訪問看護によってその処置は可能であるが，看護師が訪問しない時間は24時間365日家族に任されているのが現状である．これでは家族の介護負担は大きく非現実的であるとの反省のもと，平成18（2006）年，これまで医療行為と呼ばれてきたものに「医療行為でないもの」と「浣腸や，軽微な傷の処置，軟膏の塗布，内服援助，酸素測定のパルスオキシメーターの装着，ストーマの処置援助」などが新たに認められ，医療行為が拡大した．また難病ALSの場合，本人・家族の同意，看護師の指導があれば，痰の吸引行為が口腔内だけでなく，気管内吸引も認められた．痰の吸引は緊急避難の考え方によって拡大され，施設などでは介護士も行わざるをえない現状である．このように法の規制は徐々にはずされつつあるが，教育体制もなく，看護師との線引きが不明なため，在宅可能な状況でも在宅で医療行為ができるヘルパー援助がなく，入院や医療や介護の施設への入所あるいは在宅で家族が重介護をしている現実がある．住み慣れた地域で高齢者が最期までその人らしく生きていくには，在宅での医療行為を援助できるホームヘルパー養成が必要である．在宅医療の推進にはヘルパーの医療行為拡大が必須である．

サービス区分と種類		サービスの内容
訪問介護計画の作成		利用者に係る居宅介護支援事業者が作成した居宅サービス計画（ケアプラン）に基づき，利用者の意向や心身の状況等のアセスメントを行い，援助の目標に応じて具体的なサービス内容を定めた訪問介護計画を作成します．
身体介護	食事介助	食事の介助を行います．
	入浴介助	入浴（全身浴・部分浴）の介助や清拭（身体を拭く），洗髪などを行います．
	排泄介助	排泄の介助，おむつの交換を行います．
	特段の専門的配慮をもって行う調理	医師の指示に基づき，適切な栄養量及び内容を有する特別食（腎臓食，肝臓食，糖尿食，胃潰瘍食，貧血食，膵臓食，高脂血症食，痛風食，嚥下困難者のための流動食等）の調理を行います．
	更衣介助	上着，下着の更衣の介助を行います．
	身体整容	日常的な行為としての身体整容を行います．
	体位変換	床ずれ予防のための，体位変換を行います．
	移動・移乗介助	室内の移動，車いすへ移乗の介助を行います．
	服薬介助	配剤された薬の確認，服薬のお手伝い，服薬の確認を行います．
	起床・就寝介助	ベッドへの誘導，ベッドからの起き上がりの介助を行います．
	自立生活支援のための見守り的援助	○利用者と一緒に手助けしながら行う調理（安全確認の声かけ，疲労の確認を含みます．）を行います． ○入浴，更衣等の見守り（必要に応じて行う介助，転倒予防のための声かけ，気分の確認等を含みます．）を行います． ○ベッドの出入り時など自立を促すための声かけ（声かけや見守り中心で必要な時だけ介助）を行います． ○排泄等の際の移動時，転倒しないように側について歩きます．（介護は必要時だけで，事故がないように常に見守る） ○車いすでの移動介助を行って店に行き，利用者が自ら品物を選べるよう援助します． ○洗濯物をいっしょに干したりたたんだりすることにより自立支援を促すとともに，転倒予防等のための見守り・声かけを行います．
生活援助	買物	利用者の日常生活に必要な物品の買い物を行います．
	調理	利用者の食事の用意を行います．
	掃除	利用者の居室の掃除や整理整頓を行います．
	洗濯	利用者の衣類等の洗濯を行います．
通院等のための乗車又は降車の介助		通院等に際して，ヘルパーが運転する自動車への移動・移乗の介助を行います．（移送に係る運賃は別途必要になります．）

図6　提供するサービスの内容について

2. 痰の吸引をヘルパーが行うALS患者の例

10年前から人工呼吸器をつけ在宅療養をしている66歳の女性．仕事をするご主人と2人暮らし．手足運動は全くゼロ．コミュニケートは光センサーで「伝の心」を使用．日中は訪問介護など社会介護で支えている．ヘルパーは身体介護として痰の吸引，清拭，体位変換などを行うヘルパーと，家事援助として調理ヘルパーの2人が入っている．喉頭摘出術をしているので1時間以上かけての経口摂取と胃瘻からの経管栄養を併用し，ヘルパーが食事介助を行っている．絵手紙をコンピュータで作りながら，ご主人との生活を維持している．土日や夜間の痰の吸引のできるヘルパーがいないことが悩みとなっている．

住宅改修

介護保険法では加齢による疾病で介護，機能訓練，看護，療養上の管理を要する高齢者が最期まで在宅で自立した日常生活を営むことができるよう必要な保健医療サービスなら

びに福祉サービスにかかわる給付を行うことが定められている．その福祉サービス給付の1つとして住宅改修費が同一住宅に最高20万円支払われることが決められており，利用が増えてきている．平成18（2006）年より，事前申請制度が始まり，工事の前に申請書や見積書が必要である．まず介護認定を受け，ケアマネジャーに相談し必要性についてアドバイスを受け，住宅改修事業者を決めて打ち合わせを行う．見積書と工事図面を見て本人家族が了承してから，住宅改修が必要な理由書を市町村に提出し，問題ないことを確認し，工事の開始となる．支給対象となるのは，①手すりの取り付け，②床段差の解消，③すべりの防止および移動の円滑化などのための床または通路面の材料の変更，④引き戸などへの扉の取り替え，⑤洋式便器などへの便器の取り替え，⑥その他①～⑤に付帯して必要となる住宅改修，など細かい規定があり，住宅の新築に伴う改修やリフォームは支給対象にならないので注意が必要である．

住宅改修は利用者に喜ばれているにもかかわらず，手すりを使って外に出たことがない，バリアフリーにしたが施設に入ったなど，住宅改修をしながら，十分に役立てられなかった利用者は少なくない．できるだけ自立の期間が長くなるように，住宅改修は重介護になる前にアドバイスされる必要がある．そのためのケアマネジャーの役割は大きい．住宅改修の目標は，利用者が，①住み慣れた家で，②安心して，③安全で快適な環境のもとで，④最期まで，少しでも長く，⑤外へ出て友人と交流するなど，⑥元気で自立した生活を送れるようにすることである．利用者のQOLの維持向上に大きな役目を果たす．

〈住宅改修の一例〉

71歳の男性．前立腺がんの骨転移で痛みがひどく，麻酔を使用．病識あり，手帳に細かく痛みの強さ，麻薬も含めた内服時間を書き込み自己管理している．奥様がうつ病なので迷惑をかけられないと，食事摂取は少なくほとんど食べられないが，自己管理されていた．しかし意欲的で自宅で過ごす限り通院のための階段の手すり，2階への手すりを希望．ふらふらして歩けないときがあるが，誰かの見守りのもと，電動車いすを購入して，通院を試みる人であった．自分は緩和ケアの段階という認識をもちながら，住宅改修の希望が強くあり，ケアマネジャーは最期まで応えていく立場で手すりの設置に協力し，利用者家族に喜ばれたが1カ月後，入院となった．

訪問リハビリテーション（訪問看護ステーション）

20世紀の初めごろより，米国で障害をもった人々に対する医療・福祉サービスを統合しリハビリテーションと呼ぶことになり，1944年，リハビリテーションとは「障害を受けたものに対して身体的，精神的，社会的，職業的，経済的な能力を最大限回復させること」として定義された．わが国では，戦後医療の発展とともに急速にリハビリテーション医療は進歩し，高齢社会の到来で医療供給体制の見直しとともにリハビリテーションの供給体制が整備された．疾病の時期分類と同様リハビリテーションの時期分類も整理され役割分担がなされた（図7を参照）．近年，回復期，維持期，ターミナル期にわたって，広く地域リハビリテーションの概念が生まれ，医療保険だけでなく介護保険とすみわけを行いながら役割を分担しサービスを充足している．リハビリテーションには訪問，通所，短期入所，老人保健施設，療養型施設などの提供場所はある．

日本リハビリテーション病院・施設協会は地域リハビリテーションを「障害のある人々や高齢者及びその家族が住みなれたところでそこに住む人々とともに，一生安全に生き生

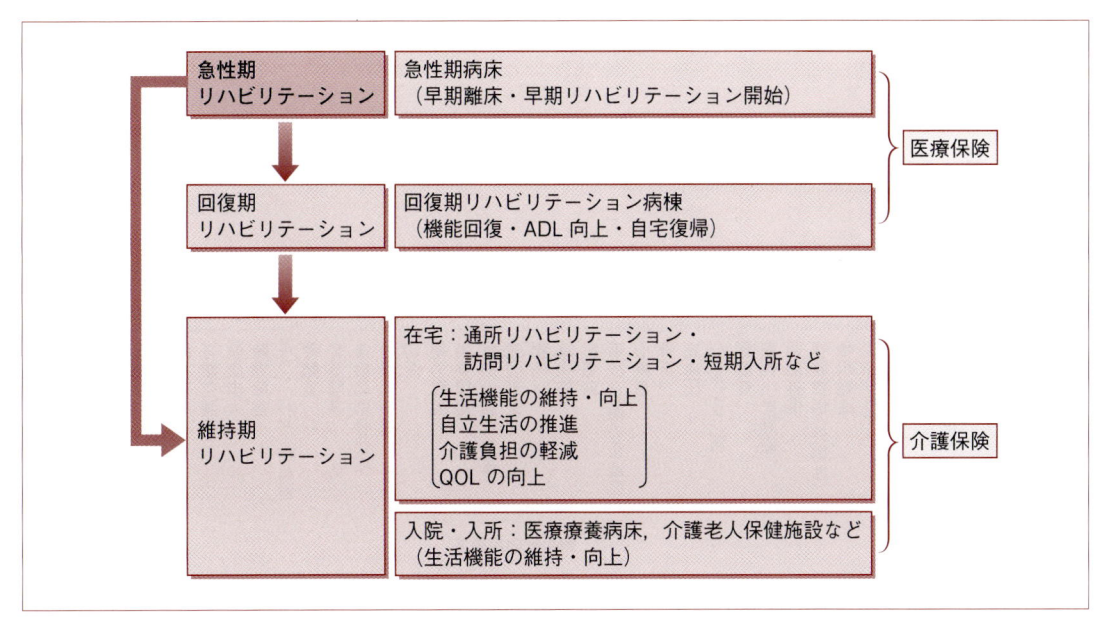

図7 病期に応じたリハビリテーション医療の流れ

きした生活が送れるよう，医療や保健，福祉及び生活に関わるあらゆる人々や機関・組織がリハビリテーションの立場から協力し合って行う活動のすべてをいう．障害発生の予防から，あらゆるライフステージに対応して継続的にリハビリテーションサービスを提供できる支援システムを地域に作っていくことが求められる」と定義している．

1. 訪問リハビリテーションとは

医療保険と介護保険のサービスがあり，診療所，病院，老人保健施設，訪問看護ステーションから理学療法士，作業療法士，言語聴覚士が在宅に訪問して行うサービスである．閉じこもり予防，IADLの向上に効果的であるが，サービス提供機関数が少なく，利用者のニーズは高いが，利用数が最も乏しいサービスとなっている（図8）．これからさらに需要が高まる分野である．

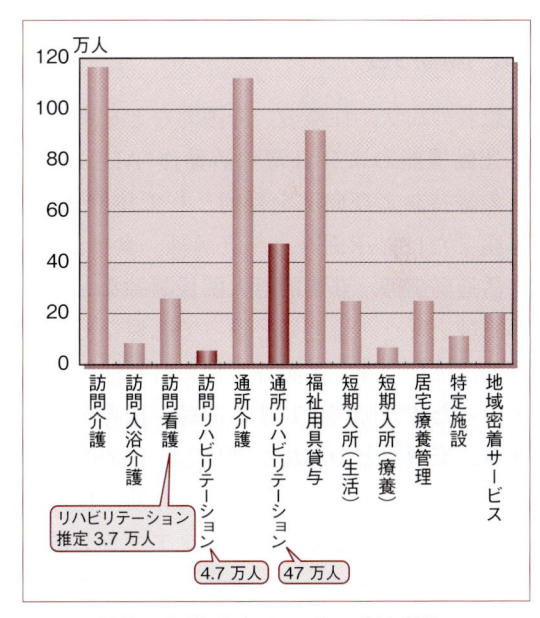

図8 介護・介護予防サービス受給者数
注）273万人（2007年11月審査分）

2. 対象疾患

図9にみられるように，1位は脳血管疾患，2位は変形性膝関節症，3位は認知症，4位は神経難病である．対象疾患は身体だけでなく，精神機能低下も対象となる．

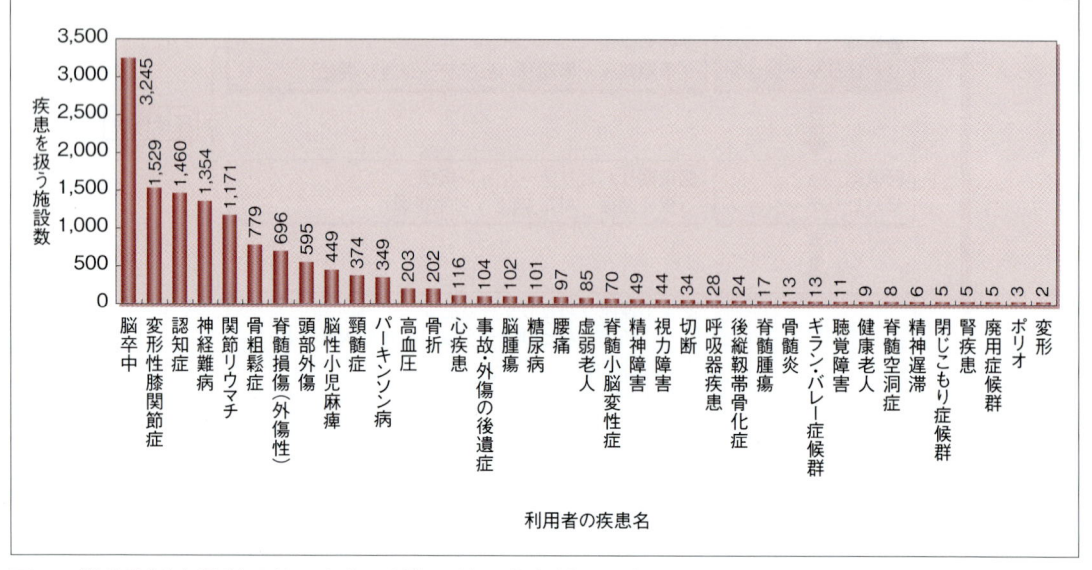

図9 機能訓練事業利用者の疾病の種類と施設数（重複回答）
（澤 俊二他：老人保健法にもとづく機能訓練事業全国実態調査報告．公衆衛生 1999；63(7)：508-509 より引用）

3. 援助内容

　患者の病状，住環境，介護力などを考慮して運動機能および日常生活動作（ADL）の能力の維持および向上を目的として体位変換，起座または離床訓練，起立訓練，食事訓練，生活適応訓練，基本的対人関係訓練など，指導訓練を行う．急性期と違って麻痺などの治療的訓練ではなく，動作訓練や日常活動訓練といった能力障害に対する訓練・指導が主である．家屋などの環境を評価し，住宅改修や福祉機器を導入したり，家族に介助の仕方を指導することも重要である．ケアプランに基づきリハビリテーションマネジメントされ計画を立て実行されるシステムになっている．

4. 在宅での重要な観点

　維持期の重要な点としては回復期リハビリテーションによって ADL も向上し無事に退院できることが多いが，家庭生活に戻ると再び機能が落ち寝たきりとなって，閉じこもりの廃用症候群に陥りやすいといわれる．したがって維持期では，まず麻痺側などマイナスの機能訓練にとらわれず，できる部分を生かし，全体として能力の向上を目指すプラス志向の訓練が重要である．また，QOL 維持向上として，社会参加として外に出て，友人との交流をもつことが必要である．外に出る行為は心と体を一緒に動かすことができ，リハビリテーションの効果が上がることが証明されている．

IX

在宅医療に取り組んでいる事例の成果と課題

自治体・医師会が中心となって取り組んでいる事例

鶴岡地区医師会：ITネットワークを用いた医師会主導による医療介護関連多職種間情報共有化の実現

Information Sharing among Medical and Nursing Staff on Elderly Care through Electronic Network Implemented by a Regional Medical Association

中目千之
Chiyuki Nakanome

在宅医療の考え方

在宅医療の根本的な考え方は，在宅医療，在宅介護を含め，在宅で生活をする人に対し，本人の意向に基づき，過不足なく支援を行うことであり，それは，医療介護関連多職種による24時間，365日支援体制の構築である．質の高い在宅支援を確立するには，多職種間での情報共有が最も重要であり，ITネットワークを用いた情報共有の最適なモデルが，この多職種による在宅支援の場といえる．

在宅医療を含む在宅支援にあたる姿勢としては，医師は，在宅支援チームの一員であるという謙虚な姿勢を貫くとともに，医師会主導で地域完結型在宅医療，在宅支援を構築するという高邁な精神をもち続けることが必要となる．

在宅医療の導入過程

当医師会は，急性期医療以外の分野は医師会主導で運営するという方針のもとに，現在，健康管理センター，在宅サービスセンター（訪問看護，訪問リハビリテーション，訪問入浴），ケアプランセンター，地域包括支援センター，リハビリテーション病院，介護老人保健施設を職員数386名で運営している．一方，ITによる各施設間の情報共有を構築するため，2001年にNet4Uを開発，導入した．

Net4Uは，「一地域／一患者(市民)／一カルテ」という発想に基づく「医療連携型電子カルテシステム」で，アプリケーション，患者データはすべて医師会のサーバで管理され，ユーザーはブラウザから「インターネットVPN」を介してアクセスするASP型のシステムである．機能としては，電子カルテの共有機能，所見・処方の入力，画像・PDF添付機能，紹介状作成，訪問看護指示書作成・送付機能，臨床検査データの自動取り込みなどである．中核病院である鶴岡市立荘内病院を含む6病院，32の診療所，2つの訪問看護ステーション，介護老人保健施設，特別養護老人ホーム，調剤薬局などで稼働，運営されている．8年間の運用で2009年11月5日現在，登録患者総数20,780人，複数の医療機関での情報共有患者数は4,468人である．

導入の実際

Net4Uを中心としたITによる情報共有は，下記の分野で行われている(一部重複)．①鶴岡市立荘内病院と診療所とでの紹介・逆紹介，②診療所間での紹介，③診療所と訪問看護ステーションでの情報共有，④大腿骨近位部骨折地域連携パス，⑤脳卒中地域連携パス，⑥在宅緩和ケアにおける病院主治医，在宅主治医，訪問看護師，調剤薬局間の情報共有などである(図1)．

ここでは，在宅医療の観点から，訪問看護，大腿骨近位部骨折地域連携パスについて述べる．

1. 訪問看護

在宅主治医がNet4U上の電子カルテの患

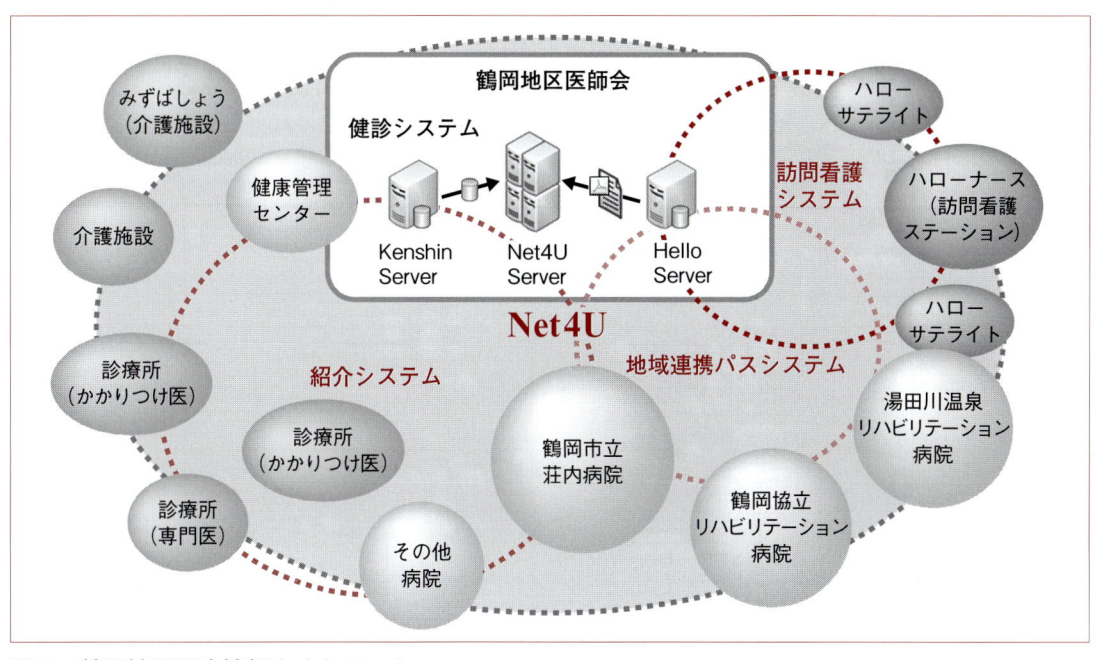

図1 鶴岡地区医療情報ネットワーク

者情報を入力し，訪問看護指示書を送信することにより，在宅主治医と訪問看護師間でこのカルテが共有される．

この共有カルテに，訪問看護師は訪問のつど，また，在宅主治医は往診後に所見，処置や指示，処方などを入力するため，両者にとっては，ほぼリアルタイムに病状が共有される．さらに，内科医の在宅主治医が，皮膚科や泌尿器科など，他の専門医に往診を依頼した場合も，専門医はこの共有カルテに所見，指示を入力し，主治医，専門医，訪問看護師の3者が同一画面を見ることで，3者間で同一の情報が共有される(図2)．訪問看護師の業務である，訪問看護計画書・報告書，行政への情報提供書，介護施設へ入所した際の看護サマリーなどの多くのドキュメントもNet4Uにおける訪問看護システムで行われている．

2. 大腿骨近位部骨折地域連携パス

当医師会においては，2006年に大腿骨近位部骨折，2008年には脳卒中パスが運用開始されたが，IT化したパスで運用しているのが特徴である．ITパスはNet4Uと同様，VPNでセキュリティを確保したインターネット回線を利用し，医師会に設置したサーバでパス情報を共有するもので，ユーザー側のアプリケーションとして，マイクロソフト社のInfoPath®を利用している．オーバービューパスの評価項目は限られたものであり，評価項目以外の情報をNet4Uに集約し，パスを補完するツールとして，Net4Uを利用する形でIT化が進められている(図3)．

成果とその課題

1. 成果

(1) 訪問看護における成果

慶應義塾大学総合政策部の秋山は，訪問看護におけるNet4U導入効果を調査，検証し，論文として発表している(秋山美紀：地域医療におけるコミュニケーションと情報技術．慶應義塾大学出版会，東京，2008；101-134)．訪問看護利用者のNet4U群，非Net4U群における，医師と看護師間での各種メディアによる情報伝達の頻度・量を調査した結果では，〔看護師→医師〕，〔医師→

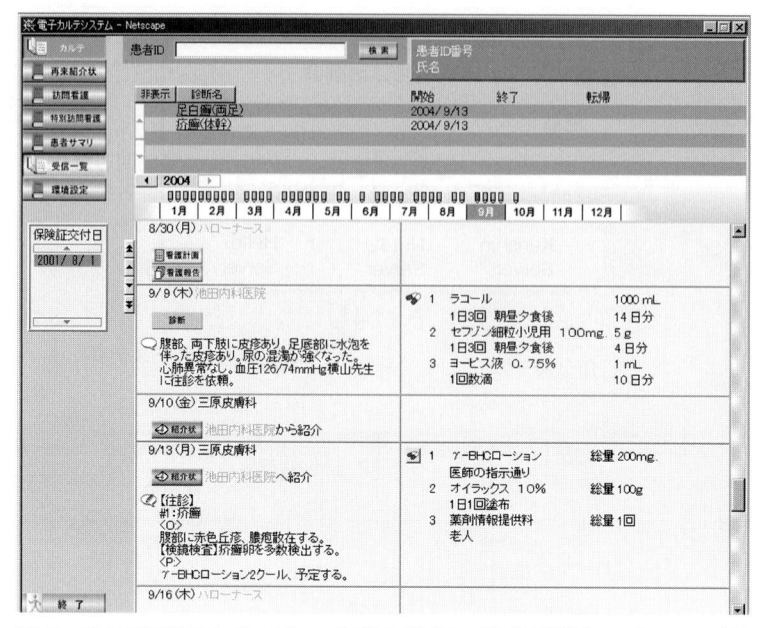

IX 在宅医療に取り組んでいる事例の成果と課題

図2 在宅患者のカルテを，内科主治医，訪問看護師，専門医が共有することで，緊密な連携が可能となる

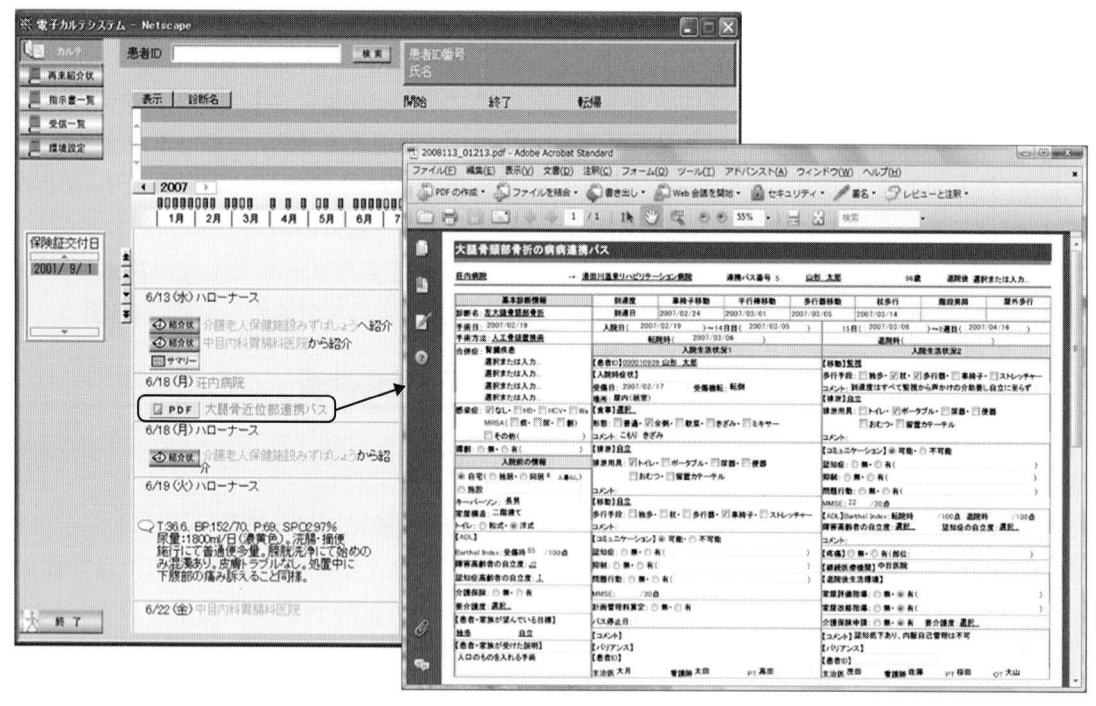

図3 Net4U にオーバービューパスシートを添付し，パスにのせられないその他の情報を補完

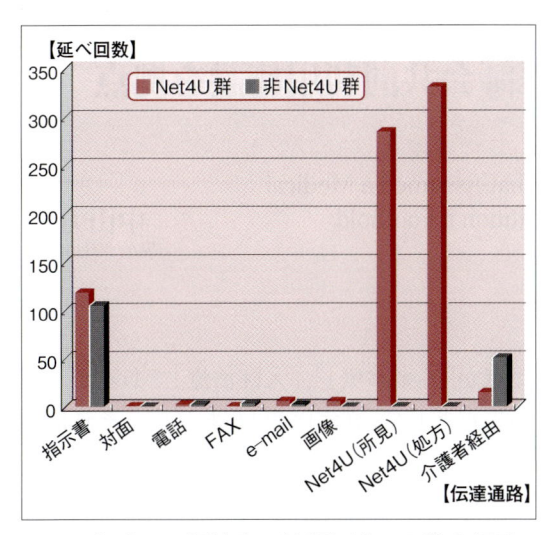

図4 〔医師→看護師〕の情報伝達の回数と経路

看護師〕の両方向において，Net4U 群のほうが圧倒的に情報伝達の回数と情報量が多いことが示された．特に，〔医師→看護師〕の情報の流れは，非 Net4U 群については，月1回の紙での指示書以外の情報提供はないのに対し，Net4U 群では医師が往診するたびに，Net4U カルテに情報が書き込まれるため，訪問看護師に十分な情報が伝達されており，このことが，患者への理解，安心感，判断の自信などにつながり，ひいては看護業務へのモチベーションの向上につながっていることが，訪問看護師へのインタビュー調査からも判明している（図4）．

(2) 在宅緩和ケアにおける成果

がんの末期においては，在宅主治医，病院主治医，緩和ケアチーム，訪問看護師，薬剤師，ケアマネジャーなどによるチーム医療が欠かせない．病状が刻々と変化するがん末期患者においては，これら各職種間での情報共有が必要となることから，在宅緩和ケアにおいても Net4U が活用されている．Net4U を利用し，病院主治医，緩和ケアチーム，訪問看護師と意見交換しながら在宅で看取ったある在宅主治医は，「自分には緩和ケアに関するスキルもノウハウもなかったが，Net4U でいつでも相談できたからこそ，在宅での看取りまでもっていける自信がついた」と話しており，多職種がかかわる在宅緩和ケアにおいても Net4U が有用なツールであることが示されている．

2. 課題

Net4U あるいは地域連携パスの IT 化は，多職種，多施設間での情報共有を，これまで以上にリアルタイムで把握することを可能にし，地域の医療，介護を支えるツールとして着実に成果を上げている．その一方で課題も多く残されている．IT による情報共有化を実現させ，継続させるには，ヒト，カネ，理念が必須条件であることが，われわれのこれまでの経験で判明している．IT を活用するには顔の見えるヒューマンネットワークの構築がその前提であり，そのための仕掛けを常に考えておかなければならない．また，IT の開発，運用資金の確保も必要であり，当医師会では IT 保守費に年間約800万円を費やしており，開発，保守のために当地区の医療情勢を熟知しているサポート会社と契約している．しかし，なにより，IT による多職種，多施設間情報共有を実現し，医師会主導の下で地域医療を充実させていくには，ゆるがぬ信念と情熱，そして行動力のほかにはない．

これが8年にわたる Net4U 運用の結論である．

自治体・医師会が中心となって取り組んでいる事例

焼津市医師会：医師会共同利用施設を拠点とした在宅医療支援

The Home Medical Care Support that Assumed a Medical Association Combination Use Institution a Foothold

中山力英
Rikiei Nakayama

　遠洋漁業の拠点でもある焼津市は静岡県のほぼ中央に位置し，人口143,110人〔平成21（2009）年3月31日現在〕，65歳以上の高齢者は32,315人で高齢化率22.6％となっている．医師会会員数は64名（A会員）であり，基幹病院として焼津市立総合病院がある．焼津市医師会では共同利用施設（図1）として，検査健診事業部のほか，在宅支援事業部があり地域包括支援センター（図2），訪問看護ステーション，ヘルパーステーション，居宅介護支援事業所を擁しており，地域の医療と介護の両面から在宅医療を支える体制にある．そんな状況を踏まえ，本会での在宅医療に対する取り組みを紹介したい．

在宅医療の考え方

　地域医療を担う開業医にとって，患者は「身近な存在」であり，単に診察室の中での医療提供では終わらない，生活全般的なことまで含めた理解のもとに成り立つ関係である．当然，外来に通院できる方ばかりでなく，生活機能に支障をきたした場合，患者宅に出向いていく必要も出てくる．患者側の状況に応じて医師側が臨機応変に対応することは外来という診療スタイルのなかではなしうるものでなく，患者の日常生活を重視していくという意味では，開業医に最も求められていることであり，そこにわれわれのよさが発揮できるのではないかと思う．

　人のライフステージにおいて，老いて病になりそして死を迎えるというごく自然の流れがあり，そのなかで医療とのかかわりをもつ接点が「外来診療」と「入院治療」であるが，別の接点として「在宅医療」があれば，それはすべてのライフステージで「日常」に即した形での医療提供となる．それは終末医療としての在宅での看取りも含まれ，これも開業医の使命ともいえる．入院治療でみた場合，退院後の自宅での生活をいかに従来どおりの「日常」のなかで過ごすかが本当の意味での療養であり，それをサポートできるのが開業医の役目と考える（図3）．開業医としてできること，それは決して最新の医療の提供ではなく「なにかあっても面倒を見てくれる」という安心感ではないかと思う．それを医師側だけに負担をかけず，家族側から不安感をもつことのないよう，医師会でサポートすることが重要なことである．

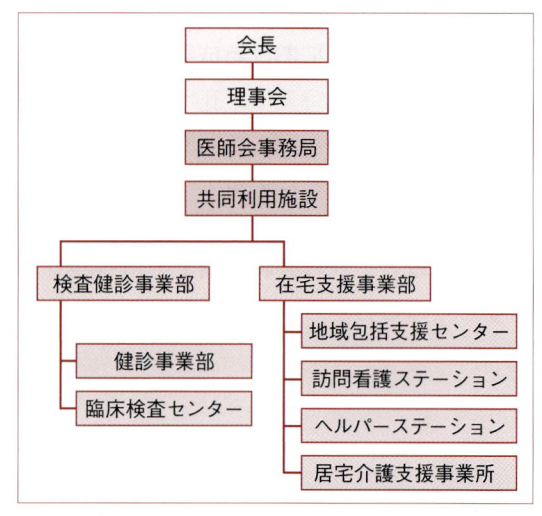

図1　焼津市医師会　事務局・共同利用施設組織図

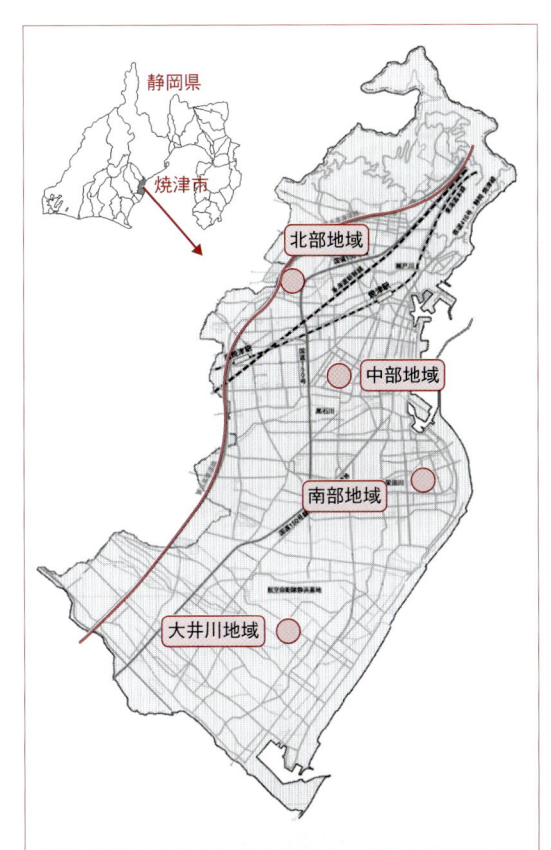

図2 焼津市地域包括支援センター

圏域	人口(人)	高齢者人口(人)	高齢化率(%)
北部	44,415	9,416	21.2
中部	30,518	7,941	26.0
南部	45,227	9,977	22.1
大井川	22,950	4,981	21.7
全体	143,110	32,315	22.6

北部・中部・南部・大井川の4つの生活圏域を設定
それぞれに1カ所ずつのセンターを焼津市からの委託を受けて設立

北部地域→社会福祉協議会
中部地域→焼津市医師会
南部地域→医療法人
大井川地域→社会福祉協議会

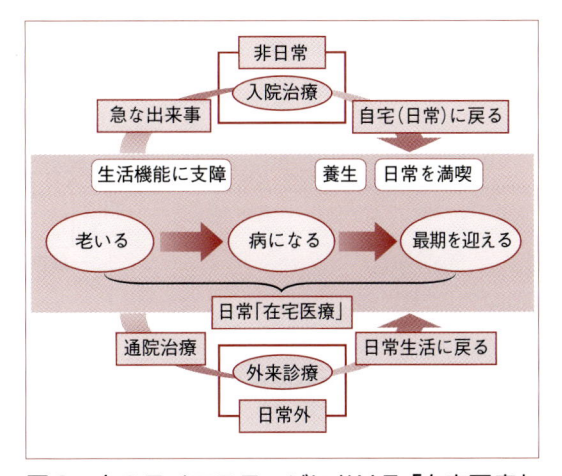

図3 人のライフステージにおける「在宅医療」の位置付け

在宅医療の導入過程

在宅医療を必要とするケースで，かかりつけ医がいる場合はよいが，いない場合には医師会が積極的に相談窓口になる必要性がある．医師の専門性，カバーできる往診エリア，対応可能な医療処置，受け入れ能力などにより十分な医療側の情報がある医師会が振り分け機能をもつことが望ましい．限られた医療機関に集中しないためでもある．一般市民が在宅医療を必要とする場合，直接医療機関に相談しづらいこともあり，地域包括支援センターはそういった際の高齢者の相談窓口として機能する．直接の医療機関の紹介先として，当医師会では「医療相談窓口」(図4)を設置しており，地域包括支援センターからの問い合わせに応じる体制にある．市民への医療機関情報案内としては，静岡県「医療機能分化推進事業」のなかで作成した「焼津市医療マップ」があり，所在地・診療科目・診療時間・往診の可否などを記した冊子を全戸配布してある．また，地域の基幹病院である焼津市立総合病院から開業医側に逆紹介をする際に，開業医情報を病院のPC内で閲覧できるようにしてあり，入院から在宅への流れをスムーズにいくようにしている．特に焼津市立総合病院においては急性期病院としての機能を発揮できるよう積極的に退院支援システムに介入し在宅ケアの推進に開業医が取り組めるよう将来的に機能をもっていくべきであり，入院は病院，退院後は開業医というすみわけは，地域医療の効率化からみても必要なことではないかと思う(図5)．

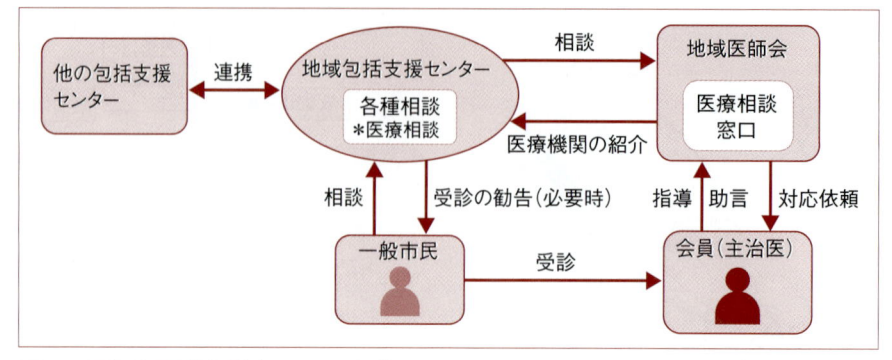

IX 在宅医療に取り組んでいる事例の成果と課題

図4 医師会医療相談窓口との連携

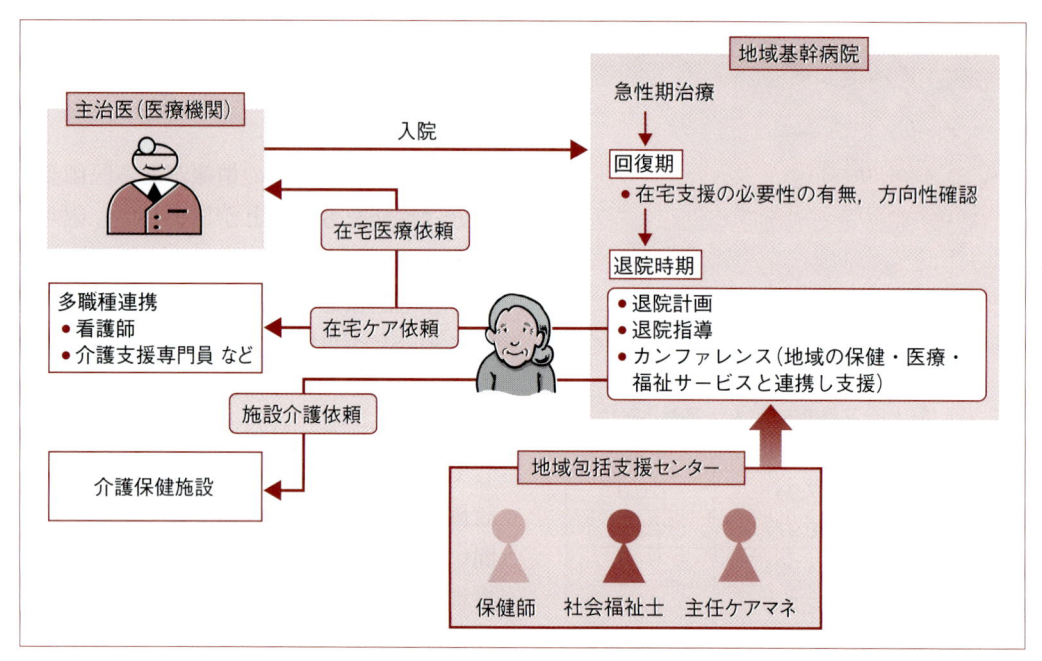

図5 急性期病院を中心とする退院支援システムへの介入

導入の実際

導入にあたって，まずは家族との面談から始まるかと思う．入院中，あるいは退院後に家族に入院時主治医の情報提供書を持ってきていただき，患者本人の現在に至る経過を把握する．その際に，重要であると考えるのは「患者本人が何を望んでいるか」であって，家族の要望だけを考えすぎてしまうと肝心要の本人の希望が取り込めないこともでてきてしまう．家族の話を伺った後で，実際の訪問診療時に本人と，できれば家族とは別にじっくり話し合う必要がある．その点を踏まえて，訪問診療の計画として治療内容の確認，処置内容(それに必要な医療材料)，訪問回数，緊急時対応などについて十分話し合い，納得してもらわなければならない．必要とするサービスでは訪問看護，訪問リハビリテーション，訪問介護などがあり，それぞれ主治医の意見書を含め，指示書を作成する．診療方針，必要なサービスが固まった時点で，かかわってくる職種が集まり，ケアマネジャー中心にケアカンファレンスを行うことでそれぞれの意識を統一することが必要となる．

成果と課題

在宅医療の必要性を鑑み，本会では介護保険制度施行の平成12(2000)年に在宅支援事業部を開設し会員への在宅医療推進を行ってきた．ただ思ったように推し進めることができず，今回改めて会員へのアンケート調査をした．その結果でみてみると，在宅医療を現在行っているのは半数にあたる22名(44名中)で，そのなかで今後も受け入れが可能であるのはわずか5名という結果であった．また地域の包括的ケア体制のため整備された「在宅療養支援診療所」の届出を行っているのは1医療機関のみで，他は24時間の往診体制ができないなどの理由で今後の届出の予定もないという状況であった．これを受け，さらなる在宅医療の拡充のため医師会として在宅医療推進委員会を立ち上げ方策を練ってみた．

多職種によるサポート体制を確立しても医療機関側の積極的な取り組みがないとこの在宅医療を進めることは不可能であり，そのところを医療機関側にどうアピールしていくかが今後の重要なポイントであるといえる．基幹病院との連携強化や，在宅医療に関しての勉強会・講演会，診療報酬上の点数の取り方，看取りに関しての法的な解釈など，これから積極的に医師会で推し進めていく必要がある．なんといっても医師がこの在宅医療を必要に感じない限りは難しいのではないかと感じている．また，死生観という個々特有の考えのあるなかで，「生老病死」という人が本来もつものとして「死」をある程度容認するような姿勢も患者，家族の方に受け入れられるような啓発も必要ではないかと思う．何が何でも死を否定するようなことでは穏やかな最期を迎えることはできないのであろう．

また，地域医療研修として焼津市立総合病院からの2年目の研修医を医師会として受け入れ，開業医の外来研修とともに訪問看護ステーションでの訪問看護同行をしてもらっているが，将来の在宅医療を担ってもらえるであろう研修医にある程度の実感をもってもらえたというのも，ささやかな成果であると思っている．

最後に

本会での在宅医療に関する取り組みを中心に紹介させていただいたが，すべての始まりは外来の診察室から一歩踏み出し患者宅に向かうことにある．その踏み出すきっかけを何らかの形で医師会がお手伝いできればと思っている．一度在宅医療をスタートしさえすれば，その必要性を肌で感じることができ，そのサポート体制の充実を望むのは当然の流れであり，そうした声が上がってくることにより在宅医療が進むことがなによりである．今までの病気の治療だけに相対してきた高度医療一辺倒とはちょっと違った生活全般的なことにかかわるまさに全人的な医療提供としての在宅医療に目を向ける社会全体の雰囲気作りも必要であると思う．

在宅での患者は，ありのままの様子が見え，日常のなかでの状況であるから外来とは違ったものが伺え，一目でわかりうるものである．また，最期を在宅で看取るときは何ともいえない穏やかな死に立ち会えることでもあり，これは在宅医療をやってみないと理解できるものではない．なにかと課題の多く，そして面倒だと思われがちなこの在宅医療も実際に行ってみてそのよさがわかるのではないかと思う．ぜひ外来診療の終わった午後からでも聴診器片手に往診に行こうではありませんか．

自治体・医師会が中心となって取り組んでいる事例

板橋区医師会：独居率の高い大都市高層団地群の医療介護モデル

A Medical Care System for (a High-rate) Elderly People Living Alone Society : Housing Development Group in the City

依藤　壽，長沢義久，杉田尚史
Hisashi Yorifuji, Yoshihisa Nagasawa, Takafumi Sugita

　東京都板橋区には高島平団地という高層団地がある．総人口 33,840 名のマンモス団地であるが，入居から 37 年経過した現在，以下のような問題点が起こってきている．
①板橋区で最も高齢化率が高い（高齢化率：23%）．
②住居が狭く大人数では暮らせないため，独居の高齢者が多く，家族の介護力が弱い（70 歳以上の独居高齢者数は 8,000 人と推定されている）．
③プライバシーという権利意識が高く，居住者同士の関係が希薄である．
④高齢者の経済力も豊かというほどではない．

在宅医療の考え方

　板橋区には日本大学，帝京大学医学部の病院と健康長寿医療センター，豊島病院といった旧都立病院のほか，介護施設をもつ中小病院が多く存在し，医療資源には恵まれた環境にある．しかし，在宅医療に大切な病診連携，他職種の連携ということにおいてはまだ不十分であり，これを解決するには，行政の力も必要である．

在宅医療の導入過程

　在宅医療には，自宅で過ごしたいという患者本人と家族の強い希望と，それを支え連携し合える医師，看護師，介護職が必要である．そしていざというときに入院できる医療施設が存在すればさらに安心して自宅で過ごせる．
　板橋区医師会は昭和 47(1972) 年の団地の入居開始と同時に医師会立病院を高島平へ移転した．当病院は 199 床全床を開放病床としており，開業医はいつでも主治医の 1 人として病院で患者の診療を行うことができ，入院から在宅へと切れ目ない医療が可能である．病院には"患者登録制度"があり，在宅の患者の急変時には優先的に対応する制度となっている．平成 21(2009) 年度からは板橋区と協働している在宅医療推進協議会から，1 病床分ではあるがこのためのベッドを確保するための予算がつけられており，板橋区行政の関心の高さを示すものと評価している．
　介護関係では，行政から委託された高島平地域包括支援センター，居宅支援事業所としての在宅ケアセンター，そして，医療と介護をつなぐ高島平訪問看護ステーションをマンションの 1 フロアを借り切って運営している．これにより板橋区医師会は"介護"という分野に否が応でも常に関心をもたざるをえなくなり，メリットとして介護分野の様々な情報を得られる仕組みになっている．
　特に訪問看護ステーションは在宅支援診療所が 24 時間体制で医療を行うにはなくてはならない存在である．平成 21(2009) 年度より作業療法士も常勤に加え，在宅リハビリテーションにも対応できるよう体制の強化を図っている．当ステーションの所長が，板橋区訪問看護ステーションの所長会の会長を務めており，板橋区の 4 大病院の"退院支援室（おのおのの名称は様々であるが）"と開業医との連携，退院時カンファレンスに向け医師会が作成した"退院支援ノート"の紹介などを

行っている.

導入の実際

既述のごとく,独居率の高い高層団地群の高島平地区での在宅医療は様々な課題を抱えている.これらに対する取り組みは1地区医師会のみでは困難で,行政および医療・介護・福祉の密接な連携が必須である.

真の在宅医療とは居宅の寝たきり高齢者に単に医療を提供することではなく,医師の行っていることはその一部にすぎず,実際には在宅ケアの意味合いが強いという認識が重要である.そこで板橋区医師会では目標を以下のように設定した.

　目標：医療・介護・福祉の多職種協働で患者・介護者が抱える不安を和らげ,情報提供や指導を行う.

目標達成のために以下の11項目の方略を立て,現在それぞれ実行に移している.ポイントとしては多職種との面と面の連携を構築することである.区内には事業所が数多くあり,そのためには在宅医療のレベルアップを図る共通の場を系統立てて設けることである.また行政の参加も必須となるのはいうまでもない.

1. 在宅医療推進協議会の設置

板橋区医師会では,平成20(2008)年度,板橋区とともに標記協議会を設立し,板橋区の地域特性を考えて在宅療養基盤強化に乗り出した.

2. 区民の在宅療養についての意識調査

板橋区民まつりに参加したなかの1,879名に対して,在宅療養の意識について調査し,今後の活動の参考にした.詳細は「成果とその課題」で述べる.

3. 認知症対策

平成16(2004)年1月,認知症早期発見を目的に「板橋区もの忘れを考える会」が結成された.板橋区医師会の先駆的事業として後で紹介する.

4. 地域医療研修会

板橋区医師会では,医療・介護・福祉職を対象に,年4回程度の研修会を開催している.毎回約150名の参加があり,会場の東京都養育院講堂は満員になっている.

5. 介護保険主治医意見書研修会への他職種参加

板橋区医師会員向けの研修会には,ケアマネジャーなどの介護職の参加を呼びかけており,医師以上の数の参加がある.

6. 板橋区ケアマネジャー研究協議会・板橋区介護保険課との連絡会

年1回3者の代表が集まり,情報交換を行っている.

7. 脳卒中地域連携クリニカルパスへの介護・福祉職の参加

維持期の患者を対象とした地域連携クリニカルパスには訪問看護・ケアマネジャーの記載欄を作り,情報を共有できるようにしている.また患者側にも「脳卒中在宅療養ノート」をおき,患者を中心に医療職と介護職が情報を共有した医療・介護ができるよう企画している.

8. 板橋区医学会への多職種の参加

板橋区医学会の一般演題には毎年90を超える応募があるが,医師以外の医療職,介護職,福祉職また板橋区の健康生きがい部からの発表が増加してきている.

9. 在宅診療医療機関の整備

在宅支援診療所に限らず訪問診療を実施している医療機関のリストを作成するととも

に，在宅医の知識，技術習得のみならず，訪問看護ステーション，病院，施設との連携や情報交換の場を提供する板橋区医師会在宅療養研修会を開催している．

10. 退院前カンファレンスのシステム作り

現在退院前カンファレンスは各病院で散発的に行われているが，板橋区医師会病院で実践的な退院前カンファレンスを構築し，モデルとなるように発信する．

11. 後方支援ベッドの確保

「在宅医療の導入過程」で述べたように，在宅医にとって24時間の訪問看護と後方支援ベッドの担保は大きな心の支えとなる．板橋区医師会病院に板橋区の支援を受けて1床確保している．

以上のように多くの機会を設け，各職種の面と面の連携が構築できるように，また在宅医のレベルアップと負担軽減に努めている．

成果とその課題

「導入の実際」で挙げた各方略は現在進行中でまだ評価に至っていないものもあり，成果としてすべてを取り上げることはできない．そこでここでは特に板橋区医師会の先駆事業としての認知症対策を取り上げ，その成果と課題を述べてみたい．

板橋区医師会では，平成16(2004)年1月当時の東京都老人医療センター，東京都老人総合研究所とともに「板橋区認知症を考える会」を結成した．まず板橋区医師会員に対して所定の研修会を実施し，修了者をもの忘れ相談医とした．同時に行政にも呼びかけて参加を要請し，問題意識を共有することにした．このもの忘れ相談医のリストを作成し，登録医が自院でもの忘れの相談を行っている．また板橋区の委託を受けて区内16カ所の地域包括支援センターにて「もの忘れ相談事業」を実施している(図1)．本相談事業は各センターで年4回実施しており，医療機関に行きにくい人に対しても，時間をかけてもの忘れ相談医が相談に乗れるという利点がある．また，もの忘れ相談医とセンターの介護・福祉職との顔の見える連携が図れ，地域の実情について意見交換ができるという付加価値もある．本事業には年5回のもの忘れについての講演会も含まれているが，講演会の周知と同時に締め切りとなる状況で会場が一杯になる．

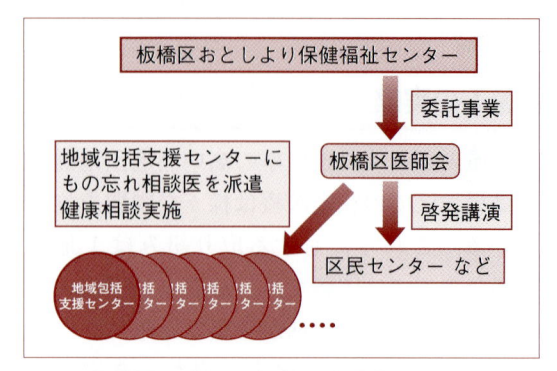

図1 板橋区の「もの忘れ相談事業」

もの忘れの早期発見とその後の対応については，実際に患者と接することが多い訪問看護師，介護職などとの連携が不可欠で，情報の共有および全体のレベルアップを目的に「ケアスタッフのための研修会」を板橋区医師会，板橋区在宅医療センターの看護師・ケアマネジャーが講師となり開催した．また，もの忘れ相談医の更新のための研修会にも多職種を招いており，これらの職種の認知症についての知識は格段に向上している．実際にわれわれ医師に貴重な情報を提供していただくケースもしばしばある．

しかし既述のごとく，板橋区には大病院が多いという地域特性がある．われわれの調査では，高齢者ほど病院志向が強く，高齢者の6割が大病院に通院している．介護保険主治医意見書も6割が大病院で書かれている．ところが大病院では高度に専門化されている

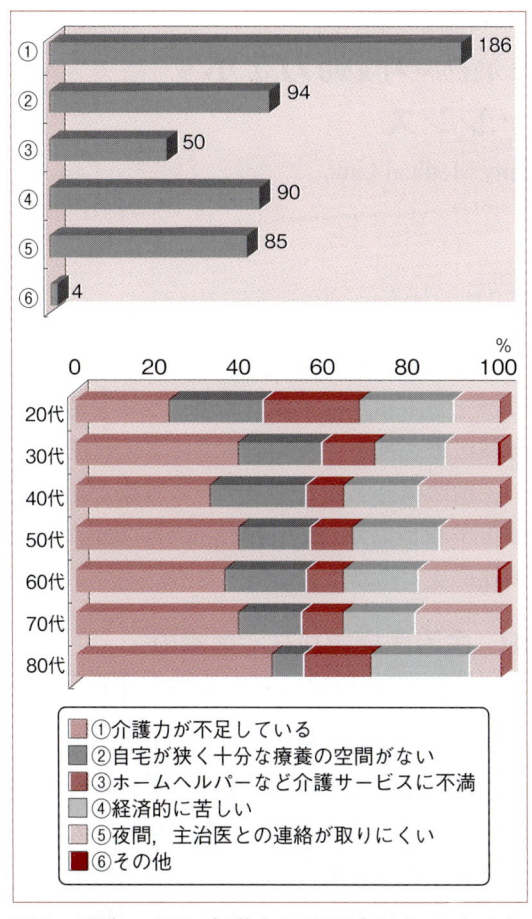

図2　現在，何か介護上の問題点はありますか（複数回答可）

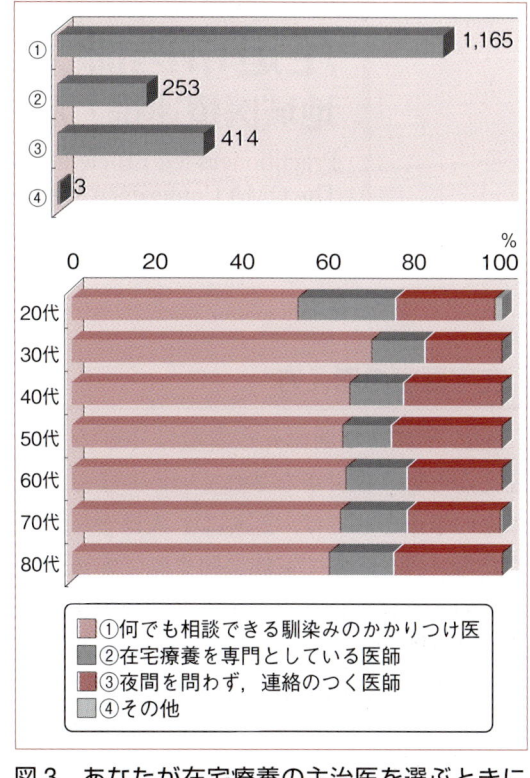

①介護力が不足している
②自宅が狭く十分な療養の空間がない
③ホームヘルパーなど介護サービスに不満
④経済的に苦しい
⑤夜間，主治医との連絡が取りにくい
⑥その他

図3　あなたが在宅療養の主治医を選ぶときに最も重要なポイントは何ですか

①何でも相談できる馴染みのかかりつけ医
②在宅療養を専門としている医師
③夜間を問わず，連絡のつく医師
④その他

ためか，調査員の特記事項から明らかに認知症と考えられるケースにも，その意見書には認知症についての記載がないことが少なくない．このあたりがブラックボックスとなっており，その対策が今後の課題となる．

次に板橋区医師会とその共同施設が区民1,897名を対象に実施した在宅療養についての意識調査の一部を紹介したい．このアンケート結果から区民が望む在宅療養，在宅医の姿がみえてくる．対象者のうち351名が「現在自宅で介護している人がいる」と答えており，介護上の問題点として目を引くのが「夜間，主治医との連絡が取りにくい」との回答である(図2)．この回答数は「介護サービスに不満がある」をはるかに凌駕している．また，在宅医を選ぶポイントについての問いでは「何でも相談できる馴染みのかかりつけ医」が最も多いが，「夜間を問わず，連絡のつく医師」の回答もかなりの比重を占めている(図3)．以上の結果から理想の在宅医を描いてみると「馴染みのかかりつけの医師がそのまま在宅医となり，かつ夜間でも連絡がつく」という像である．この声を十分に反映するためには医療側にも解決しなければならない問題点が多々ある．その問題点とは，①在宅支援診療所の機能不全，②物品供給のためのサポートセンターの不備，③在宅医療機関ネットワークの不備，④協力医システムの不備などである．

最後に高島平地区のような独居率の高い大都市高層団地群での在宅医療においては，在宅患者の生活を在宅ケアとして包括的にとらえる必要がある．そのためには行政を交えた医療・介護・福祉の連携を点と点ではなく面と面で構築していかなければならない．

自治体・医師会が中心となって取り組んでいる事例

尾道市医師会：開業医の機動力を示す 地域医療連携・カンファレンス
Practitioners-led Efficient Community Medical Link, The OMA Conference Method

片山　壽
Hisashi Katayama

在宅医療の考え方

2025年には年間総死亡者数は160万人を超えるという推計がなされている．また，近未来の予測としては，2人に1人はがんで亡くなる．自分の家で家族に囲まれて安楽な最期を迎えたいというのが多くの国民の要望である．この3点を踏まえた地域医療の在り方，医療政策の整備が大きな課題となっている．

尾道市医師会（以下，医師会）の実践として，ここ数年，急性期病院（以下，病院）の病院主治医から在宅緩和ケアの依頼が多くくるようになった．これは患者が，自宅での安らかな最期を望んでいるということである．ここで，在宅主治医が必要な開業医のチームを訪問看護師と編成して，最大限の要望に応えるのが在宅医療の考え方である．在宅緩和ケアは在宅医療の象徴的な領域であり，個人の希望する安楽な自宅での最期を実現する意味で，地域医療が患者本位に高度な集約をみせる総合的連携空間である．

在宅医療の導入過程

1. 在宅医療は地域医療のシステム化の鍵

図1は医師会医療圏の地域医療のシステム化を在宅重視で患者本位に動かすために筆者が設計したサイクルチャートである．システムの考え方をカンファレンス（以下，C）におき，独自の地域医療連携，地域医療のプロポーションの見直し，転換を設計した．

これは急性期・回復期・生活期の全領域をカバーする相互補完の可能な，地域完結型の地域医療連携モデルである．ここでは開業医の主治医機能を核としたチーム医療が在宅医療を多職種協働（multidisciplinary care）の地域連携まで高めることができる．

2. 主治医機能が在宅医療の カンファレンスで作る地域連携

世界一の高齢国家において，地域医療の現場には介護保険との同時給付で支えられる高齢者が多いことは必然である．病院に入院した高齢患者が退院する時点で，在宅医療，リハビリテーション，生活支援などが必要な身体状況に陥っている場合が多い．課題解決に向けて，医療と介護，福祉は地域一体的に給付されるべきで，主治医機能の集約がここにある．

病院は平均在院日数の短縮化が課せられているので，早期に（回復期，あるいは生活期に）ご本人を転院，あるいは退院させることが望ましい．平成20（2008）年度に報酬化された退院支援業務は，今や病院の重要なセクションとして認識されているが，退院後のご本人の生活期で提供される在宅医療へのつなぎを欠いては，無責任な業務となってしまう．

導入の実際

1. 在宅医療はチーム医療

尾道市医師会では1994年から主治医機能3原則を定めて在宅医療を推進してきた．医

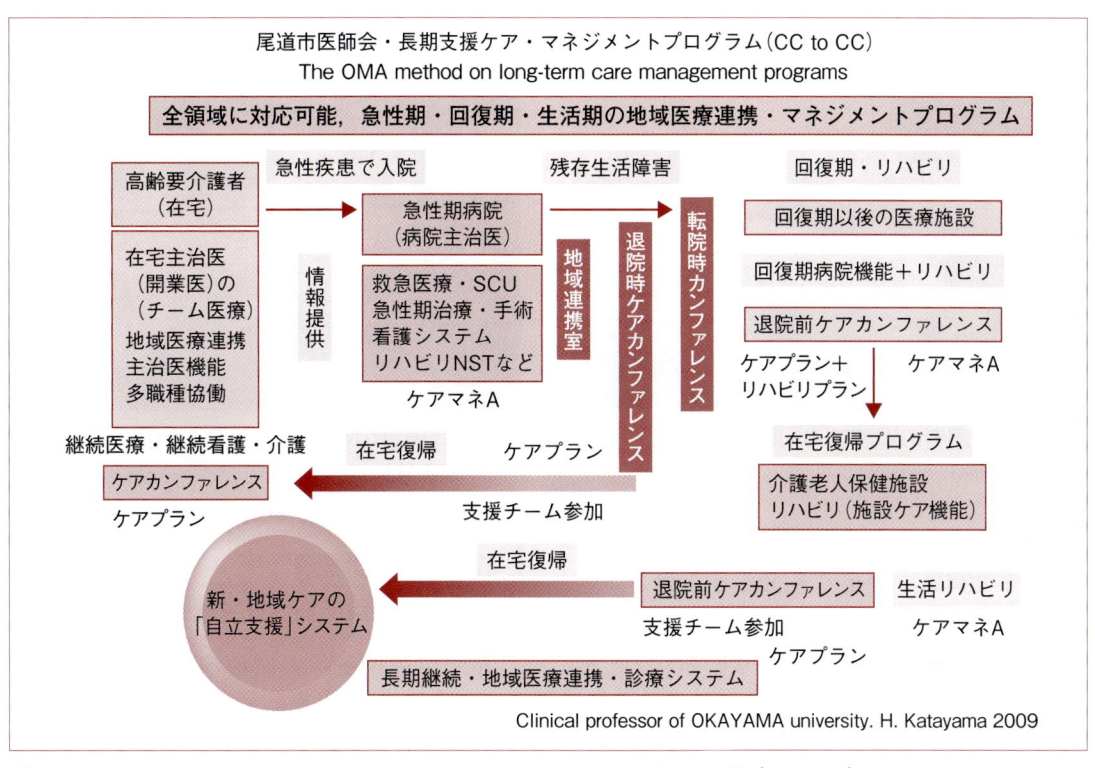

図1 The OMA method on long-term care management programs 原案 1999 年
（片山医院　片山　壽）

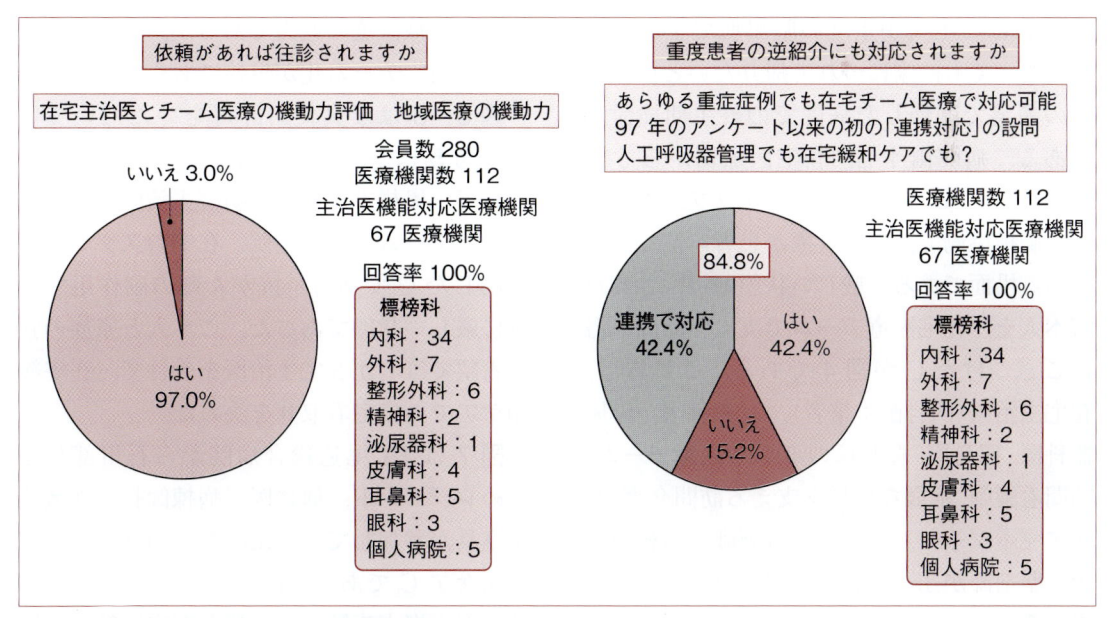

図2 尾道市医師会在宅主治医機能アンケート 2005.11
（尾道市医師会　片山　壽）

師会による 2005 年 11 月の在宅主治医機能アンケートの結果が図 2 であるが，主治医機能を標榜する各科の 67 医療機関に対し て，初めて連携で対応，という設問を加えた．
いわゆる病院を除外した開業医の医療機関で，97% が往診する，重度患者の逆紹介を

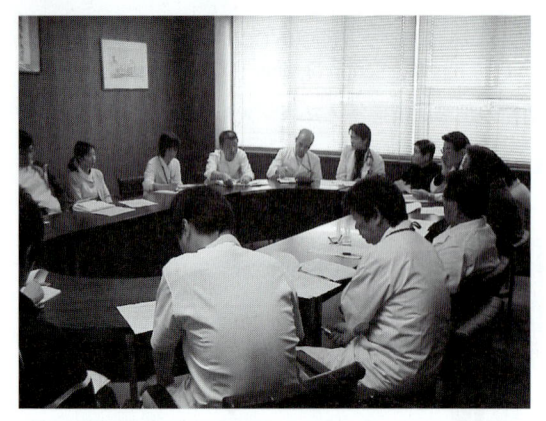

図3 重度患者の退院前C（尾道市立市民病院：14時）

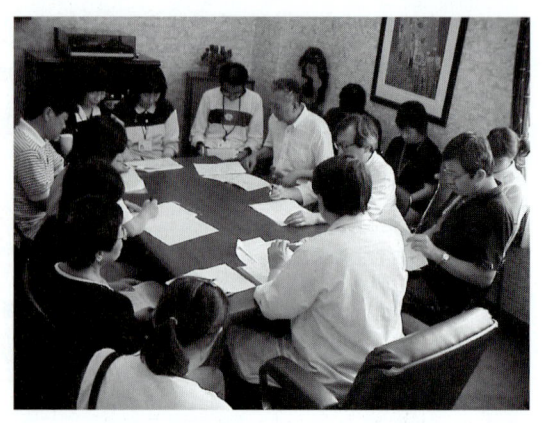

図4 同患者の在宅チームC（片山医院：13時30分）

受けるかの設問で，「はい」42.4%，「連携で対応」が 42.4%，併せて 84.8% が受ける，と見事に2倍にチーム医療の数値が出ていることは重要である．ここには病院が在宅医療に帰す力をもっていることが示されている．

2. カンファレンスによる切れ目のない地域医療連携

図3はご主人が重度の脳出血で生命の危険があっても，家につれて帰りたいという奥様の希望で開催した病院での終生期検討Cである．病院側4名，在宅医療側から5名の医師，奥様，双方の看護スタッフ，専門職の多職種協働で，地域医療が患者本位で動いている場面である．厳しい状態で退院されたご本人を，在宅医療チームで支えて訪問入浴にこぎつけたCが図4である．ここには，在宅主治医（内科医：筆者），耳鼻科医，泌尿器科医，眼科医，歯科医の5人の医師チーム，訪問看護師，病弱な奥様を支える訪問介護師，ケアマネジャー，訪問入浴看護師，歯科衛生士，薬剤師が15分間のCで意見集約を行っている．

この両場面ともに，地域医療がシステムとして動き，病院と在宅医療が見事に機能分担して，介護保険のサービスを融合させていることを示している．

成果とその課題
―患者の要望に沿う在宅緩和ケア

在宅医療がチーム医療ベースで成熟することにより，神経難病などの長期管理はもとより，在宅緩和ケアの標準化に大きな進展があった．これが在宅医療のゴールといえる領域であり，冒頭で挙げた将来予測に対応する日本の地域医療の底力であるが，開業医の発想の転換，チーム化が根幹にある．

図5～8は写真使用許可をいただいている．図5はがん末期の高齢者の退院前Cの風景で，奥様参加の下，病院主治医，在宅主治医，チーム医師，病院，在宅のスタッフが集結したCである．抗がん剤の副作用で非常に厳しい状態であった．ご本人と家族の強い希望で筆者が在宅主治医を受けて，在宅緩和ケアでの自宅看取りを決めた．

図7はJA尾道総合病院から石川部長はじめレジデント，研修医，病棟師長，地域連携室長が参加して，片山医院で開催した在宅緩和ケアCである．13時に奥様を囲んで開催，がん拠点病院の医師群と在宅医師群が同じテーブルを囲む．在宅チームは，耳鼻科医，泌尿器科医，外科医，歯科医に内科医（筆者），訪問看護，医院スタッフである．

この図7は日本の医療システムの将来像に期待をもたせることのできる風景である．

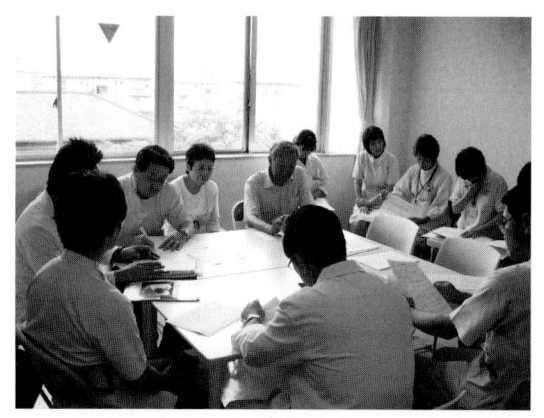

図5 高齢がん患者の退院前C（JA尾道総合病院：15時）

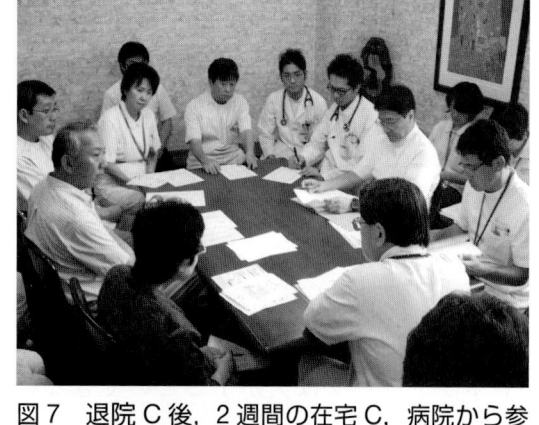

図7 退院C後，2週間の在宅C，病院から参加あり（片山病院：13時）

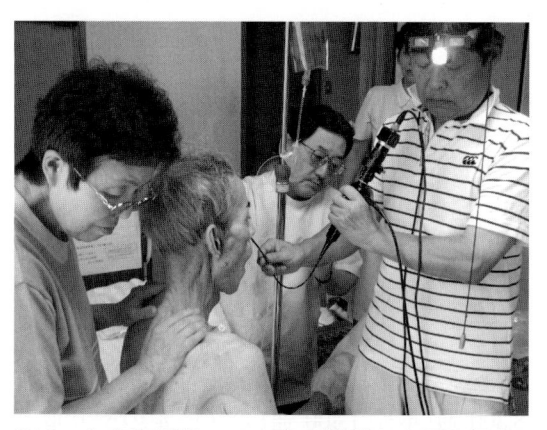

図6 在宅復帰後，ご夫妻，筆者と宮野医師（耳鼻科），14時

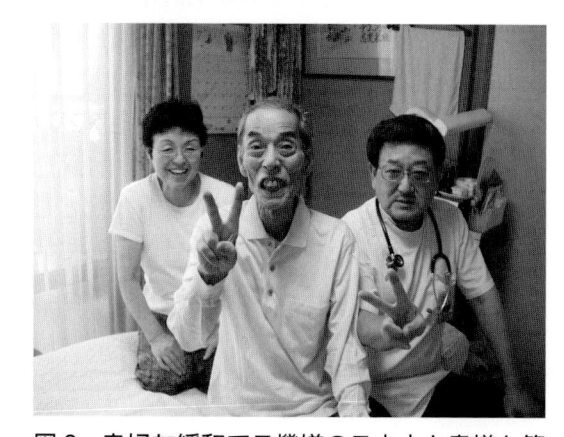

図8 良好な緩和でご機嫌のご本人と奥様と筆者，14時

　地域医療の進化がこの15分間Cの集約に見事に凝縮されている．退院前Cで患者を送り出した病院主治医チームが，在宅緩和ケアに移行して2週間後の13時に在宅主治医の医療機関での在宅緩和ケアモニタリングCに参加している地域医療連携，午後の一場面である．ここに至るまでには，抗がん剤の副作用で嚥下困難となっているご本人の嚥下機能評価（VE）と治療について図6のごとく，チーム耳鼻科医が往診，改善させて摂食が可能となっていることが報告された．

　図8のような良好な緩和ケアに大満足のお顔があってこそ，在宅主治医（筆者）は在宅緩和ケアチームの外科医，耳鼻科医，泌尿器科医，歯科医，訪問看護，医院看護スタッフ，薬剤師とともに，同席の奥さんの感謝をいただける評価の場でもある．

　患者本位の地域医療を病院も開業医チームとして展開できれば，勤務医と開業医は固い絆で結ばれる．生活期の医療を集約する在宅医療は地域医療の一方の主流でなくてはならない．この face to face の連携Cの経験は，急性期病院の医師・看護師の意識改革につながり，患者の終生期ケア（end of life care）において，ミッションを共有していることを理解する貴重な体験の場である．

　また，在宅緩和ケアはレジデントや研修医にはインパクトのある医学教育の場であり，活躍する開業医チームの怯まない結束と実践が，機動力とスピードをもって地域医療システムを動かしていることを学び取ることができる．

自治体・医師会が中心となって取り組んでいる事例

長崎市医師会：ITネットワークを用いた地域情報共有化の実現
Realization of Holding Local Information in Common by IT Networks

野田剛稔, 白髭　豊, 平田恵三
Takatoshi Noda, Yutaka Shirahige, Keizo Hirata

　医療の安全と安心をもたらす手段としてITネットワークは欠かすことのできないツールである．

　特に地域医療のなかでも在宅医療においては情報を共有化することで限られた医療資源を有効に使えることにつながる．

　われわれ長崎市医師会は，主に在宅医療連携として「長崎在宅Dr.ネット」を，病診連携として「あじさいネット」を，看看連携として「ナースネット長崎」を立ち上げ運用している．以下におのおのの概要について述べる．

在宅医療連携

1. 長崎在宅Dr.ネットの発足

　2003年3月，病診・診診連携を推進する「長崎在宅Dr.ネット」(以下，Dr.ネット)が誕生した．特徴は，在宅患者に対して主治医と副主治医の複数の担当医師を決めることである．自宅療養を希望する入院患者の主治医が見つからない場合に，メンバーから在宅主治医，副主治医を紹介する．あらかじめ，副主治医は主治医より診療情報を提供され，万が一の支援に備える．皮膚科，眼科，精神科など専門性の高い診療科の医師も「協力医」として参加し，医学的助言や往診を行う．さらに，病院の医師も参加し，専門的な助言を行い病診連携の橋渡し役となっている．2009年6月現在，長崎市と近郊から147名の医師が参加している(主治医，副主治医として往診を行う「連携医」69名，「協力医」41名，「病院医師」37名)．2009年10月までに，計360例の症例に主治医・副主治医を斡旋してきた．

2. メーリングリストの利用

　Dr.ネットは，メーリングリスト(以下，ML)を頻繁かつ有効に利用している．全体のML，コメディカルとの情報交換用，連携医の事務連絡用，理事会用のMLなどがある．

(1) 全体のML

　メンバー医師全員が参加するもの．事務局で受け付けた症例の主治医斡旋，情報交換，事務連絡，医局の雑談的なやり取りなど多彩である．結成当初に立ち上げ，現在まで計8,300通(年間1,400通)のメールのやり取りが行われた．

　事務局が患者の紹介を受けると，市内5地区に配置されたコーディネーター医師は，個人情報に配慮しつつML上で患者情報を流しメンバーに受け入れを依頼する．これをみたメンバー医師の申し出により，主治医・副主治医が決まる(図1)．

　その他，詳細で現場に即した情報交換ができ有用である．たとえば，在宅患者の皮膚病変の写真を添付してMLに流すと，皮膚科の協力医から診断・治療方法などの返信が返ってくる．病院医師からは，どのような症例が在宅移行するのかを把握でき勉強になる，とのコメントもあった．

(2) プチ・メーリングリスト(プチML)

　2007年8月，在宅移行する末期がん患者の主治医をサポートするために，限られた医師6名(在宅主治医，副主治医，病院医師

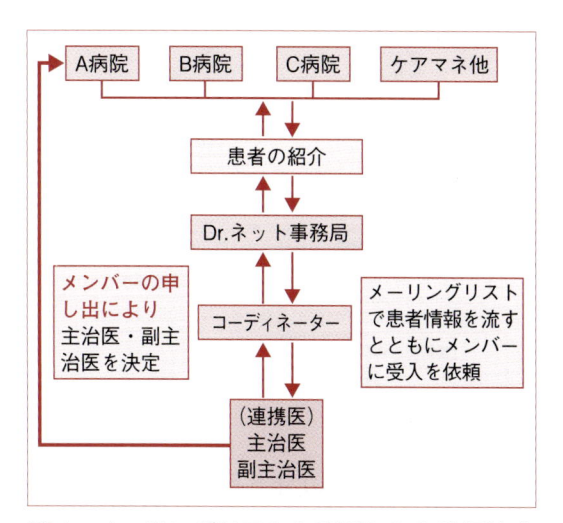

図1 メーリングリストを利用した主治医決定までの流れ

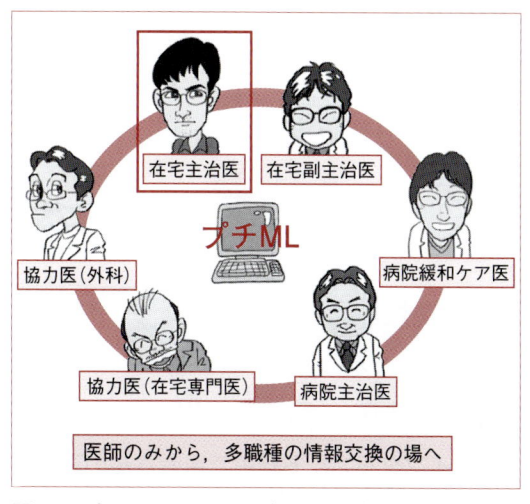

図2 プチ・メーリングリスト(プチ ML)初期のイメージ

で，症例単位の小規模メーリングリスト(以下，プチ ML)を作成した(図2)．退院前には，患家の地理案内，処方箋調整，退院直前情報が流れ，退院後には訪問日ごとの情報提供，処置に関する質問と回答，日常診療での疑問の解消，レセプト記載についての情報などがあった．プチ ML には，少数メンバーなので気恥ずかしさがない，症例の詳細で具体的な相談ができる，退院前からの導入で入念な無駄のない退院準備が可能，リアルタイムに近い病状報告と対応が可能，病院医師が退院後の患者の経過や在宅の実情を知ることができる，関係する医師全員で経過の把握ができる，などの利点が認められた．その後の調査で，Dr. ネット登録症例の約 30％ でプチ ML が作成され(2008 年 4 月)，医師のみならず多職種スタッフで情報を共有する際に利用されており，新たな情報交換の方法として有用である．

3. 今後の展望

現在の主治医・副主治医制に加え，全体を当番制で補完し今後の連携を広げるためには，情報共有システムの構築が必要である．「あじさいネット」のなかに，Dr. ネットの在宅患者情報を共有するサーバーを設置し，主治医・副主治医など閲覧の許可をもつものがその情報にアクセスする仕組みを作ることができるかどうかを今後検討していきたい．

病診連携

1.「あじさいネット」について

「あじさいネット」は NPO 法人長崎地域医療連携ネットワークシステムあじさいネットワークの通称である．平成 16(2004)年 10 月 15 日に国立病院機構長崎医療センター，市立大村市民病院，大村市医師会，諫早医師会，離島医療圏組合の代表者で構成される「長崎地域医療連携ネットワークシステム協議会」が立ち上がり運用が始まっている．現在は平成 17(2005)年 10 月 11 日付，NPO 法人として認可された『NPO 法人長崎地域医療連携ネットワークシステム協議会』が運営している．患者の同意のもと，インターネットを使って中核病院の診療情報を閲覧できるサービスである(図3)．地域に発生する診療情報を，複数の医療機関で共有することによって各施設における検査，診断，治療内容，説明内容を正確に理解し，診療に反映させることで安全で高品質な医療を提供し，地域医療の質の向上を目指すことを理念としている．

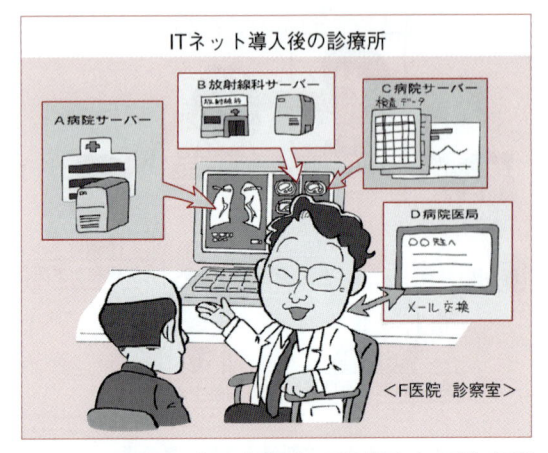

図3 インターネット経由で患者さんの診療情報を閲覧できるサービス

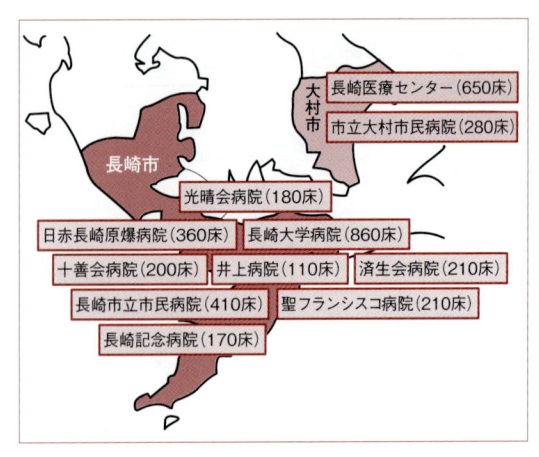

図4 平成22(2010)年5月時点での長崎市内における「あじさい」ネット参加病院
大村市と併せてバーチャルホスピタル病床として総計3,640床となる

　地域医療へのIT導入は容易でないとされるなか，利用施設数と登録患者数を順調に伸ばし続け，その特徴である「診療所から病院の診療情報の閲覧利用」である「あじさいネットスタイル」は低コストで実用的と，全国で広がりつつある．現在は基本的には一方向性で運用している．セキュリティは厚生労働省が定めるガイドラインで推奨されているIPsec-IKE方式の暗号化を導入して安全性を高めるとともに，運用講習会にても運用面での指導を徹底している．実際には診療所側ではWindows PC，ブロードバンド回線(光，CATVなど)とオンデマンドVPNルーターを用意すればよい．

2. 長崎市医師会の取り組み

　長崎市医師会では平成17(2005)年4月に地域医療ITネットワークを考える会として「地域医療ネットワーク推進部会」を発足した．当時，長崎市内では地域医療ITネットワークを行っている病院はなく，長崎県下では大村市，佐世保市，川棚町で個別に始まりかけたころであった．長崎市内でも病院ごとの孤立したネットワークが構築されれば，診療所側では大混乱が起こることが危惧された．長崎市内および近郊での地域医療ITネットワークの将来像を見据え，市医師会主導で統一規格のネットワークを構築する必要があると考えて始めた部会である．全国ではいくつかの経済産業省のプロジェクト事業が行われてきたが，残念ながらそのほとんどが現存していない．運営体制，利用者サポートの問題などが浮き彫りにされている．そのようななかで公的な助成を全く受けずに独自運営を行っている「あじさいネット」は他に類を見ないほどの順調な運用を続けていた．当推進部会では，様々な検討を重ねた結果，長崎市近郊の大村市で始まった「あじさいネット」の実用性，柔軟性を認識し，このネットワークに参入することで長崎市内の地域医療ITネットワークの構築を進めることとした．柔軟性とは情報提供側の病院は電子カルテシステムの有無や違い，オーダリングシステムの違いなどにかかわらず，各病院で可能な範囲の情報を提供できることである．実際にはシステムにはF社，N社などの業者が混在しているが同一のネットワークで運用されている．さらに「あじさいネット」には紹介する患者だけでなく，過去に病院受診歴があり，本人の同意が得られれば，紹介はしなくとも情

報のみを利用することができる「照会」というサービスがあり，紹介と照会が同じ割合で利用されていることにも注目した．事前調査で約20の病院と約200の診療所からの参加意思を確認し，そのニーズを頼りに長い道のりではあったが立案から4年を経て，平成21(2009)年4月にようやく長崎市内運用開始にたどり着いた．今振り返ってみると市医師会主導で4年の月日をかけて病院側と診療所側で何度も協議を行い入念に検討を行ってきたことが，45万人都市を包括する地域医療ITネットワーク構築の成功につながったと思っている．

3. 現況と将来構想

平成21(2009)年11月時点で大村地区も含めて「あじさいネット」全体では情報提供病院は7施設，登録施設は100を超え順調に連携は増加し，総連携数は約9,000件となっている．平成22(2010)年5月時点では情報提供病院は11病院となり，バーチャルホスピタルとしての病床数は全体で3,640床となって全国一の規模となる(図4)．長崎市内では開始から間がなく連携数はなだらかな増加であるが，今後参加病院が出揃ってから連鎖的に連携が増加して地域医療の質の向上に貢献できることを期待している．主要病院の多く(長崎市内では病床数100床以上の病院の約6割)が参加を希望しているため，多くの患者が個人の診療情報を有効に利用することができる診療モデルが構築されるであろう．また情報提供病院のサーバーを介しての診診連携も一部すでに可能になっており，将来的には病病連携，調剤薬局，歯科，介護福祉施設，在宅医療，検査・検診センターなどでの連携システムまで視野に入れている．

長崎市医師会は「あじさいネット」が円滑に継続的に運用されるよう，今後も主導的立場で関与して，そして大村地区で始まった「あじさいネット」が中核病院の多い長崎市内でも成功することを実証していきたい．

看看連携

「ナースネット長崎」は約2年の検討期間をおいて平成21(2009)年6月より具体化された．長崎訪問看護ステーション連絡協議会で参加を募り，加盟24事業所中14カ所が現在稼動中である．更新は週1回月曜日に行っており，医師会ホームページにアクセスすれば関係者はいつでも閲覧が可能である(ナースネット長崎 http://www.nagasaki.med.or.jp/n-city/nnn.html)．特に在宅医療に携わる医療連携室，居宅介護支援事業所，そして訪問看護事業所間の調整などに活用されている．当ネットは医療資源のなかでも特に少ない訪問看護の共有化にとっては非常に有用と考える．

病院が中心となって取り組んでいる事例

東京女子医科大学八千代医療センター外科：在宅医療における大学病院の支援体制

Support System of the University Hospital in Home Medical Care : Department of Surgery, Tokyo Woman's Medical University Yachiyo Medical Center

城谷 典保
Noriyasu Shirotani

在宅医療の考え方

　医療制度改革により急性期病床の集約化・在院日数の短縮化と亜急性期病床，回復期病床，療養型病床などの機能の明確化など，今後一段と医療サービスの機能分化が進むと考えられる．在宅医療もその機能分化した医療サービスの一翼を担うことになる．

　急性期病院における在院日数の短縮化により，医療の継続が必要な患者が急性期病床から他の医療サービスへとシフトしていかざるをえない．在宅医療を取り巻く環境を考えると，従来であれば入院で行われていた医療が，在宅医療の現場で行われるようになる．しかし，患者・家族にとっては，在宅医療において入院医療で受けていた治療が継続されるかどうかについて不安がある．このため，行政ならびに医療関係者は，医療依存度の高い患者を在宅医療の現場で支える質の高い効率的な医療体制を作り上げる必要がある．

在宅医療導入過程

　急性期病院から退院する患者・家族に適切な場所で適切な医療が継続できない理由の1つに，病院の退院支援機能の弱さが指摘されている．医療依存度の高い患者の継続医療を実現するためには，院内に在宅医療を支援する部署の存在が不可欠である．これらの組織とかかりつけ医や訪問看護ステーションとの連携により，初めて患者・家族にとって質の高い在宅医療が可能となる．

　在宅医療を導入するには，退院ケアプラン作成のために院内の各専門職による役割分担が必要となる．具体的に在宅医療を選択する場合に，病院として以下のような退院支援業務が生じる．
①在宅医療を支援するために在宅かかりつけ医，訪問看護師などとの調整
②調剤薬局・民間の医療サービスプロバイダーの探索とその連携
③患者・介護者への教育と指導
④患者・家族の経済的支援の確立
⑤在宅患者を日常的に支援する組織・スタッフ

　これらの業務は，患者一人ひとりによりその要望やニーズが異なるため，その退院指導には多くの労力と時間を要する．病院とそれを受け入れる地域医療体制との間で，多岐にわたる連携と調整を行う．患者・家族が望む継続医療を実現させるために，急性期病院は在宅医療のための退院支援が重要な業務であることを認識する．

　院内に退院指導支援室(仮称)を設置する場合に，必要とするスタッフとその機能は以下のようになる．
①継続医療の視点で入院医療から在宅医療への移行を調整できる医師
②患者・家族に対して具体的な技術指導などの退院指導と地域連携が行える看護師
③社会資源の活用を視野に入れて調整できる医療ソーシャルワーカー(MSW)
④調剤薬局と調整を行い訪問服薬指導に関与する薬剤師

⑤訪問栄養食事指導などに関与する管理栄養士
⑥その他

　これらは，病院機能として保持すべきものであるが，現状では多くの病院で不十分である．その理由は病院にとっての経済的効果，すなわち費用対効果が明確でないためである．急性期病院の管理者は，多くの患者を受け入れそれらの患者を短期間に治療して退院させることが重要であると認識するが，医療サービスの受け手である患者・家族に望まれる継続医療の重要性についての認識が不足しがちである．

導入の実際

　以下に当院入院患者に対する退院後の在宅医療導入過程を紹介する．

〈事例〉62歳，男性．大腸がん再発，腸管通過障害．

　大腸がん術後で大学病院外来へ定期的に通院中であった．過去に数回イレウスを起こしていたが，平成18(2006)年4月17日より再び悪心・嘔吐が出現したためイレウスの診断にて入院となった．入院後の検査により，がんの再発によるイレウスと診断した．外科治療は困難であり，本人ならびに家族の希望に沿った在宅療養を導入する方針とした．栄養補給は在宅中心静脈栄養(home parenteral nutrition; HPN)，疼痛コントロールは塩酸モルヒネ，イレウスに対しては経皮経食道胃管挿入術(percutaneous transesophageal gastro-tubing; P-TEG)を行った．

　在宅医療は病診連携で行う方針として，大学病院スタッフと在宅かかりつけ医，訪問看護師が連携をとりながら患者を支援することになった．定期的な訪問診療は在宅かかりつけ医が行い，訪問看護は定期的に訪問看護ステーションから行った．大学病院医療支援室は在宅かかりつけ医ならびに訪問看護師から定期的な患者情報を受け取りながら，後方からの支援を行った．このような方法で平成18(2006)年5月1日より在宅で死亡する10月18日まで在宅医療が実施され，在宅での看取りまで行った．

　大学病院は緊急時の患者の受け入れのための後方ベッドを確保することにより，在宅医療を担っている在宅かかりつけ医や訪問看護師の精神的，肉体的な負担を軽減するように支援した．

　在宅医療を実施するにあたり，病院側と在宅医療側で病診連携として以下のことを行う．

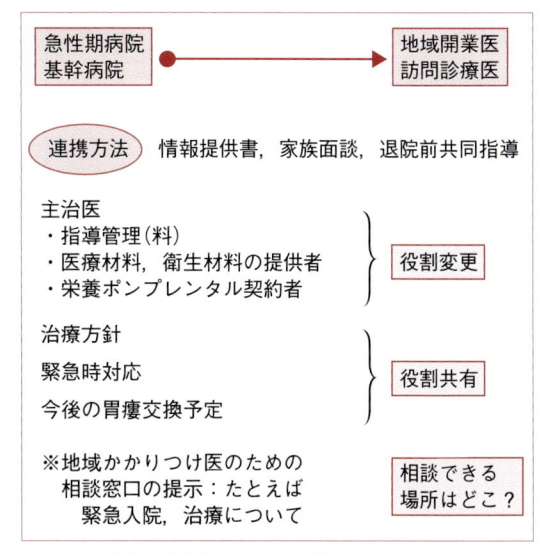

図1　地域医療機関との連携

1. 退院前合同カンファレンス(退院支援)

　在宅医療を導入するにあたって，医師，看護師，薬剤師，管理栄養士，MSWなどを集めた院内カンファレンスを開いて治療やケアの方針を決定する．退院前カンファレンスには在宅側のスタッフ(医師，看護師など)も可能な限り参加を要請することで質の高い医療連携を行う．カンファレンスの内容は入院中の問題点とその経過，退院指導の内容，退院後に予想される問題点などについて在宅側のスタッフと患者情報の共有と引き継ぎを行う．必要なら患者・家族も参加させる．

　図1は地域医療機関との連携例である．

月日	/	/	/	/
1回投与量				
飲水量				
回数				
体温				
尿回数				
便 回数／性状				
吐き気				
嘔吐				
胃瘻，腸瘻部				
その他 トラブル 気になること				

図2　療養記録の例（在宅経腸栄養用）

病院名：	受診科：	担当医：
	TEL	
かかりつけ医：		TEL
訪問看護師：		TEL
ヘルパー：		TEL

図3　連絡先メモの例

2. 地域連携での確認事項

(1) 実施状況の確認

1) 在宅医療の手技や操作の確認

　入院中に指導された方法が確実に実施されているかどうかの確認を在宅スタッフに依頼する．よくあるのは入院中に指導された方法と在宅での指導内容が違うことにより，患者・家族が不安を抱くことがある．このような場合に，在宅スタッフは病院で教えてもらった方法を私たちに教えてくださいという立場で接する．ポイントは入院中に指導された方法どおりに行われていなくとも，安全に確実に行われているようであればその方法で問題ないことを患者・家族に理解させる．

2) 自己管理ノートの確認（図2, 3）

　患者・家族が自己管理するうえで，また医療スタッフが在宅療養の患者の病状を把握するうえからも自己管理ノートを記録させる．ノートの内容としては，体温，尿回数，便回数，体重，水分摂取量，食事摂取量，食欲などで，それぞれの病態に合った項目をチェックする．ただし医療スタッフにとって大変便利なものであっても患者・家族に負担になるような記入内容が多いものや複雑なものは避ける．

3) 住環境の確認

　部屋の清潔さやほこりなどの住環境のチェックを行う．特にペットや子どもなどとの関係をみることも必要であり，安全に実施できる環境の確認を行う．

4) 物品の確保・管理の確認

　必要物品が不足なく手配できているかどうかの確認を行う．

　輸液剤をはじめとする薬剤や衛生材料などの調達は，誰が，どのようなルートで行っているのか，自己負担はどの程度であるかなどについて確認する．指示された通りにきちんと使用され，その保管についても問題ないか，専用の冷蔵庫を使用しているかなども確認する．また，使用済みになった医療廃棄物の処理の仕方が指導した通りに行われているかどうかもチェックする．

(2) トラブル時の対応

　患者・家族は退院時に指導を受けていても忘れていることもあるので，確認の意味を含め予想されるトラブルが起こった場合の対応についてチェックする．特に緊急時の連絡先の確認を行う．平日の昼間と夜間，休日・祭日それぞれに分けて緊急時の連絡先を確認する．医療機関によっては24時間の対応ができない場合があるので，そのような場合の体制も決めておく必要がある．

(3) 全身状態の観察

　訪問時には理学的所見（体重，血圧，脈拍，体温，浮腫など）を診るとともに，在宅での表情，活気，精神状態なども観察する．

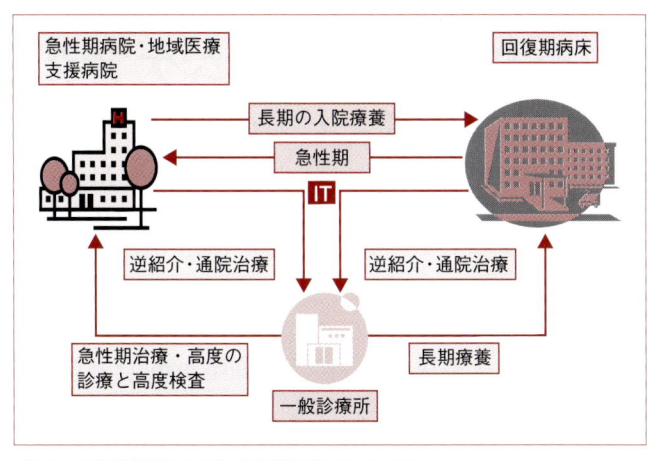

図4 継続医療と地域循環型医療体制

(4) 日常生活のQOLの把握と評価

日常生活がどの程度行えているかを把握する．一日のうちどの程度ベッドより起きることができるのかなどの行動制限，家事はできるのか，社会生活はできるのかなどの具体的な評価項目を作り評価する．要介護者であれば，日常生活，介護方法などを含めた指導を行う．

(5) 本人・家族(介護者)への評価

1) 本人の理解力・自己管理能力・意欲

本人の年齢，行動能力，輸液療法の受容，理解力などについて把握する．

2) 家族の介護力の把握

家族・介護者の理解力と管理・介護力が大変重要である．この評価によって訪問診療，訪問看護などの支援体制の計画を組み立てる．

3) 社会資源・福祉サービスの利用状況について

MSWなどと相談しながら，必要なサービスが受けられるように調整する．

成果とその課題

本事例では，患者と家族は病診連携により自宅で療養ができたことに大変満足していた．一方で，患者と家族は在宅医療を受けることにより，大学病院との関係が稀薄になってしまうことへの不安をもち続けていた．そのため家族は定期的に大学病院の外来を受診して患者の病状を大学病院担当医に報告することと，輸液や塩酸モルヒネなどが大学病院から処方されることを強く希望した．このケースの場合に大学病院スタッフが治療の前面に出ることを極力避け，なるべく在宅かかりつけ医と訪問看護師に治療と看護を委譲するように努めていたが，家族の強い希望もあり大学病院スタッフも時に自宅を訪問することがあった．

今後，継続医療を保証するために病院スタッフと在宅スタッフの情報交換や連携をどのようにするかが課題である．診療情報提供書などの限られた患者情報による連携の難しさ，在宅導入する病院側とそれを受け入れる地域医療スタッフとの日ごろの情報交換ができる仕組みが必要である．地域連携パスの活用やITなどを使用したネットワーク作りなどを推進する必要がある(図4)．

病院が中心となって取り組んでいる事例

要町病院・要町ホームケアクリニック：
在宅療養連携病院としての役割

The Role of the Hospital in Connection with Home Medical Care

吉澤明孝，行田泰明，石黒俊彦，吉澤孝之
Akitaka Yoshizawa, Yasuaki Gyoda, Toshihiko Ishiguro, Takayuki Yoshizawa

当院は，平成6(1994)年より在宅医療に取り組んできており，平成18(2006)年からは在宅専門クリニック(要町ホームケアクリニック)を開設，病院と連携し，病院を中心として在宅ケアに取り組んでいる．小回りのきく病院が在宅医療の後ろ盾として必要な形態を説明する．

在宅医療の考え方

在宅医療は，入院医療と異なり，主目的が「病気を治す医療」から家族と楽しく自宅で過ごす(生きる)ことを「支える医療」へ変わってくると考えている．入院と在宅医療の違いは，図1に示すようにそれぞれの利点，欠点が交差することがわかる．特に当院で行っている緩和ケアを中心とする在宅医療では，自宅で家族と楽しく過ごすためには，患者本人以上にキーパーソンとなる家族の不安をなくすことが大切であり，急変時，家族が不安で在宅対応困難なときにいつでも入院対応可能なバックアップ体制が必要不可欠となる．しかし図2に示すような拠点病院などの大病院から在宅かかりつけ医に移行する医療連携体制だけでは，バックアップ体制まではなかなか難しいのが現状であり，そこに緊急対応可能な小回りのきく病院の「在宅療養連携病院」としての役割が求められる．その体制の必要性が連携のなかであまり評価されていないことが，在宅医療普及の足かせの1つとなっている．

在宅医療の導入過程

入院患者を在宅に移行するためには，先に述べたように家族と楽しく過ごすことを支える医療でなくてはならない．そのための準備として図3のようにまずキーパーソンに在宅医療の利点・欠点，在宅医療の現状，可能なサービス(介護保険など)を説明し，理解していただき在宅ケアの希望を確認することから始まる．その後在宅での体制作り，不安除去への検討(緊急対応も含める)を行い，在宅移行のシミュレーションを患者・家族に提示する．その後，在宅かかりつけ医，訪問看護，ケアマネジャー，調剤薬局などを地域資源から探し依頼する．そして在宅への移行(退院)前に退院時共同指導(退院時カンファレンス)を開催し(図4)，情報の共有を行い患者・家族が安心して在宅に移行できるように努める．カンファレンスで家族からよく話に出るのが，緊急時対応，レスパイト対応の件である．しかし，それは大病院の難しいところでもあり，小回りの効く病院の参加がそこでも必要となる．

入院	在宅
●利点 病態の変化に対処しやすい 家族の負担軽減 病態把握がしやすい ●欠点 自然な形での日常生活ができない 面会時間の制限	●利点 家族との時間がもて，自然な日常生活が送れる ●欠点 家族負担が増える 急変対応が遅れる 病態の把握が困難

図1　施設における緩和ケアの利点，欠点

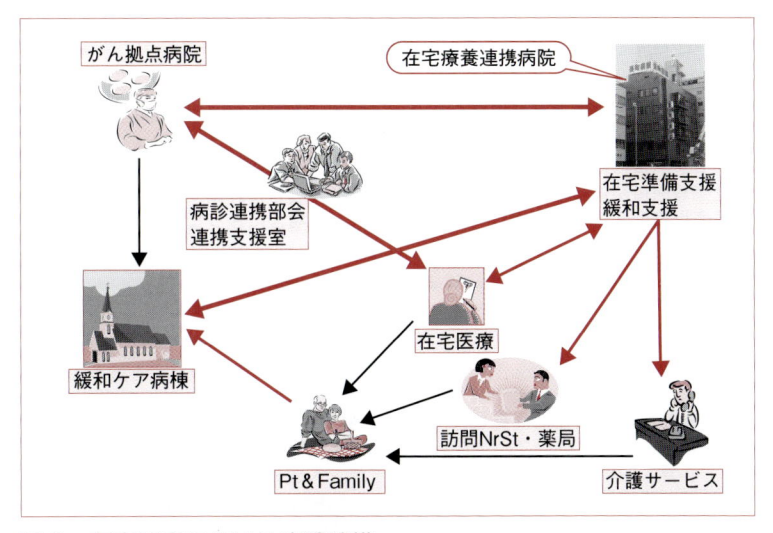

図2 在宅医療における病診連携

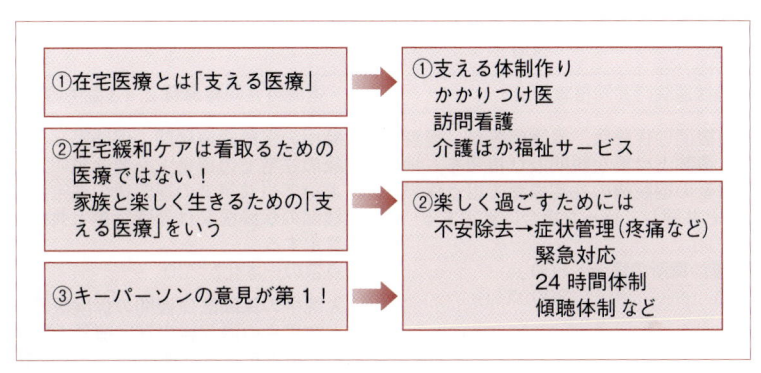

図3 在宅に必要な準備とは…

導入の実際

1. 他院から当院クリニックへの在宅依頼の場合

①相談室から在宅依頼の連絡(TEL, FAXで紹介状)⇒家族面談を依頼する
②家族面談⇒在宅医療について話し, 家族の希望を確認
③在宅現場の環境整備(準備)⇒ケアマネジャー, 訪問看護などの選定
④相談室へ退院時カンファレンスのセッティング依頼
⑤退院時カンファレンスを施行し, 医療処置・緊急対応(多くは当院対応)など確認し退院日時決定
⑥在宅医療へ移行⇒早々に初回訪問

2. 当院入院患者(当院へ転院後を含む)の在宅移行

当院入院患者の在宅移行, または在宅移行目的(準備)で, 他院から一度当院に転院する場合には, 在宅の準備処置として経皮内視鏡的胃瘻造設(PEG), 皮下埋込み型中心静脈(CV)ポート埋め込みなどを施行し介護, 看護の環境体制を整え在宅に移行させ, 緊急対応は当院で対応するというパターンも多く含まれる.

①家族面談
②当クリニックで対応不可の場合は, かかりつけ医選定
③介護保険導入, ケアマネジャー, 訪問看護

退院時の円滑な情報共有

- 入院中の患者の退院時における円滑な情報共有を進めるため，入院中の医療機関の医師と，地域での在宅療養を担う医師や医療関連職種が共同して指導を行った場合に評価を行う．
- 退院に際し情報共有を円滑に行うため，入院中の医療機関の医師，歯科医師，薬剤師，看護師等と，地域での在宅療養を担う医師等医療関連職種が，共同して指導を行った場合に評価する．
また，他職種の医療従事者等が一堂に会し共同で指導を行った場合にさらなる評価を行う．

退院時の共同指導時の評価	
改定前	改定後（2010年）
地域連携退院時共同指導料1	退院時共同指導料1（退院後の在宅を診る医療機関側）
地域において当該患者の退院後の在宅療養を担う保険医療機関の保険医が，入院先に赴いて，退院後の居宅における療養上必要な説明及び指導を入院中の保険医療機関の保険医，看護師等又は連携する訪問看護ステーションの看護師等と共同して行った場合に算定する	地域において当該患者の退院後の在宅療養を担う保険医療機関の保険医又は看護師等（理学療法士含む）が，入院先に赴いて，退院後の在宅での療養上必要な説明及び指導を入院中の保険医療機関の保険医，看護師等と共同して行った場合に算定する
1．在宅療養支援診療所の場合　1,000点 2．1以外の場合　600点	1．在宅療養支援診療所の場合　1,000点 2．1以外の場合　600点
地域連携退院時共同指導料2	退院時共同指導料2（入院中の医療機関側）
入院中の保険医療機関の保険医，看護師等が，退院後の居宅における療養上必要な説明及び指導を，地域において当該患者の退院後の在宅療養を担う保険医療機関の保険医と共同して行った場合に算定する	入院中の保険医療機関の保険医又は看護師等が，退院後の在宅での療養上必要な説明及び指導を，地域において当該患者の退院後の在宅療養を担う保険医療機関の保険医又は看護師等と共同して行った場合に算定する
1．在宅療養支援診療所の場合　500点 2．1以外の場合　300点	（点数の一本化）300点 ● 入院中の保険医療機関の保険医及び地域において当該患者の退院後の在宅療養を担う保険医が共同して指導を行った場合に，所定点数に300点を加算する ● 入院中の保険医療機関の保険医が，当該患者の退院後の在宅療養を担う保険医療機関の保険医若しくは看護師等，保険医である歯科医師若しくは歯科衛生士，保険薬局の保険薬剤師，訪問看護ステーションの看護師等（准看護師を除く）又は居宅介護支援事業者の介護支援専門員のうちいずれか3者以上と共同して指導を行った場合に，所定点数に2,000点を加算する

図4　退院時共同指導料の見直し

など在宅環境整備
④在宅に向けた医療処置準備（PEG，CVポートなど）
⑤退院時カンファレンス施行
⑥在宅医療へ移行

成果とその課題

在宅医療は家族と楽しく過ごすことを支える医療であるという考えのなかで，医療処置などの多いがんの在宅緩和ケアにおいては，家族の意思が重要であり，また，家族が不安少なく在宅医療を受け入れられるように準備する必要がある．病院医師が在宅医療への移行を進めるときには，まず医師が在宅医療を十分に理解することが本来は必要である．しかし，今の医療現場では医師にそれを求めることは難しく，せめて在宅かかりつけ医と顔の見える連携を心がけることは必要である．

病院側の問題点	診療所側の問題点
①顔が見えない連携 ②介護保険を熟知していない ③在宅の現場を知らない ④緊急入院が難しい ⑤併診が困難 ⑥家族ケアが不十分	①顔が見えない連携 ②緩和ケアの知識不足 ③緊急対応の連携が不十分 ④24時間対応が困難 ⑤併診対応を好まず ⑥在宅処置(CVポート,PEG,腎カテーテルなど)対応が困難

図5 緩和ケアにおける病診連携の問題点

また，在宅医療への準備段階からかかりつけ医，訪問看護師，ケアマネジャーと病院スタッフとのカンファレンスが大切で，月2回まで保険上の請求も可能であり，患者・家族に安心して在宅医療への移行を促すためにもカンファレンスは開かれるべきである．また，その時点で緊急時対応も自院で困難な場合は，小回りのきく緊急対応可能な病院との連携も考慮すべきであり，それによってかかりつけ医も受け入れやすくなると考える．

今後の課題として，がん患者の在宅医療移行の場合，拠点病院のような大病院には，図5のような病院・診療所それぞれの問題点があり，それらを考慮して，外来化学療法など施行する段階から，患者近隣のかかりつけ医と「併診」という体制で情報を共有し協力してケアしていく体制がとれれば，スムーズに在宅医療への移行がしやすいのは間違いないところであり，そこにさらに緊急対応可能な小回りのきく病院(在宅療養連携病院)を含めた連携がとれればかかりつけ医はなお一層安心して在宅医療を引き受けやすくなると考える．また在宅医療の現場での連携では，医師だけでなく直接連携窓口にかかわる病院の連携室・相談室の医療ソーシャルワーカー(MSW)も，在宅医療の現場を知る機会が必要であり，在宅現場，つまり看護，介護との顔の見える連携に努めていただければ患者・家族にとって不安なく在宅医療への移行が可能になると思われる．現在はそれぞれが連携努力をしてきてはいるが，顔が見えるつながりが難しく，そこが家族に不安を与えてしまうケースもあり，みんなの努力であと一息だと感じている．

病院が中心となって行う在宅医療（在宅療養連携病院）

大病院(がん専門病院，大学病院など)が，在宅医療のサポートを行うことは特に都心では不可能に近い．病院の機能分担からして在宅医療をサポートできるのは，小回りのきく中小病院の役割となる．在宅医療をサポートする，つまり在宅療養連携病院の役割とは，在宅医療への移行準備，在宅医療中のサポート(緊急対応含む)があると考える．

在宅療養連携病院の条件

①在宅医療システム・現場を理解している：介護保険・医療保険・訪問看護・在宅使用可能薬剤，器材などを理解している医師，看護師がいる
②地域資源を把握することができる：かかりつけ医，訪問看護ステーション，ケアマネジャー，薬局などを把握できているスタッフがいる
③緊急対応可能体制：入院，外来検査，臨時訪問などが可能
④地域の在宅ケア連携カンファレンス，研修会を開催し，顔の見える地域在宅ケア連携に貢献できる

などが条件となる．このような在宅療養連携病院が在宅医療の普及には必要不可欠である．

病院が中心となって取り組んでいる事例

四国がんセンター：がんの連携
Coordination of Cancer Care — Shikoku Cancer Center

谷水正人，成本勝広，大中俊宏
Masahito Tanimizu, Katsuhiro Narumoto, Toshihiro Onaka

がんにおける在宅医療と緩和ケア

がんにおける在宅医療では，がんに伴う諸症状のコントロール，すなわち「緩和ケア」が主たる課題である．緩和ケアはわが国ではホスピス，緩和ケア入院施設におけるターミナルケア技術として発展した．他方，がんの在宅医療は患者の療養生活重視，主体性尊重の観点から発展した．療養の場としては入院と在宅という対立関係にあったが，近年「緩和ケア」の定義が見直され，疾病による苦痛の軽減と療養の質の向上が「緩和ケア」の目標とされたことで在宅緩和ケアが注目されるようになった．

がん対策基本法に基づくがん対策推進基本計画では，全体目標に「全てのがん患者・家族の苦痛の軽減，療養生活の質の向上」が挙げられ，「緩和ケア」と「在宅医療」ががん対策推進基本計画の個別目標にそれぞれ独立した項目として取り上げられ，取り組むべき施策として「在宅緩和ケア支援センター」の設置が記された．平成20(2008)年診療報酬改定では緩和ケア病棟入院料の留意事項として，(A)地域の在宅医療を担う医療機関と連携し，緊急時に在宅患者が入院可能な体制を確保していること，(B)連携医療機関の患者に関し，緊急相談などに対応できるよう，24時間連絡体制を確保していること，(C)連携医療機関の医師，看護師，薬剤師に対して，実習を伴う専門的な緩和ケアの研修を行っていること，が求められている．すなわち，緩和ケア病棟の役割は「がん終末期の療養の場所の提供」から「地域医療として緩和医療を実践する拠点」へとシフトされてきている．

がん診療連携拠点病院(375施設)における緩和ケアサポート体制としては「緩和ケアチーム」と「がん相談支援センター」の設置が指定要件に定められ，緩和ケアと在宅医療の相談，調整に対応できる体制と人員の配置が求められている．緩和ケア病棟入院料の算定施設208施設(2009年12月現在)のうち拠点病院に併設されているのは59施設(国立がんセンター東病院を含む)と少数であるが，最近は地域緩和ケアの普及を図る拠点として拠点病院内に緩和ケア病棟を併設しようとする動きが高まっている．

在宅緩和ケアの導入

多くの拠点病院にはがん相談支援センター，医療連携室などの退院支援，在宅移行サポート部門が設置されている．拠点病院機能強化事業補助金，がん診療連携拠点病院加算としてその運営がサポートされているが，補助金は半額を負担する都道府県の財政難のため抑えられており，必ずしも十分な体制が整備されていない．

四国がんセンターを例に在宅緩和ケアをサポートする拠点病院の取り組みについて紹介する．

1. 四国がんセンターの退院調整・在宅緩和ケア支援の体制

四国がんセンターのがん相談支援・情報センター(以下，支援センター)は患者支援の

ための院内各部門との調整，外部医療機関との調整にかかわる部門として位置付けられ，現在11名(看護師4，医療ソーシャルワーカー1，遺伝相談員1，臨床心理士1，事務員3，研究補助員1)で構成されている．支援センターでは「退院調整連携パス」を導入し，①入院時点で在宅移行困難例をスクリーニングし，②治療中から同時進行で在宅療養準備を進め，③遅滞なく外部医療機関，訪問看護ステーションなどとの連携を調整する．また緩和ケアチーム(専従医師1名，専従看護師1名，他13名で構成，2009年5月から緩和ケア診療加算算定)が院内横断的に活動し，在宅緩和ケアを要する患者を支援センターにつないでいる．在宅緩和ケア移行後は連携先かかりつけ医，訪問看護師との連絡調整を支援センター，緩和ケア外来看護師が担い，在宅療養患者の状況を把握し早期対応に努めている．

2. 四国がんセンターの緩和ケア病棟

当院の緩和ケア病棟(25床全室個室，医師専任1名，併任1名，看護師20名)は，①専門的緩和ケアの導入と適応，②在宅移行までのワンクッション，③在宅患者のバックアップベッド，と位置付けており，在宅緩和ケアの最後の砦として機能している．

(A)緩和ケア病棟は必ず空床ベッドを確保し，緩和ケア病棟登録患者の緊急時の受け入れを保障している．緩和ケア病棟登録患者は常時200名を超えているが，多くは予定入院として調整でき，夜間緊急入院は毎月1～2件である．

(B)緩和ケア病棟登録時には(受け入れの判定会議では)，在宅緩和ケアにおける医療・介護体制についても確認する．登録されても一般病棟から直接緩和ケア病棟に移動することは少なく，多くは一度在宅療養へ移行することが多い．緩和ケア病棟に登録しながら(患者の希望を優先して)在宅看取りとなる患者もいる〔登録患者の12%，平成19(2007)年度〕．

(C)緩和ケア病棟入院時にはすべての患者に「退院の目標」が設定される．緩和ケア病棟が終末看取りの場所でなく，症状コントロールの場所であるという説明は患者・家族に緩和ケア病棟入院の敷居を低くしている．逆に緩和ケア病棟が「生活の場の提供ではない」ことについても事前に患者・家族に説明している．介護者確保困難などにより長期入院療養が必要とされる場合は介護療養施設など他所に転入院を調整することもある．

(D)終末期近くまで在宅緩和ケアを受けることが多いため，平均在院日数は20日を切っている(中央値12～13日)．当院の緩和ケア病棟の運営状況を表に示した(表1)．緩和ケア病棟スタッフへの負担は問題であり，7対1看護体制の改善，(他病棟との)スタッフローテーション期間短縮などの対策を現場からは要望している．

事例

50歳代の男性，残胃がん．

当院消化器内科で化学療法を受けていたが22カ月後標準的治療終了の判断があり，消化器病棟入院中に緩和ケア外来紹介となった．

1. 緩和ケアチーム介入開始から在宅療養移行まで

(1) 課題1(緩和ケア病棟の登録)

「在宅で療養したい，最後は緩和ケア病棟で迎えたい」という意向と「いわい分類2007」による病状認識を確認し，緩和ケア病棟登録を済ませた．

(2) 課題2(症状コントロール，中心静脈栄養管理の導入)

がん性腹膜炎に伴う経口摂取量低下を認め

表1 四国がんセンター緩和ケア病棟〔平成18(2006)年4月開設〕の運営状況

	平成18年度	平成19年度	平成20年度	平成21年(4～12月)
入退院総数	240	262	336	224
死亡退院数	179	212	260	174
在宅療養へ	48	44	62	21
近くへ転院	7	5	7	12
一般病棟へ転棟	6	1	4	1
入院中	0	0	0	16（平成21年12月20日現在）
入院日数(中央値)	18日	13日	13日	12日
(平均在院日数)	―	24.2日	19.1日	19.2日

る以外は全身状態良好(PS 2)，疼痛管理はロキソニン®頓用にて自制内であった．緩和ケアチーム介入開始時に埋込み型中心静脈ポートを設置，中心静脈栄養輸液1日900 kcalを導入した(夜間輸液，日中はポートロック)．退院準備中に嘔吐症状の増悪を認めたため，オクトレオチド酢酸塩皮下注(300 μg/日)を導入し，水分経口摂取が再開できた．オクトレオチド酢酸塩は外来移行時にバクスターインフューザー®(5日用)を利用した(約40日で漸減中止)．

(3) 課題3(かかりつけ医の確保)

自宅が遠方であり，かかりつけ医が必要と判断された．従前のかかりつけ医が中心静脈栄養管理に対応できなかったため，支援センターに相談し，近くの訪問看護ステーションから情報を得て新しいかかりつけ医につなげた．新しいかかりつけ医は1人開業の在宅療養支援診療所であり，午後に訪問診療・往診を行っていた．麻薬施用者免許は取得していなかったが訪問看護師からの信頼が厚かった．かかりつけ医との連携調整は支援センターが，患者の在宅療養指導は病棟プライマリナースが行った．

2. 外来フォロー開始から再入院まで

退院2カ月後，腰椎転移の痛みが出現し，放射線治療入院(一般病棟に3週間入院)となった．その入院中にデュロテップ®MTパッチ(2.1 mg)，オプソ®5 mg(レスキュー)を導入した(その後，増量調整)．かかりつけ医から麻薬施用者免許を取得したとの連絡を受け，以後は処方，点滴をすべてかかりつけ医に一任した．訪問診療，訪問看護，介護保険の判断もかかりつけ医に一任した(介護保険申請は入院中に当院から行った)．当院は4週に1回の外来観察で療養指導，終末期入院に対応することとした．経過中，気分不良と不安発作のため2日間緩和ケア病棟に緊急入院があった．

3. 再退院後から在宅看取りまで

再退院2カ月後衰弱，るい痩の進行を認め，緩和ケア病棟入院のタイミングについて相談したが在宅を希望した．さらに2週後家族から訪問診療が開始されたとの連絡があった．その時点で在宅看取り，緊急時入院対応についてかかりつけ医と確認した．衰弱しつつも症状コントロールは対応できているとの情報を得ていたが，5週後かかりつけ医より自宅看取りの連絡があった．

課題

在宅緩和ケア連携を可能とするために拠点病院に求められることを以下にまとめた．

1. 病院としての在宅療養調整力と緊急時の受け入れ体制

適切なかかりつけ医，訪問看護ステーションにつなぐことができるかどうかは退院調整部門の能力である．退院調整・在宅支援の部門には患者・家族を支えるだけではなく在宅緩和ケアを担う医療者を支え，協働する能力が求められる．在宅療養生活へ配慮を欠き追い出すような在宅，転院誘導は論外である．緊急時の受け入れ体制の確保は地域緩和ケアの拠点たる前提である．

2. 地域の実情を踏まえた正確な情報提供をすること

在宅の医療・社会資源を知らなくて退院をあきらめている患者・家族は多い．地域の医療資源を調査し，患者・家族，地域医療者に情報提供することは拠点病院に義務化されている．退院調整部門は情報の把握・提供に努めなければならない．

3. 病院医師・看護師の意識を変えること

病院医師から患者・家族に「退院は無理」と説明されていることがある．基本的に必要とされる緩和ケアに関して在宅で提供できない医療はない．病院医師・看護師は在宅医療の実力を知り，病院医療の押しつけをやめる必要がある．

4. 患者・家族の意向を尊重すること

患者・家族の気持ちは変化する．「最後は入院で」から「最後まで在宅で」にまれでなく変わり，その逆もある．在宅支援部門・緩和ケア外来などには揺れ動く患者・家族の心情に沿えるようコミュニケーションを密にし，柔軟に対応する姿勢が求められる．

5. かかりつけ医の発掘と育成

かかりつけ医の在宅対応力に応じて臨機応変に連携を組めるかどうかが，拠点病院の実力である．有能なかかりつけ医の発掘と育成は地域緩和ケアの拠点たる拠点病院の使命である．

われわれ四国がんセンターでは拠点病院として地域の在宅緩和ケアを支えるシステムの構築に努めるとともに，地域医師会を中心とした在宅医療普及推進活動（在宅医療の研修，症例検討，意見交換，医療者交流会など）にもかかわってきた．愛媛県中予医療圏に限ると，在宅緩和ケアにおいてかかりつけ医，訪問看護ステーション，居宅介護支援事業所との協力体制が築けない場合は近年経験しなくなっている．しかし圏域を外れると地域コミュニティ崩壊，医療崩壊が進行しており，在宅緩和ケアの支援体制がほとんど構築できていない．緩和ケア技術への関心の高まりの一方で拠点病院の医師は在宅医療には相変わらず無関心である．拠点病院と在宅の医療者間の親密な協力関係の構築を急ぐ必要がある．私見ではあるが，拠点病院には緩和ケア病棟が必須である．患者サポートの面からだけでなく一般病棟医師の看取り負担を軽減するためにも必須である．緩和ケア入院施設は地域緩和ケアの救急機能を果たす施設と終末期の療養を支える施設（長期療養が許される施設）に分化していく必要がある．

病院が中心となって取り組んでいる事例

天本病院：天本病院を中心とした包括的地域ケア体制
Care in Community

天本　宏
Hiroshi Amamoto

在宅医療の考え方

　われわれ医療法人財団天翁会（以下，天翁会）の「在宅医療の考え方」における基本的スタンスは，日本医師会のグランドデザイン2007における下記のような方針（図1）とほぼ一致するので，ここにあえて引用する．

日本医師会が考える在宅医療

　「その人らしく日常の延長として生を自然に終えていくことを継続的・包括的に支援していく地域医療を目指す．そのためには，住・生活サポートシステムを一体的に提供し生涯を地域で生活していく街づくりが必要である．終の棲家と医療・介護と生活との連続・一体化により在宅療養を可能としていく．結果としての「在宅死」も位置づけながら，重要なことはその目標に向け多職種とともに計画し，国民の誰でもが選択できるようにすることである．日本医師会はその受け入れ体制を整備，推進していく使命を担っている．

　日本医師会はこのような認識のもと，第一段階として，在宅医療へのあるべき姿への指針である，『在宅における医療・介護の提供体制―「かかりつけ医機能」の充実―』を2007年1月に公表した（図1）．これには日本医師会は，地域における日常生活の延長として生を終える「在宅死」のあり方の追求とその支援をも行いたい．看取りには多様な選択肢があり，たとえ医療提供者であっても他者が強制できるものではない．高齢者が求めている様々な医療と介護，社会サービスを，利用者本位で，地域で提供できるよう取り組む先には，家族や友人・知人に囲まれながら，生活の場における安らかな眠りへの看取りがあると考えたい」と日本医師会の立場が述べられており，在宅医療に取り組む医師として全く同感である．

在宅医療の導入過程

　天翁会の在宅医療への取り組み・導入は高齢者医療の一環として，高齢者医療の原則として昭和55（1980）年から旧天本病院開設当初からスタートした．天本病院は結果として「老人病院」になったのではない．高齢社会に向かうことを前提に「コミュニティケアの具現化」の一歩として多摩市の中央に位置する場（日常生活圏域）に「高齢者専用の病院（介護職員，ソーシャルワーカーを配置）」を昭和55（1980）年に開設した．開設の翌年にはリハビリテーション機能も付加した．天本病院開設当時，すでにヨーロッパでは高齢者，認知症患者などの隔離収容といった施設医療偏重には限界がきていた．地域で，生活の場で療養，看ていく，生活していける「コミュニティケア」への取り組みが始められていた．しかし逆に日本においては昭和48（1973）年からの「老人医療費の無料化政策」のもと，在宅医療から施設医療偏重の時代が始まった．そのような環境下で「あるべき姿」「高齢者自身の思い」「自身の望む将来像」を具現化していくことができるコミュニティケアの拠点として昭和55（1980）年に天本病院を開設した．天本病院は開設時から「プライマリケア・ホスピタル」として位置付け，入院・収容機能に

> **在宅における医療・介護の提供体制**
> **―「かかりつけ医機能」の充実―**
> 指針
>
> 2007年1月　日本医師会
>
> 　日本医師会は，国民の健康と安全を守り，そして生活・人生を保障していく上で，医療の重要性を認識し，さらに少子高齢社会において従来の医療に加え，住民の住み慣れた地域での在宅療養を支える医療すなわち「在宅医療」の役割が重要と考える．
> 　今後の高齢者の医療と介護の協働する地域ケア体制の整備において，従来からの「病院・施設における療養」とともに「在宅療養」も医療を通じて支えていくことが望まれる．その実現には，地域をひとつの病棟と捉える視点など，要となる医師の意識改革と支援が医師会の重要な責務と認識する．高齢化のピークである2025年に向けた高齢者の医療と介護について，以下の3つの基本的考え方と7つの提言をもって，そのビジョンと決意を明らかにする．
>
> ―将来ビジョンを支える3つの基本的考え方―
>
> 1. 尊厳と安心を創造する医療
> 2. 暮らしを支援する医療
> 3. 地域の中で健やかな老いを支える医療
>
> ―将来ビジョンを具現化するための医師，医師会への7つの提言―
>
> 1. 高齢者の尊厳の具現化に取り組もう．
> 2. 病状に応じた適切な医療提供あるいは橋渡しをも担い利用者の安心を創造しよう．
> 3. 高齢者の医療・介護のサービス提供によって生活機能の維持・改善に努めよう．
> 4. 多職種連携によるケアマネジメントに参加しよう．
> 5. 住まい・居宅（多様な施設）と連携しよう．
> 6. 壮年期・高齢期にわたっての健康管理・予防に係わっていこう．
> 7. 高齢者が安心して暮らす地域づくり，地域ケア体制整備に努めよう．
>
> 　日本医師会は，地域における日常生活の延長として生を終える「在宅死」のあり方の追求とその支援をも行いたい．看取りには多様な選択肢があり，たとえ医療提供者であっても他者が強制できるものではない．高齢者が求めているさまざまな医療と介護，社会サービスを，利用者本位で，地域で提供できるよう取り組む先には，家族や友人・知人に囲まれながら，生活の場における安らかな眠りへの看取りがあると考えたい．

図1　在宅における医療・介護の提供体制―「かかりつけ医機能」の充実―指針

特化するのではなく「在宅医療・ケアを支援する，バックアップする医療機関」を目指した．したがって病院開設と同時に訪問診療を始め，昭和61(1986)年には訪問リハビリテーションを，また住民向けの「在宅介護の勉強会」を立ち上げ，昭和62(1987)年には訪問看護活動を，また病院86床はその後も拡大せず在宅医療をバックアップしていく機能に特化し通過施設として経過していった．平成7(1995)年には医療法人財団として事業の継続性，地域の社会資源としての位置付けを重視し，多摩市の委託事業として「在宅介護支援センター」にも取り組み，地域の医療・介護・福祉といった包括ケアへの歩みを始めた．そして複合・総合的セーフティネットの創造へと事業展開し，「コミュニティケアの具現化」を進めていった．介護保険誕生とともに日本においても次第に社会保障としてのビジョンも「地域での生活における安全と安心の創造」に向けてコンセンサスが得られてきた．在宅医療の推進は，患者のQOL向上を目指したものであり，医療費抑制の視点に立つものであってはならない．在宅医療は，医療の主体者たる利用者の尊厳といった最も優先し尊重していく医の倫理の立場から，1つの選択肢として検討されるものである．また，在宅患者や要介護者の急性増悪時の訪問診療体制には，付随して必ず救急搬送，入院医療体

IX 在宅医療に取り組んでいる事例の成果と課題

理　念	「信頼と安心の創造」
目　標	「生涯，地域で生活し続ける」

↓

戦　略	①地域を病棟としてとらえる ②コミュニティケアの具現化（搬送医療から訪問診療へ） ③保健・医療・介護・福祉のサービス複合システムの構築

↓

戦　術	①「あいセーフティネット」の創造 　―サービスプラットホームの創造― ②自己完結から地域内完結

↓

戦闘計画	いつでも（24 時間・365 日） どこでも（住まいでも，施設でも，地域でも） 「トータルケアサービス」を提供する

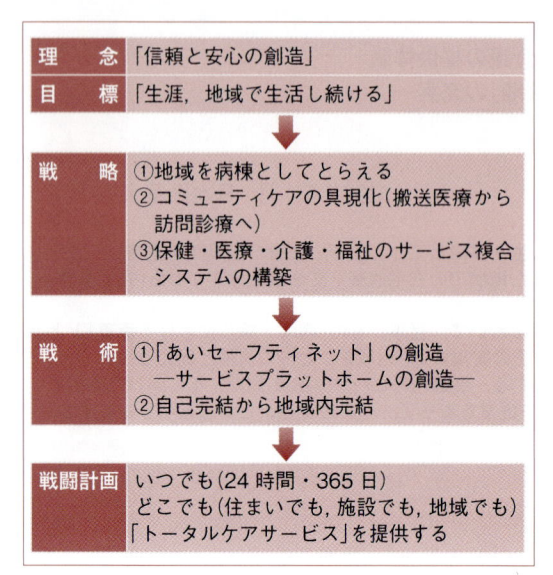

図2　医療法人財団天翁会の戦略形成（パート1）

1	いつでもハイハイなんでも相談
2	呼べばすぐ来る訪問看護
3	いつでもハイハイこちらがドクター（相談・往診）
4	いつでも OK あなたのベッド（空床確保） （いつでも入院できる保障）

図3　在宅ケア4カ条（24時間・365日体制）

制を併せた連携体制を地域に構築する必要がある．地域ケア，在宅医療，訪問診療のバックアップ体制として入院医療の充実が車の両輪として地域に整備されねばならない．このような基本的理念のもと，医療とケアを実践しつつサービスモデルを創造し試行錯誤を経てきた．このような天翁会の戦略形成を図2において示す．

導入の実際

　コミュニティケアの一環として在宅医療を導入しつつ組織としての戦略形成を計画した．天翁会の事業計画として組織の皆が目標を共有し，計画に沿って実践し，モニタリングし改善策を立て，さらなる現場の改革に取り組むといった目標管理制度方式によるPDCAサイクルを繰り返し行ってきている．在宅医療を推進する「あいセーフティネット」といったサービスのプラットホームはいまだ質的に未成熟であり常に改革に取り組んでいかねばならない．コピーでなく現場のニーズを直視しつつ，制度の枠で考えるのではなくチェンジをしている．また天翁会の目指している「在宅医療」はハイテクケアよりも高齢者医療・慢性期医療・プライマリケアといったポジショニングを目指している．しかし時代とともに在宅医療でも病棟で行われている医療はほとんど実践されるようになってきた．天翁会は，これからも多摩ニュータウンにおいて，高齢社会における保健・医療・福祉を核としたトータルケアサービス（多様なニーズへの対応）を継続していく．施設か在宅かという二者択一から，両者を一体化し，自己完結から地域内完結へ展開し，コミュニケーションケアサービスの構築を目指している．さらに，人生の終末期医療への自己決定権や個別対応を重視し，一貫性・継続性・連続性を大切にしながら，多様なサービスを提供していきたいと考えている．そのためには，チームケア体制によって多面的な問題解決にあたること，つまり「職員の分業ではなく協業」を重視している．このチームケア体制を法人内9つの施設（事業所）間で取り組むことによって「24時間・365日いつでも」「住まいでも施設でもどこでも」という「セーフティネット＝安全網」を強固にしていこうとしている．そして職員皆で利用者にとって在宅医療を受ける際に「安心できる体制」を考え図3に示す4カ条をモットーとし，天翁会のサービス目標として掲げ，1人でできないことを組織によって可能とする体制作り（あいセーフティネット）を試行錯誤しつつ創造している．天翁会は「ゲートキーパー」による「排除」「コントロール」機能を目指すのではなく，まず「受け入れる」「断らない」といった「ゲートオープナー」を目指している．当然，天翁会ですべての課題を解決しようとは思ってはいない．

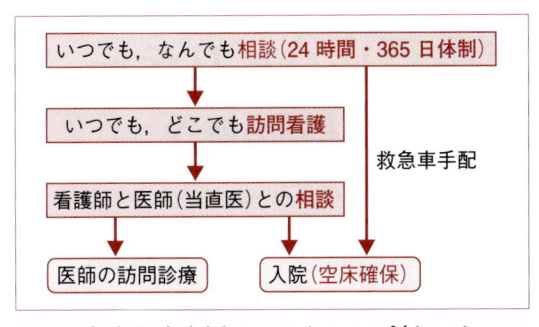

図4 在宅医療支援ベースキャンプ（あいセーフティネット）
ゲートオープナー（間口を広くし問題を絞り込むシステム）

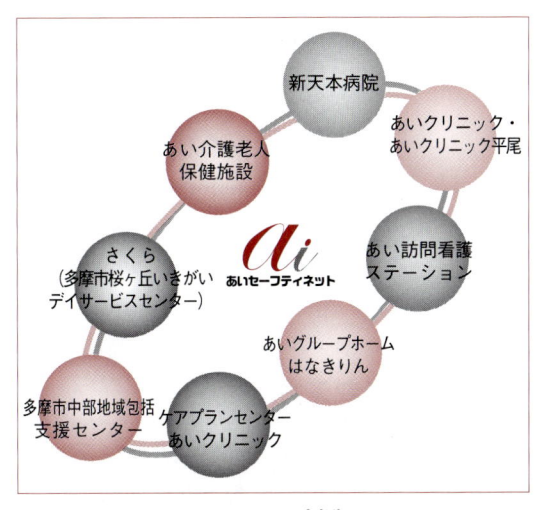

図5 セーフティネットの創造
1. サービスの複合化により利用者に付加価値を創造していく
2. サービスの継続性，包括性，一貫性を担保していく
3. 各事業体の職員はすべてNETに所属し地域全体のサービスの目標を共有する
4. 各事業体は自己完結から地域内完結を目指す

課題を絞り込み，適切な場にきちんと引き継ぐ．「地域当直医」構想（図4）により患者，家族のみならず介護する仲間，看護する仲間も支援していく24時間の体制整備に取り組んでいる．その結果でもあり，戦術として「あいセーフティネット」なるサービス機関の複合体（図5）を構成してきた．在宅医療を旧天本病院において行ってきたが，今は病院を「新天本病院」として新築移転し，訪問診療は「あいクリニック」において行っている．訪問診療・地域医療のバックアップ体制として新天本病院は治療病棟，回復期リハビリテーション病棟，特殊疾患病棟，認知症病棟として機能特化し再出発している．

成果とその課題

天翁会としては在宅医療推進のための「あいセーフティネット」といったプラットホームの「サービスモデル」を提示し，組織として実践してきた．しかし「システムモデル（組織的対応モデル）」完成にまでには至っていない．利用者ニーズに応えていくため各種職能のさらなる質の向上，組織対応としての質の向上，ネットとしての付加価値の向上における課題を分析し，さらなる現場の改革に取り組んでいる．しかし天翁会のビジョン・目標・使命は明確であり，一貫性もあるが，課題は組織・職員一人ひとりの「マインド形成」「思いの継続性」であると認識し，「職員の満足度」「働きやすい職場」作りも「利用者の満足度向上」につながると確信し，天翁会の内部環境改善にも取り組んでいる．これから在宅医療を普遍化していくには，病院内で受けられる様々なサービスを24時間・365日，日常生活圏域内で受けられるような体制整備が必要であり，そのためには日常生活圏域ごとに「地域医療計画」と「介護保険事業計画」において整合性のある計画立案化が必要となろう．さらにこれからは市町村レベルにおいて「住まい」に関する計画立案も必要となる．政策課題としてはぜひ在宅医療のアクセスをよくしていくため，利用者の3割もの負担を軽減し病院・施設に入るよりも負担は軽くしておくべきである．地域包括ケアシステム構築を国策としての将来ビジョンとして明確に掲げ，順次政策誘導し体制整備を図っていくべきである．そして，われわれ医療界は主体的に「一次医療・地域医療の再構築」に取り組み，国民からの信頼を創造していこう．

病院が中心となって取り組んでいる事例

すみだ医師会と東京都リハビリテーション病院：リハサポート医体制の確立

Home-rehabilitation Aid Project in Sumida City, Cooperating with the Sumida Medical Association, Tokyo Metropolitan Rehabilitation Hospital and an Administrative Organ

鈴木　洋
Yo Suzuki

在宅医療の考え方

現在地域医療を担う地区医師会にとって「在宅」はキーワードである．在宅医療には認知症の在宅医療，脊髄損傷などの外傷性疾患の在宅医療，神経難病の在宅医療，がんなど悪性疾患の在宅医療，そして小児の在宅医療などがある．在宅医療はより身近に対応できる医療機関（診療所が中心）が必要であり，その診療所とより専門性の高い病院との連携が必要である．さらに医療だけでなく行政も含む介護，福祉にかかわる人の参加があって可能となる．

従来，診療所は開設者の考えで利用者に好まれるシステムを経験と知識で構築してきた．そこには，自分の診療所は他の診療所よりもよりよい医療を提供できると自負してきたと思われる．しかしそれは利用者（患者）が来院するのを待つ医療であり，受け身の医療といわざるをえない．今や「待つ医療」だけでは利用者のニーズに応えられる地域医療はなしえないと思われる．診療所が利用者の期待に応えられる地域医療を展開するには「在宅医療」「医療連携」「出かける医療」を模索し新しい医療システムへと展開していかなければ診療所の存在意義が低くなると思われる．

リハビリテーション（以下，リハ）も退院後は自宅でのリハが必要である．しかし，リハ専門病院だけでは対応は困難である．この困難な状況の解決策の1つとして，東京都墨田区にあるわれわれの「すみだ医師会」は同地区にある東京都リハビリテーション病院（院長以下多くの病院勤務医が医師会会員でもある．以下，都リハ病院）と墨田区の協同で「墨田区在宅リハビリテーション支援事業」を平成20（2008）年9月から開始した．その内容，経過をここに紹介する．

在宅医療の導入過程

リハには急性期，回復期，維持期がある．急性期は原因疾患の治療を行いながらリハを行うものである．回復期は原因疾患が安定し機能喪失も進行しない状態で機能を回復する本来のリハを行う時期である．都リハ病院は主に回復期リハを担っている病院である．維持期リハは退院後通院しながら地域で在宅として行うリハが中心である．

「地域リハビリテーション」という概念は自宅で地域の医療，保健，福祉と連携しながら生活のなかでリハを行うものである．リハをしながら生活の場を広げ社会参加の機会を多くすることで，より人生を充実したものへともっていくのである．一方，「訪問リハ」は通院が困難な患者に理学療法士，作業療法士，言語聴覚士などリハ専門スタッフが患者の自宅に訪問して生活機能を評価しながら日常生活動作（ADL）の機能訓練を指導するものである．

しかし，これらの考え方を現実に行うにはまだまだ多くの困難があるようで，回復期に退院した患者が家庭に帰るとADL機能が低下する場合がある．これらの問題を解決するための1つの方法として「在宅リハビリテーションサポート医制度」の導入が検討された．

導入の実際

維持期リハの充実を目的とした在宅リハサポート医制度導入を検討するため，平成20(2008)年4月に都リハ病院で在宅リハ支援事業の検討委員会を立ち上げた．同月にすみだ医師会にこの事業の内容を説明し協力要請をした．同時に墨田区にも同様の協力要請をした．

行政から，リハは急性期から回復期は医療保険，維持期は介護保険で分担するという考え方で原則として日数制限ができ（条件を満たせば延長可能），退院後のリハ継続が必要な方が介護保険の対象にならなければ保険ではできなくなったとの説明があり，また，退院後のリハを継続するにもそれらを支援する人的体制が整わない状態があった．これらの問題を解決するために「墨田区在宅リハビリテーション支援事業」をスタートさせて費用を行政が負担することで対応することを試みた．さらに区からの広報活動で広くこの事業を区民に知らせることで事業推進の効率化を図った．

医師会からはこの事業に参加するにあたって，①回復期・維持期リハにおいても一部医療保険が通院でも認められるようになり，本事業で通院リハの機会が奪われる可能性の危惧，②サポート医認定に際しハードルが高いのでは，③都リハ病院関係患者以外の区内他医療機関においてリハを受けている区民にもこの事業を利用できる区内連携体制の構築を希望，などの懸念，要望が出された．

都リハ病院は東京都の二次保険医療圏ごとに設置された「地域リハビリテーション支援センター」の1つでもある．このセンターが中心となって開催されている連絡協議会では維持期リハについていくつかの問題点が指摘されてきた．維持期リハのサービス量が少なく，その質についても検証が必要とされていた．これらを解決するには都リハ病院という専門病院だけでは限界があり，地域全体の取り組みが必要である．

維持期リハについて，都リハ病院，すみだ医師会，墨田区の3者で3者間協議会を作り内容の検討が行われ問題点を調整した．

在宅リハサポート医はリハの重要性を十分認識し，地域の介護関係者との連携に理解を示し，回復期都リハ病院を退院した患者のフォローアップをする医師である．すみだ医師会主催の事業説明会が行われ手上げ方式の登録制とした．2回の説明会で35人のサポート医が登録された．事業の対象者は，墨田区在住で病院や介護老人保健施設などを退院，退院後リハの継続が必要な人である．またサポート医の評価を年4回程度受けるための通院が可能な人である．対象者には都リハ病院が作成したホームプログラムの実施状況を記入してもらい，コミュニケーションツールとして使う「在宅リハビリ手帳」と「在宅リハビリハンドブック」は提供される．在宅リハサポート医は，都リハ病院の作成プログラムに基づく個別指導，在宅リハビリ手帳などを通じた相談対応，リハ効果の年4回の評価などを行う．

成果とその課題

平成20(2008)年9月から平成21(2009)年11月までの墨田区在宅リハビリテーション支援事業のデータを示す．

① 利用者は55名である．利用者の年齢構成，性別，在宅前の入院病院（都リハ病院または都リハ病院外）を図1～3で示す．
② 在宅リハサポート医は平成21(2009)年11月現在37名である．その専門科を図4で示す．
③ 利用者の病名は脳疾患が38人（そのうち脳梗塞が25人），脊髄疾患が6人，骨折など骨疾患が9人，その他2人であった．
④ 3回目の在宅リハサポート医指導を終えている利用者で，指導継続されている12

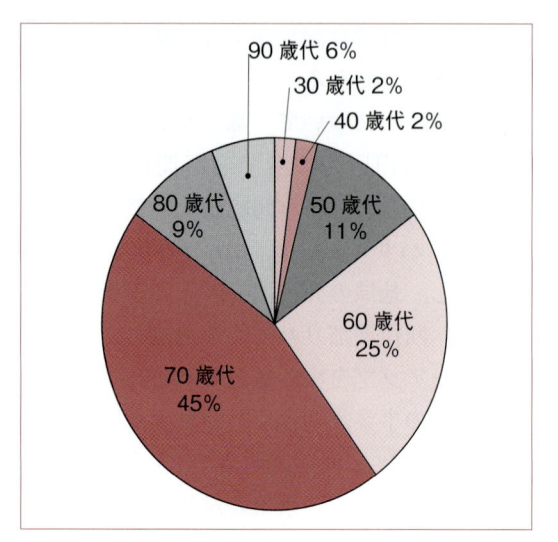

図1 利用者の年齢構成

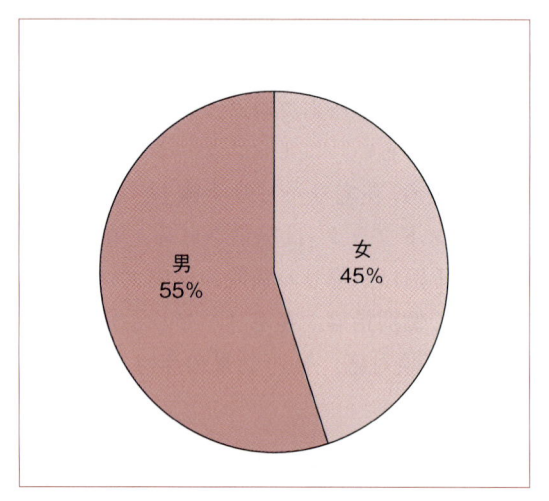

図2 利用者の性別

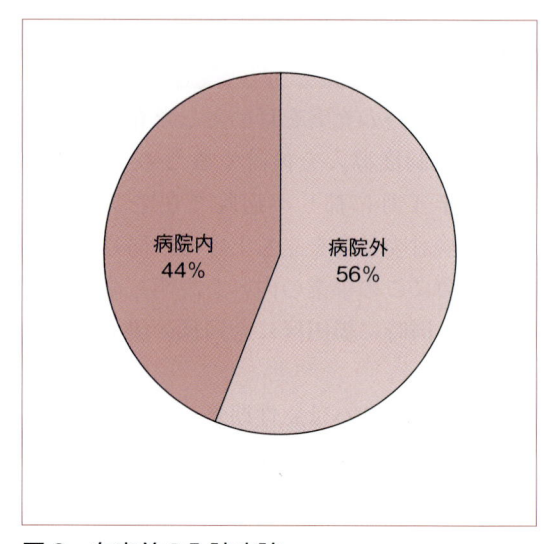

図3 在宅前の入院病院・
(都リハ病院・都リハ病院外)

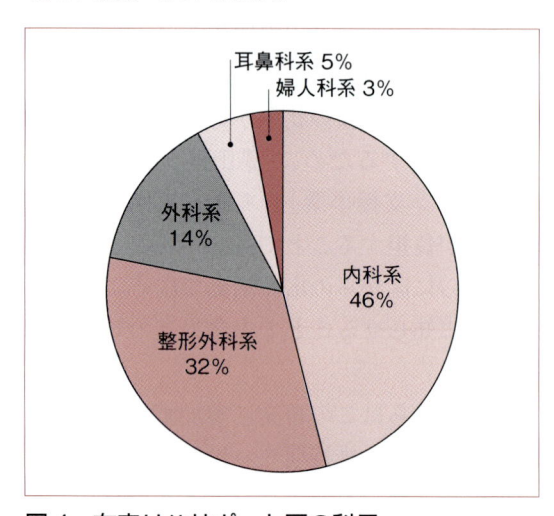

図4 在宅リハサポート医の科目

名のADL(functional independence measure; FIM：機能的自立度評価)の経時的変化を図5〜8で示す．数は少ないが，この事業に参加することで利用者のADLが維持または改善されていることが図から理解できる．

今後の課題として

この事業において初年度の対象者を軽症の通院可能者とした．通院が困難な重症在宅患者にどのように対応するかは今後の課題である．また，在宅リハサポート医の研修を通し

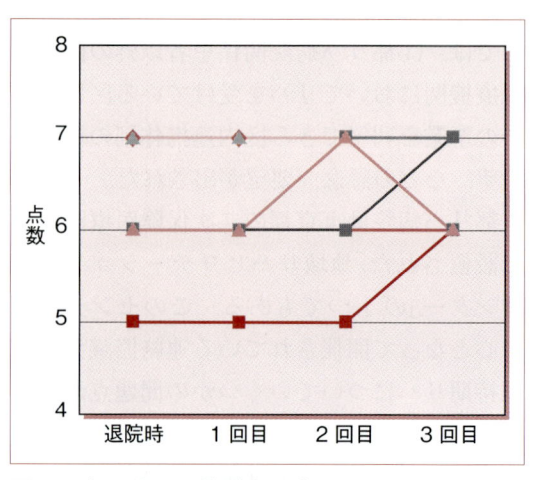

図5 車いすへの移乗(FIM)
12名の個々の経時変化．

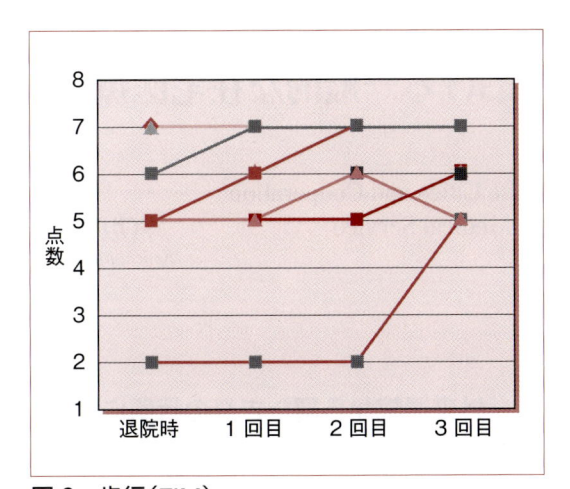

図6　歩行（FIM）
12名の個々の経時変化.

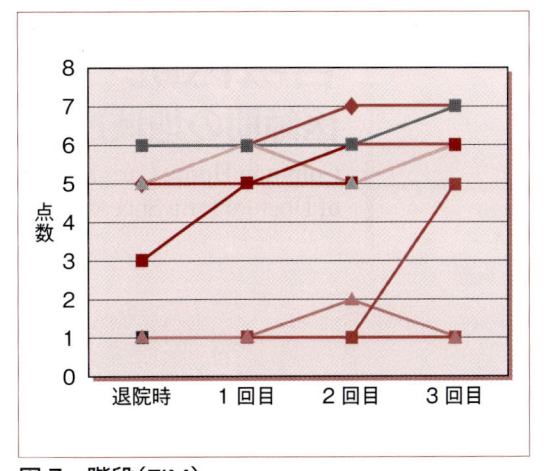

図7　階段（FIM）
12名の個々の経時変化.

車いすへの移乗（FIM）※				歩行（FIM）※				階段（FIM）※			
退院時	1回目サポート	2回目サポート	3回目サポート	退院時	1回目サポート	2回目サポート	3回目サポート	退院時	1回目サポート	2回目サポート	3回目サポート
7	7	7	7	7	7	7	7	5	6	7	7
5	5	5	6	5	5	5	6	3	5	5	6
7	7	7	7	7	7	7	7	5	6	5	6
6	6	6	6	5	6	6	5	1	1	1	1
6	6	6	6	2	2	2	5	1	1	1	5
6	6	6	6	6	6	6	6	6	6	6	6
6	6	6	6	6	6	6	6	6	6	6	6
6	6	6	7	6	6	7	7	5	5	6	6
6	6	6	7	6	6	6	7	6	6	6	7
6	6	7	7	6	6	7	7	6	6	6	6
6	6	7	7	6	7	7	7	6	6	6	7
6	6	7	6	5	5	6	5	1	1	2	1

図8　在宅リハサポート医受診後のADL変化（n＝12）

てリハ専門医との連携を強化することも重要である.

　この事業は全国で初めての試みである．他の自治体での施策モデルとして注目されているのは当然といえよう．リハ専門病院，地区医師会，行政の3者がどのような関係で困難を克服しどのような効果が生まれているかをきちんと検証しながら公にしていくことが大切である．3年と制限のある事業をこれからの高齢社会にどのように対応すべきか，3年を超えた中長期的な視点が求められる.

診療所が中心となって取り組んでいる事例

宮坂医院：都市部における一般的な在宅医療，医師間の地域連携

Common Home Care Physicians in the Cities and Cooperation of Doctors for a Successful Regional Medical Service

宮坂圭一
Keiichi Miyasaka

在宅医療の考え方

　一般的に開業医は，外来に家族が受診するので，家庭医としてその家族をすべて把握していると思いがちである．また，病院の医師は，病床が地域に散っているのが在宅医療と思っている人も多い．

　しかし，訪問診察をしてみると，そこには生活があり，医療だけでは解決できないことに気づく．都市型では，訪問診察にあたり，環境面（駐車場がない，エレベーターのない高層アパート，商店は立派でも小さな居室，小さな部屋に2世代が暮らす），経済面（借家に住み，経済的に苦しい，年金暮らし），生活面（一人暮らし，老老介護，遠距離介護，認認介護：2人が認知症）など，在宅医療の前にある背景を知っておく必要がある．

　また，医師1人で解決できない問題は，病診・診診連携，訪問看護・リハビリテーション（以下，リハ）との連携，介護・福祉，ケアマネジャーなど多職種との情報を共有し解決していく必要がある．

在宅医療の導入過程

　導入の過程には，①外来通院から寝たきりの状態になり，在宅医療となる場合，②外来通院中に入院となり，退院で在宅医療となる場合，③病院より紹介患者として初めて在宅医療をする場合がある（表1）．

1．外来通院から寝たきりの状態になり，在宅医療となる場合

　外来に通院していた方が突然または徐々に寝たきりとなる場合，患者・家族の意思と医師の判断により在宅医療となる場合がある．家族の依頼で往診し，在宅医療に導入することがある．外来で病気の状態はわかっており，病状の改善のため医療行為をするとともに，介護保険の申請を促し，在宅サービスが始まる．そして，ケアマネジャーが決まると，患者宅，診療所で今後の在宅療養について話し合いが行われる．話し合いでは，家族（本人を含む），看護・介護スタッフに対して，①現在の病状説明が必要となり，今後起こりうる病状の変化から，在宅でできること，できない範囲を理解してもらうこと，②在宅では病院と違い急変してもすぐに行けない可能性が

表1　在宅医療の導入にあたって

1. 外来通院から在宅医療となる場合
   - 現在の病状説明と在宅医療のできる範囲を説明する
   - 急変時，対応の遅れがある場合，訪問看護との連携で対応する可能性を説明する
   - 連携する在宅療養支援診療所を説明する
   - 在宅でのキーパーソンが誰か，本人・家族の希望を聞く
   - 医療・介護スタッフの役割の確認をする
2. 病院から在宅医療となる場合
   - 主治医がどのような説明をしているか
   - 患者・家族が病状を理解しているか，在宅での希望があるか確認する
   - 安心して家族が看られる体制であるか
   - 在宅でのキーパーソンの確認をする
   - 医療・介護スタッフの役割の確認をする
   - 病院の役割の確認と連携する在宅支援診療所の説明をし，在宅医療のできる範囲を説明する

あること，③ただ，訪問看護（24時間連携体制）を通し，連絡して対応できること，④休日で持ち場を離れる場合，連携する診療所（在宅療養支援診療所）があることなどを伝え，納得してもらう．また家族の要望を入れて，安心して在宅で看ていくことができるよう，ケアマネジャーによりサービス提供票が作られる．ただ入院せず看ていくため，親戚などにより「なぜ入院させないのか」と後で問題となることがある．したがって，家族だけでなく親族にも病状説明が必要になる場合がある．

2．病院から在宅医療への導入

外来から病院に入院し退院した場合，家族背景は，ある程度わかっているので，新しい疾患についての対応をどうすればよいかが課題となる．しかし，病院から新しい患者を紹介された場合，退院前カンファレンスで初めて病状などが明らかになる．

(1) 主治医がどのような説明をしているか

本人・家族にどのような説明をして退院するのか聞く必要がある．病院でできることは，在宅でもできると説明される場合もあり，在宅では，できる医療行為，できない医療行為のあることを，はっきりさせておく必要がある．また，予後から終末期までの予測についても聞いておくとよい．在宅の立場からは，病院という冷暖房完備（環境のよい），医療スタッフが常にそばにいる体制（スタッフの充実），高度医療の体制（医療の充実）から，環境の不備，少ない医療・介護スタッフに，家族の介護力の問題もあり，病院の主治医が思うような予後，終末期にならないことがあるからである．ただ，居心地のよい生活の場へ戻り，病状が改善していくこともよくみられる．

(2) 患者，家族が病状を理解し，在宅医療への要望があるか

患者，家族が同じように病状を理解しているとは限らない．その理解度を知ったうえで，在宅医療への希望があるか，積極的な医療を望むか，望まないかも聞いておくとよい．

(3) 在宅で安心して家族が看る体制であるか

在宅では，家族が介護の一部を担うこととなり，安心して看られるか問題となる．

1）食事療法

病院では，糖尿病食，腎臓病食など，自動的に治療食が出てくる．食事指導が十分されずに退院すると，病気が悪化する可能性がある．また，経管栄養では，栄養剤，水分量など，体調の変化により増減することが指導されているか，聞いておく．

2）リハの指導

病院では毎日リハが行われている．在宅ではリハビリの回数が減り，四肢の拘縮が進んだり，呼吸器リハで痰のコントロールがうまくいっていても，在宅では行われず痰がらみが多くなる．したがって，簡単なリハビリが家族に指導されているかも大切となる．

3）看護，介護処置に対する説明と指導

食事の介助，排泄の始末，口腔ケアや，痰の吸引，膀胱洗浄，褥瘡の処置など，看護師，ヘルパーにより説明，指導がされているか大切である．説明，指導がないと在宅での不安が膨らむからである．

(4) 在宅での医療・介護スタッフの役割の確認

在宅で医療・介護スタッフの役割を確認することになるが，医療に重き（がんの末期などや急性期）をおくか，介護に重きをおくか，病状に応じて必要性の度合いが変わることを理解しなければならない．そのうえで，患者，家族の要望を入れ，不安のない訪問診察の回数を決めていく．

(5) 病院の役割を確認する

がんの末期，病状の不安定な場合，病院との連携が必要である．疾患によっては，病院外来での病態把握，診療所では在宅での病状，生活の状況など報告し合うことで，相互の役割を確認する．ただ，退院時は，病院医師との信頼関係が強いことがあり，患者・家族が

望むなら病状が安定していても病院通院が多くなることもある．在宅医療を通して，安心感と信頼関係ができるまでに数カ月かかることもあり，気長な気持ちも必要である．

(6) 在宅でのキーパーソンを確認する

家族構成，生活環境を知るとともに，家族のキーパーソンは誰であるか確認しておく．いつでも連絡がとれるよう，カルテ，連絡ノートに連絡先を記入しておくとよい．

導入の実際

1．信頼関係を作る

在宅療養が始まると，病状，生活の変化に本人（家族）が不安をもつことがある．定期的な訪問診察だけでなく，病状，生活の不安感があるときに往診し，問題点を解消する必要がある．安心感が家族に生まれると信頼感につながっていく．

2．訪問診察の取り組み

訪問診察では，病院のカンファレンスで確認したことが療養生活とともに，本人・家族の考え方が変わっていくことを察知しなければならない．したがって，医療・介護サービスなど満足しているか，家族介護に負担がないかなどを確認する．医療面では，家族に食事の食べ具合，水分量・排泄の状態などを聞き，診察で全身状態を把握し，顔の表情，体の動き，元気の度合いなどをみる．このとき，なんとなくいつもと違うという観察力が病気の発見につながることがあるので，在宅でできる検査をしたり，病院紹介を考える．また，都会では隣人との交流が少なく，閉じこもりやすい．ラジオを流す，子どもの写真や絵を飾る，鳥や動物を飼うなどアドバイスも必要となる．

3．医師間の地域連携

在宅で，患者の安心を保つには，医師間の連携は欠かせない．普段の在宅療養支援診療所との連携は，仕事で持ち場を離れるときのためにも必要であり，患者の情報交換も必要となる．一方，病状の変化では歯科を含め専門医に往診の依頼や，有床診療所・病院への入院依頼をすることとなる．よりよい地域連携をとるために，医師同士が垣根を越えた対応を行っていくべきである．

4．多職種と顔が見えるような連携を目指す

在宅医療を始めると，多職種の方と顔を合わせる機会が少ない．唯一，連絡ノートが顔となる．急を要する場合は，電話，FAXで連絡するが，定期的に多職種の話し合いを行い，今後の方針を確認するとよい．介護では，入浴してよい血圧，体温の判断，発熱時の食事，水分量の増減判断など聞かれることが多い．看護では，病状変化への対応や各種処置への対応など現場の声が出てくる．現場の声は，医療行為に役立つことがあり，アドバイスとともに，情報の場ともなる．

成果とその課題

多くの方が家での看取りを望みながら，在宅死は減少傾向にある．しかし，在宅療養支援診療所のみならず，在宅医療にこだわる診療所では，在宅死は多く，本人・家族にとって「満足できる看取り」の場となっている．

"終の住みか"が自宅であればよいが，施設入所となり，職員が家族のような立場となっていくこともある．どのような場所であれ，居心地のよい生活の場があり，充実した医療，介護サービスと福祉施設があれば，「満足できる看取り」は増えていくであろう．

ただ，一人暮らしの限界，在宅を望んでも家族が介護負担に耐えられないなど，在宅の破綻が訪れるケースが多い．

よりよい在宅療養を望むならば，24時間家族に負担がかからない，トータルケアの体制が必要である．

診療所が中心となって取り組んでいる事例

こだまクリニック：認知症への取り組み
Home Visiting Medical Services for Persons with Dementia

木之下　徹
Toru Kinoshita

在宅医療の考え方

　当クリニックは品川区荏原にあり，認知症の方々を対象として在宅医療を行っている．2002年3月に開院した当初は，慢性疾患やがんなどを抱え，寝たきりで身体の不自由な高齢者の方が多かった．しかし最近では「認知症を自宅で診てくれるクリニック」という認識が周囲に広がり，介護事業所やケアマネジャーよりご紹介いただく，BPSD（behavioral and psychological symptoms of dementia，認知症に伴う行動と心理の症状）を有する認知症高齢者の方を対象に訪問診療を行っている．BPSDを有する認知症高齢者とは，認知症に伴い「易怒的で暴言を吐く，暴力をふるう，不穏で落ちつきがない，精神科受診を拒む，妄想がひどい，徘徊をする，落ち込む，幻覚におびえる，異食」などのいわゆる生活に支障をきたす症状が認められる方である．

　このBPSDを有する場合，特に外来・入所・入院の拒否が強い場合において，在宅医療は威力を発揮する．なぜなら，外来・入所・入院の拒否が強い認知症高齢者を自宅の外に連れていくことは，介護者にとって至難の業であるからである．すなわち在宅医療は介護者にとって利便性が高く，地域の介護資源とも密接な連携を築きやすいという利点がある．また，しばしば問題となる認知症に関する薬剤の特徴的な副作用に対するモニタリング体制を組み立てやすいという利点もある．

　本稿の最後に留意したい点がある．それは認知症のとらえ方である．しばしば見受けられるのは，医原性のBPSDの悪化とそれに伴う家族生活の困窮である．現場では，認知症の特徴的な症候を家族が受け入れにくく，コミュニケーション上の支障が，たとえば，暴言暴力に発展している場合も散見できる．緊急退避的な薬物使用もありうるが，まずは認知症の人を「人」としてとらえ，そのうえで医療介入の戦略を構築すべきである．身体的拘束も当然のことながら，薬物による化学拘束も避けるべきである．実は認知症にわれわれ自身もなるのかもしれない．認知症の人を単に薬剤抑制の対象であるという考えを抱く以前に，明日はわが身である認知症の人にとって望ましい医療を今から深く考察する必要がある．

在宅医療の導入過程

　認知症の方々の訪問診療に至るまでの具体的な導入例を，当院を例に示す．

1. 医療事務によるインテイク

　最初のコンタクトは，電話あるいはFAXである．大抵はケアマネジャーによるものである．事務スタッフが30分から1時間かけて情報を収集し，1枚の問診票に要領よくまとめ，看護師，医師に配布する．

　聴取する内容は典型的には次のとおりである．ケアマネジャーから電話があった場合，対象となる患者の住所，氏名，年齢，性別，生活形態（独居，同居など），介護保険申請の有無，申請していれば介護度，サービスの利

用内容などを確認する．そして，介護にあたる家族内キーパーソンがいれば，その人の氏名，本人との関係（続柄），かかわり方（同居，あるいは通いでのかかわる密度など），住所，連絡先，連絡方法なども聴取する．さらに本人の既往歴，服薬している薬と服薬状況を聞く．さらに医療的な観点から，アルツハイマー型認知症，レビー小体型認知症，前頭側頭型認知症などの典型的な認知症疾患の症候学を意識して，特徴的な症状や認知機能障害の程度を示唆する生活情報，BPSDの種類，発現頻度，発現時間，発現場面，対象となる人物などを聴取する．最後に，いわゆる主訴に相当するところの本人や家族が生活するうえで最も困っている内容や不安，訪問診療を依頼する理由などを聞く．

2．看護師によるインテイク

必要に応じて，先の問診票を基にケアマネジャーやご家族に，BPSDや身体症状の緊急性の程度について電話で聞く．身体症状のリスクが高いと判断した場合には，この時点で他院への紹介や救急医療機関を勧める．緊急性を勘案した後，医療事務サイドで訪問診療の日程調整を行う．

導入の実際

1．訪問先リストの作成

事前に訪問先の家族，ケアマネジャーとの連絡調整を済ませ，訪問先の効率的な交通ルートを勘案し，訪問先リストを作成する．

2．訪問時の様子

運転手・看護師（時にはケアマネジャー）・医師の3人体制で1台の車に乗り込む．運転手を残し，医師，看護師で自宅に入る．初診時の場合，ケアマネジャーの同席をお願いする場合が多い．留意すべき点として，たとえ生活現場であっても医師が家に入ることで，本人の緊張度が増すことが挙げられる．したがって今対面している本人の状態のみに頼ってしまうと，実際の生活の場面で起こっている問題が見落とされることになる．

3．薬剤の副作用のモニタリング

在宅医療では，家族と介護専門職によって，eメールや電話やノートなどを十分に活用しながら薬剤の副作用に対するモニタリング体制を組み立てやすい．

たとえば，少量の抗精神病薬を服薬した場合，服薬後数時間で尿閉がしばしば出現する．一旦そうなった場合には，服薬を中止し緊急に処置しなくてはならない．当クリニックでは朝に服薬を開始し，昼と夕方に状態把握の電話を入れている．同時に緊急時に導尿できるような体制を整えている．

また便秘については，服薬後数日から1週間くらいに警戒を開始し，ご家族や介護専門職に便通についての聞き取りと記録をお願いしている．

さらには，服薬後およそ数週間から数カ月で錐体外路症状（たとえば，顔の表情が消える，手足の動きが悪くなる，そわそわしてじっとしていられない，嚥下障害など）が出現しやすいので注意するようお願いしている．

成果とその課題

本項では，しばしば現場で生じる問題点を抽出し，考察する．

1．BPSDの悪化要因

当クリニックの場合，認知症患者のほとんどはBPSDが出現し，あるいはそれにかぶさるようにしてせん妄が生じている．そのせいで近隣の外来に連れていけなくなり，依頼されるケースが圧倒的に多い．実際に訪問し，医療介入を試みる過程でだんだん明らかになるのだが，BPSDの悪化を引き起こしているのは，身体合併症によるせん妄であったり，

身体疾患あるいはBPSDに処方された薬剤そのものによるせん妄であったりする．

2. 中核症状とBPSDとを分ける視点

認知症の症状には，中核症状とBPSDを分けるという視点がしばしば提示される．

中核症状とは，認知症疾患による特有かつ必発の症状であり，たとえば，アルツハイマー型認知症の場合，その特徴的な認知機能障害の現れ方として，記憶障害，見当識障害，構成障害，言語障害，失行，失認，失語などが挙げられる．一方のBPSDは認知症に伴う行動と心理の症状であり，たとえば，徘徊，脱抑制，多動，興奮，攻撃的な言動，不潔行為，不安，焦燥，妄想，幻覚，うつ状態，介護への抵抗，不眠といった症状が挙げられる．そして，BPSDが出現すると中核症状が悪化したように見受けられる場合もある．

3. 見落とされる認知症

ここでは見落とされやすい認知症の特徴を考えてみる．このことを通じて，認知症に向き合う本質的な介入，すなわちパーソンセンタードケアへ導く重要な入口を提供するが，このことは後述する．

(1) アルツハイマー型認知症の場合

特徴は記憶障害であるが，そのなかでも遅延再生障害といい，少し前に覚えた言葉や内容を思い出すことができなくなる障害が典型的である．しかし，うつや無気力を伴わない場合には，注意力がよく保たれているためにとても快活にみえることがある．たとえば，夕方道端で出会ってかわされる普通の会話は，アルツハイマー型認知症の人にとって，何の問題もなくスムーズにできる．遅延再生能力を要しないコミュニケーションであるからである．たとえば，ある事件が昨日起こった．知り合いの人から「昨日は大変でしたね」と言われた．そうすると本人は「そうですね，大変でしたね」と答える．そのような通り一遍の会話では認知症があるかどうかは判断できない．そのために医療者は意識的に遅延再生障害を見抜く必要性がある．

(2) レビー小体型認知症の見落とし

特徴として意識の清明さの変動やよく話の通った妄想（構築された妄想）と幻視を伴ったり，運動機能障害としてパーキンソニズムを認めたりすることなどが挙げられる．ところで，緊張すると覚醒レベルが上がり注意力障害が消えてしまうことがある．たとえば診察時は緊張するため，その場では"普通"であるレビー小体型認知症の人になってしまう．逆に，家でリラックスしているときには，注意力障害（せん妄）や幻視，妄想などが出現する．したがって，家族からの聴取は必須であり，これも意識的に行わなければならない．

4. 焦燥とせん妄とを分ける視点

自験例であるが，大声を出し，周囲に迷惑をかけると言い，大学病院にて，多量の抗精神病薬が投薬されていた認知症の人がいた．家を訪れて観察すると，明らかに意識障害を伴っていた．すなわち，せん妄のためにすさまじい大声を出していたのである．体の動きが不自由な人であった．もしかしてきっかけが，体が動かせず鬱屈した気分を，大声を出すことで晴らしているのではないか，あるいは，体調不良時の不機嫌さが「大声を出す」ことにつながっているのではないか，とも思われた．ここで注意しなくてはならないことは，BPSDとせん妄との線引きである．せん妄は一次的な症状というよりは，原因疾患や薬剤が引き起こす二次的な症状である場合が多く，BPSDとは常に意識的に分けて考える視点が重要である．

5. パーソンセンタードケア

「3．見落とされる認知症 (1) アルツハイマー型認知症の場合」の項で示したような通り一遍の会話であるが，本人にとって，昨日

のことはわからないが，その場を取り繕うわけである．こういった反応を取り繕い反応（故田邉敬貴愛媛大学前教授による）と呼ぶ．このせいでわれわれはしばしば遅延再生障害を見落としてしまい，ひいては認知症であることすら見落としてしまうのである．しかし，この反応について注意深く観察すると，「取り繕い反応とは，認知症患者にしばしばみられる自身の欠陥を隠そうとする反応をいい，『周囲から取り残されたくない，馬鹿にされたくない』という認知症患者の心理的機転が生み出す coping skill（原著者注；対処する技術）とも解釈される」（滋賀県立成人病センター松田実先生による）と説明できる．本人自身が詳述したもの（引用文の下線部）として，次のような記事がある．「（前略）……2003 年，クリスティーン・ブライデンの来日に同行取材した時……（中略）……自分の「症状」のために周囲の人を困惑させたりしないように，出来たら心地よく過ごしてもらうため，「普通のふり」をすることに全身全霊を投入する．その疲労は想像を絶する．部屋に帰るなり倒れこんでしまうし，度を過ぎると偏頭痛のため数日寝込むこともある．……（中略）……人生最大の危機に直面しながら，なおかつ，周囲を気遣い，威厳を保とうと全力を尽くす心の働き．……（後略）」（川村雄次：道具としてのドキュメンタリー（5－最終回）「見ること」の力．http://www.melma.com/backnumber_98339_4400355/, 2009.3）．いわゆる取り繕うことはしばしばわれわれでも行っている行為であるが，認知症の人にとっては，きわめて深刻な状況下でこの行為を行うことが推察される．認知症であれば，その認知機能障害ゆえの生活障害があり，それはしばしば配偶者や同居人からは指摘されるところである．そのために認知症医療においては周囲の人から指摘される生活障害をとりわけ注意深く聴取し，疾患の症候と矛盾しないかどうかを確認することを通じて，疾患の種類と程度のあたりをつける．これは診断のプロセスである．その後の適切な介入とは，医療的な知識を応用しながら，単に家族が言うことのみに依拠することなく，本人の在り方も視野において，家族との絆を確認しつつ，それを深める作業であるとも言い換えることができる．

BPSD が生じると，われわれは主に家族の視点からの世界観を引きずりがちである．しかし，医療の本来の姿は当事者のためのものである．近年，パーソンセンタードケアという考え方が，認知症の領域にも徐々に浸透しつつある．治せない病である認知症の前では，医師は無力感を抱かざるをえない．しかし，認知症を抱える本人や家族にとって，医師が寄り添うことによる意味もある．これは私自身への訓戒でもあり，愚見ながら披露し筆をおく．

診療所が中心となって取り組んでいる事例

桜新町リハビリテーションクリニック：在宅リハビリテーションを中心に
Sakurashinmachi Rehabilitation Clinic : Rehabilitation at Home

長谷川　幹
Miki Hasegawa

在宅医療（リハビリテーション）の考え方

　一般的に，「リハビリテーション」とは「理学・作業・言語療法」を指している場合がほとんどであるが，あまりにも限定された使用である．筆者は「障害，高齢によりそれまでの生活の変更が余儀なくされ，本人が新たな生活を主体的に再構築すること，それに対応するように社会を変革すること」と考えている．

　以下に高齢者（廃用症候群），障害者（脳卒中，パーキンソン病など）の特徴を述べる．

1. 高齢者の筋力

　「高齢だからだめだ」という言葉を現場ではよく聞くが，果たしてそうだろうか．確かに，20歳代を基準にして筋力を比較すると60歳以降かなり低下しているのは否めない（図1）が，日常生活ではゆっくりしたペースだが，動作は可能である．

　ところが，発熱など何らかのきっかけで安静になると，急速に機能低下する．一般的に，臥床して24時間動かない状態でいると，1日で1.5～3%，1週間で約10%の低下をきたすといわれている．安静の状態をいかに短くするかが重要で，筆者は「3日寝こんだら要注意」と考える．特に背筋力は低下し，そのことが座位保持に大きく影響するため，早期に臥床から座位などをとれば「寝たきり」になることは避けられる．

　また，骨粗鬆症がある高齢者の起こりやすい骨折に胸・腰椎圧迫骨折，大腿骨頸部骨折などがある．これまで「骨折すると寝たきりになりやすい」といわれていたが，最近の整形外科の大腿骨頸部骨折に対する治療技術は発達し，手術後1～3日以内に立位，歩行が可能となっている．その結果，受傷前の7～8割の歩行レベルまでに回復していることが多い．

　胸・腰椎圧迫骨折に対しても，入院しない場合に筆者らは訪問（理学療法士，医師）で対応しているが，2～3週間の安静臥床の期間に寝返り，筋力トレーニングを励行することにより，筋力はある程度保持され，安静が必要でなくなった際，座位，立位，歩行などに比較的スムーズに入れるようになっている．その結果，転倒・骨折が「寝たきり」につながらない時代になってきた．

　また，高齢者で臥床が長く続くと，関節拘縮が起こりやすく，特に膝関節は一度拘縮が起こると回復がきわめて厳しいので，1日に1回は膝関節が伸展できることを確認することが重要である．そして，80歳代以降の高齢でも筋力トレーニングをすれば数カ月後に改善することが多いので，あきらめずに継続することである．

2. 中途障害者の心理と援助の視点

　介護保険の対象で多いのは，脳卒中，パーキンソン病などの中途障害者であるが，中途障害ゆえの，特徴的な心理状態がある．病前の状

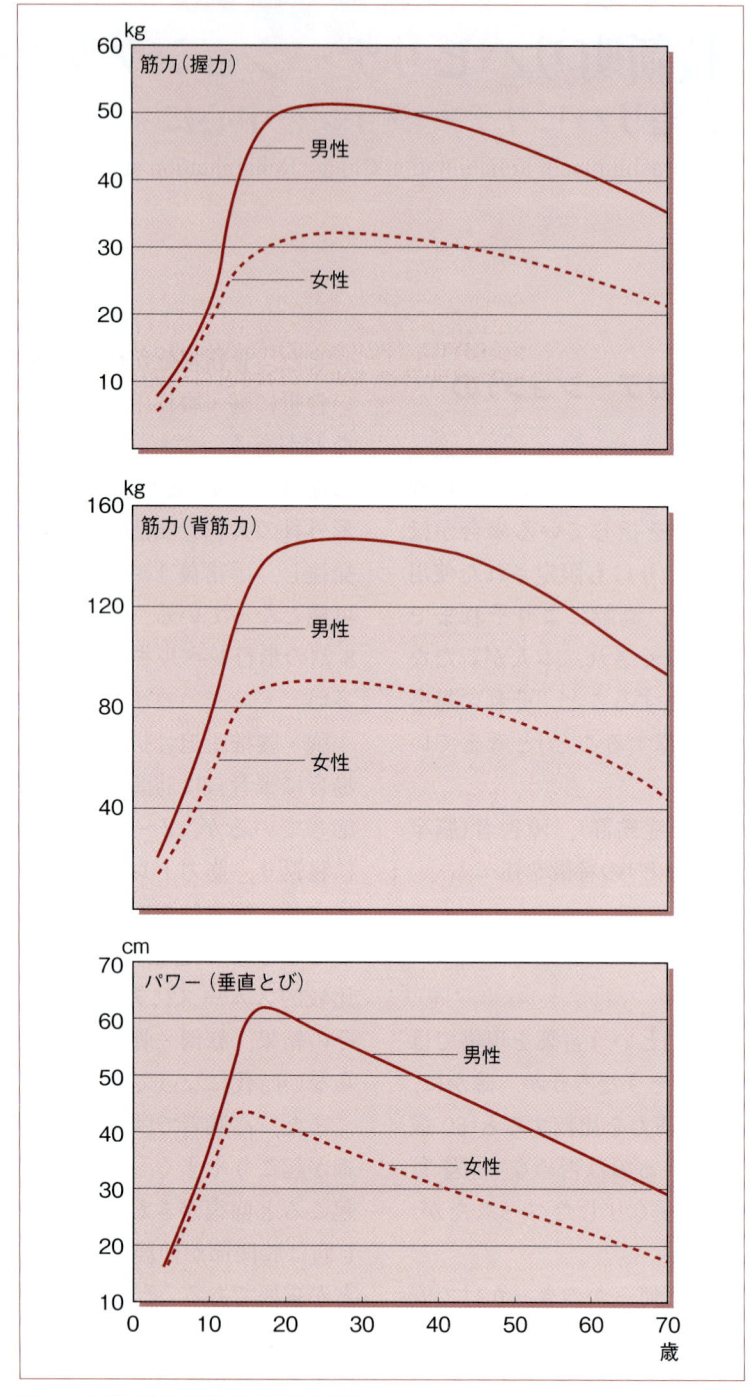

図1 加齢に伴う運動機能の変化
(丸山仁司他編:考える理学療法 評価から治療手技の選択.文光堂,東京,2004;329より引用)

態を基準にして現在の状態を比較するため,
①いつまでも「よくなっていない」と思い,元の状態にならないと苦悩し,うつ状態になりやすい.

②「悪いことをしていないのに,なんでこんな病気になったのか」「治らないなら死にたい」などと自問自答をして苦しむ.

③「こんな体になって惨めだ」「人(家族を含め

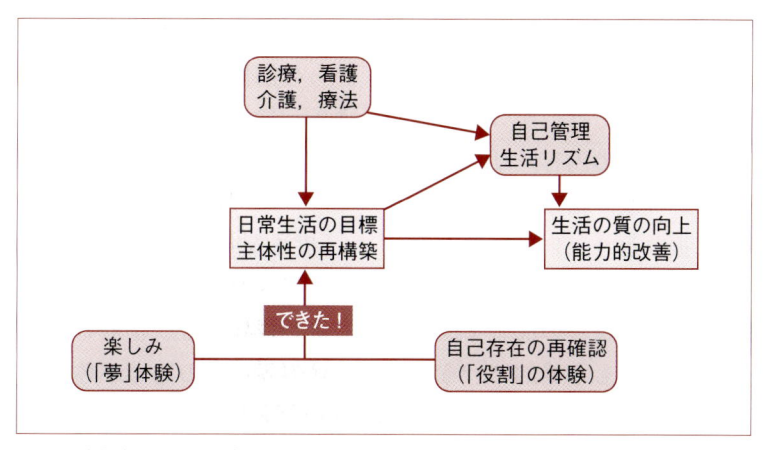

図2 援助の4つの視点

て）に迷惑をかけてまで出かけたくない」など，特に近所の人に会いたくないと閉じこもりになりやすい．
④家庭では，家族は「健常者」で自分だけが「障害者」と思い，孤独感を味わうときがある．

いずれにしても，総体として「きわめて自信がない」状態が年単位で続く．このような状態に対して，援助の視点は以下のように考える．

3．援助の視点

障害をもつということは，一生続くので「意欲がわかない」状態に陥るのが普通である．そこから抜け出すのに3～5年かかることは珍しくなく，息の長い援助をするという認識が必要である．そこで，図2のような4つの視点から援助する．

(1) 診療，看護，介護，療法

診療，看護，介護，療法などはそれぞれの職種が主導的に働きかけることが少なくないが，日常生活でできることを拡大していくこと，生活習慣病や自主トレーニングを援助，助言することになる．障害者はある程度「できる」ことが拡大しても生活していくうえで「できない」または「不自由」なことは依然として存在し，「もっとよくしてほしい」と医療者に依存し，受身の状態であることが多い．

(2) 楽しみ（「夢」体験）

このような受身の状態から脱するには，「夢」ないし「役割」を体験し，「できた」という達成感が必要である．そのことが「小さな自信」につながり，「やっていけそう」「次は何をしようか」などと発言し，次の行動を始める，すなわち「主体性の再構築」に結びつく．

現実的には，様々な提案をしても「自信がないから」最初の一歩がかなり遠くに感じて出にくいことが多く，「する」と決定しても長い期間悩んだ末のことで，また「できない」という決定をすることも少なくなく，その場合は次の機会を待つ．次の機会もだめなときは，また次を待つことになり，根比べになり，半年，年単位のかかわりが必要となる．

(3) 自己存在の再確認（「役割」の体験）

このような状況のなか，何らかのきっかけで段差のあるレストランや美術館など本人にとっては「夢」のような「楽しみ」を実現でき，あるいは会合で挨拶をする，グループの世話係などの「役割」を実践することが転機になる．一般的に「役割」を果たすことは責任を伴うため自信がない心理状態ではためらいやすいが，周囲の支援を受けながら「役割」を果たせば「自分の存在意義を再確認」することにつながる．

(4) 自己管理，生活リズム

「夢」や「役割」の体験から「主体性の再構築」につながると，日々の生活で自信がつき，専門職の助言を得ながら生活の内容，リズムを見直し，また自らの麻痺肢，糖尿病などの自分の状態を客観的に振り返り，自己管理が実践的になる．さらに，日々困っていることを克服するため身体的な能力などの改善を図ろうと自主的なトレーニングも本格的に行うようになり，発病から数年経過したころに再度能力が向上することが少なくない．このころ，再度集中的な理学・作業・言語療法などが必要になる．

在宅医療（リハビリテーション）の導入過程

在宅に訪問する理学・作業療法士，言語聴覚士(総称して「療法士」)はまだ少ないので，探すのが大変である地域も多い．

在宅を訪問する「療法士」の導入のタイミングは，脳卒中などで退院直後に障害をもって自宅での新たな生活に戸惑い，不安などが大きいとき，発熱などで安静により機能低下したとき，明らかな原因がわからないが転倒しやすいとき，そしてパーキンソン病や外出が億劫になることにより徐々に歩行能力などが低下するときなどである．このようなとき，「療法士」のかかわりは本人・家族にとって安心感が生まれると同時に，再度機能改善や生活を豊かにするきっかけになりやすい．

第2号被保険者を含めた40歳以上では，介護保険での対応になるので，手続き上はケアマネジャー(居宅介護支援事業者)と相談することになる．介護保険での「療法士」の在宅訪問には2種類ある．1つは，医療機関からの訪問で，これには当該の医療機関にかかりつけ医から「診療情報提供書」を受けることから始まる．継続するには，制度上「診療情報提供書」が毎月必要である．もう1つは，訪問看護ステーション(いわゆる「訪問看護7」)からの訪問で，かかりつけ医からの「訪問看護指示書」を受けることから始まる．指示書の有効期間は1〜6カ月で医療機関とは違う．

「療法士」が実際に訪問すると，いずれの場合も毎月かかりつけ医には実践内容などの報告書が送られる．在宅では，医療保険と介護保険の関係者の協力が必須で，このための担当者会議がある．医師はこの会議に積極的に参加してゆくべきであると考える．

導入の実際

在宅には様々な疾患，病態の高齢者・障害者がいて，疾患としては，脳卒中，骨折，パーキンソン病などの神経難病，不活動による筋力低下・関節拘縮などが多い．

脳卒中の症状としては高次脳機能障害，要素的機能障害に分けられる．高次脳機能障害に関しては，本書S 195に述べられているが，一般的に失語症は言語聴覚士が主に介入し，左半側空間無視は作業療法士，理学療法士が主に介入し，記憶障害は，作業療法士，言語聴覚士が主に介入する．

要素的機能障害の代表的な症状には片麻痺と構音・嚥下障害などがある．片麻痺は運動麻痺と感覚麻痺があり，後者は外観からわからないため評価を行うことが重要である．同じような運動麻痺であっても，感覚麻痺の重症度が大きく影響し，上肢の使いやすさ，歩行能力に大きく影響する．寝返りから座位，立位，歩行などの運動療法，非麻痺側の片手動作や麻痺手との両手動作の練習，麻痺肢のストレッチ，自己管理などは理学療法士ないし作業療法士が介入する．具体的には，ポータブルトイレが使用できていれば，プライバシーの問題を考慮して，トイレへの移動，手すりの設置，介助方法の工夫などを検討する．外出の際の玄関の出入りの環境をみて，住宅

改修まで必要か，介助で可能かなどを判断する．そして，物の配置を工夫する環境調整も行う．また，片手での調理の練習を行う，などがある．

大腿骨頸部骨折後や不活動による筋力低下，関節拘縮などは理学療法士，作業療法士が主に介入する．

そのほかパーキンソン病などの神経難病は様々な症状があり，それぞれの症状に応じて「療法士」が介入する．

成果とその課題

一般的に要素的機能は脳に占める領域が小さいため，片麻痺は発病から3～6カ月過ぎると改善は鈍くなり，機能的に変化する幅は狭い．ただし，機能が大きく変わらなくても歩行能力は改善することが少なくない．そのためには，歩き方に注意するが，悪化しないように自宅内～自宅周辺だけでなく，商店街，公共交通機関などでも実践することが重要である．少しハードルは高くなるが，そこで練習することにより，自宅内などの歩行がいくらか楽に感じられるようになるからである．

高次脳機能は脳に占める領域が広いため，可塑性がゆっくりと働き半年～年単位で徐々に改善する場合が多い．ただし，生活が単調で，外出の機会・他人との交流などが少ない状態では，脳が活性化されにくい．そこで，前述した「主体性の再構築」が行動を起こす原動力になる．そして，その人らしく豊かな生活になれば，脳の活性化は促進され，行動範囲も拡大し，高次脳機能や歩行能力などが改善する．ただし，気持ちを整理するのに一般的に3～5年かかり，その間は「療法士」などが寄り添いながら助言，療法などが必要であり，年単位の息の長い地域での取り組みが重要となる．

骨折などにより生じる筋力低下，関節拘縮は，いかに臥床期間を短縮して予防に努めるかであり，褥瘡予防と同じである．その結果，大腿骨頸部骨折も順調にいけば，3～4週間で退院となり，訪問理学療法により，さらに改善する．筆者らの患者の最高齢は100歳であり，介助歩行まで改善した．

今後は，これらを実践できる在宅訪問する「療法士」が増えることが大きな課題である．

診療所が中心となって取り組んでいる事例

城西神経内科クリニック：
ALSへの取り組み
Home Care Management for ALS

石垣泰則
Yasunori Ishigaki

在宅医療の考え方

筋萎縮性側索硬化症（以下，ALS）は，主に中年以降に発症し，上位運動ニューロンと下位運動ニューロンが選択的にかつ進行性に変性・消失していく原因不明の疾患である．人工呼吸器を用いなければ通常は2～4年で死亡することが多い．

ALSは発症様式により以下の3型に分けられる．
①上肢の筋萎縮と筋力低下が主体で，下肢は痙縮を示す上肢型（普通型）
②言語障害，嚥下障害など球症状が主体となる球型（進行性球麻痺）
③下肢から発症し，下肢の腱反射低下・消失が早期からみられ，下位運動ニューロンの障害が前面に出る下肢型（偽多発神経炎型）

これらのうち進行性球麻痺型はきわめて速い進行を示し，患者・家族が疾病や障害の受容ができないうちに病状が悪化するために，治療や介護が後手に回ることがしばしばある．そのため，在宅医は病態の変化を予測し，家族や介護担当者などにできるだけ正確な予後を告知し，医療・介護両面において先手を打つよう指導する．他方，ゆっくりとした過程をとるタイプであっても病状は不安定なことが多く，医療は感染，摂食障害，呼吸障害，事故など，様々な有害事象に対応し，患者・家族のQOLをいかに維持・向上させるかを考えなければならない．

ALSでは，呼吸や栄養など生存にかかわる臨床課題が介護者に重度の負担を課し，患者がごく普通の生活を送ることを望んでも医療依存度がきわめて高い介護状態を強いられる．感覚障害や知的障害を伴うことがないために，疾患のもたらす苦痛が著しく大きく，がんと同様に避けることのできない死への過程が早急であることも課題である．しかし，その苦痛に対する緩和医療的アプローチはいまだ確立されておらず，対応が後手に回ると，目先に追われることにより患者の人生観やリビング・ウィルをないがしろにしてしまい，取り返しのつかない事態に陥ることもある．以上の事柄を十分踏まえ，患者と家族が最終的に家にいてよかったと思えるように医学的側面からその生活を支えることが，在宅医療を提供するわれわれの使命である．

在宅医療の導入過程

患者が病気に気づき，医療機関を受診するところから在宅医療は始まる．もし，患者が在宅医療を行っている医療機関を受診した場合，診断にあたっては神経内科専門医の意見を聞くことが重要である．神経内科専門医のいる病院へ紹介し，診断の確定と治療方針の決定や病診連携の在り方についての検討など，事前に相談すべき問題は多い．筆者は神経内科専門医であるが，独断で最終診断を行うことは慎んでいる．診断のプロセスから連携病院の医師と協働するよう心がけている．

一方，病院から紹介された患者の在宅医療を担当する場合，紹介元の病院と連携を図り，その支援を得ることが必要となる．いずれの場合も在宅医療を導入するにあたり病診連携

が必須である．ALS においても早期診断・早期治療が原則ではあるが，慎重に鑑別診断を行うがゆえに類似疾患として治療され，障害がかなり進んだ時点で告知されることもある．在宅医は，患者・家族が様々な葛藤を経て在宅療養に至っていることを認識する必要がある．

外来に通院可能な安定した時期がしばらく続くが，その後 ALS の患者の容態は，球麻痺症状が出現する時期から，心身ともに不安定になり，同時に家族の肉体的・精神的ストレスも増大する．このころに入念なインフォームドコンセントをとることが重要である．

在宅医療導入の実際

ALS 患者の在宅療養は医療依存度がきわめて高く，同時に生活支援の必要度も高い．医療面でみれば，病院と診療所がおのおのの診療機能で患者を支える．病院に求められる機能としては，入院医療を必要とする場合の対応，診療所医師が内科医である場合の神経内科的専門医療の提供，レスパイト入院などが挙げられる．一方，診療所の提供する機能としては，定期訪問診察による疾患管理，入院を必要とするには至らない緊急時の対応とその見極め，訪問看護ステーションやケアマネジャーとの連携を通じた多職種協働のオーガナイズ，時に歯科診療を含む診療所間の連携，人工呼吸器や胃瘻などの医療機器の管理などである．患者・家族は時に病院を頼り，時に在宅医を頼りながら療養する．その際，どちらが主治医であるかを決めてはいけない．いずれの医療機能も状況により依存度の軽重があるものの，ALS の在宅医療には不可欠であるから，在宅医は揺れ動く不安定な患者・家族の心情を察し泰然とすべきである．

以下に，在宅療養を行っている女性 ALS 患者の一例を紹介する．

患者は 61 歳ごろ，上肢の力が入らないことを主訴に A 病院を受診した．慢性炎症性脱髄性多発神経炎と診断され，グロブリン製剤の注射治療を受けていた．治療にもかかわらず症状が進行するため，B 病院を受診し，入院精査の結果 ALS と診断された．四肢筋力低下が進行し球麻痺症状が加わったため，患者・家族の同意のもと，経皮内視鏡的胃瘻造設術（PEG），気管切開，人工呼吸管理を行い，在宅療養を行う方針となった．退院時に病院主治医，在宅主治医（内科），訪問リハビリテーション担当在宅医（筆者），病院ケースワーカー，病棟看護師長，訪問看護師，ケアマネジャーなどでカンファレンスが開催され，病院，在宅医，看護職，介護職の役割について検討がなされた．病院は，肺炎など重大かつ入院が必要な場合の対応，レスパイト入院を担い，在宅主治医は定期訪問診察と軽度の病状急変への対応，人工呼吸器の管理と気管カニューレの交換，ケアマネジャー，訪問看護師との連携などを担当し，本例の総合的医学的管理を行っている．また，筆者は訪問リハビリテーションならびに胃瘻管理を担当し，必要に応じた家族相談や在宅主治医のサポートを行うこととした．夫を主介護者として家族 4 人が介護にあたり，ヘルパーを利用しながら，日々大小の問題をもちながらも現在も在宅療養を継続している．

本例の特筆すべき点は，病院と 2 カ所の診療所という 3 者による医療連携が円滑に機能している点である．今後，病状の進行に伴い医療ニーズが高くなることが予想されるが，人工呼吸器，胃瘻を使用する重度 ALS 患者が多施設・多職種連携で在宅療養を継続するモデルケースとなるものと思われる．

成果とその課題

神経内科医として，20 年間にわたり在宅医療で ALS を診療してきた経験から，最近は自宅で療養する患者が増えている印象がある．これまで，気管切開術を受け人工呼吸器

を装着された患者が自宅で療養することはきわめて困難であったが，在宅医療の普及と向上，介護保険制度と介護サービス事業者の拡充，善し悪しは別として医療制度の変革などの後押しの成果と思われる．しかしALS患者の在宅医療は難しい．

第1の要因は，医療技術，看護・介護技術の量的質的普及が不十分であることである．がんの在宅医療，看護，介護技術は国からの要請もあり非常に普及したが，絶対数が少ない神経難病のそれは技術的には確立しても医師をはじめとして経験のある専門職が少ないため普及するには至っていない．そのため，一部の患者しか恩恵を受けられず，多くの患者やその介護を担う人々の不安がぬぐえない．

第2の要因としては，ALSの緩和医療が確立されていない点である．ALS患者に対しオピオイドを使用する医師は，神経内科専門医ですら20％に満たないのが現状である．保険診療上，塩酸モルヒネは認められているが，他のオピオイドの使用は認められていない．オピオイドの呼吸抑制作用は薬剤の使用量と呼吸管理法により解決され，終末期になると必ず生じる呼吸困難に伴う患者の苦痛は，適切な薬剤治療により軽減することができるので，神経難病末期治療の医学教育が必須である．また，オピオイド以外の症状緩和の医学的知識が普及していない点も同様である．

第3の要因は，辛く苦しい患者・家族を同じ側から支えるための社会的体制が整っていない点である．医療，介護，福祉は患者側にとってあくまでもサービスを受ける立場で，対峙するものである．そこで必要なのは，患者の立場に立ってサポートする役割である．患者会や地域住民，ボランティアグループのサポートがそれにあたる．静岡市に

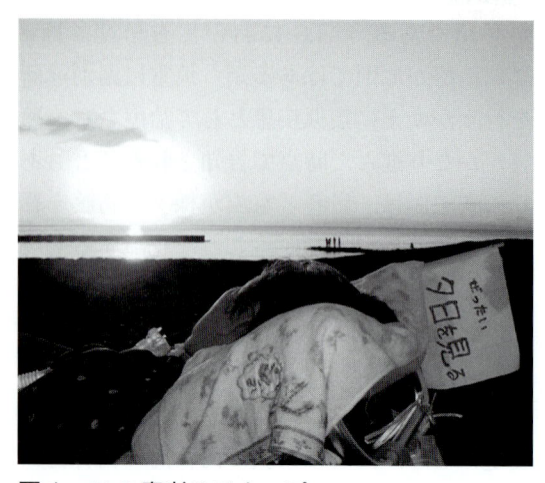

図1　ALS患者のスナップ
NPO法人静岡難病ケア市民ネットワークの外出支援事業での西伊豆旅行．

おいて，NPO法人静岡難病ケア市民ネットワークが在宅療養中のALS患者の相談に応じ，外出支援や介護指導などの活動を行っている．現在この活動は，静岡県内浜松市と富士市にも広がりをみせており，ALS患者に生きる希望を与えている(図1)．

最後に

ALS患者に治療方針について相談する際，気管切開と人工呼吸器装着について尋ねると，多くの患者はそこまでの医療介入を希望しないと答える．あるいは，人工呼吸器を装着した患者に急変の際はどうするかを尋ねると，多くの患者はできるだけ自然な対応を希望する．すなわち，生きてはいたい，しかし苦しいのはたくさんだ，家族に迷惑をかけたくないと言う．やはり，ALSは難病中の難病である．生きたいALS患者に人として生きる時間をできるだけもてるように，生きている間の苦痛を最小限にとどめるように，最後は苦しくないように，亡くなった後家族に後悔が残らないように，医療を通じて支援する場として，在宅医療が最も適していると思われる．

診療所が中心となって取り組んでいる事例

緩和ケア診療所・いっぽ：在宅がん緩和ケア
Home Palliative Care

小笠原一夫
Kazuo Ogasawara

在宅医療の考え方

ペインクリニック小笠原医院は，1991年開設以来，在宅緩和ケアに取り組んできた．2008年4月「緩和ケア診療所・いっぽ」として「地域緩和ケア」を専門に再スタートした．

2007年4月，在宅療養支援診療所の申請，認可を受けた．複数の医師と緩和ケア認定看護師を中心としたチームケアによって毎月多くのがん患者を受け入れ，外来と在宅，さらにミニホスピス「和が家」で緩和ケアにあたっている．

いっぽの目指すものは
・より多くのがん患者の苦痛を取り除き，不安に寄り添い，家族を支える
・より多くの患者を無駄な治療や苦痛な入院生活から解放する
・いろいろな病状コース，考え方，家族関係に合わせたオーダーメードの緩和ケアの提供
・すべての人が望む場所で最期を迎えられるようにする

であり，さらにそれを群馬県内に広げるための核となるための地域活動として
・緩和ケアの相談
・連携調整
・診療所支援
・教育（群馬大学病院などの初期研修施設）
・地域ネットワーク「高崎地域緩和ネットワーク」の構築

などに取り組んでいる．

当院の概要

①現在のスタッフ数
　医師：常勤2名，非常勤2名
　看護師：9名（緩和ケア認定看護師1名，夜間オンコール対応6名）
　事務：3名（認定アロマセラピスト1名），看護助手3名
　このスタッフで常時約50～60人の在宅患者を担当（7割が末期がん患者）し，年間の在宅看取り数は約80～100人である．
②診療圏は片道25分以内がめどである．当院は関越自動車道高崎インターチェンジに近いこともあり，高速を使って近隣市町村，時には埼玉県北部まで行くことができる．
③原疾患としては，肺がん，胃がん，大腸がん，膵臓がん，肝細胞がんが上位5位までであるが多岐にわたっている．
④導入ルートとしては，病院からの紹介が半数以上で，外科系医師を中心にしたリピーターとがん診療拠点病院の地域連携室などからの紹介である．その他地域のケアマネジャー，訪問看護ステーション，患者・家族の口コミなど．さらに最近はインターネットを使って当院のホームページにアクセスしての問い合わせが増えている．
⑤診療体制
　・カンファレンス（参加者は当院スタッフ全員，訪問薬剤師，実習生など）
　　8：40～9：00　モーニングカンファレンス，週1回　総合カンファレンス
　・訪問診療，訪問看護：1日延べ25～35件

- 外来：ペインクリニック　週5コマ
  　　　緩和ケア外来　週2コマ
- 日曜，祭日：看護師2人出勤，医師は交代でオンコール
- オンコール：365日24時間
  1st. 看護師，2nd. 医師，の2人待機
- 遠方などの理由で訪問看護ステーションと連携することもあるが数は少ない．日々変わる患者ケアには頻繁な情報交流，ディスカッションが必須であり，そのための院内チームケアのよさが捨てがたいことが理由である．

当院のケアの内容

1．退院前訪問

　病院から入院患者の在宅移行に関して依頼があった場合は必ず病院を訪れる．家族の不安でいまだ結論が出ていないというケースも少なくないが，そのようなときもできるだけ訪問をする．それには医師だけでなくケアマネジャー，訪問看護師などもできるだけ同席する．病棟医師，看護師，患者，家族との面談によって多くの情報が得られる．しかし，より重要なのは信頼関係が生まれることである．直接会うことによる効果は絶大なものがある．主治医から直接紹介をされることや実際在宅ケアのチームに会って「任せてください」というメッセージをもらうことで患者，家族は大いに安心する．病棟担当者も安心する．それまでためらっていた退院がこれによって一気に加速する．迷っているうちに時機を逸してしまった，というケースが減る．最近では，がん末期の患者が退院を希望しているにもかかわらず発熱のために延期になっていた，というケースがあった．病棟訪問によってもう残された時間が少ないと判断し，発熱は在宅医療で十分カバーできることを直接伝えることで主治医も家族も納得し，翌日の退院となった．

2．在宅緩和ケアの内容

- 計画的医療提供（訪問診療，訪問看護）
- 24時間対応体制での臨時往診，臨時訪問看護
- デイホスピスケア（困難な患者を数時間〜半日お預かりする），そして，時にはT.T.C.（T.T.C.とは「とことんケア」の略である．患者，家族がピンチに陥ったときに回数を問わず訪問してそれをともに乗り切るケアである）
- 家族のサポート，遺族ケア
- 病院や福祉との連携
- これらすべてを含むケアとして「在宅緩和・トータルケア」が診療報酬上の「在宅末期総合診療料：1日1,700点」に対応しているととらえている．この「在宅末期総合診療料」が当院の経営上の基盤である．

3．緩和ケア外来

- 中期〜後期のがん患者，家族の精神的な支えになる．
- 治療と並行した緩和ケア，特に痛みの治療を行う．
- 入院治療中の患者の緩和ケア．
- 外来から在宅へのスムーズな移行：病状を理解し，死を受け止める患者のなかには，直前まで外来に通い，最後看取りだけ訪問する，という方も出てきている．緩和ケア外来によって当院のケアが「末期だけでなく，在宅だけでなく」なってきている．

今後の課題

1．チームとして「看取りきる力」を向上していくこと

　そのためには全員の共通認識，臨時対応，危機の把握，暮らしへの接近が必要である．
　病状変化を読み，対処する＝安心感を与える．
　危機を把握しT.T.C.の判断，出動のタイ

ミングを計る．

「ケアが継続できないのは介護が大変だからではなく，家族の不安が高まることによることが多い」というのがわれわれの考察の結論であり，そこから患者，家族の多様な関係性や精神状態を理解し，それに寄り添い，支えることの大切さが浮かび上がってくる．

2. 死を避けないでともに向き合う関係性の構築

- 予後予測の徹底，記載：あらかじめ起こりうることを予測して急変にならないよう準備する．
- 患者，家族への説明の徹底：せん妄や肝性脳症の最後の精神症状に対してきちんと向き合い，全員で説明を繰り返すことによって家族の見守る力が向上する．
- 病状認識を共有し，死を個々のものとしてでなく患者，家族と共有すること．

3. 地域ケアとしての連携の深まり

- 新しい病院，診療科，緩和ケア病棟との連携の拡がり
- 地域での多職種協働ケアが進展，「高崎地域緩和ケアネットワーク」の結成によって「支え，支えられ，つながる人々の名前と顔が見えてきた」
- 高崎地域緩和ケアネットワーク：2008年4月「地域緩和ケアを協力して一緒にやろう」との呼びかけをきっかけに結成され，続いている．病院，診療所，訪問看護ステーション，薬局，介護事業所などから参加があり，定例世話人会（隔月），勉強会，症例検討会（隔月）メーリングリスト立ち上げ，などを行ってきた．顔の見える関係作りを重視し，勉強会の後の名刺交換や雑談がいちばん盛り上がっている．

4. 在宅緩和ケアの普及，教育

- 医師研修機関としての認知（群馬大学病院，前橋済生会病院，日高病院の初期研修機関）
- 看護師，看護教師，看護学生，医学生（この1年間，群馬大学5名，自治医大2名，香川医科大学1名）などが頻繁に実習，見学にきている．
- 講演，研修会などの積極的引き受け（ケアマネジャー，ヘルパー，薬剤師，介護福祉士など）

5. 地域緩和ケア拠点診療所としての役割

- 緩和ケアの相談：患者，家族，医療関係者，福祉関係者
- 連携調整：当院だけでなく，患者とサービス医療機関との間をつなぐ役割
- 診療所支援：他の診療所が医師の不在時にオンコール対応を引き受けている．これによって在宅緩和ケアを担う診療所が増えていくことを願っている．

診療所が中心となって取り組んでいる事例

尾呂志診療所：農村部僻地における在宅医療
The Home Medical Care in a Rural Area : Oroshi Clinic

松波久雄
Hisao Matsunami

当診療所の状況

　図1は，当診療所のある集落の様子であるが，尾呂志地区は7つの集落からなり，そのうちの4つの集落はそれぞれ診療所のある集落からは，車で15分ほどの距離に散在している．隣町の一部を含めて，当診療所の医療圏は人口およそ1,200人．65歳以上の高齢化率が45〜47％の集落がほとんどで，64％に達する集落もある．高齢夫婦世帯や一人暮らしの高齢者が多く，わずかに1路線ある公共バスも，日に4本の運行で，通院のための足がない．気候は温暖で，冬でも畑仕事ができ，身の回りのことは自分でやらねばという気概もある比較的元気な高齢者が多い．集落内での結び付きは強く，隣近所ではお互いに行き来したり，できた野菜を分け合ったり，煮物を作れば差し入れてくれたりといった具合である．一方で，足が痛んだり，隣が空き家になったりで行き来がなくなり，高齢化過疎化とともに地域内のつながりも急速に薄れつつある．

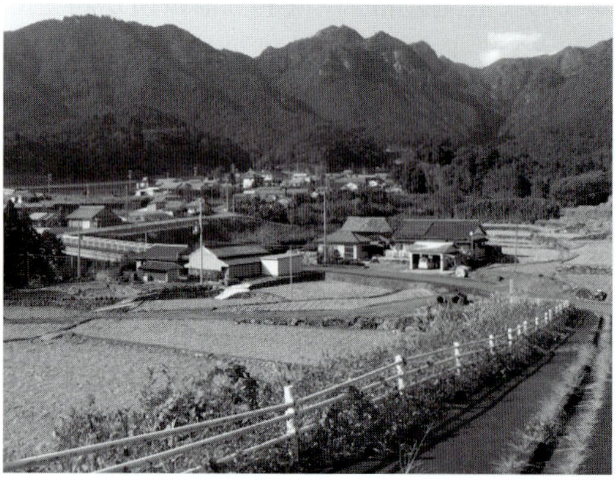

　閉じこもり防止・介護予防の観点から，当診療所では，廃校となった中学校を利用して，パワーリハビリテーション中心の通所リハビリテーション（以下，通所リハ）を実施している．当診療所は公設民営で，診療所スタッフは医師1名，看護師2名，事務2名，通所リハスタッフは，作業療法士1名，看護師1名，介護福祉士5名．月曜日から土曜日の午前中は一般外来診療でおよそ30人の受診患者がある．往診依頼があれば，外来診療が一段落した11時から12時の間に往診することが多い．午後は1時から2時まで通所リハ（1日平均利用者17人）で診療，2時から3時30分の間に筆者の運転で看護師1名と訪問診療に出かける．1日に3〜4軒の訪問診療であるが，往復だけで1時間近くを要するところもある．木曜と土曜日以外は3時30分から5時まで外来診療を行い，7〜8人の受診がある．筆者は診療所に隣接する医師住宅に住んでいるが，5時以降は診療所の電話を筆者の携帯電話への転送に切り替え，緊急時連絡は直接筆者が対応する．連絡があれば，とにかく往診することを基本的な姿勢としている．訪問診療先には，緊急時連絡先を記した訪問診療予定表を毎月配布し，緊急時にはいつでも連絡するように伝えてある．緊急入院が必要と判断すれば，車で20分ほどの地域中核病院にお願いする．診療所

図1　尾呂志の集落
風伝米として評判の高い米が生産されるが，現在は米で生計を立てている農家は，ごく少数．一人暮らしの高齢者が多く，田は人に預け，畑で野菜作りが日課．

の向かいには調剤薬局があり，院外処方と薬の配達，訪問薬剤指導をしてもらっている．月に一度，定期的にケア会議を診療所で行うが，ケアマネジャーとは随時，診療所で話し合いをする．

在宅医療の考え方

在宅医療は，その人の生活に寄り添い，継続してその人の生活を支える医療である．生活を支える場では，多くの場合，医療は決して主役ではない．在宅生活の場では医療，介護，福祉が連携してチームとして機能しなければならず，医療はチームの中心として，責任ある役割を担っている．農村部では，代々受け継ぎ育った土地，家へのこだわりが強く，畑仕事をしながら何とか身の回りのことができ，最後は家でポックリ逝きたいというのが多くの人の望みである．一方で介護者はおらず，わずかな公的年金で生計を立て，あまり他人には家の中に入ってほしくないと思う人が多く，チーム医療としての在宅医療は困難な状況におかれることも多い．

在宅医療の導入過程

外来に通院していた患者が通院不可能となった場合，病院に入院中に患者あるいは家族が在宅療養を希望して退院後在宅医療を導入する場合，あるいは，ある日突然，遠くに住む家族が来院し在宅医療を依頼される場合，ケアマネジャーや訪問看護ステーション，町の訪問保健師などから依頼される場合もある．病状や介護度の把握，介護者の状況，当診療所からの距離，車はどこまで入っていけるのか，とにかく一度訪問をしてみて，ケアマネジャーと連絡を取り合いながら，どのように取り組むかを考える．緊急時の対応を考えると，診療所から20分で行ける範囲で，しかも介護者のいることが在宅医療の可能な条件かと考えているが，条件の整わないケースのほうがむしろ多いのが農村僻地の実情

で，在宅医療の可能性や在宅支援の方法を，1人ではなくチームで模索することになる．

導入の実際

1．導入例1

96歳，女性．病名：脳梗塞，変形性腰椎症．要介護2．

（1）家族および住環境

一人暮らし．息子が車で2時間ほど離れた隣県に住んでおり，時々様子を見にくる．県道から狭い脇道に100 mほど上った突き当たりの一軒家に住んでいる．小さな畑があるが，裏手はすぐ山林で周囲には3軒の家があるが，すべて空き家となっている．集落内には弟夫婦が暮らし，なにかと世話をしてくれる．また，同姓の親戚も多く，様子を見によく立ち寄ってくれる．診療所からは車で15分の距離である．

（2）導入の経過

85歳のときから，高血圧・腰痛の訴えで弟夫婦の車で不定期に診療所に通院していた．91歳のときに腰痛が悪化し地域の病院に入院，下肢筋力が低下し，つかまり立ち，歩行器の利用となった．退院と同時に，老人保健施設に移ったが，脳梗塞を発症し再入院．麻痺は軽度でつかまり歩行は何とか可能となった．「暮らせる限りは，家で暮らしたい」という本人の意思が強く，退院前にケア会議を開き，在宅医療を導入し，介護サービスを利用しながら生活を支えていくこととした．図2は看護師との訪問診療時の様子であるが，毎日1回の訪問介護による家事援助，週2回の入浴介助，そして毎月1週間は老人保健施設のショートステイを利用する．診療所では毎月ケアマネジャーと連絡をとり，他のサービスとの日程を調整しながら月2回の訪問診療を実施している．血圧など健康状態のチェックが主であるが，筆者と看護師との午後の訪問を楽しみにして待って

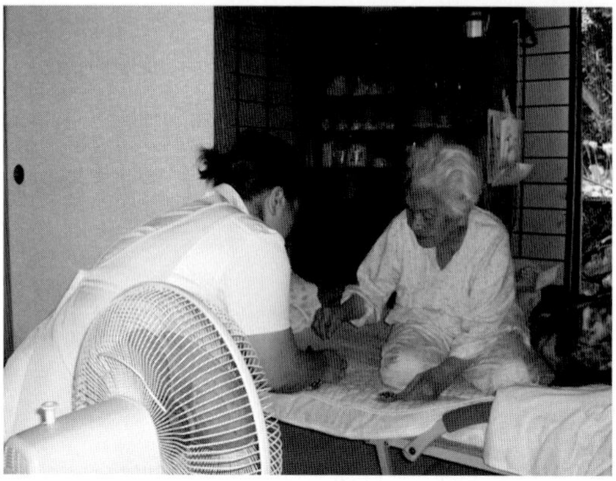

図2 96歳，一人暮らしの女性への訪問診療

いてくれる．

(3) 成果とその課題

　高齢一人暮らしで介護者がいないということで，在宅医療が困難と思われたが，認知症がなく，地域の人の支援が得られたことで，何とか在宅医療が継続できていると考えられる．課題は，遠くに住む家族との連携がとれていないことで，今後も在宅医療を継続していくうえでは，この連携が必要だと考えている．

2. 導入例2

　84歳，男性．病名：進行性核上性麻痺．要介護4⇒5．

(1) 家族および住環境

　田舎暮らしを求めて一戸建ての家を新築して隣町に転居してきた．妻と自宅に仕事場をもつ次女との3人暮らし．すぐ裏には長女夫婦が家を借りて住んでおり，長女はヘルパーをしている．家族はみな在宅介護に対し意欲的である．診療所からは車で15分の距離．

(2) 導入の経過

　歩行障害があり，平成17(2005)年7月から当院の通所リハを利用．下肢筋緊張亢進し歩行不可，車いす生活となったが，家族に付き添われて病院へ通院していた．平成18(2006)年10月誤嚥性肺炎により病院入院．入院中，胃瘻を造設し経管栄養開始，また尿閉のため膀胱カテーテル留置となった．寝たきり状態であるが，本人・家族とも在宅療養を希望し，急変時には入院ということで，病院主治医より当院へ在宅医療導入の依頼があった．経管栄養・吸痰処置などを家族に指導，訪問看護とも連携して平成18(2006)年12月在宅医療を開始した．発熱や尿カテーテルの閉塞・出血などにより往診は頻回となり，同日夜間の往診もしばしばであった．平成19(2007)年1月には栄養剤注入時の腹痛，腹満により，胃瘻よりの栄養補給を中止．病院主治医とも相談のうえ，病院で鎖骨下にCVC(中心静脈カテーテル)ポートを留置し，在宅にて高カロリー輸液による栄養補給とした．その後は，CVCポートの交換で一時入院することはあったが，ほぼ週1回の訪問診療を継続．その後，徐々に栄養状態不良となり，痰詰まりも多く，呼吸不全状態となってきた．平成20(2008)年3月には在宅酸素療法導入，CVCポートが感染のため使えず，栄養補給不可能となった．この時点で，今後のターミナルケアについて家族と相談，家族は入院して体力改善に望みをつなげたいとの意向が強く，病院入院となった．翌月，家族に看取られながら病院で死を迎えた．

(3) 成果とその課題

　医療処置が多く，往診も頻回になり，1人医師の診療所ができる在宅医療としては，限界に近いものであった．在宅での介護に意欲的な介護者がいたこと，導入時点から病院主治医との病診連携が得られたこと，訪問看護ステーションと緊密な連携がとれ，迅速に対応してもらえたことが在宅医療が可能となった大きな要因であった．在宅死ではなく病院で最期を迎えるという結果になったが，家族はできるだけのことはできたと満足そうに話していた．農村僻地では，ほとんどが1人医師の診療所である．診療所同士の診診連携を築いていくことが今後の課題である．

診療所が中心となって取り組んでいる事例

あざいリハビリテーションクリニック：
訪問看護を核とした在宅医療
Home Medical Care Based on Visiting Nursing

畑　恒士
Tsuneto Hata

在宅医療の考え方

在宅医療の対極にあるのは専門医療でも総合医療でもなく，病院医療であり，施設医療である（現在，施設医療の一部は健康保険制度上在宅医療に含まれる）．在宅と病院の医療機能の違いは，急性期の診断治療に関しては病院に圧倒的な優位性がある．しかし病院ではその医療機能の有効利用が優先され，患者の生活は犠牲にされることが多く，平生の患者の生活の把握や評価は困難である．一方，在宅では患者の生活が手に取るように見え，その犠牲を最小限にすることができる．ここで注意しなくてはならないのは，病院では介護・看護は施設が提供するが，在宅では家族がその役割の大半を担うという点である．つまり在宅の医療機能は実は提供者だけではなく家族の能力によって大きく変わるのである．

在宅医療の選択がよい結果になるかどうかは家族の能力に大きく依存している．そこで，在宅医療を進めるうえで最も大切なことは家族の能力をどう高めるかということになる．独居でも在宅医療を選択できるようにするには，家族に依存しなくてもよいシステム作りが必要である．

在宅医療の導入過程

あざいリハビリテーションクリニックは開設して5年になるが，その在宅医療は医療法人あいち診療会の10余年にわたる在宅医療の経験を引き継いだものである．まず，筆者自身が在宅医療を始めた経緯について簡単に述べる．

1. 在宅医療部開設

筆者は過疎地での医療に従事したいとの思いをもち，透析専門病院に勤務していた．そこで受け持った患者家族の帰宅の希望に対応できなかったことをきっかけに，病院から往診の許可をいただき，同僚の看護師と半ば勝手に在宅医療部を立ち上げることになった．勤務時間外を利用しての訪問診察，訪問看護であったが，ほぼ1年で病棟のベッド回転率の向上，売り上げ増という成績を残し正式に在宅医療が業務として認められるようになった．在宅医療の現場では，患者家族は自分の生活を当たり前に主張し，それを尊重することでみるみる元気になる人がたくさんいた．生活を犠牲にすることが当たり前の病院医療しか知らない筆者にはそれはきわめて魅力的だった．しかし，当時在宅医療に取り組むには，他の業者，他の施設とのやり取りがきわめて多く，また在宅医療のシステムは皆無といってよい状態であった．いろいろな取り組みをしようとしたとき，決定権をもたない勤務医に限界を感じ診療所開設を決意した．

2. あいち診療所野並の開設

在宅医療を中心に据えたあいち診療所野並をプレハブで開設したのが平成2（1990）年であった．筆者らの掲げた目標は「受け手になったときに安心できる医療システムの構築」であり，その実現のためにモデルとなる活動に

取り組み，それを制度に取り入れてもらうという戦略を立てた．

導入の実際

1. 訪問看護を核とした在宅医療

あいち診療所野並では，制度が保証するしないを度外視して患者家族の希望をとにかく何でも受け入れることからスタートした．結果として後のデイケア，ショートステイのサービスを狭いスペースで開始した．訪問看護が週に2回しか認められず，3回目は全額自己負担としたのもこの頃である．病院でバイタルチェックの回数を医師が指示するのと同様に，訪問看護・診察の回数についても在宅で安全に診ていくにはどれだけの頻度が必要かを医療者である筆者らの判断で決定した．「訪問看護を核とした在宅医療」はこの頃から始まり，現在まで進化し続けている．

2. あざいリハビリテーションクリニック開設

あざいリハビリテーションクリニックは平成16(2004)年4月に，旧浅井町立国保東診療所の高齢の医師が退職するにあたり，後継診療所として24時間体制で在宅医療を引き受ける診療所を運営してほしいとの旧浅井町（現在長浜市）からの要請により開設した．

開設前に旧浅井町国保東診療所で1年間診療にあたることになった．在宅での看取りを希望した患者がいたが，当時どの訪問看護ステーションもこの地域を雪が深いとの理由でサービス区域に設定しておらず，東診療所には訪問看護師も配置されていなかったために訪問看護ステーションを法人として急遽立ち上げ，在宅医療も開始した．

3. 訪問看護師の役割

訪問看護を核とするということの意味は，あらゆることに関して訪問看護師が患者・家族との窓口になるということでもある．あざいリハビリテーションクリニックは在宅療養支援診療所であり24時間どこに連絡すれば担当医につながるかをカレンダーにして患者家族に毎月提示している．しかし連絡は基本的にすべて訪問看護ステーションに入れていただいている．看護師が家族からの連絡を受けたときの対応は，①電話で話を聞き，その話に電話のみで対応する，②自分の目で観察し評価し，または必要な処置を行うために訪問看護に出かける，③すぐ医師に連絡する，の3つである．訪問看護に出かけた場合，看護師の対応だけで解決することと医師への連絡が必要な場合とがありうる．

医師にとって家族からの状態報告と看護師からの状態報告ではその情報の信憑性が大きく異なり，看護師からの報告には診察なしで指示が出せることも少なくない．また，指導は電話で家族に行うのではなく，電話で指示された看護師が直接家族に対して行う．指導にあたっては家族の理解の程度，指導を受ける意欲など家族の表情を見ながら判断し説明の仕方を変えることも必要であり，電話での指導には限界があるが，看護師は医師の指示の意味を電話でも受け取ることができ，家族への指導をその場で適切に行える．

成果とその課題

1. 臨時コールへの対応

過去1年，あざいリハビリテーションクリニックが主治医として訪問診察を行った利用者数は71名，1カ月平均の管理者数は50名であった．そのなかで死亡された方は12名であったが，うち9名(75%)は自宅にて看取っている（がん患者4名）．図1はこれらの利用者からの臨時コールにどう対応したかを時刻別に表したものである．この1年にあった臨時コールは123回で，うち51件(41.5%)は看護師だけの対応であり，医師へ

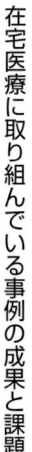

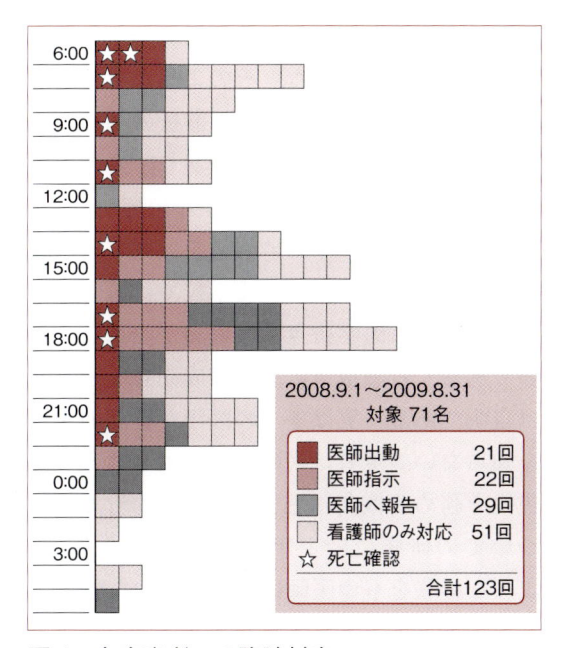

図1　在宅患者への臨時対応
（あざいリハビリテーションクリニック）

2008.9.1〜2009.8.31
対象71名
- 医師出動　21回
- 医師指示　22回
- 医師へ報告　29回
- 看護師のみ対応　51回
- ☆　死亡確認
- 合計123回

の連絡は72回．実際往診したのは21回であった．これを1カ月あたりでみると，約50人の在宅患者を管理して臨時往診は1.7回，電話対応が4.2回であり，しかも深夜帯にはほとんど対応せずに済んでいる．

平成19（2007）年に愛知県医師会が在宅療養支援診療所届け出医療機関を対象に行ったアンケート調査を基に推計したところ，同数の在宅患者の管理で夜間・休日・時間外の対応は1カ月に往診7回，電話対応24回となっており，当院の医師のほぼ5倍，看護師による対応を含めたものと比較しても，ほぼ3倍となっている．同じ調査で医師が在宅医療活動の障害因子として挙げたのは体力（55％），夜間休日の対応（50％）であった．

「24時間体制で在宅医療に取り組むには体力がいる」というが，筆者らのシステム（「ナースコール制」と仮称）を採用すれば，拘束感は避けられないが，体力が続かないことは決してない．

2. 医師と看護師の役割分担

この回数の違いについて少し考察を加え

る．一般に患者・家族は医師に診てもらうことを希望する．それは「医師が看護師より上位の資格であり，看護師は医師の指示に従って動くものである」との認識があるからであろう．しかし医師が動く前に看護師が動くことに大きな利点があることを指摘しておきたい．医師にしかできない役割は病気の診断と処方・手術である．看護師は「生活過程を整える」ことを大きな専門性としてもち，病気を診断しなくても看護技術によって患者の苦痛を軽減させることができる．在宅で本人・家族が不安に思い，苦痛を感じたとき，その原因は必ずしも新たな病気ではなく，看護技術による対応で解決することが少なくない．医師が果たす役割は，それを家族に指導しても家族が担えるわけではない．しかし看護師が提供するケアの技術は指導により家族が獲得することが可能である．家族によるケアは固定した患者に対するものであることから，ひとたび獲得すると，看護師が入れ替わりケアするよりもよい結果を生み出すことが少なくない．看護師でもトレーニングなしでは尻込みする血液透析を短期間の研修で家族が担うことで家庭透析が行われている．

ケアの技術を家族に伝える最高の機会はそれを患者が必要とするそのときである．ナースコール制は患者家族に指導が必要なそのタイミングで看護師が対応することで，指導が効果的に働く．さらにそのことで看護師が患者家族の信頼を獲得するとさらに指導がしやすくなるという好循環に入る．われわれの在宅医療で臨時コールが少ないのは家族への指導が有効に働き，家族のケア能力が高まっている結果だと考えている．稿頭で述べたように在宅医療は家族に大きく依存した医療である．それゆえ在宅医療の質は家族への教育能力によって大きく左右されるのである．

3. ナースコール制のもつ可能性

今後の在宅医療の普及に向けナースコール

制が果たす役割にもう1つの可能性がある．それは医師の24時間連携体制を容易にするということである．あいち診療会の在宅医療は主治医制で動いており，訪問診察は主治医が行っている．主治医以外は患者の家を訪問したことがないことが多い．待機は交代で行っているが，電話連絡は主治医に入り，待機医の臨時往診が必要と判断した場合，訪問看護ステーションの看護師が同行するため，カルテの記録のほか，患者背景など細かな情報提供を受けることができる．また，初めての訪問先でも家族との信頼関係のとれた看護師が同行することで違和感なく受け入れられる．患者・家族にしてもいきなり知らない医師の往診を受け直接対峙するより，信頼関係のとれた看護師が介在したほうがストレスはかからない．複数の診療所が連携して24時間体制をとろうとするとき，ナースコール制は医師だけでなく患者・家族にとっても安心できるシステムになりうるのである．

4. 今後の課題

残念ながら，最近まで看護教育は病院併設の看護学校で行われ，その研修場所はほとんどが病院であり，在宅における研修はほとんど行われてこなかった．病院は患者が病気治療のために生活を犠牲にして一時的に滞在する場所であり，看護の大切な役割の1つである「生活過程を整える」ことの訓練には向いていない．その結果，現在看護師の指導にあたる教員が在宅での看護を十分理解していない感があり，また，多くの看護師が医師の指示がないと動けないように育っているように思われる．今後の課題としては，自らの専門性については自ら責任をもち，指示がなくても行動できる看護師の育成が挙げられる．

ここまでは看護を中心に述べてきたが，われわれ医師はどうであろうか．実は看護師と同様に医師の研修も大学病院を中心とした大規模総合病院で行われ，診療所での研修はきわめて限定されてきた．そのような研修病院では医師は看護師に指示して診療の補助業務に就かせることがもっぱらであり，看護師がもつ能力に気がつく機会がきわめて少ない．そもそもカリキュラムに看護を入れている医学部はほとんどない．看護学校では医学を教える．それは医学抜きには看護が語れないからである．看護抜きに医療は成立しないことは自明である．実は多くの医師が看護の本質を知らない．筆者は病院で看護師の教育の補佐役を務める機会に恵まれ，科学的看護論についての研修会に1年間関与したが，このような経験をもつ医師はきわめて少ない．

筆者は多くの医師を待ち受けるピットフォールは，資格と能力を混同してしまうことだと考えている．医師の資格は広範に及びほとんどの医療職の資格を包括する．そして，病院のなかで次々と指示を出し，先生と呼ばれ続けることにより自らの職を上位の職と勘違いし始める傾向がある．同じ医師同士であれば能力の違いを尊重し，人の専門性について余計な口出しをしない常識があるが，医師以外の医療専門職の専門領域に関して，自分が彼らより高い能力をもっているという錯覚に陥っていないだろうか．

在宅医療は生活を大切にする医療である．病院のように様々な専門職が自分の陣地で機関銃のように仕事をするのではなく，様々な環境で，少ない専門職のかかわりで進めていく，患者・家族中心の医療である．そこではそれぞれの専門職が能力を最大限に発揮し，自分の専門性に関して責任をもつことがきわめて大切である．そのようなチームを作るためには，専門職の専門性を信頼して，その行動を支持する我慢強さが求められる．

筆者は看護師に単に指示するのではなく，責任を果たそうとする看護師とともに働きたいと考えている．

診療所が中心となって取り組んでいる事例

あおぞら診療所：地域連携に取り組む複数医師体制の診療所として
Aozora Clinic — as a Clinic Supported by Multiple Doctors Working on Regional Medical Cooperation

川越正平
Shohei Kawagoe

診療所の概要

あおぞら診療所は医師3名のグループ診療の形態で1999年，千葉県松戸市に開業した診療所であり，開設時より在宅医療を診療活動の中心に据えて地域医療に取り組んでいる．2004年，同市内に分院を開設し，さらに2009年には高知県高知市に3つ目の診療所を開設した．現在は3つの診療所併せて常勤医師12名，非常勤医師10名，研修医2～3名常時配属という体制である．

診療にあたっては，通院困難な在宅医療ニーズを有する患者からの依頼を拒むことなく受け入れ，がん，神経難病，脳血管障害，整形外科疾患，認知症，精神疾患（統合失調症など），内部障害（心不全，腎不全，肝硬変など），若年障害者（交通外傷後，脳性麻痺，低酸素脳症など），先天性疾患など多彩な患者を地域で支えるべく努力している．

24時間365日の安心を提供する複数医師体制

在宅療養を開始するにあたっての患者のいちばんの不安は急な病状変化に際しての対応にある．病状の変化があれば24時間いつでも相談に乗ること，必要があれば緊急で訪問する体制があることを明確に伝えている．

実際には，"24時間の安心"を提供することができれば，夜間休日に緊急で訪問しなければならない病態はさほど多く生じない．むろん，診療が必要な事態と判断した場合，患者宅にすみやかに駆けつけることが何よりの安心につながる．当院では在宅導入後初めての問い合わせに対しては，軽微な変化であってもひとまず診療に赴いたうえで緊急性はないことを確認するよう心がけている．患者・家族にそのような経験を重ねてもらうことによって，在宅における24時間対応の実際について理解が深まり，"24時間の安心"を体感してもらうことができると考えるからである．

一方，24時間365日揺るぎない対応を保証することは医療を提供する側にとっても負担は小さくないため，複数医師体制を構築することはその責務を担う医師にとっても大きなメリットがあるといえる．

チーム内における情報の一元化
―サマリー作成とその定期的更新

当院では，1年以上継続して診療を担当している患者についてはサマリーを作成することを心がけており，そこに盛り込むべき項目の指針を作成している（表1）．このようなサマリーを作成することによって，これまでの病歴はもちろん，自宅での生活の様子や在宅療養上の注意点，基本的な治療・ケア方針について手短に確認することができる．

一方で，さらに年余にわたって診療を担当する場合，ある一時点でサマリーを作成したとしても，その後さらに時間が経過した後には，そこに記載されている情報も過去の内容となってしまう．状況が変われば情報の更新

表1　患者サマリー作成指針

- プロブレムリスト（独居など病態に限らず問題点を列挙）
- 在宅診療導入までの経過
- 患者背景（生活歴，家族構成，家屋，経済事情など）
- 現在の病態や生活の様子（食事，排泄，睡眠，移動，清潔，喜び）
- 在宅診療導入後の経過
- 緊急コールや臨時出動の実際
- 今後の治療・ケア方針や問題点
- 可能なら実施したい検査や希望する入院先
- 重要な処方や禁忌薬剤
- 感染症情報や留意点（鍵預かりや駐車位置，見学拒否などを含む）

が必要になるが，全患者のサマリーを刻々と更新することに要する労力は膨大であり，現実的ではない．

そこで当院では，"誕生月チェック"なるものを作成している．在宅導入時の在宅療養計画と表1の患者サマリー作成指針をダイジェストしたようなフォーマットに，年に一度患者の誕生月に必要事項を記入するというものである．この方法を用いて全患者を12カ月に分散して患者情報を定期的に更新している．

このように，カルテを電子化するだけでは到達できない情報の一元化とその更新が在宅医療の現場でも必要とされている．

地域における患者情報の分断と"顔の見える関係作り"

1992年に老人訪問看護ステーション制度が始まり，2000年の介護保険制度創設とともに介護支援専門員がケアプランを立案することになって以来，医師と訪問看護師，介護支援専門員は，異なる場所にある異なる設立母体の事業所でそれぞれ働いているという現実がある．医師と看護師が病棟のナースステーションという同じ空間で顔を突き合わせて働いている病棟医療と在宅医療が決定的に異なるのがこの点である．同じ病院内ですら，日ごろ勤務していない病棟で入院患者を担当した場合，"やりにくさ"を体験したことのある医師は少なくない．

複数，多職種のスタッフが連携するにあたっては，正確な情報を共有することが本来前提条件である．ところが，地域連携の現場においてことはそう単純ではない．たとえば，診療所のカルテには患者の血液検査の結果報告書が存在するが，訪問看護ステーションの看護師はそれを常時閲覧することは通常できない．病院からの診療情報提供書も診療所のカルテには存在するが，訪問看護ステーションのカルテにはファイルされていない．

このような在宅における患者情報の分断や連携の困難性について明確に認識したうえで，"顔の見える関係作り"を能動的に目指すことが地域連携の第一歩といえる．

訪問看護が在宅ケアの根幹を支える

診療にあたっては，生活を見据えた医療・ケアを患者に一貫して提供すること，そして家族を丸ごと支えるという視点が不可欠だと考えている．複数医師による体制で診断や治療について支えるのは当然だが，訪問看護師こそ在宅ケアの根幹を支えると認識している．そのような考え方のもと，訪問看護師を中心とした多職種からなるチームが地域で協働するスタイルを追求している．

具体的には，24時間の緊急訪問に取り組む訪問看護ステーションと密な連携を心がけている．当院と5名以上の患者について連携している市内6つの訪問看護ステーションとは月に一度合同カンファレンスを開催し，連携しているすべての患者について1～2時間の時間を費やして情報交換を行い，顔の見える関係作りを目指している．連携上のさらなる工夫として，院内にそれぞれの訪問看護ステーションを担当する常勤看護師を配

置して，情報共有の窓口を担ってもらっている．1週間に一度定期連絡を行い，それぞれが訪問診療や訪問看護で得た情報を交換している．急性増悪や合併症併発時には，連日のように連絡を取り合っている．

在宅療養支援診療所における診療所訪問看護の実践

在宅療養支援診療所から訪問看護を行う場合，同一診療所から訪問診療と訪問看護を行うことになるため，1患者1カルテの形式をとることが可能となり，より迅速に，より正確に情報を共有することができるという利点がある．また，訪問時に患者の病態変化に遭遇した場合には，現場から携帯電話で直ちに医師に状況を報告し，指示を仰ぐことも容易である．すみやかに初期対応を開始することができるとともに，看護師の心理的負担も軽減される．治療方針決定に苦慮するような困難例については，主治医とプライマリナースが，朝に夕方に直接顔を突き合わせて議論を重ねて細やかな治療・ケアを遂行することも可能となる．

病院と診療所，外来と在宅の切れ目のない移行

たとえば進行がん患者の場合，当初から通院困難とは限らない．もともと自院の外来にかかりつけであった患者の場合はもちろんのこと，いずれ在宅医療が必要になると予想される患者であっても，通院可能な方には外来通院の形で対応するのがごく自然である．

虚弱高齢者や認知症患者など，通常は外来に通院することができているが具合が悪くなったときには通院が困難となる患者も存在する．このような患者に対しては，かかりつけ医として弾力的に往診を行うことが望ましい．当院では，先述の通院可能な進行がんの患者も含め，経過中の早い時点で一度は訪問診療を行っておくように心がけている．そうすることによって，療養環境の評価はもちろんのこと，生活の様子や家族の抱える困難などを直感することも期待できる．

また，重篤な疾患の場合など，自宅から距離の離れた特定機能病院などで治療を受けていた患者も少なくないため，導入当初は病院主治医との外来併診の形でかかわりを開始するとスムーズである．病状の進行や体力の低下に合わせて病院と外来との役割分担の軽重を徐々に移行させ，さらに通院が困難になった時点で在宅での訪問診療に切り替えている．

在宅医が緩和ケアチーム回診に同行する

しかし，余命いくばくもない時点となってから，唐突に紹介されてくる患者も少なくない．せめてあと1カ月前に紹介してもらえれば信頼関係を構築する時間をもち，症状をもっとうまく緩和することができたかもしれないという場面にしばしば遭遇する．このことは紹介されてきた患者に良質な在宅医療を提供するだけでは解決不能な課題だと認識している．

そこで，2007年3月から市内のがん診療連携拠点病院である松戸市立病院の緩和ケアチーム回診に毎週当院の在宅医が同行する取り組みを開始し，現在では虎の門病院とみさと健和病院の緩和ケアチーム回診に同行している．回診に在宅の視点を注入し，退院前の早い時点から在宅療養についての具体的なアドバイスを提供し，そのノウハウを双方が蓄積するべく意図している．この実践を通じて，緩和ケアチームのメンバーは在宅への移行という視点を常に意識するようになった．そして，病棟の主治医，看護師も「こんな患者は在宅では療養できないだろう」と思いこんで

いた患者が実際に退院し在宅での看取りを成就するという経験を経て，医学的管理の難易度ではなく，患者自身が「人生最後の時期をどこで療養したいと思っているのか」に着目するべきだという成功体験を重ねつつある．

ム，いわゆるケア付き住宅，特別養護老人ホームなどでの看取りも多くの経験を重ねている．地域のなかで最後まで過ごせる居場所の選択肢を増やす"街角ホスピス"と呼びうる実践が重要だと考えている．

地域のなかで最後まで過ごせる居場所 "街角ホスピス"

当院は在宅医療を中心に実践し，多くの在宅死を支えている．しかし，当院のかかりつけ患者であっても，およそ30％は入院死亡の転帰を辿る．その入院理由について調査したところ，うち30％は「家族介護の限界」「独居」など病状以外の理由で在宅療養を断念していた．病状が不安定な状態で入居させてもらえる介護施設はまずないため，急性期病院への社会的入院を余儀なくされる．疼痛緩和の急性期治療はもちろんのこと，家族負担軽減のための短期レスパイト入院を緩和ケア病棟に，デイホスピスとしての機能を療養通所介護に担ってもらうことは今後ますます重要となる．

上述の「家族介護が破綻した結果入院を余儀なくされた患者が30％にも上った」という調査結果は示唆に富んでいる．つまり，介護を支える居宅サービスやがんを患っていても入居することができる介護施設を充実させることによって，在宅緩和ケアを大きく推進することができる可能性がある．実際に，当院では地域のグループホームや有料老人ホー

医学教育への取り組み
―地域で医師を育てる

当院では，開設当初より医学教育への取り組みを重要なテーマとしており，医学生や看護学生の実習を積極的に受け入れてきた．そして，平成16(2004)年度から施行された新医師臨床研修制度で地域保健・医療研修が必修化されたことから，東京医科歯科大学，虎の門病院，みさと健和病院，新松戸中央総合病院から年間30名程度の研修医の地域保健・医療研修を受託している．つまり，常時2名以上の研修医が当院で研修し診療の一翼を担うとともに，在宅医療，地域医療を経験する貴重な機会を提供している．さらに，開業前研修にも取り組んでいる．具体的には，当院に常勤医として半年ないし4年程度勤務し在宅医療の臨床経験やノウハウを獲得したのち，独立開業する医師を支援している．これまでに5名の開業前研修を受け入れ，輩出した実績がある．在宅診療のみならず，医学教育や人材養成，地域啓蒙活動などにも関与することが重要だと考えている．今後とも戦略的に取り組んでいきたい．

索引（数字はページ数を示しているが，本文ページに記されている S は省略した）

●欧文索引

A

$α_1$ 遮断薬　72, 93
abdominal pain　230
ADL 評価　162
artificial nutrition　88

B

$β$ 遮断薬　73
Barthel index　162
biological model　127
BNP（brain natriuretic peptide）　155
BPSD（behavioral and psychological symptoms of dementia）　182, 315
── の悪化要因　316
Broviac カテーテル　90
bruise　234

C

Ca 拮抗薬　72
CBR（community based rehabilitation）　99
cerebral palsy　207
chronic respiratory failure　152
colostomy　95
consciousness disturbance　220
contusion　234
COPD（chronic obstructive pulmonary disease）　120
CREATE，オーラルマネジメントの　66

D

dehydration　212
dementia　182
DMAT（Disaster Medical Assistance Team）　147
DMD（Duchenne muscular dystrophy）　179
dysphagia　199
dyspnea　215

E

eGFR　158
end of life care　287
ET ナース　95

F

family model　127
FAST（functional assessment staging of Alzheimer's disease）　183
FIM（functional independence measure）　162, 310

G

GCS（Glasgow Coma Scale）　224
geriatric syndrome　190
GFR　158
GVHD（graft-versus-host disease）　112

H

heart failure　154
Hickmann カテーテル　90
higher brain dysfunction　195
HMV（home mechanical ventilation）　98
HPN（home parenteral nutrition）　88
Hugh-Jones の呼吸困難重症度分類　153, 217
hyperthermia　225

I

IBW（ideal body weight）　85
ICF モデル　163
ileostomy　95
intractable neurological disease　174
IT 活用　130
IT ネットワーク　272, 288

J, L

JCS（Japan Coma Scale）　224
L-ドーパ　177
locomotive syndrome　166

M

Marriott の徴候　213
MCI（mild cognitive impairment）　183
MG（myasthenia gravis）　180
MRSA（methicillin-resistant *Staphylococcus aureus*）　108
MS（multiple sclerosis）　180
multidisciplinary care　284

N

neuromyelitis optica　180
Nissen 法　107
nitrogen death　84
NMDA 受容体拮抗薬　50
NPPV（noninvasive positive pressure ventilation）　98, 220
NRS（numeric rating scale）　94
NSAIDs　116, 160
NST（nutrition support team）　84
NT-proBNP（N 末端プロ BNP）　155
NYHA の呼吸困難重症度分類　217

O, P

OAB（over active bladder）　94
PaP Score　120
patient controlled analgesia　52
PEG（percutaneous endoscopic gastrostomy）　85, 88
── のカテーテルの種類　90
PEM（protein energy malnutrition）　84
PICC（peripherally inserted central catheter）　91
PMR（polymyalgia rheumatica）　168
pressure ulcer　170
psychological model　127
P-TEG（percutaneous transesophageal gastro-tubing）　88, 90
PTSD　150

Q, R

QOL　92, 263
renal failure　158
RICE 療法　235
ROS（review of systems）　226

S

sequelae of cerebrovascular accident　162
social model　127
spinal cord injury　203

sprain 235
STAS-J（日本語版 support team assessment schedule） 94
SUPPORT 119

T

TMA（transcription-mediated amplification） 110
TPN（total parenteral nutrition） 86
TPPV（tracheostomy intermittent positive pressure ventilation） 98
trauma 233

U, V

UBW（usual body weight） 85
Uhthoff 徴候 180
urostomy 95
vomiting 228

●和文索引

あ

アテローム血栓性脳梗塞 162
アドレナリン 56
アルコール綿 56
アルツハイマー型認知症 317
アルツハイマー病 182

い

Ⅰ型呼吸不全 152
医科歯科連携 66
医師会医療相談窓口 278
医師会共同利用施設 276
医師間の地域連携 312
意識障害 220
　──の鑑別診断 222
維持期リハビリテーション 309
移植片対宿主病（GVHD） 112
一般診療所における在宅患者の負担金額 37
意味記憶 196
医療機関における死亡割合 31
医療廃棄物の扱い 56, 108
医療法 28
医療保護入院 187
医療連携加算 43
胃瘻 88, 201
　──，小児の 106
　──の種類 89
胃瘻カテーテル 57
胃瘻管理の諸注意 89
インターフェロン製剤 73
インナーカニューレ 97
インフルエンザウイルス 109

う

うつ 73, 186
うっ血 214
運動器障害 166, 233
運動器症候群 166
運動機能障害 174
運動器不安定症 233
運動ニューロン病 178
運動療法 167

え

エアマット 173
栄養アセスメント 84
栄養管理 84, 199
栄養ケアプラン 84
栄養剤 85
栄養サポートチーム（NST） 66, 69, 84
栄養スクリーニング 84
栄養投与経路の選択 88
栄養評価 84
液体酸素装置 96
エコノミークラス症候群 149
エネルギー・蛋白質欠乏状態 84
エピソード記憶 196
エリスロポエチン 160
嚥下訓練 200
嚥下障害 122, 199
嚥下補助ゼリー 72
塩酸モルヒネ 71
塩酸モルヒネ持続皮下注入 52

お

往診 28, 104
　──，初診の 58
　──に利用する車両 55
往診鞄 54
往診時
　──に所持する薬剤 56
　──の手指消毒薬 55
　──の持ち物 54
往診導入時の治療契約の明確化 59
往診導入面接 59
往診料 240
嘔吐 228
悪心 228

オセルタミビルリン酸塩 109
オピオイド 56, 116
オーラルマネジメント 66
　──のCREATE 66
オリーブオイル浣腸 92

か

介護サービス計画 256
介護サービス担当者会議 165
介護保険サービス 260
　──との連携 74, 76
介護保険事業との連携 252
介護保険制度 256
介護予防サービス 256
外傷 233
疥癬 110
咳嗽 153
回腸人工肛門 95
外来中の緊急対応 81
過活動膀胱（OAB） 94
かかりつけ医 29, 74
かかりつけ医機能 29
喀痰吸引 153
課題分析（アセスメント） 263
課題分析標準項目 264
カテーテルの種類，PEGの 90
カルテ，訪問時の 57
簡易懸濁法 72
感覚障害 174
看看連携 291
間欠的経管栄養法 201
患者・家族との話し合い 58
患者サマリー 338
関節拘縮 175
完全静脈栄養法（TPN） 86
感染予防 108
完全損傷 203
乾燥式擦り込み消毒剤 108
がん相談支援センター 300
がん対策基本法 300
顔面神経麻痺 199

緩和ケア 157
――，がんの 115
――，非がん疾患の 119
緩和ケアチーム 300
緩和ケア病棟 301

き

記憶障害 196
気管カニューレ 57
――，小児の 106
――の交換 97
気管支拡張薬 72
気管切開 97
気管内挿管 98
気道閉塞 216
機能障害の分類 162
機能的自立度評価（法）（FIM）
　　　　　　　　　　162, 310
基本チェックリスト，薬剤管理の
　　　　　　　　　　72
基本的日常生活活動度 193
虐待 139
救急搬送診療料 241
球形吸着炭素細粒 161
急死 126
急性腎不全 158
急性胆管炎 231
急性胆囊炎 231
強心薬 73
胸部X線検査 217, 227
居宅管理指導 79
居宅サービス計画書 262
居宅療養管理指導 36, 258
ギラン・バレー症候群 181
起立性低血圧 174, 175
起立調節障害 204
筋萎縮性側索硬化症（ALS）324
緊急往診 61, 64, 80
筋弛緩薬 72
緊張性気胸 216

く

空腸瘻 88
駆血帯 56
くも膜下出血 162
グリセリン浣腸 92
グルタミン酸拮抗薬 179
クレアチニン 158

け

ケアカンファレンス 258
ケア担当者会議 65
ケアプラン 258, 261
――，在宅での 44
ケアプラン実施のポイント 44
ケアマネジメント 260

ケアマネジャー 41, 79, 261
経管栄養，小児の 106
経管栄養法 88
経口避妊薬 73
経口補水液 214
経済的虐待 140
経静脈栄養法 88
痙性 205
携帯電話 54
軽度認知機能低下（MCI） 183
経鼻胃管 90
――，小児の 106
経鼻経管栄養法 201
経皮食道胃管挿入術（P-TEG）
　　　　　　　　　　88
経皮内視鏡的胃瘻造設術（PEG）
　　　　　　　　　　85, 88
血圧管理 159
血圧計 55
血液型検査 112
血液生化学検査 226
血液製剤の発注 112
血液透析 161
結核菌 109
血漿交換療法 181
結腸人工肛門 95
血糖測定器 56
下痢 92
言語聴覚士 99
検体入れ 56
倦怠感 117
検体スピッツ 56
検尿検査 56

こ

降圧薬 73
抗うつ薬 72
高カリウム血症 160
口腔機能 72
口腔ケア 66, 68, 109, 199, 218
口腔崩壊錠 70
抗けいれん薬 50
抗コリン薬 93, 94
交差適合試験 113
高次脳機能障害 195
高体温 225
抗てんかん薬 73
喉頭気管分離術 107
高度慢性呼吸不全 96
抗不整脈薬 50, 72
後方支援ベッド 282
抗利尿ホルモン分泌症候群 213
高齢者虐待防止ネットワーク
　　　　　　　　　　142
高齢者虐待防止法 139
高齢者総合的機能評価 156

誤嚥 220
誤嚥性肺炎 109
呼吸機能障害 204
呼吸器リハビリテーション 153
呼吸困難 122, 152, 215
呼吸困難重症度分類
　　――，Hugh-Jonesの 217
　　――，NYHAの 217
呼吸不全 152
国際生活機能分類（ICF） 163, 265
骨折 236
骨粗鬆症 167
個別疾患にかかわる在宅医療 16
コミュニティケア 304
コンセンサス・ベースド・アプロー
　チ 124

さ

災害時の在宅医療支援 147
災害派遣医療チーム（DMAT）
　　　　　　　　　　147
採血，在宅での 56
在宅
　――でのケアプラン 44
　――での採血 56
　――でのチーム医療 79
　――での看取り 46
　――における歯科医師の役割
　　　　　　　　　　68
在宅悪性腫瘍患者指導管理料
　　　　　　　　　　247
在宅医療意向確認書 39
在宅医療開始の手続き 36
在宅医療支援診療所 31
在宅医療同意書 36
在宅医療における薬剤師の役割
　　　　　　　　　　70
在宅がん緩和ケア 327
在宅患者緊急時等カンファレンス
　料 244
在宅患者診療・指導料 240
在宅患者の負担金額，一般診療所
　における 37
在宅患者訪問栄養食事指導 86
在宅患者訪問栄養食事指導料
　　　　　　　　　　244
在宅患者訪問看護・指導料 242
在宅患者訪問点滴注射管理指導料
　　　　　　　　　　243
在宅患者訪問薬剤管理指導料
　　　　　　　　　　244
在宅患者訪問リハビリテーション
　指導管理料 244
在宅患者連携指導料 43, 244
在宅緩和ケア 275
在宅緩和ケア支援センター 300

索引

在宅気管切開患者指導管理料 247
在宅血液透析指導管理料 246
在宅酸素療法 96, 152, 156
在宅酸素療法指導管理料 246
在宅時医学総合管理料 104, 241
在宅支援診療所 251
在宅歯科医療 66, 68
在宅自己注射指導管理料 246
在宅自己疼痛管理指導管理料 247
在宅自己導尿指導管理料 246
在宅自己腹膜灌流指導管理料 246
在宅持続陽圧呼吸療法指導管理料 247
在宅小児医療 103
在宅小児低血糖症患者指導管理料 246
在宅人工呼吸指導管理料 247
在宅人工呼吸療法(HMV) 98
──，小児の 106
在宅成分栄養経管栄養法指導管理料 246
在宅中心静脈栄養法(HPN) 88
在宅中心静脈栄養法指導管理料 246
在宅難治性皮膚疾患処置指導管理料 247
在宅寝たきり患者処置指導管理料 247
在宅肺高血圧症患者指導管理料 247
在宅ホスピスケア 128
在宅末期医療総合診療料 241
在宅薬剤訪問指導 79
在宅リハビリテーション 15, 99, 319
在宅療養計画書 78
在宅療養支援診療所 78, 80, 132
在宅療養支援診療所施設基準 81
在宅療養指導管理材料加算 248
在宅療養指導管理料 245
在宅療養連携病院 296
作業記憶 196
作業療法士 99
挫傷 234
サービス担当者会議 263
坐薬 92
三環系抗うつ薬 50
酸素濃縮装置 96

し

歯科医師
──との連携 66, 68
──の役割，在宅における 68

糸球体濾過量(GFR) 158
刺激性下剤 92, 93
自己調節鎮痛法 52
脂質異常症 160
四肢麻痺 203
死体検案書 135
市中肺炎 109
疾患群別予後予測モデル 120
失語症 195
歯肉肥厚 72
死の受容 125
自閉症 186
死亡確認 81
死亡診断書 57, 81, 134
死亡届 134
死亡判定 136
死亡割合，医療機関における 31
社会参加 265
週間サービス計画表 262
重症筋無力症 180
重症心身障害児 209
住宅改修 267
周辺症状，認知症の 182
終末期医療 125
主治医 29
主治医意見書 257
手指消毒薬，往診時の 55
準呼吸不全状態 152
準超重症心身障害児 103
障害者自立支援医療 105
照射赤血球濃厚液-LR 113
焦燥 317
小腸刺激性下剤 93
小児
──の胃瘻 106
──の気管カニューレ 106
──の経管栄養 106
──の経鼻胃管 106
──の在宅人工呼吸療法 106
小児在宅医療 207
小児集中治療室(PICU) 103
上腕骨近位端骨折 236
食思不振 122
褥瘡 170, 175, 205
褥瘡予防用マット 173
初診往診 58
処方箋 57
自律神経過反射 204
自律神経障害 174
シリンジ 56
シリンジポンプ 52
心因性嘔吐 229
腎盂腎炎 232
神経難病 174
心原性塞栓性脳梗塞 162

人工栄養法 88
──の中止 91
腎硬化症 158
人工呼吸管理(TPPV) 98
人工呼吸器 98
人工呼吸器関連肺炎 109
診診連携 78
新生児集中治療室(NICU) 103
腎性貧血 111
身体障害者手帳 104, 105
身体的虐待 139
心的外傷後ストレス障害(PTSD) 150
浸透圧性下剤 93
深部静脈血栓症 206
心不全 123, 154
──の急性増悪時の対応 156
──の薬物治療 156
腎不全 123, 158
心理的虐待 139
診療情報提供書 35, 322
診療用船舶 145

す

推算糸球体濾過量(eGFR) 158
水分量の推定法 86
睡眠覚醒リズム 187
スカイブルー法 89
スクランブル法 108
ステロイドパルス療法 180
ステロイド薬 73
ストーマケア 95
すわり褥瘡 170

せ

性機能障害 205
精神機能障害 174
精神障害者保健福祉手帳 105
性的虐待 139
脊髄空洞症 206
脊髄小脳変性症 178
脊髄ショック 203
脊髄損傷 203
脊椎圧迫骨折 167
舌圧子 55
セフトリアキソンナトリウム水和物 56
先天性疾患 207
せん妄 186, 221, 317

た

退院計画 29
退院支援 293
退院支援システム 278
退院時共同指導 296
退院時共同指導料 35, 43, 298

退院時リハビリテーション指導　100
退院・退所加算　43
退院前カンファレンス　42, 282, 286
退院前在宅療養指導管理料　246
体液の分布　212
体温計　55
体温調節障害　204
体温の異常　225
大学病院の支援体制　292
体重測定　85, 160
体重変化　85
大腿骨頸部骨折　236
大腿四頭筋挫傷　235
大腸刺激性下剤　93
ダクロン皮下カフ付きカテーテル　90
打腱器　55
他職種との情報共有　13
多職種
　── との協働　284
　── の連携　77
脱水　160, 212
多発性硬化症(MS)　180
打撲　234
短期記憶　196
胆石症　230
痰の吸引　266

ち

チアノーゼ型先天性心疾患　96
地域医師会の役割　74
地域医療連携体制　30
地域密着型介護予防サービス　256
地域リハビリテーション　268, 308
地域リハビリテーション支援センター　15, 309
地域連携　79, 209
地域連携診療計画管理料　43
地域連携ネットワーク　16
チェーン・ストークス呼吸　96
窒息　220
知的障害　186
チーム医療　75, 284
中核症状, 認知症の　182
中心静脈栄養法　201
中枢性嘔吐　229
中途障害者　319
チューブ型, 胃瘻の　89
長期記憶　196
超重症心身障害児　103
聴診器　54
腸瘻　90

直腸機能障害　204
治療契約の明確化, 往診導入時の　59
鎮痛補助薬　50

つ, て

通常時体重(UBW)　85
手洗い　108
低栄養　84
低酸素血症　96, 152
ディスポーザブルポンプ　52
低体温　225
低Na血症　213, 221
デイホスピス　328, 340
デジタルカメラの活用　57
鉄欠乏性貧血　111
デュシェンヌ型筋ジストロフィー症(DMD)　179
てんかん　186
電子カルテ　131, 272
転子部骨折　236
転倒　233
転落　233
電話応対, 訪問看護師による　64, 80

と

同一建物居住者訪問看護・指導料　243
統合失調症　186
橈骨遠位端骨折　236
透析導入　161
疼痛コントロール　166
導尿　93
糖尿病　161
糖尿病性腎症　158
特定保険医療材料料　250
特別支援教育　210
突然死　126
(L-)ドーパ　177
ドパミン受容体刺激薬　177
とろみ剤　72

に

II型呼吸不全　152
二酸化炭素ナルコーシス　96
日本語版 support team assessment schedule(STAS-J)　94
乳がんホルモン治療薬　73
乳幼児医療費助成　105
入浴サービス　108
尿検査　226
尿失禁　94, 95
尿道炎　94
尿閉　93, 94
尿路感染症　94, 110, 226

尿路系ストーマ　95
認知機能障害　175
認知症　73, 124, 182, 315
　── のケア　45
　── の周辺症状　182
　── の中核症状　182
認知症グループホーム　185

ね

ネラトンカテーテル　93
捻挫　235

の

脳血管障害後遺症　162
脳血管性認知症　182
脳梗塞　162, 220
脳性ナトリウム利尿ペプチド(BNP)　155
脳性麻痺　207
脳卒中の評価　223
脳内出血　162

は

肺炎　218
肺炎球菌ワクチン　109
排泄障害　92
排尿　92
排尿障害　175
排便　92
排便障害　175
廃用症候群　175
吐き気　117
パーキンソン病　177
播種性血管内凝固(DIC)　111
バシラス　109
バーセルインデックス　162
パーソンセンタードケア　317
発熱　225
針刺し事故　110
パルスオキシメーター　54
バルーン型, 胃瘻の　89
反射性嘔吐　229
バンパー型, 胃瘻の　89

ひ

皮下埋め込み型ポート　90
皮下輸液法　88
非がん疾患の緩和ケア　119
皮質性小脳萎縮症　178
非侵襲的陽圧換気(NPPV)　98
ビタミンB_{12}欠乏性貧血　111
左半側空間無視　195
必要エネルギー量の推定法　86
皮膚萎縮　175
非溶血性副作用　112
病診連携　78, 297

索引

貧血　160
頻尿　94

ふ

フェンタニルパッチ　117
不穏　117
不規則抗体スクリーニング検査
　　112
腹腔自動腹膜灌流装置　161
複数医師体制　337
腹痛　230
腹膜透析　161
服薬コンプライアンス　70, 73
服薬指導　70, 187
不全損傷　203
プチ・メーリングリスト　288
プロクロルペラジン　117
ブロマゼパム　117
噴門形成術　107

へ

僻地における在宅医療　330
ペースメーカー植込み術　156
便秘　92
ペンライト　55

ほ

包括的地域ケア体制　304
膀胱炎　94
膀胱機能障害　204
膀胱穿刺法　93
膀胱留置カテーテル　57
放置・放任　139
訪問介護　266
訪問看護　64, 333
訪問看護師　62, 79
　── による電話応対　64, 80
　── の役割　334
訪問看護指示書　65, 322
訪問看護指示料　244
訪問看護ステーション　62, 268
　── との連携　62, 64
訪問看護報告書　38
訪問歯科診療　66, 69

訪問時のカルテ　57
訪問時の留意点　60
訪問診療　28, 58, 104
訪問リハビリテーション
　　167, 268, 308
ポータブル極細径内視鏡　90
ボタン型，胃瘻の　89
ホームヘルパー　265

ま

末期腎不全　159
末梢静脈栄養　88, 201
慢性呼吸不全　152
慢性糸球体腎炎　158
慢性心不全　154
慢性腎不全　158
慢性貧血　111

み

ミオパチー　179
看取り　117, 157

む, め

無床診療所　74
メジャー　55
メチシリン耐性黄色ブドウ球菌
　（MRSA）　108
滅菌ガーゼ　172
滅菌クーパー　172
滅菌ピンセット　172
メーリングリスト　288
　── の活用　131
免疫グロブリン大量療法　181
免疫抑制薬　73

や

夜間せん妄　117
薬局との連携　70, 72
薬剤，往診時に所持する　56
薬剤管理　72
　── の基本チェックリスト
　　　　72
薬剤師　79
　── との連携　70, 72

　── の役割，在宅医療における
　　70
薬剤情報の共有　73
薬剤料　250
薬物治療，心不全の　156

ゆ

輸血　111
輸血後 GVHD　112

よ

養育医療　105
要介護認定　256

ら

ラクナ梗塞　162
ラビング法　108

り

リウマチ性多発筋痛症（PMR）
　　168
理学療法士　79, 99
理想体重（IBW）　85
離島での在宅医療　143
離島訪問診療　144
療育手帳　104
療養通所介護制度　63
臨時コールへの対応　334

れ

レジオネラ菌　110
レスキュードーズ　71
レスキューの準備　116
レスパイト入院　176, 325, 340
レビー小体型認知症　182, 317
レビュー・オブ・システム（ROS）
　　226
レボフロキサシン水和物　56
連携在宅医　75

ろ

老年症候群　190
ロコモティブシンドローム
　　166, 233

[日本医師会生涯教育シリーズ]

在宅医療―午後から地域へ

本書は日本医師会生涯教育シリーズ-78（日本医師会雑誌／第139巻・特別号（1）／平成22年6月15日刊）として刊行されたものをそのまま単行本化したものです．

2010年7月1日発行　第1版第1刷

◆監修・編集　　林　泰史・黒岩卓夫・野中　博・三上裕司
◆編集協力　　　太田秀樹
◆発　行　　　　日本医師会
　　　　　　　　〒113-8621　東京都文京区本駒込2-28-16
　　　　　　　　電話(03)3946-2121(代表)

　　　　　　　　会　長／原中勝征
　　　　　　　　学術・生涯教育担当役員
　　　　　　　　中川俊男(日本医師会副会長)
　　　　　　　　三上裕司(日本医師会常任理事)
　　　　　　　　高杉敬久(日本医師会常任理事)
　　　　　　　　事務局長／滝澤秀次郎

◆編集・制作　　日本医師会生涯教育課　編集企画室
◆制作協力　　　株式会社　医学書院
◆発　売　　　　株式会社　医学書院　代表取締役　金原　優
　　　　　　　　〒113-8719　東京都文京区本郷1-28-23
　　　　　　　　電話(03)3817-5600(社内案内)

◆印刷・製本　　大日本印刷株式会社

● 日本医師会の生涯教育シリーズは，生涯教育用テキストとして各方面から高い評価を得ております．
● 継続してご購読いただくためには，ぜひ日本医師会への加入をお勧めします．

Ⓒ 日本医師会　2010（転載・複製の際はあらかじめ許諾をお求めください）
ISBN 978-4-260-01052-8